Karies und
Parodontopathien

Klaus G. König

Karies und Parodontopathien

Ätiologie und Prophylaxe

68 Abbildungen, 31 Tabellen

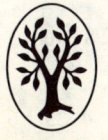

1987

Georg Thieme Verlag Stuttgart · New York

Prof. Dr. K. G. König, Institute of Preventive and Community Dentistry, University of Nijmegen, P.O. Box 9101 NL-6500 HB Nijmegen

Zeichnungen: Joachim Hormann

CIP-Kurztitelaufnahme der Deutschen Bibliothek

König, Klaus G.:
Karies und Parodontopathien : Ätiologie u.
Prophylaxe / Klaus G. König. – Stuttgart ;
New York : Thieme, 1987

Wichtiger Hinweis: Medizin als Wissenschaft ist ständig im Fluß. Forschung und klinische Erfahrung erweitern unsere Kenntnisse, insbesondere was Behandlung und medikamentöse Therapie anbelangt. Soweit in diesem Werk eine Dosierung oder eine Applikation erwähnt wird, darf der Leser zwar darauf vertrauen, daß Autoren, Herausgeber und Verlag größte Mühe darauf verwandt haben, daß diese Angabe genau dem **Wissensstand bei Fertigstellung des Werkes** entspricht. Dennoch ist jeder Benutzer aufgefordert, die Beipackzettel der verwendeten Präparate zu prüfen, um in eigener Verantwortung festzustellen, ob die dort gegebene Empfehlung für Dosierungen oder die Beachtung von Kontraindikationen gegenüber der Angabe in diesem Buch abweicht. Das gilt besonders bei selten verwendeten oder neu auf den Markt gebrachten Präparaten und bei denjenigen, die vom Bundesgesundheitsamt (BGA) in ihrer Anwendbarkeit eingeschränkt worden sind.

© 1987 Georg Thieme Verlag, Rüdigerstraße 14, D-7000 Stuttgart 30
Printed in Germany
Satz: Gulde-Druck GmbH, Tübingen, gesetzt auf Linotron 202 System 3
Druck: Druckhaus Dörr, 7140 Ludwigsburg

ISBN 3-13-694701-0   1 2 3 4 5 6

Vorwort

Die Erforschung und Anwendung präventiver zahnärztlicher Maßnahmen war lange Zeit ausschließlich Betätigungsfeld einer kleinen Zahl von Spezialisten. In den letzten Jahren jedoch galt der Prophylaxe das zunehmende Interesse vieler Praktiker sowie aller Gremien, die sich mit Planung auf dem Gesundheitssektor befassen. Damit besteht das Bedürfnis, die wissenschaftlichen Grundlagen und die praktische Anwendung, vor allem neuer Maßnahmen der Prävention, allen Interessenten, auch bereits dem Studenten auf der Universität näher zu bringen.

Das vorliegende Buch, das hierzu auf zahnärztlichem Gebiet beitragen soll, ist nicht das erste und einzige seiner Art im deutschen Sprachgebiet. Es gibt vielmehr zahlreiche solcher Veröffentlichungen, die sich jedoch vorwiegend mit der praktischen Anwendung prophylaktischer Maßnahmen befassen. Andererseits bestand angesichts der rasch zunehmenden – vor allem angloamerikanischen – Literatur über neue Problemkreise deutlich das Bedürfnis nach einer analytisch-kritischen Bestandsaufnahme.

Besonders wichtig erschienen die folgenden 4 Fragen:

1. Werden Karies und Parodontitis als Folge spezifischer Infektionen oder unspezifisch durch die banale bakterielle Plaque verursacht, und was sind die klinischen, prophylaktischen wie therapeutischen Konsequenzen dieser Auffassungen?
2. Welche Möglichkeiten bestehen für die Individualprophylaxe, nachdem breitenwirksame technische Maßnahmen, wie z.B. die Fluoridierung des Trinkwassers, in Westeuropa nicht im erwarteten Umfang eingeführt werden konnten?
3. Besteht im besonderen Aussicht auf wirksame Impfungen gegen Karies und Parodontopathien?
4. Wie kann die Akzeptanz präventiver Maßnahmen und präventiven Verhaltens auf allen Ebenen verbessert werden, d.h. wie kann man es Zahnarzt und Patient annehmlich machen, Dinge zu tun, die
   a) im Augenblick nicht unbedingt nötig erscheinen,
   b) Unbequemlichkeiten oder Verzicht auf liebgewordene Gewohnheiten bedeuten,
   c) keine sofort erkennbare Wirkung und damit auch keinen offensichtlichen Nutzen zeitigen?

Um eine angemessene Behandlung dieser Fragen im begrenzten Rahmen dieses Taschenbuches möglich zu machen, wurden Epidemiologie, Statistik und geschichtliche Hintergründe nur gelegentlich gestreift. Dafür wurden die Ätiologie von Parodontitis und Karies sowie strukturelle und verhaltenswissenschaftliche Fragen so ausführlich besprochen, wie es das Verständnis für die gegenwärtigen Probleme rund um eine wirksame Prävention erfordert.

Während der langjährigen Arbeit am Manuskript zu dem vorliegenden Buch haben zahlreiche Fachkollegen in Form von Anregungen, Kritik und eigenem Material wertvolle Unterstützung geleistet. Vor allem bin ich den Herrn Prof. O. BACKER DIRKS, Utrecht; Dr. J. BURCKHARDT, Basel; Prof. B. GUGGENHEIM, Zürich; Dr. A. HEFTI, Basel; Dr. H. R. HELD, Genf; Dr. J. VAN DER HOEVEN, Nijmegen; Dr. H. DE JONG, Nijmegen; Prof. T. MARTHALER, Zürich; Prof. R. NAUJOKS, Würzburg; Prof. H. RENGGLI, Nijmegen; Prof. P. RIETHE, Tübingen; Dr. A. ROGERS, Adelaide; Prof. H. E. SCHROEDER, Zürich; Prof. G. SIEBERT, Würzburg; Dr. M. WILTON, London, sowie Frau Dr. S. ZIESENITZ, Würzburg und last but not least meiner Frau, CHRISTIANE KÖNIG, zu großem Dank verpflichtet.

Frau M. VAN DEN BOOGARD danke ich für die sorgfältige Erstellung des Typoskripts, den Herren HORMANN und DATZ vom Thieme Verlag gebührt mein Dank für die Illustrationen und Herrn Dr. D. BREMKAMP, Bereichsleiter Medizin, für seine unermüdliche motivierende Betreuung bis zur Veröffentlichung des Buches.

Nijmegen, im Herbst 1986   KLAUS G. KÖNIG

Inhaltsverzeichnis

5 Mikroorganismen als Ursache von Karies und Parodontopathien

6 Die Nahrung und ihre pathogenen oralen Nebenwirkungen

1 Einführung

Es scheint sinnvoll, dieses Buch mit einer Problemstellung und einer kurzen, vereinfachten Beschreibung der Prozesse einzuleiten, die zu Karies und parodontalen Entzündungen führen.

Erst danach sollen in systematischen Abschnitten alle Einflüsse und Wechselwirkungen besprochen werden, die über Gesunderhaltung oder Erkrankung von Zähnen und Zahnhalteapparat entscheiden. Theoretische und wissenschaftlich-kritische Behandlung der Themen steht dabei im Vordergrund, doch ist und bleibt die Karies- und Parodontitisprophylaxe eine angewandte Wissenschaft. Daher werden auch immer wieder klinische Gesichtspunkte zur Sprache kommen, obwohl die praktische Prävention erst im letzten Teil des Buches systematisch behandelt werden soll.

Problemstellung und Zielsetzung

Die Verhütung einer Krankheit setzt Kenntnis ihrer Ursachen voraus. Wissenschaftlich betrachtet ist bei Karies und Parodontopathien die Klärung der Krankheitsursachen weitgehend gelungen. Sie rühren von örtlich begrenzter überschießender Aktivität zahlreicher Mundbakterien her (Abb. 1.1). Das Zusammenspiel der ätiologischen Faktoren ist in vielen wesentlichen Einzelheiten bekannt. Trotzdem stößt die Prävention noch auf Schwierigkeiten.

Global gesehen sind die Hindernisse, die sich der Einführung prophylaktischer Maßnahmen entgegenstellen, von zweierlei Art. Einmal braucht jede moderne Auffassung Zeit, die noch vorherrschenden früheren Ansichten zu ersetzen; ein Problem, das durch Fortbildung in Fachkreisen und Aufklärung der Öffentlichkeit über geeignete Medien zu lösen ist. Das zweite Problem ist viel schwieriger. Es zeigt sich nämlich, daß viele Menschen zwar die Ursachen ihrer Gesundheitsstörungen begreifen können, aber daraus keine praktischen Folgerungen ziehen, weil gesundheitsgerichtetes Handeln und Verhalten unangenehm und beschwerlich wäre. Solch mangelnde Akzeptanz ist übrigens nicht nur im individuellen Bereich anzutreffen.

Diese Sachlage gilt für Karies und Parodontopathien ebenso wie für Raucherbronchitis und Obesitas. Besonders überraschende Analogien kann man zwischen den Gebißerkrankungen und der Obesitas konstatieren.

Karies und Gingivitis entstehen, obwohl eindeutig krankhaft, wie die Obesitas im Grenzbereich zwischen Krankheit und Normalität: Kinder brauchen nur ein paar Mal zu oft am Tage etwas Süßes zu essen, und die kariöse Gebißzerstörung beginnt; man braucht nur eine Zeit lang 10% mehr Nahrung aufzunehmen, als man verbrennen kann, und Übergewicht ist unvermeidlich. Die Analogien gehen aber weiter als zu der Feststellung, daß es sich hier übereinstimmend um *Folgen von Ernährungsfehlern* handelt, die zur *Störung von Gleichgewichtszuständen* führen. Selbst wenn der Fehlernährung manchmal tiefere somatische und psychische Störungen zu Grunde liegen, sind doch die direkt auslösenden Ursachen banal. So einfach Erklärung und Abhilfe theoretisch in diesen Fällen sind, ist der Erkrankte (oder bei Kindern, die Mutter) meist nicht bereit, die Krankheit als teilweise selbstverschuldet zu erkennen: Der Übergewichtige entschuldigt sich mit Veranlagung oder hormonalen Störungen, während man bei dem Auftreten florider Karies die Erklärung hört, man habe (oder das Kind habe) von den Eltern „die schlechten Zähne" geerbt, oder habe unter „Kalkmangel" gelitten – die Zähne wären demzufolge viel zu schwach gewesen, als daß sie der Zerstörung hätten entgehen können. Zahnkaries und Parodontopathien sind jedoch nach dem Zahndurchbruch lokal ausgelöste Folgen ungünstiger Ernährungsgewohnheiten und außer Kontrolle geratener bakterieller Besiedelung. Es wäre aber eine Illusion zu glauben, daß man allein aufgrund dieser Erkenntnis Abhilfe schaffen könnte. Es ist schon schwierig genug, abnormes Verhalten zu ändern; normgerechtes Verhalten (alle Kinder naschen ja zu viel!) zu ändern, erfordert Erziehungsarbeit über Jahre, vielleicht über Generationen. Kausale Plaquehemmung durch Ernährungslenkung ist aus diesem Grunde zwar erstrebenswert, aber nur in Einzelfällen erfolgversprechend. Die Wissenschaft hat daher viele verschiedene Möglichkeiten der Prävention geprüft mit dem Ziel, nicht nur einer asketisch veranlagten Elite, sondern möglichst allen Menschen die Zähne gesund zu erhalten. Der Zahnarzt kann dabei mit einer einzigen Standardmethode der Prophylaxe nicht auskommen. Er muß aus einer Palette vieler Möglichkeiten eine optimale Kombination von Einzelmaßnahmen auswählen können. Die 2 Auswahlprinzipien sind dabei, daß einmal die Maßnahmen akzeptabel, d. h. annehmbar und durchführbar sind, und zum anderen, daß trotz der hierbei notwendigen Kompromisse die gewählte Maßnahmenkombination noch ausreichend ist, um Karies und Parodontitis wirksam zu hemmen.

Ideal wäre ein kariesfreies und parodontalgesundes Gebiß für alle Menschen. Man muß jedoch realistisch sein und klar erkennen, daß dieses Ziel in weiter Ferne liegt und nicht in einem Anlauf erreicht werden kann. Wegen der beinahe-normalen Verhältnisse in der Mundhöhle, die zu

Zahn- und Parodontalschäden führen, verläuft die Entscheidung zwischen gesund oder krank in der Mundhöhle auch nicht nach dem Alles-oder-nichts-Gesetz. Es gibt vielmehr neben dem absolut karies- und gingivitisfreien Gebiß einen als Nahziel erstrebenswerten Zustand relativer Gebißgesundheit, gekennzeichnet durch geringe Kariesaktivität und einzelne chronisch schwach entzündete Parodontien. Bei jedem Patienten kann die Mundhöhle sich in einer anderen individuellen Ungleichgewichtslage befinden. Diagnose aufgrund der gefundenen zur Zeit aktiven Läsionen sowie die Erhellung individueller Gewohnheiten bezüglich Ernährung und Mundhygiene müssen klären, wodurch und wie stark ein Patient gefährdet ist; um die Aussichten für diesen Patienten verbessern zu können, sollten individuell angepaßte Maßnahmen ergriffen werden, die zum Teil der Zahnarzt in der Praxis, vor allem aber der Patient täglich selbst ausführen muß. Diese prophylaktischen Maßnahmen müssen zweckmäßig und vor allem für den Patienten akzeptabel sein, daher sorgfältig ausgewählt werden. Sie müssen zur Beherrschung der Gefahren, die dem individuellen Gebiß drohen, ausreichend sein; andererseits sollten sie aber nicht mit unnötig schweren und belastenden Anforderungen verbunden sein (wie z.B. dem totalen Verbot von Zucker und Süßigkeiten), weil sonst ein „Bumerang-Effekt" auftreten könnte: der Patient wird mutlos und macht dann überhaupt nicht mehr mit.

Wahrscheinlich sind in den letzten Jahrzehnten präventiv orientierte Zahnärzte mit ihren Patienten manchmal unnötig streng gewesen. Heutzutage bemüht man sich (statt ein schwer akzeptables präventives Übersoll zu fordern) mehr und mehr darum, zielgerichtete annehmbare Maßnahmen zu treffen, die dem Menschen unserer Zeit in seinem sozialen Umfeld angemessen sind.

Für die Auswahl der geeigneten Methoden sind Kenntnisse der wissenschaftlichen Grundlagen und tieferes Verständnis der Zusammenhänge unerläßlich. Sie zu vermitteln und darauf aufbauend die Möglichkeiten darzustellen und ihre Anwendungsbereiche abzugrenzen, ist der Zweck des vorliegenden Buches.

Übersicht über die pathogenen Wirkungen der Zahnplaque auf Zahnhartsubstanzen und Parodont

Bakterienrasen auf den Zähnen, die dicker sind als einige Mikrometer, nennt man Zahnbelag oder Zahnplaque. Interdental, in Fissuren und Grübchen, und am Zahnhals wachsen sie wegen ungenügender Selbstreinigung oder mangelnder mechanischer Mundreinigung („Mundhygiene") zu dicken Belägen an. Sie geben in der darunter liegenden Zahnhartsubstanz Anlaß zu kariöser Entkalkung.

Die Plaquemikroorganismen sind mit ihren Zellwandpolymeren und Stoffwechselprodukten die Ursache auch der Parodontopathie. Ätiolo-

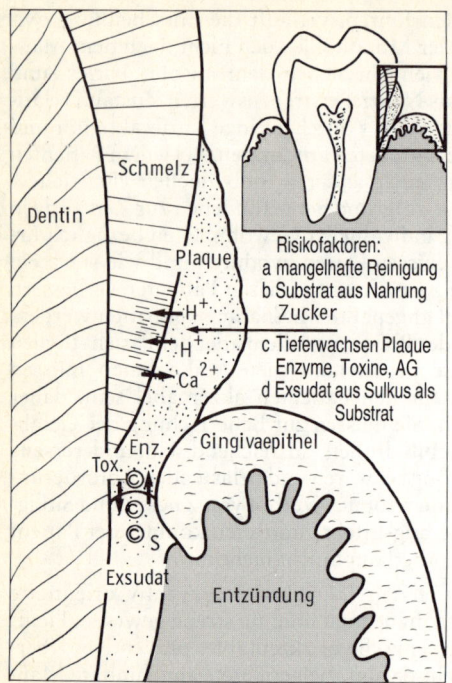

Risikofaktoren:
a mangelhafte Reinigung
b Substrat aus Nahrung
  Zucker
c Tieferwachsen Plaque
  Enzyme, Toxine, AG
d Exsudat aus Sulkus als
  Substrat

Schmelz

Dentin

Plaque

H^+

H^+

Ca^{2+}

Enz.

Tox.

S

Exsudat

Gingivaepithel

Entzündung

Abb. 1.1   In der Plaque, einer größeren Ansammlung stoffwechselaktiver Mikroorganismen, wurzeln die Ursachen von Karies und Parodontopathien. Die supragingivalen azidogenen Anteile der Plaque geben bei häufigem Überangebot von Zuckern aus der Nahrung Anlaß zu massiver Säurebildung (H^+); auf dem Boden der supragingivalen Plaque wachsen Ausläufer subgingival apikalwärts, stimuliert durch reichliches Nährstoffangebot aus Sulkusflüssigkeit und Exsudat, wobei durch die Stoffwechselprodukte dieser Flora eine gingivale Entzündung unterhalten wird und eskalieren kann.
S = Saumepithel mit auswandernden Abwehrzellen (polymorphkernige Granulozyten); AG = Antigene

gisch gemeinsame Kennzeichen sind, daß nur erhebliche Plaquestagnation über längere Zeit zu den Erkrankungen führt, und daß Bestandteile und Konsistenz der modernen menschlichen Nahrung plaquefördernde Faktoren darstellen, durch die zunächst der Stoffwechsel der supragingivalen Bakterien aktiviert und ihre Vermehrung begünstigt wird. Der Kontakt mit dem Gingivalsaum führt dann zu einer vorerst leichten Entzündung (Gingivitis). Das im Rahmen der entzündlichen Reizantwort vermehrt austretende Exsudat aus dem Sulkus am Zahnfleischrand ist relativ substratreich, wodurch ein zunehmend bunter Bakterienrasen gedeiht. Wird er nicht entfernt, nehmen die Bakterien überhand und wirken in die Tiefe zunehmend entzündungsfördernd im Sinne einer chronischen Gingivitis. Nach längerem Bestehen kann diese Entzündung auf die tieferliegenden Gewebe des Zahnhalteapparates übergreifen (Parodontitis). Die in Abb. 1.1 stark vereinfachte Darstellung bedarf zahlreicher Ergänzungen, die in den Kap. 4 bis 6 geliefert werden.

Die Mechanismen der beiden plaquebedingten Erkrankungen sind voneinander völlig verschieden, identisch sind dagegen mehrere wichtige Ansatzpunkte für Vorbeugung und Frühtherapie: Drosseln des Plaquestoffwechsels und der Plaqueausbreitung durch Ernährungslenkung, regelmäßige Plaqueentfernung durch mundhygienische Maßnahmen und chemische Beeinflussung der bedrohten Gleichgewichtslage am Zahn durch Fluorid und eventuell antibakterielle Wirkstoffe.

Plaque und Karies

Unter Plaque in Kontakt mit Zahnhartsubstanzen kann es zu kariöser Entkalkung und schließlich Zerstörung kommen, wenn

1. die Plaque eine gewisse Zusammensetzung und damit pathogene Eigenschaften angenommen hat,
2. säuretolerante Mikroorganismen in der Plaque vorherrschen,
3. niedermolekulare Kohlenhydrate (Zucker) häufig mit der Nahrung in die Mundhöhle gelangen und in die Plaque eindringen, so daß häufig in der Tiefe der Plaque Säure gebildet wird.

Durch dicke Lagen differenzierter, älterer Plaque wird relativ viel Zucker aufgenommen, und die Produktion von zahnentkalkenden Säuren hält lange an. Die kariöse Entkalkung läuft – wenn auch im Zeitraum von Wochen und Monaten – um so schneller ab, je häufiger und länger Zucker angeboten und Säure gebildet wird. Bei vielen und langen Entkalkungsperioden wird im Verhältnis die Zeit zu kurz, während der an der Zahnoberfläche ein neutrales Milieu herrscht und während der entkalkter Schmelz wieder remineralisieren kann. So kommt es zu allmählicher Tiefenentkalkung und schließlich zur kariösen Kavitätenbildung. Nun dringen Bakterien auch in die Läsion ein und verbreiten sich entlang der Schmelz-Dentin-Grenze unterminierend, und im Dentin pulpawärts.

Plaque und Parodontopathien

Wo sich Plaque bilden kann und dem Zahnfleischrand aufliegt, wird innerhalb weniger Tage offensichtlich, daß die physiologischen Abwehrfunktionen gefordert sind: die Gingivaabschnitte, die in direktem Kontakt mit Mikroorganismenrasen stehen, zeigen beginnende Neigung zu Rötung und Schwellung, und schließlich reagieren sie auf Berührung mit einer zunächst kaum wahrnehmbaren Blutung. All dies sind Zeichen einer durch bakterielle Reize verursachten Entzündung, die ohne regelmäßige sorgfältige Belagentfernung chronisch bestehen bleibt und schon im kindlichen Gebiß häufig vorkommt. Zur Abwehr findet rasche Erneuerung und Desquamation des Saumepithels aus dem Boden des gingivalen Sulkus statt, und vor allem treten auch zahlreiche polymorphkernige Leukozyten aus. Ihre Fähigkeit zur Phagozytose und Auflösung von Bakterien im Sulkus ist erstaunlich groß, und es dauert viele Jahre, meist sogar Jahrzehnte, bis (vor allem an Stagnationsstellen interdental) die chronische Gingivitis hier und da in eine Parodontitis mit Taschenbildung und fortschreitendem Knochenabbau übergeht. Wiederum im Lauf von Jahren und Jahrzehnten kommt es dann klinisch zur Zahnlockerung und schließlich zum Zahnausfall. Das Ausschalten der bakteriellen Noxen führt zum Ausheilen der Entzündung – nicht nur im Stadium der Gingivitis, sondern auch der Parodontitis. Bei der einfachen Gingivitis kann professionelle Instruktion in mundhygienischen Maßnahmen und Motivation des Patienten zur Selbstpflege bereits zum Dauererfolg führen, d. h. nicht nur die Gingivitis ausheilen, sondern auch die Entwicklung einer Parodontitis verhüten. Heilung parodontitischer Taschen gehört nicht mehr in das Gebiet der Prävention, sondern erfordert das ganze Spektrum der bewährten parodontologischen Therapiemaßnahmen, daneben und danach allerdings weiter gute Mundhygiene zur Sekundärprävention.

2 Die Mundhöhle als Eingangspforte des Verdauungskanals und als normale Brutstätte für Mikroorganismen

Der Mund erfüllt als mimisch-ästhetisch wichtiger Teil des Gesichts, als Sitz des Kauorgans sowie als Eingangspforte des Verdauungstrakts mehrere wichtige Funktionen. Daneben hat die Mundhöhle des Menschen – als Makroorganismus gesehen – naturgegeben eine Wirtsfunktion für bunte Populationen von Mikroorganismen, die vor allem durch körpereigene Substrate des Wirts (Speicheldrüsensekret und Sulkusexsudat) und Bestandteile der Nahrung unterhalten werden. Treffen sie dort für sie günstige Bedingungen an, so muß ihrem Expansionsdrang eine ständig funktionsbereite Abwehr Grenzen setzen. Ist die Abwehr unzureichend, so kann das Verhältnis zwischen Wirt und Mikroorganismen aus dem Gleichgewicht geraten, und Strukturen in der Mundhöhle können erkranken. Dieses Risiko ist nicht gering. Trotzdem muß man klar erkennen, daß die Bakterienbesiedelung im Prinzip ein durchaus normaler Zustand ist. Das Gleichgewicht zwischen Wirtsorganismus und Mikroorganismen wird dann auch meist nicht generalisiert, sondern nur an bestimmten Stellen gestört – Prädilektionsstellen oder begrenzte, lokalisierte Standorte und Nischen, an denen sich spezielle ökologische Mikrosysteme entwickeln und langdauernd etablieren können.

Gingivitis und Karies als Krankheiten an der Grenze der Normalität

Wegen der Naturgegebenheit der beschriebenen Wirt-Mikroflora-Beziehung ist es schwierig, die Grenze zwischen einer noch normalen und einer nicht-mehr-normalen Bakterienbesiedlung zu erkennen und zu definieren. Zwar sind Auftreten von Karies und Parodontopathien von einer Verschiebung des Mikrobenspektrums begleitet, aber allein schon ein quantitatives Überhandnehmen „normaler" Bakterienarten und eine Zunahme ihrer Stoffwechselprodukte kann das Gleichgewicht zwischen Mikroflora und Wirtsresistenzfaktoren stören, ohne daß unbedingt eine Einnistung von neuen spezifischen Bakterienarten nötig wäre. Im folgenden Abschnitt (S. 9 f.) wird darum das Verhältnis zwischen dem Wirtsorganismus und seiner Mikroflora eingehender analysiert, und im Kap. 5 werden die wichtigsten Eigenschaften potentiell pathogener oraler Bakterien behandelt. Fest steht jedoch, daß die Übergänge zwischen „normal" und „pathologisch" fließend sind, was sich auch in den klinischen Bildern von Karies und Gingivitis äußert.

Läsionen entwickeln sich langsam, schleichend und unbemerkt. Die frühen kariösen Entkalkungen des Zahnschmelzes bleiben dem Zahnarzt und erst recht dem Patienten verborgen, und die leichten chronischen Entzündungen der Zahnfleischränder sind ein so alltägliches Bild, daß selbst die zahnärztliche Wissenschaft die Gingivitis bis vor wenigen Jahrzehnten nicht zu den Parodontopathien gerechnet hat. Erst Ende der 70er Jahre hat sich die Erkenntnis herauskristallisiert, daß die scheinbar harmlose und ubiquitäre Gingivitis der labile parodontale Zustand ist, aus dem heraus sich die gebißbedrohenden Parodontolysen entwickeln.

Die Darlegungen in den folgenden Kapiteln müssen herangezogen werden, um zu erklären, wie das normale oder beinahe normale Verhältnis in der menschlichen Mundhöhle zwischen Zahnhartsubstanzen und parodontalen Geweben einerseits, und oralen Mikroorganismen andererseits so weitgehend entgleisen kann, daß von den Bewohnern hochzivilisierter Länder ein hoher Prozentsatz schon im Jugendalter ein kariös verstümmeltes Gebiß aufweist, und daß in Asien und Afrika viele 30jährige bereits reihenweise (übrigens meist gesunde) Zähne durch parodontitischen Knochenabbau verlieren. Eine hohe Morbidität in der erwachsenen Bevölkerung trifft man, trotz rückläufiger Tendenz, auch noch in Ländern mit guter restaurativer und präventiver Versorgung an, wie z. B. die Erhebung von Curilović (1979) in der Schweiz gezeigt hat (Tab. 2.1, Abb. 2.1).

Wie ist so etwas gegen Ende des 20. Jahrhunderts, nach dem Sieg der Medizin im Kampf gegen Pest, Pocken und Poliomyelitis, überhaupt noch möglich? Die Antwort auf diese Frage ist einfach: im allgemeinen haben Zahnkrankheiten keine lebensbedrohenden Folgen, sie werden als lästig, aber banal angesehen – das ist eine Grippe zwar meistens auch,

Tabelle 2.1   Nach einer Erhebung bei 99 Schweizer Zahnärzten wurden im Laufe von 3 Monaten bei 2796 Patienten insgesamt 4802 Zähne extrahiert. Die Ursachen sind links tabelliert (nach *Curilović* 1979). Rechts Vergleichszahlen (%) aus anderen Ländern

Ursache	Anzahl extra-hierter Zähne	%	USA 1944	USA 1961	USA 1962	Schweden 1967
Karies	2187	45,5	48,8	38,3	41,7	47,1
Parodontitis	1562	32,5	40,7	36,0	42,4	11,1
Impaktion	332	6,9	4,4	–	1,3	–
Prothet. Indikation	496	10,3	2,8	3,5	–	33,8
Trauma	42	0,9	0,4	–	–	–
Andere	183	3,8	2,6	22,2	14,6	7,9
Total	4802					

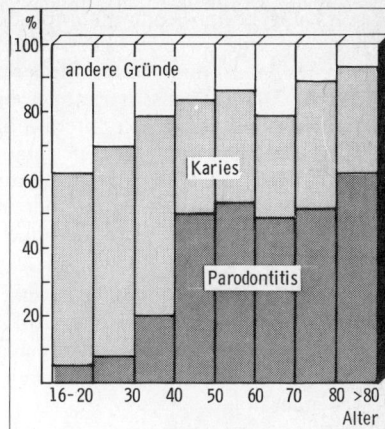

Abb. 2.1 Ursachen des Zahnverlustes bei verschiedenen Altersklassen in der Schweiz (nach *Curilović* 1979)

aber sie ist akut, von schüttelndem Fieber und schwerem Krankheitsgefühl begleitet. Karies und Gingivitis sind damit verglichen völlig undramatisch, bleiben wie gesagt lange unbemerkt und ereignen sich nicht nur subjektiv, sondern auch objektiv an der Grenze zur Normalität, und für den zahnmedizinischen Laien sind sie sogar eine völlig normale schicksalhafte Erscheinung.

Das Verhältnis zwischen Wirtsorganismus und Mikroorganismen

Die Haut der Körperoberflächen, die Schleimhäute und andere epitheliale Strukturen der Lumina (darunter auch die Mundhöhle) werden von der Geburt an kontinuierlich durch den Kontakt mit Fremdstoffen und Mikroorganismen aus der Umgebung kontaminiert und inokuliert. Kontakt und Übertragung ist noch nicht gleichbedeutend mit Besiedelung oder Infektion.

Viele der eingedrungenen oder mit Nahrung eingeschleusten Arten verschwinden bald wieder. Bestimmte Arten dagegen bleiben, weil sie:

1. geeignete Lebens- und Nahrungsbedingungen antreffen, und
2. mechanischen, biochemischen und immunologischen Abwehrmechanismen des Wirtsorganismus entgehen; weil sie
3. antagonistischem Verhalten bereits vorhandener Bakterienarten widerstehen oder ihm ausweichen können, und
4. die Anwesenheit anderer Bakterien keine Nachteile bringt oder mit Vorteilen verbunden ist.

Nach Kontakt und Kontamination der Mundhöhle treten also Interaktionen auf, und zwar zwischen Mikroorganismen und Wirt (Punkte 1 und 2 der Aufzählung) sowie mit bereits anwesenden Mikroben (Punkte 3 und 4). Diese Wechselwirkungen begleiten und ermöglichen evtl. die definitive Besiedelung. Die Interaktion kann für den Wirt günstig sein; z.B. schützt der Säuremantel der Haut, durch die Bakterienflora produziert, vor Besiedlung und Infektion mit Erregern eitriger Entzündungen. Bestimmte Organismen rufen aber im Laufe der Interaktion mit dem Wirt bei diesem evtl. Veränderungen hervor, die krankmachend sein können:

1. durch Anhäufung löslicher Produkte ihres Stoffwechsels, wenn sie an einer bestimmten Stelle (ihrem zukünftigen Besiedlungsort oder Habitat) gute Wachstumsbedingungen gefunden haben, oder

2. durch Eindringen in den Wirt mit Gewebsschädigung als krankmachender Folge.

1962 hat der amerikanische Mikrobiologe T. ROSEBURY den Versuch unternommen, die Kennzeichen normal auf dem menschlichen Organismus heimischer Mikroorganismen von denen pathogener Arten abzugrenzen. Das Verhältnis der Mikroorganismen zum Makroorganismus wird mit zunehmender Anzahl der Arten in einem Biotop, wie es z.B. die Zahnplaque darstellt, zunehmend komplexer.

Oft werden die Mikroorganismen, die beim Menschen normalerweise in der Mundhöhle oder auf der Haut heimisch sind, als Kommensalen bezeichnet. Hierdurch wird angedeutet, daß der Wirt versorgt und die Mikroorganismen gleichsam friedlich von dessen Nahrung „zusammen an einem Tisch" (lat. cum; mensa) mitleben. Ohne Zweifel unterscheiden sich unauffällige Mitesser von den eindeutigen Pathogenen (z.B. invasive Krankheitserreger) oder den Saprophyten (von griech. saprós, faul, und phytón, Pflanze, d.h. Organismen, die organische Reste zersetzen bzw. sich von Zersetzungsprodukten ernähren). ROSEBURY hat den Begriff Kommensalismus trotz gewisser Vorteile kritisiert, weil es seiner Ansicht nach ein wechselseitig völlig neutrales oder passives Verhalten zwischen Wirt und Mikroorganismen nicht gibt. Er schlug den Ausdruck Amphibiose vor, der von griech. amphi- (ringsherum, beidseitig) abgeleitet ist. Amphibiose kennzeichnet ein Verhältnis, das im weiten kontinuierlichen Spektrum zwischen Symbiose (Probiose) und Antibiose (Antagonismus oder Pathogenität) eine Zwischenstellung einnimmt. Eine typische amphibiontische Bakterienart läge nahe der Mitte des Spektrums, wäre nicht saprophytisch, wohl abhängig vom Wirt (obligat parasitär), nicht offen aktiv oder obligat pathogen, aber auch nicht notwendigerweise apathogen. Obligat bedeutet hierbei nicht zugleich ein spezifisches Verhältnis, sondern daß die Mikrobenart für ihr Überleben im betreffenden Habitat unbedingt auf Wirtsfaktoren angewiesen ist.

Säurebildner als potentiell kariogene Mikroorganismen

Ein Beispiel typischer Amphibionten sind Milchsäurebakterien, die schon bei der Geburt übertragen werden. Auf der Haut sind sie apathogene Symbionten, die mit dem von ihnen entwickelten Säuremantel die

Haut gegen invasive Antibionten (z. B. gewisse Staphylokokken) schützen. Einige Säurebildner besiedeln schon bald nach der Geburt auch die
Mundhöhle. Für sie kommen als Substratquelle zunächst Glykoproteine
des Speichels in Frage. Überschießende Produktion extrazellulärer Polysaccharide als volumengebende Plaquematrix wird durch häufige Zufuhr
von Zuckern mit der Nahrung gefördert, und eine unphysiologisch dicke
Bakterienlage (Plaque) kann sich unter Beteiligung weiterer Bakterienarten etablieren. Erst dann werden genug saure Stoffwechselprodukte am
Zahn angehäuft, um auf den Schmelz entkalkend zu wirken und nach
einiger Zeit, wenn eine kleine Schmelzläsion sichtbar geworden ist, sich
deutlich als pathogen zu offenbaren.

Die Berechtigung, ja sogar Notwendigkeit, die wichtigen azidogenen
Bakterien in Zahnplaque als Amphibionten zu klassifizieren, geht auch
aus der Tatsache hervor, daß sie ohne Substratüberschuß (= häufige
Zuckerzufuhr mit der menschlichen Nahrung) ihre Pathogenität ein-
büßen.

Der Fall der Säurebildner auf dem anorganischen Schmelz ist ein Beispiel, in dem
der Wirt auf die Mikroorganismen allenfalls passiv mit anorganisch-kristallche-
mischen, aber nicht mit vitalen entzündlichen und immunologischen Abwehrmechanismen reagiert. In den Frühstadien der Kariespathogenese findet auch keine
nennenswerte Bakterieninvasion statt. Sie tritt erst ein, wenn pathogenen Mikroorganismen durch eine kariöse Porosität der Weg zum kanalisierten, an organischem Material reichen Dentin offensteht.

Mikroorganismen an der Zugangspforte zum Parodont

Die Analyse der Wirt-Mikroflora-Beziehung bei der Gingivitis zeigt einige Parallelen mit der Situation der Kariesplaque, aber auch Abweichungen. Die Verhältnisse sind ähnlich insofern, als die auslösenden Mikroorganismen zum Teil, vor allem im Frühstadium der Gingivitis, ebenfalls
Amphibionten ohne großes Invasionspotential sind. Abweichend ist ihre
Unterlage, nämlich kein anorganisch-avitales Material, sondern orales
Sulkus- und Saumepithel, das den anatomisch komplizierten und ni-
schenreichen Abschluß am Zahnhals bildet. Es ist für Enzyme und andere
bakterielle Stoffe von außen bis zu einem gewissen Grade durchlässig.
Daher reagiert die Gingiva schon vom Beginn der Besiedlung an auf den
Kontakt mit der Sulkusflora. Die Entzündungsreaktion bleibt unter begrenzten Ansammlungen subklinisch. Bei Kindern bleibt sie, meist auch
trotz dickerer Beläge, auf eine klinisch nur schwach ausgeprägte Gingivitis ohne große Blutungsneigung beschränkt. Im Prinzip liegt hier eine
ähnliche Situation wie in den stark bakteriell belasteten Darmabschnit-
ten vor; man findet dort nicht nur Inseln lymphatischen Gewebes wie
Appendix und Peyersche Haufen, sondern auch überall Spuren diffusen
oberflächlichen Lymphoidgewebes in der Schleimhaut. Die Bereitschaft
zur Abwehr, die sich hieraus ableitet, ist nicht unbegründet. Es hat sich

nämlich neuerdings gezeigt, daß Mikroorganismen nicht nur von ihrem Standort Sulkus und Zahnfleischtasche mit Enzymen und anderen hochaktiven Substanzen eine Fernwirkung auf die parodontalen Gewebe ausüben, sondern zumindest episodisch in das Gewebe eindringen (S. 103 f.). Soweit es sich dabei um normale orale Amphibionten handelt, stehen sie aufgrund dieser potentiellen Invasivität zweifellos näher am antibiotischen oder gar pathogenen als am symbiotischen Ende des Spektrums der oralen Mikroflora.

Ob Amphibionten sich eher als friedliche Symbionten oder mehr als Antibionten manifestieren – auf alle möglichen Fälle zwischen Kontakt und Invasion muß sich im Lauf der Entwicklung höheren Lebens eine Reizantwort des Wirts entwickelt haben. Während eine Invasion vom Wirt nicht geduldet werden kann und erfahrungsgemäß mit vollem Einsatz aller unspezifischen und spezifischen Abwehrmechanismen beantwortet wird, scheinen die parodontalen Gewebe auf die unvermeidlichen Kontakte differenziert zu reagieren. Keine Reaktion wird erfolgen, wenn die Bakterien sich auf die Oberflächen der Lumina des Wirtsorganismus beschränken und wenig Stoffe mit Reizwirkung absondern. Wahrscheinlich für den Fall der Bakterienbeläge am Zahnhals typischer wäre eine Art Stillhalteabkommen, wie man sich bildhaft ausdrücken könnte: die Mikroorganismen dringen nicht ins Gewebe ein, sie sondern aber Zellwandbestandteile sowie Stoffwechsel- und Zerfallsprodukte ab, die auf den Wirt mehr oder weniger starke Reize ausüben. Sie rufen eine Abwehrreaktion hervor, die sich in Grenzen halten muß – Grenzen, die phylogenetisch seit früher Urzeit durch Erfahrung des Immunsystems im Umgang mit hautnahen Fremdstoffen und Mikroorganismen erkannt worden sein müssen. Das prinzipielle Problem des Wirtsorganismus ist dabei stets, seine körpereigenen Gewebe („self") zu schützen, gegen die körperfremden Stoffe („not self") von seiten der Körperoberfläche abzuschirmen, dabei aber doch die eigenen Immunabwehrmechanismen in Schranken zu halten, weil eine völlige Reizbeseitigung nach Lage der Dinge – Antigenquelle außerhalb, oder wenigstens am Rand der Reichweite des Abwehrsystems – doch nicht möglich und daher auch nicht sinnvoll ist. In dieser Situation könnte eine ungezügelte Abwehr zur Selbstzerstörung eigenen Gewebes führen.

Wie schon angedeutet, mehren sich die Beweise für zumindest episodische Bakterieninvasion aus Taschen ins Gewebe. Ob es sich dabei um spezifische oder unspezifische Erreger handelt, ist eine noch offene Frage (Kap. 5), aber auf jeden Fall könnte man unter diesen Umständen parodontitische Reaktionen wie den Knochenabbau nicht ohne weiteres als immun*pathologisch* bezeichnen: Die Steigerung der Abwehrmechanismen bis zu dieser Stufe wäre keine Fehlsteuerung, sondern eine durchaus sinnvolle Eskalation – letzter Ausweg des Wirtsorganismus, durch die Selbstverstümmelung des Zahnausstoßens die Überbelastung und ständige Invasionsgefahr aufgrund unphysiologischer Bakterienansammlungen doch noch zu beseitigen. Denn auch die schwerste Parodontitis verheilt, nachdem ein Zahn mit seiner mikrobiell besiedelten Tasche entfernt ist.

Vorläufig kann der folgende Schluß gezogen werden: Mikroorganismen können, zumindest in physiologisch dünnen Lagen, als harmlose Amphibionten in der Mundhöhle des Menschen leben. Erst in der Form differenzierter Ansammlungen spielen sie sowohl im Kariesprozeß als auch bei den Parodontopathien eine zentrale ursächliche Rolle. Die Mikroorganismen und ihre Stoffwechselprodukte treten dann mit ihren Zielstrukturen – Zahnhartsubstanz bzw. Gewebe des Zahnhalteapparates – in vielfältige Wechselbeziehungen.

3 Die ursächlichen Faktoren und ihre Wechselwirkungen

Karies und Parodontopathien sind multikausale Erkrankungen. Die wichtigsten der beteiligten Faktoren werden zunächst in historischer Perspektive und global-schematisch dargestellt, um dann in späteren Kapiteln mit allen wichtigen Einzelheiten besprochen zu werden.

Der Kariesursachenkomplex

Wohl war Miller mit seinen Untersuchungen der 80er Jahre des vorigen Jahrhunderts der Nachweis gelungen, daß Mundmikroorganismen aus Kohlenhydraten der Nahrung, durch enzymatischen Abbau, Säure produzieren, und es konnte als plausibel gelten, daß der Säure bei der kariösen Zerstörung der Zahnhartsubstanzen *in vivo* eine wichtige ursächliche Rolle zukam. Ein schlüssiger Beweis war damit jedoch nicht erbracht und bevor er gelang, vergingen viele Jahrzehnte, während derer über die wirklichen Kariesursachen Unsicherheit, ja Verwirrung herrschte. Der folgenschwerste aller Irrtümer dieser langen Zeit war die Ansicht von der kariesverursachenden Bedeutung verschiedener Mineralisationsstörungen in der Zahnbildung, wobei man nicht nur an auffällige rachitische Hypoplasien, sondern auch an wenig auffällige, ja selbst unsichtbare Veränderungen aufgrund von Genuß mineralarmer, vitaminarmer oder global „raffinierter" Nahrung dachte. Damit wurden auch die Bemühungen um eine wirksame Kariesprophylaxe auf Irrwege geleitet und zum Mißerfolg verurteilt.

Der schlüssige Beweis für die ursächliche Bedeutung der Mikroorganismen in der Kariesätiologie wurde 1954 von ORLAND und einem Mitarbeiterstab von Bakteriologen erbracht. Diese Forschergruppe hatte in Chikago eine tierexperimentelle Methode zu technischer Reife gebracht, deren Anfänge weit zurückreichen auf eine Anregung von Pasteur, der die Ansicht vertrat, daß Leben höherer Organismen nicht möglich sei ohne Symbiose mit Mikroorganismen. Was ein Kritiker Pasteurs damals zu zeigen versuchte und was in Chikago schließlich gelang, war die Aufzucht und Haltung von Laboratoriumstieren im keimfreien Zustand, in bakteriendichten Isolatoren. An keimfrei durch Schnittentbindung geborenen und unter keimfreien Bedingungen aufgewachsenen Ratten zeigte die Forschergruppe um Orland, daß ohne Bakterien keine Karies auftrat, obgleich die Tiere mit der gleichen kariogenen Diät gefüttert wurden, die bei normal keimbesiedelten Kontrollratten Kariesbefall hervorrief. In weiteren Versuchen wurden an ursprünglich keimfreien Laboratoriumsratten Monokontaminationen mit bestimmten Bakterienstämmen vorgenommen. An solchen „gnotobiotischen" Tieren konnte der Nachweis erbracht werden, daß säurebildende Streptokokken, als Reinkultur und einzige Bakterienart überimpft, kariöse Läsionen verursachen können (ORLAND u. Mitarb. 1955). Seither wurde für eine größere Zahl von Mikroorganismen eine kariesverursachende Wirkung in Monokontamination nachgewiesen, wenn auch die Kariogenität meist nicht so stark ist wie die einer bakteriellen Mischflora (KÖNIG u. GUGGENHEIM 1968; VAN DER HOEVEN u. Mitarb. 1974).

KEYES hat aufgrund jüngerer Beobachtungen und auch seiner eigenen Versuchsergebnisse das Wissen um die Kariesätiologie im Jahre 1962 in eine moderne Form gegossen und 3 obligate ursächliche Komponenten postuliert, die sämtlich anwesend sein müssen, wenn Karies auftreten soll:

1. Wirtsorganismus mit kariesanfälligen Zähnen,
2. Mikroorganismen,
3. Substrat für die Mikroorganismen.

Das Zusammenspiel dieser 3 Grundvoraussetzungen hat man sich in der einfachsten Form so vorzustellen, daß Mikroorganismen in der Lage sein müssen, sich im Verband eines Belags (Plaque) am Zahn einzunisten, und daß sie Substrat nötig haben, um ihre kariesverursachenden Stoffwechselleistungen in Gang zu halten: Fehlt auch nur eine der 3 Voraussetzungen, so entstehen keine kariösen Läsionen.

KEYES (1962) hat seine Neuformulierung der Kariesätiologie durch 3 ineinandergreifende Kreise schematisch dargestellt. Aber eine Reihe von Beobachtungen, die im folgenden noch ausführlich behandelt werden müssen, veranlaßt uns, noch einen vierten Kreis für einen weiteren obligaten Faktor dazuzuzeichnen: *die Zeit* der Einwirkung der Noxen (Abb. 3.1). Zum ersten haben die Mikroorganismen nicht nur einen geeigneten Platz zur Retention am Zahn nötig – sie müssen dort auch genügend lange haften können (eine leicht zugängliche Stelle am Zahnhals etwa wird nicht kariös, wenn die Bakterienplaque dort täglich durch gründliches Putzen wieder entfernt wird); zum zweiten muß nicht nur genügend Substrat vorhanden sein, um die Mikroorganismen der Plaque so grade eben am Leben zu halten – nein, es muß sehr häufig Substrat, etwa Zucker zugeführt werden, so daß über lange Zeit Säuren als entmineralisierende Stoffwechselprodukte in genügend hoher Konzentration in der Tiefe des Belags, an der Zahnoberfläche, vorhanden sind.

Der Gingivitis-Parodontitis-Ursachenkomplex

Nichts spricht dagegen, in bezug auf die Parodontopathien ein demjenigen der Karies analoges Schema aufzustellen (Abb. 3.2). Dies rechtfertigt sich durch die wissenschaftlichen Erkenntnisse der letzten 15 Jahre auf dem Gebiet der Ätiologie der parodontalen Erkrankungen. Bis dahin hatte man Störungen der Okklusion und Funktion im Gebiß, Zahnstein

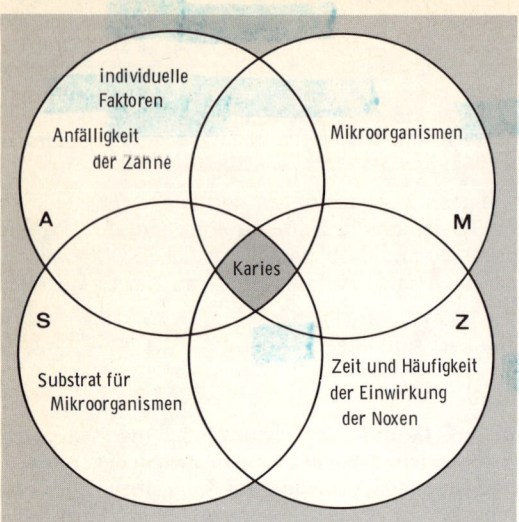

Abb. 3.1 Die vier Grundvoraussetzungen für die Entstehung kariöser Läsionen (nach *König* 1971)

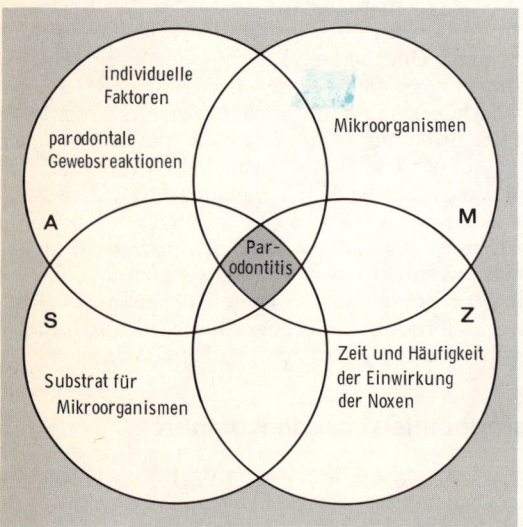

Abb. 3.2 Die vier Grundvoraussetzungen für die Entstehung parodontaler Läsionen

und subgingivale Konkremente sowie Fehlsteuerungen im Endokrinium und im Stoffwechsel neben Ernährungs- und anderen Faktoren als Ursachen der Parodontopathien angesehen.

Die Wende wurde durch das Erscheinen der Publikation von LÖE u. Mitarb. (1965) über experimentelle Gingivitis beim Menschen eingeleitet. Inzwischen ist die neue Auffassung so weitgehend untermauert und anerkannt, daß z. B. die deutschsprachigen Standardwerke von LANGE (1981) und K. H. RATEITSCHAK u. Mitarb. (1984) die bakterielle Plaque die primäre und wichtigste Ursache der entzündlichen Parodontopathien nennen und den Funktions- und Stoffwechselstörungen nur noch sekundäre Bedeutung beimessen.

Die Mikroorganismen und das für ihren Stoffwechsel erforderliche Substrat nehmen in der Verursachung der Parodontopathien (zunächst der Gingivitis) eine ebenso wichtige Stellung ein wie im Kariesgeschehen. Die Faktorenkreise „Mikroorganismen" und „Substrat" können daher aus dem Kariesursachenschema ohne grundsätzliche Änderung übernommen werden. Dennoch wird sich ebenso wie hinsichtlich der Kariogenese auch bei Gingivitis und Parodontitis die Frage nach der evtl. Spezifität von Mikroorganismen stellen. Was das Substrat betrifft, spielen anscheinend Häufigkeit und Menge der Zufuhr für die Parodontopathien eine weniger wichtige Rolle als bei der Kariogenese: auch allein mit Mundflüssigkeit sparsam ernährte Mikroorganismen beim hungernden Menschen können offenbar noch gingivitisprovozierend wirken, während kariöse Läsionen nur unter häufigem Substratüberschußangebot entstehen.

Was die Wirtsfaktoren betrifft, muß die moderne Auffassung von Gingivitis und Parodontitis als Plaquekrankheiten auch die vitalen Abwehrreaktionen der parodontalen Gewebe einbeziehen. Andere Wirtsfaktoren wie Funktionsstörungen im Gebiß, allgemeine Stoffwechselstörungen und Mangelernährung werden durch die neueren Interpretationen auf zweite und dritte Plätze verwiesen.

Der Faktor Zeit spielt in der Verursachung der Parodontopathien eine ebenso große Rolle wie in der Kariesätiologie. Gingivitis entsteht erst nach tagelangem Wachstum von Plaque, und parodontitischer Abbau der Zahnstützgewebe tritt beim Menschen frühestens nach Jahren, meistens sogar erst Jahrzehnte nach dem Beginn einer chronischen plaquebedingten Gingivitis auf. Durch regelmäßige Entfernung der Beläge und dadurch Verkürzung der Zeit der Pathogeneinwirkung kann man Parodontopathien mit Sicherheit verhüten. Die große Bedeutung des Zeitfaktors und der schleichende Verlauf weisen darauf hin, daß es sich weder bei Karies noch bei Gingivitis um Infektionskrankheiten im klassischen Sinne handelt, sondern vielmehr um Störungen des Gleichgewichts zwischen an sich normalen, aber überhandnehmenden Mikroorganismen in der Mundhöhle und ihrem Wirtsorganismus.

4 Anfälligkeit von Zähnen und Parodont und Abwehr in der Mundhöhle

Mikroorganismen und ihre Stoffwechselprodukte sind als mögliche Pathogene ständig in der Mundhöhle anwesend. Sie werden dazu noch häufig durch exogene Substratzufuhr besonders aktiviert. Deshalb kommt allen Resistenzfaktoren und Abwehrmechanismen große Bedeutung zu. Die Wechselwirkung zwischen Angriff und Abwehr führt zu einer dynamischen Gleichgewichtsverschiebung.

Bleiben Zähne und Parodont gesund, so deutet dies auf ein stabiles Gleichgewicht: Schützende Faktoren und Mechanismen wie Resistenz, Abwehr und Regeneration überwiegen und lassen die destruktiven Angriffskräfte nicht zur Auswirkung kommen.

Den stabilisierenden Einflüssen kommt daher für die Gesunderhaltung der oralen Strukturen größte Bedeutung zu. Trotzdem kann man nicht jeden Zustand von Gesundheit in einer Mundhöhle einer gut funktionierenden Abwehr und hoher Resistenz zuschreiben; Zähne und Parodont können evtl. auch deswegen gesund bleiben, weil keine oder nur schwache Angriffskräfte auf sie einwirken. Eine Klärung der Begriffe ist deshalb wichtig und vor allem für die Prognose unerläßlich: Man muß den Unterschied zwischen fehlendem bzw. schwachem Angriff und echter Resistenz deutlich erkannt haben, um die Reaktionslage und das Abwehrpotential in einer Mundhöhle, und damit den Grad ihrer Gefährdung richtig einschätzen zu können.

Dies war lange nicht möglich. Früher erklärte man eine Erkrankung fast ausschließlich durch erhöhte Anfälligkeit, und Nichterkrankung wurde besonderer Resistenz (bzw. fehlender Anfälligkeit) zugeschrieben: man denke an die falsche Erklärung der Karies als Rachitisfolge oder die falsche Erklärung der Parodontitis als Selbstzerstörung des Kauorgans durch Parafunktionen.

Heute sehen wir die Zusammenhänge deutlicher: Wir haben die bakteriellen *Angriffs*kräfte in ihrer vollen Bedeutung erkannt. Darum wollen wir in der Diskussion des Kariesrisikos dem alten angloamerikanischen Sprachgebrauch nicht mehr folgen. Man spricht dort noch immer bei Kariesfreiheit von „kariesresistenten" und bei Vorliegen vieler Läsionen oder Füllungen von „kariesanfälligen" Individuen. Eigentlich bedeutete aber schon die Feststellung von J. L. WILLIAMS aus dem Jahre 1897 eine deutliche Relativierung der Bedeutung von Wirtsfaktoren und Resistenz:

Er konstatierte, daß ausgezeichnet mineralisierter Schmelz kariös zerstört werden und andererseits mangelhaft strukturierter Schmelz intakt bleiben könne. Niedriger oder fehlender Kariesbefall braucht nicht auf Kariesresistenz, sondern kann ebensogut auf Abwesenheit oder Schwächung der kariogenen Angriffsfaktoren beruhen, wodurch Resistenz vorgetäuscht wird.

Ein Individuum, das nicht an Malaria erkrankt ist, wird man nicht ohne Begründung einfach als „malariaresistent" bezeichnen, weil die Malariafreiheit in unseren Breiten viel wahrscheinlicher davon herrührt, daß der Betreffende nicht von einer plasmodientragenden Anophelesmücke gestochen wurde. Bei der Zahnkaries liegen die Verhältnisse in der Kette zwischen Ursachen und Wirkung zwar nicht so einfach, aber man sollte die Ausdrücke „kariesanfällig" und „kariesresistent" vermeiden, denn sie beinhalten eine voreilige Erklärung für die Höhe des Kariesbefalls, zu der wir erst nach eingehender Prüfung des Falles berechtigt wären. Besser sind die schlicht den Tatbestand feststellenden Bezeichnungen „kariesaktiv" bzw. „kariesinaktiv". Die im Kapitel Kohlenhydraternährung erwähnten hungernden Inder waren deswegen fast völlig kariesfrei, weil die Nahrung nur für eine oder höchstens zwei Mahlzeiten ausreichte, so daß nur selten kariogene Gärungssäuren gebildet werden konnten, vielleicht auch azidogene Mikroorganismen nur in geringer Zahl die Mundhöhle besiedelten. Was vorlag war also keine Resistenz, sondern extrem schwache kariogene Angriffskräfte, die eine nur sehr niedrige Kariesaktivität verursachten.

Der Grad der Kariesaktivität ist meist bei ein und demselben Individuum zu verschiedenen Zeiten verschieden. Im Kindesalter führen häufiges Naschen und schlechte Mundhygiene zu hoher Kariesaktivität; bei Besserung der ungünstigen Gewohnheiten kann später niedrige Kariesaktivität eintreten, oder sogar völlige Inaktivität. Eine große Anzahl Füllungen, in der Jugend notwendig geworden, ist daher beim Erwachsenen kein Zeichen momentan hoher Kariesaktivität.

Nicht selten liegen auch Resistenzerhöhung und Abschwächung der Angriffsfaktoren zugleich vor. Altersveränderungen im Schmelz führen beispielsweise nicht nur zu säurefesterer Zahnhartsubstanz, sondern mit der altersbedingten Abkauung der Zähne und der allmählichen Verflachung der Fissuren verschwinden auch Schlupfwinkel, in denen Substrat haften könnte; die physiologische Zahnbeweglichkeit kann sich erhöhen, wodurch die interdentale protektive Speicheldiffusion erhöht wird. Die sichtbaren Auswirkungen von Resistenzerhöhung und Abschwächung der Angriffskräfte – in beiden Fällen niedrigerer Kariesbefall – mögen die gleichen sein, aber es wäre voreilig, wenn man nicht jeweils sorgfältig differenzieren und dem jeweiligen Kausalzusammenhang näher nachgehen würde. Als Beispiel für Unterscheidung und Überschneidungen zwischen Wirtsfaktoren einerseits und obligat ursächlichen Faktoren wie Bakterien und Substrat andererseits wurde Tab. 4.1 zusammengestellt. Diese Faktoren brauchen nicht auf das ganze Gebiß zugleich und im gleichen Sinne zu wirken. Bei einseitiger Kaufunktion oder partieller Nonokklusion werden beispielsweise nur die funktionellen Gebißab-

Tabelle 4.1 Niedriger Kariesbefall kann 2 Arten von Ursachen haben: 1. echte Resistenzfaktoren; 2. abgeschwächte Angriffskräfte, wodurch Resistenz vorgetäuscht wird (nach *König* 1965, *Grumbach* u. *Kikuth* 1969)

1. Echte Resistenzfaktoren		
genetische	a	Morphologie, die Speichelzutritt erleichtert
	b	intensive Funktion begünstigt Diffusion und Schmelzreifung
	c	später Durchbruch verbessert präeruptive Reifung
humoral-trophische	a	ungestörte Matrixbildung
	b	vollständige porenlose Mineralisation
	c	optimale Fluoridkonzentration in Schmelz und Dentin
Speichel	a	schmelzmineralisationsförderndes Calcium, Phosphat und Fluorid
	b	Pellicle; stabilisierende Phosphopeptide
lokal diätetische	a	F^--Gehalt von Getränken fördert Schmelzmineralisation
	b	Fettgehalt der Nahrung führt zu Schutzfilm

2. Resistenzvortäuschende Faktoren: Abschwächung der Angriffskräfte		
genetische	a	Morphologie, die Nahrungsretention verhindert
	b	intensive Funktion fördert Zuckerelimination
	c	Veranlagung zu seltener Nahrungsaufnahme
Speichel	a	reichlicher Fluß fördert Zuckerelimination
	b	reichlicher Fluß fördert Abtransport von Gärungssäuren
	c	Puffer machen Gärungssäuren unschädlich
lokal diätetische	a	beschränkte Zufuhr und Zugänglichkeit der Kohlenhydrate (selten Zucker; Stärke statt Zucker; reichlich einhüllendes Fett)
	b	Nahrung reich an schädlichkeitsabschwächenden Faktoren (puffernde Substanzen; gute Reinigungswirkung durch Fasergehalt, harte Konsistenz, Abrasivität)
lokal bakterielle		Nicht stark kariogene Mundflora wegen
	a	Nichtetablierung stark azidogener Bakterien
	b	Nichtetablierung starker Polysaccharidbildner
	c	seltener Zufuhr von Nahrung (Substrat für Bakterien)
	d	enzymhemmender Nahrungsbestandteile
	e	hemmender Speichelfaktoren (Lysozym, Lactoferrin usw.)

schnitte durch die angriffsabschwächenden Faktoren Abrasivität und Reinigungswirkung erreicht. Die angriffsabschwächende Wirkung von Speichel, die in beschleunigtem Zuckerabtransport und Neutralisation und Abtransport von plaquegebundener Gärungssäure besteht, wirkt sich naturgemäß auf diejenigen Zähne und Zahnflächen am stärksten aus, die den Ausführungsgängen der großen Speicheldrüsen am nächsten liegen, nämlich auf die unteren Frontzähne und die Bukkalflächen der oberen Seitenzähne. Obwohl die Plaque den Zahn stark vom schützenden Speichel abschirmt, hat sie an diesen Stellen (auch wenn nicht deutlich klinisch Zahnstein vorliegt) einen höheren Calcium- und Phosphatgehalt und eine höhere Pufferkapazität als anderswo (JENKINS 1978).

Schutzfaktor Speichel

Der Speichel ist einer der wichtigsten Wirtsfaktoren, die hier behandelt werden müssen. Er ist für die Gesunderhaltung der Mundhöhle und besonders der Zähne unentbehrlich. Andererseits ist der Speichel auch die wichtigste Nährstoffquelle für die oralen Mikroorganismen. Das erklärt, warum viele Forscher in Abweichungen der Speichelzusammensetzung vom Normalen die Erklärung für hohe bzw. niedrige „Kariesanfälligkeit" gesucht haben. Ein schlüssiger Beweis hierfür konnte klinisch bisher in keiner der zahlreichen Untersuchungen erbracht werden. In einer der umfangreichsten Studien wurde an 300 Kindern der Zusammenhang zwischen dem Karieszuwachs über 2 Jahre und denjenigen Faktoren untersucht, die bei der Läsionenentstehung eine Rolle spielen (KLOCK u. KRASSE 1979). Zwischen wichtigen Speichelmerkmalen wie Pufferkapazität, Sekretionsrate sowie pH und Kariesaktivität wurde kein Zusammenhang gefunden (Korrelationskoeffizienten im 2. Beobachtungsjahr $-0,074$ bzw. $0,013$ bzw. $-0,019$). Das liegt nicht daran, daß Pufferkapazität oder Speichelmenge und -zusammensetzung keinen Einfluß auf das Kariesgeschehen hätten, weist aber auf einen ganzen Komplex von Problemen: einmal die penetrationsbehindernde Schranke Plaque, die den Speichel nur begrenzt dort wirken läßt, wo er am nötigsten wäre; ausgerechnet die Diffusion von Bikarbonationen, die zur Säurepufferung wichtig sind, wird besonders gebremst (TATEVOSSIAN u. NEWBRUN 1983). Zum zweiten besteht eine große Variabilität von Speichelmenge und -qualität, die sich ständig kurzfristig ändern. Die zahlreichen Einflüsse auf die Speichelsekretion reichen von Art und Dauer der Stimulation über Medikamente und Streß bis zu Veränderungen im Zuge des normalen Tag-Nacht-Rhythmus (DAWES 1984). Während 7 Stunden Nachtruhe werden insgesamt nur 20 ml Speichel produziert. Dazu kommt als vielleicht wichtigster Faktor eine anatomische Besonderheit, deren man sich gewöhnlich nicht bewußt ist (auch Zahnärzte nicht, da sie bei ihren Patienten das Gebiß immer im weit geöffneten Munde vor sich sehen): Bei geschlossenem Mund und Ruhe, während der langen Stunden konzentrierter Arbeit und des Schlafes, besteht zwischen Zähnen und den umgebenden Weichteilen der Zunge und des Mundvorhofs nur ein kapillärer Spalt; überdies reicht die jeweils vorhandene Ruhespeichelmenge von 0,7 ml bei einer Oberfläche der Mundhöhle von etwa 200 cm^2 nur für einen 0,1 mm dicken Film (DAWES, zit. bei B. GUGGENHEIM 1984). Bei entsprechend kleinen Volumina pro Oberflächeneinheit und besonders bei stockendem Speichelfluß nachts kann die Kapazität auch der wirksamsten Systeme in der Mundflüssigkeit nicht groß sein.

Tagsüber werden ohne Stimulation etwa 20 ml *pro Stunde* sezerniert; das sind während 15 Stunden 300 ml. Während (zusammengerechnet) 2 Stunden Nahrungsaufnahme, d. h. starker Stimulation werden 1 ml/min oder total 120 ml produziert. Das ergibt 440 ml, also knapp einen halben Liter pro Tag (JENKINS 1978). Am besten spült und schützt Speichel, wenn die Ruhesekretionsrate hoch ist und sich unmittelbar vor und nach dem Schlucken von Nahrung viel Speichel im Munde gesammelt hat (DAWES 1984).

Ob es Speichel mit wirklich ungünstiger, zu wenig schützender Zusammensetzung gibt, ist sehr die Frage. Die klinische Erfahrung lehrt, daß keine Karies auftritt, wo und solange überhaupt Speichel die Zahnflächen umspült; wird er durch Plaqueansammlungen längere Zeit daran gehindert, kann auch der beste Speichel die betreffenden Flächen nicht vor kariöser Entkalkung schützen. Katastrophal wirkt sich der völlig trockene Mund bei Xerostomie auf die Zahngesundheit aus. Als man künstlichen Speichel und Fluoridanwendung noch nicht kannte, mußten vor einer therapeutischen Röntgenbestrahlung der Speicheldrüsen alle Zähne extrahiert werden. Neuerdings beobachtet man häufig teilweises Versiegen des Speichelflusses nach längerem Einnehmen von Medikamenten, z. B. von Beruhigungsmitteln (S. 279).

Der Wirtsfaktor Speichel ist vor allem bedeutsam für die Gesunderhaltung der Zahnhartsubstanzen. Weniger wichtig ist er für das Parodont, obwohl er durch die Schleimbedeckung der Epithelien und Sekretion von Enzymen und Immunglobulinen auch hierauf gerichtete Schutzfunktionen ausübt (Tab. 4.**2**).

Allgemeine Eigenschaften des Speichels

Die serösen bis mukösen Sekrete der Glandulae parotis, submandibularis, sublingualis und der vielen kleinen Schleimhautdrüsen vermischen sich nach der Abscheidung untereinander sowie mit zahlreichen Bakterien und Epithelien der Mundschleimhäute, aber auch zellulären und nichtzellulären Bestandteilen der Sulkusflüssigkeit. Das Gemisch wird (im Gegensatz zum reinen Speichel aus einer Drüse) häufig Mischspeichel genannt. Wegen der vielen wechselnden Fremdbestandteile, zu denen

Tabelle 4.2   Schutzfunktionen (A–C) und potentiell ungünstige Nebenwirkungen (D) von Bestandteilen der Mundflüssigkeit

A	*Günstige Einflüsse auf andere Wirtskomponenten*
	Beschichtung von Geweben und Strukturen der Mundhöhle
	1. Epithel geschützt durch (Muko-)Proteine
	Sekret-Immunglobuline A
	2. Zahnhartsubstanzen geschützt durch
	organische Pellicle-(Gluko-, Phospho-) Proteine (re)mineralisierende Ionen (Ca^{2+}, HPO_4^{2-}, F^-) Bicarbonatpuffersystem
B	*Hemmfunktionen gegenüber oralen Mikroorganismen*
	1. Agglutination und dadurch erleichterte Elimination
	2. Hemmung des Bakterienstoffwechsels und -wachstums (z. B. Lactoferrin)
	3. Lyse von Zellhüllen (z. B. Lysozym)
	4. spezifische Immunität (sekretorisches IgA)
C	*Schutz vor (potentiell) destruktiven Nahrungskomponenten*
	1. Verdünnung von Substrat und schnelle Entfernung („oral sugar clearance")
	2. Beschichtung und Elimination von Stärkekörnern
	3. Neutralisation freier Säuren der Nahrung und bakterieller Gärungssäuren
D	*Unter Umständen schädliche Nebenwirkungen*
	1. Amylase wandelt unvergärbare Nahrungsstärke lokal in vergärbare Zucker um
	2. organische Speichelbestandteile und Spurenstoffe unterhalten immer zumindest parodontal pathogene Minimalflora
	3. Speichelionen begünstigen Plaquehaftung und enzymatische Abbauvorgänge

nicht selten auch noch Nahrungsreste und andere exogene Stoffe kommen, sprechen viele Autoren von Mundflüssigkeit.

Ihre Spül- und Räumfunktion besteht darin, Reste zerkleinerter Nahrung, Bakterien, abgeschilferte Epithelzellen und Leukozyten aus der Mundhöhle in den Magen-Darm-Trakt abzutransportieren. Kauen stimuliert die Sekretion, wobei vor allem der Natrium- und Bicarbonatgehalt von submandibulärem und Parotisspeichel gegenüber den Ruhesekreten um das 10–20fache zunimmt. Dadurch können vor allem erosive freie Säuren in Speisen und Getränken zum Teil abgepuffert werden, bei dünner Plaque auch die kariogenen Gärungssäuren, die durch Abbau von Zuckern an den Zähnen entstehen. Die Beschichtung zum mechanischen und chemischen Schutz vom Epithel und Zähnen fällt zahlreichen organischen, vor allem schleimigen Bestandteilen zu, die Fremdstoffe an den oralen Strukturen abgleiten lassen sowie das Verschlucken der Nahrung erleichtern. Spezifische Immunglobuline, die beim Schutz der Schleim-häute eine Rolle spielen, werden teils mit dem Speichel sezerniert, teils treten sie mit der Sulkusflüssigkeit aus (CIMASONI 1983).

Eine Liste mit Schutzmechanismen ist in Tab. 4.**2** zusammengestellt. Es versteht sich dabei von selbst, daß der Schutz durch Speichelkomponenten meist nur relativ sein kann. Das Epithel z.B. wird bei ständiger Erneuerung und Desquamation schon dadurch geschützt, daß mit den abschilfernden Deckzellen auch massenweise Bakterien abgestoßen werden; die kombinierten Oberflächenbarrieren darf man auch nicht losgelöst sehen von den Abwehrmechanismen in der Tiefe der Weichgewebe (S. 103 f.). Die direkten Hemmeinflüsse von Speichelkomponenten auf Mundbakterien sind sehr begrenzt und selektiv. Überhaupt funktionieren sie wohl nur dann, wenn mechanisch durch Selbstreinigung und hygienische Maßnahmen die Bakterienbeschichtung dünn und dadurch permeabel bleibt. Dicke Plaque hält vor allem die Makromoleküle im schützenden Speichel ab.

Die hier folgenden und in den nächsten Abschnitten gemachten Angaben entstammen neueren Lehrbüchern (JENKINS 1978, R. A. D. WILLIAMS u. ELLIOTT 1979) und dem Protokoll einer Expertentagung über Speichel und Karies (KLEINBERG u. Mitarb. 1979).

Die Mundflüssigkeit enthält wie schon erwähnt Massen von Bakterien, Zellen und andere nichtsezernierte Bestandteile. Von ihnen abgesehen beträgt die Menge an sezernierten Stoffen im Mischsekret zwischen 3 und 8 g/l (Durchschnitt: 5 g/l). Davon ist 20% suspendiert und 80% gelöst; ein Drittel ist anorganisch, zwei Drittel sind organische Stoffe, überwiegend Proteine. Die meisten sind Glykoproteine, aber man findet auch Plasmaproteine, Immunglobuline, Blutgruppensubstanzen und Enzyme. Nur ein Teil der Enzyme wird mit dem Speichel sezerniert, darunter Amylase, Lysozym, Peroxidase, Esterasen und saure Phosphatase. Kleinere Mengen Enzyme werden zusätzlich noch von Mundbakterien und Körperzellen beigesteuert: saure und alkalische Phosphatase, Katalase, Hyaluronidase, Proteinasen, Deaminasen, Urease und die Enzyme, die im Abbau von Zuckern zu Milchsäure eine Rolle spielen. Wirksame Konzentration dieser Enzyme finden sich praktisch nur in Plaque und am Zahnfleischsaum (Sulkus).

Ein Bild von der Zusammensetzung der Mundflüssigkeit gibt Tab. 4.**3**.

Organische Bestandteile des Speichels

Nahezu 50 Proteine und Glykoproteine in Speichelsekreten sind beschrieben worden. Nur einem Teil davon lassen sich erkennbare Funktionen zuordnen (Tab. 4.**4**). Wie komplex das Problemgebiet ist, wird u. a. deutlich aus den Verhandlungen eines Symposiums über Speichel und Karies, die KLEINBERG u. Mitarb. 1979 herausgegeben haben.

Tabelle 4.**3**   Zusammensetzung der Mundflüssigkeit („Mischspeichel"); Gehalte in mg/100 ml (nach *Jenkins* 1978)

Stoff(gruppe)	Durchschnitt	Streuungsbereich	
feste Bestandteile	500	300	− 860
organische Bestandteile			
Eiweiß, total	220	140	− 640
Amylase	38		
Lysozym	22		
IgA	19		
IgG	1,4		
IgM	0,2		
Harnstoff	20	12	− 70
anorganische Bestandteile			
Calcium	5,8	2,2	− 11,3
Posphat (P)	16,8	6,1	− 71
Natrium	15	0	− 20
Kalium	80	60	− 100
Chlorid	50		
Thiocyanat	6	1	− 12
Fluorid (μg/ml)	0,01	0,0005	− 0,02*

* Homöostatischer Normbereich – identisch mit Plasmawerten (nach *Patz* 1975 und *Ekstrand* 1977). Die älteren Werte in der Literatur sind zu hoch

Tabelle 4.**4**   Proteine und Glykoproteine im menschlichen Speichel (aus *Kleinberg,* J., S. A. *Ellison,* J. D. *Mandel:* Microbiology Abstr., spec. Suppl., 1979)

Protein bzw. Glykoprotein	Isoelektrischer Punkt	Mol.-Gew. ($\times 10^3$)	% Kohlenhydrat
Amylase	6 − 7	54; 57	0; 5,5
Lysozym	10,5	14	0
Lactoperoxidase	8,1; 4,3*	73,5; 150	
Lactoferrin		80	
Muzine	2 − 2,5	300−500	> 70
prolinreiche Proteine			
basische	9,5	35	40
saure	4 − 4,7	5 − 12	±
Statherin	4,2	5,4	0

* Bei der Form mit pI 8,1 handelt es sich um die eigentliche Speichel-LPO; die mit pI 4,3 scheint aus Sulkusfluidgranulozyten zu stammen

Speichelenzyme: Amylase, Lysozym, Lactoperoxidase, Lactoferrin

Gut untersucht sind die Enzyme unter den Speichelproteinen. Die α-Amylase (KARLSON 1980) kommt im Speichel in Form von zwei „Familien" von Isoenzymen vor; das eine ist ein reines Protein (Mol.-Gew. 54000), das andere enthält 5,5% Kolenhydrat (Mol.-Gew. 57000). Bis zu 30% des Proteins im Parotissekret ist α-Amylase. Sie beginnt bereits im Mund mit der Hydrolyse von Stärke, aus der sie zunächst größere Oligosaccharide von 6–7 Glucoseeinheiten abspaltet. Bei längerer Einwirkung werden die großen Bruchstücke, die noch nicht als Substrat für säurebildende Plaquebakterien dienen können, zu vergärbaren Zuckern abgebaut. Neben den Disacchariden Maltose und Isomaltose kann auch Glucose entstehen.

Lysozym als relativ kleines Protein aus nur 127 Aminosäuren hat Berühmtheit erlangt, weil es das erste Enzym war, dessen räumliche Struktur aufgeklärt werden konnte. Lysozym ist eine Muramidase, d.h. sie hydrolysiert die Kohlenhydratketten im Murein-Sacculus, dem Stützskelett der Bakterienzellwand (SCHLEGEL 1976). Die lytische und damit bakterizide Wirkung auf Mundbakterien ist begrenzt. Das erklärt sich zum Teil aus dem Schutz, den die peripheren Hüllen dem Mureinnetz verleihen. Die gramnegativen Bakterien werden durch ihre Lipoproteine und Lipopolysaccharide geschützt, die grampositiven Bakterien werden in der Plaque durch Polysaccharide und andere Matrixbestandteile abgeschirmt. Diese Abschirmung gegen Makromoleküle im allgemeinen, z.B. auch gegen Immunglobuline, ist eine Barriere, die viele Schutzmechanismen im Speichel gegen Bakterien im Plaqueverbund unwirksam macht. Es gibt eine Untersuchung, in der signifikant mehr Lysozym (3,1 mg/ 100 ml) im Speichel kariesfreier Kinder als bei Kindern mit florider Karies (1,1 mg/100 ml) gefunden wurde (TWETMAN u. Mitarb. 1981). Ein kausaler Zusammenhang ist hiermit nicht nachgewiesen; frühere Versuche, bei Ratten Karies durch Verabreichung von Lysozym zu hemmen, schlugen fehl.

Der Lactoperoxidase (LPO) des Speichels galt in den letzten Jahren große Beachtung. Das Enzym bildet mit Wasserstoffsuperoxid und Isothiocyanat (SCNH) ein komplexes System (ROTGANS 1979). Eine Schlüsselrolle spielt darin das Isothiocyanat des Speichels, das unter Einfluß des Enzyms LPO auf ihr Substrat H_2O_2 zu Hypothiocyanat ($OSCN^-$) oxidiert wird; H_2O_2 wird dabei zu Wasser reduziert:

$$SCN^- + H_2O_2 \xrightarrow{\text{LPO}} OSCN^- + H_2O$$

Das $OSCN^-$ kann in Bakterienzellen eindringen und dort die Glykolyse hemmen. Diese Wirkung beruht auf der Oxidation von Sulfhydrylgruppen (-SH) in der Proteinkette glykolytischer Enzyme, z.B. Hexokinase (GERMAINE u. TELLEFSON 1981):

$$2 \text{ Enzym-SH} + \text{OSCN}^- \longrightarrow \text{Enzym-S-S-Enzym} + H_2O + \text{SCN}^-$$

Wie andere selektiv wirkende Speichelfaktoren auch, hat das LPO-System jedoch ein ambivalentes Wirkungsspektrum. Zwar kann es Streptokokken und Laktobazillen unter aeroben Bedingungen hemmen und sogar bakterizid wirken – es vermag andererseits aber auch den anaeroben Stoffwechsel von Säurebildnern zu schützen, weil es (durch Reduktion von H_2O_2 nach der ersten Formel) das für sie toxische Superoxid entgiftet (CARLSSON 1980, ADAMSON u. CARLSSON 1982, vgl. S. 180 f.).

Ein weiteres Speichelprotein mit antibakterieller Wirkung ist das eisenhaltige Lactoferrin. Ebenso wie Lactoperoxidase wurde es in Milch zuerst identifiziert, und ebenso wie Lactoperoxidase kommt Lactoferrin außer in Speichel auch noch in anderen Körperflüssigkeiten und in Granulozyten vor. Die starke Eisenbindung durch Lactoferrin verhindert, daß Mikroorganismen wie *Candida albicans* und *Escherichia coli*, die für ihr Wachstum von Fe(III) abhängig sind, dieses Eisen aufnehmen können.

Neben den schon länger bekannten Enzymwirkungen der spezifischen Speichelproteine sind auch noch andere Einflüsse auf biologische Prozesse in der Mundhöhle bekannt. Eingehende Untersuchungen des Stoffwechsels oraler Mikroorganismen der letzten Jahre haben gezeigt, daß sowohl Lysozym als auch das LPO-System den Substrattransport ins Innere von Streptokokkenzellen beeinflussen bzw. hemmen. Das erstere lytische Enzym scheint diesen Effekt über eine Modifizierung der Zellmembran zu bewirken, Lactoperoxidase dagegen durch Einfluß auf Glykolyse und Energiebilanz. Übrigens werden parallel zu diesen Beispielen noch weitere Einflüsse von „Speichelfaktoren" auf den Plaquestoffwechsel beschrieben; vielfach handelt es sich um Substrateffekte, wobei bakterielle und ursprüngliche Speichelenzyme zur Freisetzung von vergärbaren Stoffwechselprodukten und Zuckern aus Seitenketten von Glykoproteinen führen (Guggenheim 1966, van der Hoeven u. Mitarb. 1984, Germaine u. Tellefson 1985, vgl. S. 28 u. 29).

Enzyme bakterieller Herkunft

Die Mundflüssigkeit enthält wegen ihrer hohen Bakteriendichte von 10^9 Organismen/cm^3 (S. 189) und der großen Zahl ausrangierter Granulozyten („Speichelkörperchen") auch zahlreiche Enzyme, die von diesen Zellen herrühren. Meist sind sie lokalisiert in der Plaque wie die extrazellulären Glucosyl- und Fructosyltransferasen. Ein Teil der Enzyme und ihrer Reaktionsprodukte gelangt aber auch in den Speichel.

Proteolytische Enzyme spalten aus Speichelproteinen Bruchstücke ab. Diese kleinen Peptide werden meist wieder von Bakterien aufgenommen, die sie in ihren Energie- und Synthesestoffwechsel einschleusen.

Viele Enzyme bakterieller Herkunft können den sezernierten Speichelenzymen funktionell gleichgestellt werden. Einige zeichnen sich jedoch durch besondere Spezifizität aus, wie die Neuraminidasen der Aktinomyzeten, von *Streptococcus mitior* (= *Streptococcus sanguis* II) und *Streptococcus mitis*. Sie können Sialinsäuren von Glykoproteinen des Speichels abspalten (S. 29). Diese Aminozucker sind wie andere Zucker aus Oligosaccharidseitenketten ein wichtiges Substrat für den Energiestoffwechsel oraler Bakterien während der oft langen Fastenperioden, in denen keine Zucker mit der Nahrung angeboten werden.

Immunglobuline in der Mundflüssigkeit

Von den Immunglobulinen herrscht im Speichel (wie auch im Darm) sezerniertes (= „s") IgA vor. Es ist ein Dimer und Produkt von Plasmazellen in den Drüsen. Die beiden IgA-Monomere werden durch Disulfidbrücken und Proteine der sogenannten J-Kette verbunden. Im Drüsenepithel wird die sekretorische Komponente hinzugefügt. Außer ihrer Bedeutung für den Sekretionsprozeß wird durch sie das IgA bis zu einem gewissen Grad gegen proteolytischen Abbau stabilisiert. Im Gegensatz zu sIgA aus dem Speichel kommen das im Serum vorherrschende IgG sowie IgM nur in kleinen Konzentrationen in der Mundflüssigkeit vor. Die aus dem Serum stammenden oder in der entzündeten Gingiva synthetisierten Antikörper treten mit der Sulkusflüssigkeit in die Mundhöhle ein. Die Immunglobuline können, evtl. unterstützt von Komplementaktivierung durch IgG, auf ihrem Wege aus dem Sulkus, oder in der Mundhöhle angelangt, biologisch aktiv werden. Sie bewirken Bakteriolyse, Antigenbindung, Enzymblockade und Virusneutralisation.

Das sIgA für sich kann die Haftung von Bakterien und Viren auf Schleimhaut und Zähnen hemmen; die Fähigkeit direkt Bakterien zu opsonisieren und damit für die Phagozytose vorzubereiten, hat es nur sehr begrenzt.

Eine zweite mögliche Funktion von sIgA ist, daß es das Eindringen löslicher Antigene in die Schleimhaut durch Komplexbildung reguliert. Das wurde an den oberen Luftwegen, im Nasopharynx und z. B. im Darm an der Bindung von Milcheiweiß-Antigenen der Nahrung untersucht. Die sIgA Komplexe mit dem Antigen werden nicht resorbiert, sondern können durch Proteolyse im Lumen unschädlich gemacht werden (McGhee u. Mitarb. 1978, Dolby u. Mitarb. 1981). Näheres zu diesem Toleranzmechanismus gegenüber häufig einwirkenden Antigenen wird auf S. 104 ff. ausgeführt.

Muzine

Muzine aus den sublingualen, submandibulären und vor allem den kleinen akzessorischen Drüsen beschichten die Mundschleimhäute und ergänzen die Schutzfunktionen der Immunglobuline. Die Muzine sind große Glykoproteine mit charakteristischem Aufbau. Um die zentrale

Eiweißkette, die nur 10–20% zum Molekulargewicht beiträgt, gruppieren sich kurze verzweigte Oligosaccharidketten mit Glucosamin, Galactosamin, Fucose, Galactose und Neuraminsäure. Die Häufung dieser kurzen Ketten bewirkt wahrscheinlich die Resistenz der Muzine gegen enzymatischen Abbau und ihren Schleimcharakter (KARLSON 1980). Diese mukösen Glykoproteine adsorbieren nicht nur an Epithelien, sondern umhüllen auch Bakterien und wirken als Regulator für Austauschvorgänge zwischen den Zellen und ihrer Umgebung. Die Adsorption von Muzinen und anderen Glykoproteinen an die Zahnoberfläche wirkt entkalkungshemmend, d. h. schützend, aber diese Schicht ist als „Pellicle" auch die Basis für die Bildung bakterieller Plaque (S. 164 u. Abb. 5.8). Den vielfältigen Schutzfunktionen der Muzine steht noch eine für den Wirtsorganismus ungünstige Eigenschaft gegenüber: wenn ihre hydrolytische Spaltung gelingt, stellen vor allem die Zucker der Seitenketten ein wichtiges Substrat für Plaquebakterien dar. Die Bedeutung der Glykoproteine als ökologischer Faktor in der Mundhöhle wurde erst in den letzten Jahren eingehender untersucht (TABAK u. Mitarb. 1982, VAN DER HOEVEN u. DE JONG 1986).

Seröse Sekrete

Die Proteine der serösen Sekrete haben nur 1/10 bis 1/100 des Molekulargewichts der mukösen Glykoproteine. Mit rund 35 000 Dalton nimmt die Gruppe der basischen prolinreichen Glykoproteine (60% Protein und 40% Kohlenhydrate) eine Zwischenstellung ein. Die sauren, in Parotisund Submandibularissekret enthaltenen prolinreichen Proteine („PRP") sind eigentlich der geringen Größe nach eher Peptide (5000–12000 Dalton) und tragen keine oder sehr wenige Kohlenhydratseitenketten. Es handelt sich um Phosphopeptide mit Prolin, Glutaminsäure, Phosphoserin und Glykokoll als hauptsächlichen Aminosäuren. Sie können Calcium binden und lagern sich wie Muzine an Apatit an. Den Schmelz schützend mit der permeationsselektiven Pellicle zu bedecken (ZAHRADNIK u. Mitarb. 1976, JURIAANSE u. Mitarb. 1981) ist aber nicht ihre einzige Aufgabe. Die Sekrete sind meist in bezug auf Calciumphosphat übersättigt. Es droht die Gefahr unmittelbarer Ausfällung, schon in den Ausführungsgängen der Speicheldrüsen, was auch tatsächlich bei Entzündungen in Form von Speichelsteinen vorkommt. Die sauren, anionischen Peptide bzw. Proteine wirken der Ausfällung von Calciumphosphaten entgegen.

Interessant ist vor allem ein tyrosinreiches Peptid aus 43 Aminosäuren, das HAY und MORENO (1979) Statherin genannt haben. Der Name kommt von griechisch statheropio = ich stabilisiere. Statherin hemmt besonders effektiv die Ausfällung von Calciumphosphaten, sowohl in Anwesenheit von Kristallisationskeimen als auch spontan. Im ersten Fall lagert sich das Makromolekül an die Kristallitoberfläche an und blockiert Bindungsstellen (HAY und MORENO 1979). Ein zweiter Teilmechanismus der Hemmung spontaner Ausfällung aus einer übersättigten

Lösung beruht auf einer lockeren, komplexen Calciumbindung, die durch die benachbarten Phosphoserin- und Glutaminsäurereste im Statherinmolekül bedingt ist. Allerdings sind höchstens 10% des Calciums in den Speichelsekreten gebunden (HAY u. Mitarb. 1982). Aufgrund aller ihrer Eigenschaften wirken Phosphoproteine des Speichels gleichzeitig der Untersättigung der Zahnumgebung und einer Ausfällung durch Übersättigung entgegen. Zahnsteinbildung tritt deshalb auch nur durch Verkalkung von Bakterienplaque auf, in der die stabilisierenden Phosphoproteine abgebaut wurden. In junger Plaque sind sie schon nach 24 Stunden größtenteils unwirksam (BENNICK u. Mitarb. 1983); das erklärt, warum Zahnsteinbildung und Remineralisation (wenn auch gebremst) stattfinden können.

Anorganische Bestandteile des Speichels, pH und Ionenaktivitäten in der Zahnumgebung

Die stabilisierende Wirkung der Phosphoproteine ist ein Beispiel für die engen funktionellen Beziehungen zwischen organischen Makromolekülen und anorganischen Ionen im Speichel. Durch sie wird u. a. die Übersättigung der Umgebung in bezug auf den Apatit der Zähne aufrechterhalten. Daneben sind angesichts des häufig sauren Milieus am Zahn zum Schutz gegen Entkalkung Puffersysteme wichtig. Dennoch wäre bei Untersättigung Entkalkung von Schmelz sogar ohne Säureeinwirkung möglich. Dagegen können Sekrete, die wie Speichel mit Calcium und Phosphat übersättigt sind, Entkalkung auch noch in leicht saurem Milieu verhindern; erst unterhalb des sogenannten „kritischen pH" (um 5,5) wird Schmelzapatit gelöst. Man muß hierbei jedoch die jeweiligen Bedingungen berücksichtigen, denn die Wasserstoffionenkonzentration an der Schmelzoberfläche ist nicht wichtiger als andere Faktoren: der Sättigungsgrad in bezug auf die verschiedenen Calciumphosphatphasen (S. 34 u. 44 f.) und *wie lange* Übersättigung herrscht, die Art und Aktivität der Ionen im System, die Diffusionsverhältnisse und die Oberflächenbeschaffenheit. Trotzdem hat die Erfahrungstatsache, daß ein „kritischer" pH-Wert in der Zahnumgebung die Gefahr der Schmelzentkalkung mit sich bringt, nicht nur historische Bedeutung; weil pH leicht zu messen ist, zeigt der Wert z.B. die Azidogenität von Nahrungsbestandteilen in Plaque an und damit ihre mögliche Kariogenität. Unter 5,5 kann der pH-Wert durch Bildung von Gärungssäuren nach Zuckeraufnahme sinken. Phosphat aus dem Speichel liegt dann überwiegend in der stark protonisierten Form $H_2PO_4^-$ vor (S. 33 u. Abb. **4.1**), Phosphatgruppen im Zahnapatit werden von der Umgebung her protonisiert. Die Umgebung des Zahnes ist dann meist in bezug auf Apatit untersättigt, weil das Löslichkeitsprodukt (die Konstante des Massenwirkungsgesetzes bei dessen Anwendung auf Lösungsvorgänge von Salzen; S. 48 f.) nicht mehr überschritten ist: die Phosphationenarten HPO_4^{2-} und $H_2PO_4^-$ tragen dazu nicht bei, und außer der Konzentration der PO_4^{3-}-Ionen wird auch die der OH^--Ionen sehr niedrig. Geschieht das *unter Plaque* häufig und langdau-

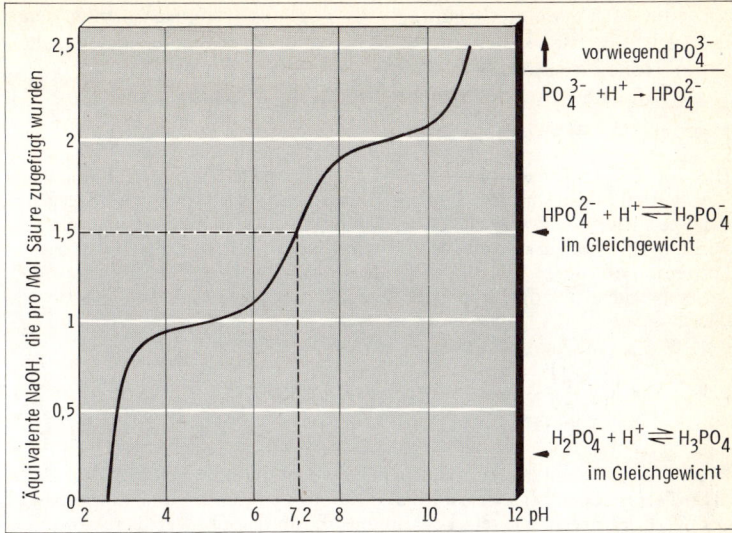

Abb. 4.1 Titrationskurve von 0,004mol Phosphorsäure mit Natriumhydroxid. Der Prozentsatz von Phosphationen der verschiedenen Arten wird durch die 3 Ionengleichgewichte K_1, K_2 und K_3 bestimmt:

$$H_3PO_4 \overset{K_1}{\rightleftharpoons} H_2PO_4^- + H^+ \overset{K_2}{\rightleftharpoons} HPO_4^{2-} + 2H^+ \overset{K_3}{\rightleftharpoons} PO_4^{3-} + 3H^+$$

Der pK-Wert liegt bei dem pH, bei dem eine schwache Säure zur Hälfte dissoziiert ist. Das pK_2 im vorliegenden Fall (halb und halb $H_2PO_4^-$ und HPO_4^{2-}) liegt bei pH = 7,2. Für die Apatitbildung vor dem Zahndurchbruch und die Knochenbildung ist wichtig, daß beim pH im extrazellulären Raum (7,4) praktisch kein PO_4^{3-}, nur etwas mehr als die Hälfte in Form von HPO_4^{2-} und knapp die Hälfte noch als $H_2PO_4^-$ vorliegt

ernd, ist kariöse Entkalkung die Folge; wirken dagegen *freie* Säuren chronisch ein, kommt es zur Erosion (S. 51 ff.).

Das Bicarbonatpuffersystem

Zum Schutz der Zahnhartsubstanzen gegen Säureangriff enthält der Speichel Puffersysteme (JENKINS 1978, WILLIAMS u. ELLIOTT 1979, KARLSON 1980). Das sind Gemische einer schwachen Säure (oder Base) mit einem ihrer Salze; ihre Wasserstoffionenkonzentration ist aufgrund des Massenwirkungsgesetzes ziemlich unempfindlich gegen eine Säure oder Base, die dem System zugesetzt wird. Puffer funktionieren dadurch, daß eine stark dissoziierte Säure, die das pH des Systems zu senken neigt, in eine weniger stark dissoziierte umgewandelt wird, d. h. eine, die weniger H^+-Ionen freisetzt.

Der wichtigste Puffer des Speichels ist das Bicarbonatsystem:

$$HCO_3^- + H^+ \rightleftharpoons H_2CO_3 \rightleftharpoons H_2O + CO_2\uparrow$$

Die Konzentration der Kohlensäure H_2CO_3 im Speichel ist mit 1,3 mmol sehr konstant und rührt aus dem Serum her. Das Bicarbonat HCO_3^- wird dagegen in den Speicheldrüsen bzw. Zellen der Ausführungsgänge durch enzymatische Einwirkung von Kohlensäureanhydratase und CO_2 gebildet. In Ruhe ist die Gesamtkonzentration von $[H_2CO_3]$ und $[HCO_3^-]$ nur etwa 2–3 mmol. Die Pufferkapazität ist entsprechend niedrig. Das pH des Systems ist nach der Henderson-Hasselbalch-Gleichung

$$pH = pK + \log \frac{[HCO_3^-]}{[H_2CO_3]}$$

Der pK-Wert kommt überein mit dem pH, bei dem eine schwache Säure zur Hälfte dissoziiert ist, denn bei gleichen Konzentrationen im Zähler und im Nenner wird der Wert des Bruches 1, sein Logarithmus 0; um den pK-Wert herum liegt der Pufferbereich eines Systems. Das pH des Puffers bzw. sein Pufferbereich ist abhängig vom Konzentrations*verhältnis* der Komponenten (die absoluten Konzentrationen bestimmen die Puffer*kapazität*).

Weil der pH-Wert von $HCO_3^- + H^+ \rightleftharpoons H_2CO_3$ im Gleichgewicht mit physikalisch gelöstem CO_2 6,1 beträgt (WILLIAMS u. ELLIOTT 1979), wird sich auch das Ruhe-pH von Speichel diesem Wert nähern, wenn die Konzentrationen $[HCO_3^-]$ und H_2CO_3 etwa gleich sind. Allerdings steigt durch einen schützenden Regelmechanismus bei Stimulation durch Nahrungsaufnahme die Konzentration an Bicarbonat bis 30, ja sogar 60 mM, abhängig von der Sekretionsgeschwindigkeit. Da wie gesagt die Kohlensäurekonzentration $[H_2CO_3]$ bei 1,3 mmol konstant bleibt, erhöht sich

der Logarithmus von $\dfrac{[HCO_3^-]}{[H_2CO_3]}$

und damit das pH stark auf Werte von 7,5 bis 7,8. Durch die Verschiebung des Ausgangs-pH ins alkalische Gebiet und die mit der Konzentration erhöhte Pufferkapazität können Säuren besser unschädlich gemacht werden.

Bicarbonat setzt die schwache Kohlensäure frei, wenn Säure zugesetzt wird, und die Kohlensäure zerfällt leicht in Wasser und CO_2, das als Gas entweicht (was man sieht, wenn man einem Mineralwasser Zitronensaft zufügt):

$$HCO_3^- + H^+ \rightarrow H_2CO_3 \rightarrow H_2O + CO_2\uparrow$$

Das Besondere an diesem Puffer ist also, daß sich bei Zusatz einer stärkeren Säure die entstehende schwächere Säure nicht anhäuft, sondern entfernt wird. Wird Speichel der freien Luft ausgesetzt, kann das Gleichgewicht so weit nach rechts verschoben werden, daß das pH bis 9 ansteigt. Geschieht das in vivo (z.B. besonders stark bei Mundatmern), dann wird an gewissen Stellen bei chronischer Anwesenheit von Plaque die supragingivale Zahnsteinbildung begünstigt.

Das Phosphatsystem im Speichel

Ein zweiter Regelmechanismus, mit dem anpassungsfähigen Bicarbonat-puffersystem verzahnt, liegt in den Reaktionen des Phosphatsystems. Es trägt im sauren Bereich zwischen pH 6 und 4 zwar kaum etwas zur Pufferung bei, reagiert aber auf die pH-Erhöhung mit relativer Übersättigung in bezug auf Calciumphosphate. Submandibularisspeichel z.B. ist in Ruhe in bezug auf Hydroxylapatit übersättigt. Nahrungsaufnahme stimuliert ein Sekret mit noch weiter verbesserter Schutzwirkung: das pH steigt stark an; die Calciumkonzentration steigt zwar nur geringfügig und die Phosphatkonzentration fällt sogar etwas ab, im Endresultat wird die Übersättigung aber sogar noch höher, weil mit dem pH-Anstieg (= Erniedrigung der H^+-Ionen-Konzentration) der Anteil an $H_2PO_4^-$ ab, und der Anteil an HPO_4^{2-} zunimmt:

$$H_2PO_4^- \xrightarrow{\ -H^+\ } HPO_4^{2-}$$

Auch das kaum je übersättigte Parotissekret trägt zu dieser Schutzwirkung bei, indem mit erhöhter Fließrate sein pH auf alkalische Werte ansteigt; von 5,8 bei sehr langsamer Sekretion steigt es bei einer Sekretionsrate von 2 ml/min auf 7,8 an (JENKINS 1978). Das ist für Perioden der Remineralisation zwischen Mahlzeiten bedeutsam. Man sieht auch an der Titrationskurve in Abb. 4.1, daß die Pufferkapazität des Phosphatsystems um 7,2 (etwa zwischen pH 6 und 8) relativ groß ist. Leider ist sie aber um das „kritische", kariös entkalkende pH und vor allem darunter, zwischen 5,5 und 4, sehr gering: Schon eine kleine Menge Säure bzw. Base läßt das pH beträchtlich fallen bzw. steigen.

Hieraus wird deutlich, daß das Phosphatsystem für die Pufferung während der kariogenen Säureangriffe wenig wichtig ist. Dagegen ist es während der Ruhe- und Remineralisationszeiten bedeutsam, weil es für die Übersättigung der Zahnumgebung nach Ablauf eines Entkalkungsschubs essentiell ist.

Modifizierende Einflüsse auf den Ionenaustausch zwischen Speichel und Zähnen

Normalerweise ist die Mundflüssigkeit genügend gepuffert und auch in bezug auf das Zahnmineral Apatit übersättigt. Darum werden überall dort die Zahnhartsubstanzen nicht durch kariogene Gärungssäuren angegriffen (im Gegenteil eher ständig besser mineralisiert und stabiler), wo die Oberfläche sauber, d.h. lediglich von einem dünnen Film bedeckt und dem direkten Austausch mit Ionen aus dem Speichel zugänglich ist. Diese Verhältnisse liegen aber im Bereich der Kariesprädilektionsstellen nicht vor. Vielmehr ist die Mundflüssigkeit mit ihren schützenden Calcium-, Phosphat-, Hydroxyl- und Fluoridionen von der Zahnoberfläche durch die komplexe und wechselnd zusammengesetzte Bakterienplaque-Pellicle-Schicht zu einem gewissen Grade abgeschirmt.

Diese vorwiegend organische Zwischenschicht wird im 5. Kap. ausführlich besprochen. Gelöste Teilchen können sie auf dem Weg der Diffusion zwar durchwandern, aber der Austausch wird sowohl physikalisch wie auch durch chemische Bindungsmöglichkeiten beeinflußt und behindert. Die Schicht kann dadurch positive wie negative Auswirkungen haben.

Gegenüber mechanischen Abrasionseinflüssen und den erosiven, ätzenden freien Säuren z. B. der Zitrusfrüchte unserer Nahrung und sauren Getränken wirkt die Plaque-Pellicle-Schicht schützend (S. 166). Andererseits werden in der Bakterienlage durch Vergärung von Zuckern organische Säuren gebildet. Sie lassen die Protonenkonzentration trotz Puffern in der umgebenden Mundflüssigkeit ansteigen, und metabolisierende Bakterien können Mineralbestandteile, vor allem Phosphat und Fluorid aufnehmen und damit aus dem System flüssige/feste Apatitphase entfernen. Beide Vorgänge tragen in der direkten Zahnumgebung zur *Unter*sättigung bei, obwohl die Mundflüssigkeit an sich in bezug auf Apatit *über*sättigt ist; hierauf beruht der kariogene *Angriff* auf den Schmelz.

Betrachten wir nun, was die Zwischenschicht an *angriffsabschwächenden* Kräften gegen Protonen und Untersättigung mobilisieren bzw. aus der Mundflüssigkeit an das gefährdete Zahnmineral weiterleiten kann. Aus der Art der Gefährdung lassen sich die zwei Arten von Stoffen ablesen, die den Schmelz schützen können: neutralisierende, basische und puffernde Verbindungen gegen hohe Protonenkonzentrationen einerseits, und andererseits möglichst viele der Ionen, aus denen der Zahnapatit besteht, um der Untersättigung entgegenzuwirken: Calcium, Phosphat, Hydroxyl und Fluorid.

Calcium-, Phosphat-, Hydroxyl- und Fluoridionen in der Plaque

Was den letzteren Mechanismus betrifft, gehorcht er dem Massenwirkungsgesetz: die Auflösung von Zahnapatit, idealisiert $Ca_{10}(PO_4)_6(OH$ bzw. $F)_2$, wird um so stärker gehemmt, je höher die Konzentration aller für den (Wieder-)Aufbau in Frage kommenden Ionen in der umgebenden wäßrigen Phase ist (hier: in der extrazellulären Plaqueflüssigkeit). Diese Ionen werden aus den Speichelsekreten mit der Mundflüssigkeit herangeführt, ebenso wie vom Zahn her, wo sie bei jedem Säureangriff durch Auflösung freigesetzt werden. Dadurch entsteht wieder Übersättigung, aber zunächst nur in der unmittelbaren Mikroumgebung der Kristalloberflächen: Der Nachschub von Speichelionen verläuft bei dicker Plaque langsam.

In der Plaqueflüssigkeit werden trotzdem regelmäßig höhere Calcium- und Phosphatkonzentrationen gefunden als im Speichel (Tab. 4.5). Sie schwanken jedoch stark, weil mit wechselnden Sekretionsgeschwindigkeiten das Angebot vom Spei-

Tabelle 4.5   Vergleich der Zusammensetzung von (I) Mund-, (II) Plaque- und (III) Sulkusflüssigkeit in mmol (nach *Jenkins* 1978)

	I	II	III
anorganisches Phosphat	5,4*	14,2	1,3
Calcium	1,45*	6,5	5
Magnesium	0,41	3,7	0,4
Natrium	13	35	89
Kalium	20	61	17
Protein (g/100 ml)	0,28	1,49	6,83

* Diese Werte sind mit den in Tabelle 4.3 angegebenen Konzentrationen (16,8 mg P/100 ml und 5,8 mg Ca/100 ml) identisch, jedoch zum Vergleich hier in mmol angegeben

chel her fluktuiert; von „innen" her wird die Plaque ebenfalls stoßweise bei Zucker-Säure-Impulsen durch gelöste Ionen aus dem Schmelz überschwemmt, die aber nach dem folgenden pH-Anstieg auch wieder im Schmelz niedergeschlagen werden können (soweit sie nicht von Bakterien aufgenommen wurden, durch Diffusion nach außen in den Speichel verlorengingen oder mechanisch aus dem Gleichgewicht entfernt werden). Das erklärt die großen methodischen Schwierigkeiten bei der Feststellung echter Unterschiede; nachdem schon früher Trends in diese Richtung festgestellt worden waren (AHRENS 1961), gelang es inzwischen, signifikante Unterschiede zwischen kariesfreien und kariesaktiven Individuen nachzuweisen: Die Plaqueflüssigkeit der kariesfreien enthielt viel mehr Calcium und Phosphat, d.h. auch bei starker Säurebildung konnte in ihrer Plaque noch relaitv lang Übersättigung aufrechterhalten werden (SHAW u. Mitarb. 1983). PEARCE u. Mitarb. (1984) konnten klinisch-experimentell an calcium-, phosphat- und fluoridreicher Plaque mit Ausfällungen kristallinen Materials („Zahnstein-plaque") folgendes beobachten: erstens führte bakterielle Zuckervergärung gegenüber der Kontrollplaque zu geringerem pH-Abfall; zweitens wurde die mineralreiche Plaque trotz Säurebildung kaum untersättigt, und drittens wurde der unterliegende Schmelz nicht entkalkt – im Gegensatz zum Schmelz unter mineralarmer Kontrollplaque.

Unter Zahnstein, dem klinischen Ausdruck starker Übersättigung von Plaque in der Nähe der Drüsenausführungsgänge, kommt es praktisch nie zu kariösen Entkalkungen.

Fluorid- und Hydroxylionen als komplementäres System in der Flüssigkeits-Apatit-Grenzschicht

Außer Calcium und Phosphat ist auch die Konzentration der Hydroxylionen in der Plaque wichtig; sie ist sogar ein besonders kritischer Punkt. Solange ein saures Milieu herrscht, ist die OH^--Konzentration gefährlich niedrig, was allerdings durch eine relativ große F^--Ionenaktivität kompensiert wird: gegenüber 0,01 µg F^-/ml im Speichel enthält Plaque mit 20–100 µg/g ein Vielfaches dieser Fluoridkonzentration. Zwar ist das meiste Plaquefluorid in den Bakterienzellen lokalisiert und deswegen aus dem Gleichgewichtssystem entfernt, aber trotzdem liegt hier ein herausragend wichtiger, auch präventiv-therapeutisch bedeutsamer Ansatzpunkt.

1. kann Plaque im Prinzip das wichtige Fluorid um die Zahnoberflächen konzentrieren,
2. ist es möglich, aber auch notwendig, dem ständigen Fluoridsog von Zahnhartsubstanzen und Bakterien durch entsprechende Anwendungsformen Rechnung zu tragen.

Einfluß von Hydroxyl bzw. Fluorid auf Sättigungsgrad und Apatitbildung wird auf S. 46 ff. und vor allem S. 64 ff. besprochen, das Thema Fluoride und Bakterienstoffwechsel auf S. 125 ff. und die praktisch-präventiven Folgerungen in Kap. 8 (S. 299 f.).

2 Ionen verdienen in diesem Zusammenhang noch besondere Aufmerksamkeit, das Proton „H^+" und das Fluoridion. Ihre Konzentration und die Form, in der sie in der Mundflüssigkeit und den extrazellulären Körperflüssigkeiten vorkommen, ist prophylaktisch bedeutungsvoll, aber die vereinfachenden Symbole H^+ und F^- lassen den genauen Sachverhalt nicht erkennen. In vielen Arbeiten wird von „undissoziierter Flußsäure (HF) bei niedrigem pH" gesprochen, wodurch der falsche Eindruck entstehen kann, daß Fluorid in dieser Form *nicht ionisiert* sei. Fluorid ist in wäßriger Lösung unter praktisch allen Umständen größtenteils *ionisiert*, auch wenn die Schreibweise F^- wegen der besonderen elektrochemischen Eigenschaften nicht der Wirklichkeit entspricht. Von allen Ionen ist Fluorid am stärksten elektronegativ, das Proton und Sauerstoff am stärksten positiv. Das Proton H^+ läßt ein so großes elektrisches Feld auf seine Umgebung einwirken, daß es nicht frei existieren kann. Das Proton reagiert sofort mit einem Wassermolekül, $H^+ + H_2O \rightarrow H_3O^+$. Die Dissoziation des Wassers muß daher als bimolekularer Prozeß gesehen werden: $2H_2O \rightleftharpoons H_3O^+, OH^-$ wobei es sich keineswegs nur um eine Wasseranlagerung handelt – die O–H-Bindungen im freien H_3O^+ sind starke kovalente Bindungen, stärker als die in H_2O. Das H_3O^+-Ion wiederum ist an mehrere Wassermoleküle koordiniert, an 3 mit Wasserstoffbrücken, an ein viertes mit viel schwächeren Dipolkräften (Giguère 1979). Das Ion wird daher auch manchmal als $H_3O^+ \cdot 3H_2O$ geschrieben. Dieses hydratisierte Proton wird auch Hydroniumion genannt. „Wasserstoffion" und H^+ werden aber als noch stets offizielle Bezeichnungen im vorliegenden Text beibehalten.

Die Rolle des F^--Ions als starker Protonenakzeptor kann man nicht isoliert betrachten von den Eigenschaften des starken Protonendonors H_3O^+ („H^+"), dessen Dissoziationsgrad die Stärke einer Säure bestimmt. So war es lange ein großes Rätsel, warum sich die verdünnte Flußsäure (HF) als scheinbar schwache Säure verhält. Für sie mußte nach den gebräuchlichen Messungen ein pK-Wert von 3,2 angenommen werden; während die entsprechenden Werte für Salzsäure (HCl), Bromwasserstoffsäure (HBr) und Jodwasserstoffsäure (HI) $-7,4$, $-9,5$ bzw. 10 betragen. Demnach müßte HF 10^{10}fach schwächer dissoziiert sein als Salzsäure! Rätselhaft war auch, warum im Gegensatz zu allen anderen Säuren die Dissoziation von HF in Wasser mit zunehmender Konzentration stark *zunimmt*.

Früher sah man die Dissoziation von HF als einen 2-Stufen-Vorgang:

$$HF \rightleftharpoons H^+ + F^-$$

und zu einem geringen Prozentsatz $HF + F^- \rightleftharpoons HF_2^-$

Das erste Gleichgewicht muß nach neueren Auffassungen umformuliert werden (GIGUÈRE 1979):

$$H_2O + HF \rightleftharpoons H_3O^+ + F^-$$

Infrarotspektroskopische Messungen haben gezeigt, daß HF in Wasser überwiegend *ionisiert* ist, genauso wie die 3 anderen Halogenwasserstoffsäuren. Flußsäure verhält sich aber trotzdem wie eine schwache Säure, weil das Ionenpaar $H_3O^+...F^-$ als vorherrschende Spezies in wäßriger Lösung $H_2O + HF \rightarrow (H_3O^+...F^-) \rightleftharpoons H_3O^+ + F^-$ nur *sehr wenig dissoziiert* ist. Je stärker sauer eine verdünnte Fluoridlösung ist, um so mehr $H_3O^+...F^-$ Ionenpaare können entstehen. Wegen der starken Hydratisierung des Protons, nämlich $H_3O^+ \cdot 3H_2O$ plus polar assoziiertes H_2O verhält sich das daran gebundene und quasi im hydratisierten Proton eingebettete Fluorid an Zellmembranen ähnlich wie Wasser. Wasser ist bekanntlich in freier Flüssigkeitsströmung durch Zellmembranporen leicht austauschbar. Daher wahrscheinlich kann Fluorid in saurer Lösung ebenfalls leicht passiv Membranen passieren. Das erklärt die schnelle Fluoridabsorption im Magen und die starke intrazelluläre F-Aufnahme durch Plaquebakterien in saurer Umgebung (S. 127) sowie die äußerlich beinahe spurlose, aber rasch tiefenwärts vordringende Gewebeverätzung durch konzentrierte Flußsäure.

Neutralisation und zusätzliche Puffersysteme in Zahnplaque

So wichtig auch der Sättigungsgrad der Zahnumgebung in bezug auf Apatit ist: er ist pH-abhängig, und Ursache einer drohenden Untersättigung der Zahnumgebung ist praktisch immer eine zu hohe Protonenkonzentration. Deshalb sind für die Gesunderhaltung des Gebisses alle Systeme wichtig, die die Protonenaktivität in der Zahnumgebung zurückdrängen können.

Die weitaus wichtigsten Puffersysteme des Speichels, deren Ionen auch (zumindest dünne) Plaque durchfluten, sind das Bicarbonat- und das Phosphatsystem, denen eigene Abschnitte gewidmet sind (S. 31 ff.). Hier sollen ergänzend alle anderen Möglichkeiten der Neutralisation von kariogenen Plaquesäuren besprochen werden. Zusätzliche Puffer im Plaqueinneren sind nämlich – obschon weniger wirksam – deswegen wichtig, weil die *jeweils verfügbaren Mengen* Speichel bzw. Mundflüssigkeit und damit die Mengen des hochwirksamen Bicarbonatpuffers über lange Zeit *sehr begrenzt* sind. Nur während des stimulierenden Kauens fließt Speichel reichlich.

Hieraus leitet sich logischerweise die Notwendigkeit ab, vor dem Schlafengehen die Mundhöhle von allen Speiseresten zu reinigen (S. 194 u. Abb. 5.**18**), aber auch das Interesse für die zusätzlichen Puffersysteme in der Plaque selbst. Es geht vor allem um die Bindung von Protonen (H^+) in der Plaque durch basische Stoffe und sehr schwache, also kaum dissoziierte organische Säuren.

Die klassische Definition einer Säure sagt aus, daß es sich um eine Verbindung handelt, die in wäßriger Lösung dissoziiert und dabei Wasserstoffionen freisetzt;

entsprechend enthält eine Base Hydroxylionen, die in Lösung freigegeben werden. Die Definition hat den Nachteil, daß sie vielen stickstoffhaltigen organischen Verbindungen wie Aminen und Aminosäuren nicht Rechnung trägt, die keine Hydroxylionen enthalten, aber basische Eigenschaften entfalten. Solche alkalischen Stoffe entstehen regelmäßig in Zahnplaque durch Abbau von Speichelproteinen und -peptiden, z. B. durch Dekarboxylierung von Aminosäuren zu Aminen und Umwandlung von Harnstoff aus dem Speichel in Ammoniak (NH_3). Ammoniak in wäßriger Lösung reagiert basisch und auf ihn paßt eine allgemeinere Definition von Säuren und Basen: eine Säure ist ein Stoff, der in wäßriger Lösung Wasserstoffionen abgibt (Protonendonator), eine Base ein Stoff, der OH^--Ionen abgibt oder H^+-Ionen bindet (Protonenakzeptor). Die entsprechende Reaktion von Ammoniak ist vereinfacht

$$NH_3 + H^+ \rightarrow NH_4^+$$

wobei das Ammonium gebildet wird. Das vom Ammoniak akzeptierte Proton stammt aus einem Wassermolekül der Lösung, in der dadurch ein Hydroxylion OH^- übrigbleibt.

In Analogie zum Ammoniak nehmen auch Amine und die Aminogruppen von Aminosäuren H^+-Ionen auf und fungieren damit als Basen. Während die meisten Aminosäuren wegen der entgegengesetzt wirkenden Carboxylgruppe praktisch keine Plaquesäuren neutralisieren, liegt das bei den „basischen" Aminosäuren Arginin, Lysin und Histidin anders, da sie noch eine zusätzliche basische Gruppe enthalten (KARLSON 1980). Als besonders interessant wurde in dieser Hinsicht ein Tetrapeptid in Plaque identifiziert, das aus den Aminosäuren Glycin-Glycin-Lysin-Arginin besteht. Diesen „pH-erhöhenden Faktor *Sialin*" hoffte man gezielt kariesprophylaktisch anwenden zu können (KLEINBERG u. Mitarb. 1976). Beim bakteriellen Abbau von Arginin entstehen Harnstoff und Ornithin; letzteres wird durch Dekarboxylierung in das Diamin Putrescin umgewandelt (KARLSON 1980 und SCHLEGEL 1976). Da hierbei CO_2 frei wird, wird auch die Bicarbonatpufferkapazität in der Plaque erhöht. Das Vorkommen von Ammoniak (aus Harnstoff bzw. Arginin) und Putrescin in Plaque wurde nachgewiesen. Klinisch war jedoch nicht nachweisbar, daß die Sialinaktivität im Sinn der pH-Erhöhung bei kariesfreien Individuen stärker ausgeprägt wäre als bei kariesaktiven (JENKINS 1979). Bei der Vielfalt variabler Faktoren in der Zahnumgebung braucht dies aber nicht zu bedeuten, daß außer Bicarbonat kein anderes System zur Pufferung bzw. Neutralisation in der Plaque beiträgt.

Zurück zu den Säuren, bei denen, soweit sie „stark" sind, die Dissoziation vollständig ist, wie im Fall der Salzsäure HCl oder Schwefelsäure H_2SO_4: alle potentiellen Wasserstoffionen sind als solche in die Lösung abgegeben. Im Gegensatz dazu ist bei schwachen Säuren die Dissoziation, die zur Freisetzung von Protonen führt, nur gering. Wenn eine Säure sehr „schwach", d. h. sehr wenig dissoziiert ist, bedeutet das, daß ihr anionischer Säurerest selbst relativ stark Protonen bindet. Eine solche schwache Säure ist die Essigsäure, und ihre Dissoziation in Wasser läßt sich so darstellen

$$CH_3COOH + H_2O \rightleftharpoons H^+ + CH_3COO^-$$

Der starke Pfeil nach links deutet an, daß der größte Teil der Verbindung nicht dissoziiert ist. Dieses Gleichgewicht gehorcht dem Massenwirkungsgesetz, so daß für große Verdünnungen gilt

$$K'_c = \frac{[H^+][CH_3COO^-]}{[CH_3COOH][H_2O]}$$

wobei die eckigen Klammern die Konzentration in Mol pro Liter bedeuten. Weil die Lösung verdünnt ist, wird die Konzentration des Wassers in dem System durch die Essigsäure nicht wesentlich beeinflußt, und $[H_2O]$ ist konstant. Es ist üblich, $[H_2O]$ mit 1 gleichzusetzen und diese Tatsache bei den publizierten Werten für Dissoziationskonstanten, K_c (ohne Akzent) zu berücksichtigen:

$$K_c = \frac{[H^+][CH_3COO^-]}{[CH_3COOH]}$$

Weil die Dissoziationskonstanten in einem großen Bereich variieren und die Werte selbst sehr klein sind, ist es bequemer und üblich, sie als „pK", den negativen Zehnerlogarithmus von K_c, anzugeben: pK = $-\log K_c$. Der pK-Wert von Essigsäure ist 4,76; der pK-Wert der noch schwächeren Propionsäure ist 4,9 und der pK-Wert der schon wesentlich stärkeren Milchsäure 3,9: je stärker eine Säure, desto niedriger ihr pK. Einige Säuren können mehr als ein Proton abgeben, und in diesen Fällen bezieht sich pK_1 auf das zuerst abgegebene H^+, pK_2 auf das 2. usw. (S. 33 u. Abb. 4.1). Der pK-Wert der sehr starken, d. h. fast vollständig dissoziierten Salzsäure HCl ist mit $-7,4$ entsprechend extrem niedrig.

Betrachten wir weiter die Rollen von Essigsäure und Milchsäure, die als vorherrschende Produkte des Zuckerabbaus durch Plaquebakterien im Kariesgeschehen eine Schlüsselrolle spielen. Bei niedrigem Substratangebot im Zustand des Fastens, wenn nur die kleinen Mengen von Zuckern zur Verfügung stehen, die aus den Seitenketten der Speichelglykoproteine durch Neuraminidasen abgespalten werden, wird praktisch nur Essigsäure gebildet; erst hohe Konzentrationen leicht löslicher Nahrungszucker veranlassen kariogene Bakterien, ihren Stoffwechsel auf Milchsäureproduktion umzustellen (S. 120). Margolis u. Mitarb. (1985) untersuchten die Wechselwirkung der beiden Säuren experimentell und mittels Computersimulation. Sie fanden mit beiden Methoden übereinstimmend, daß Acetat (d. h. Anionen der Essigsäure in Ruheplaque) bei einem Zuckerimpuls von der dabei entstehenden, stärker dissoziierten Milchsäure Protonen akzeptiert, sie also abpuffert. Im Endeffekt bleibt dadurch die Plaqueflüssigkeit stärker in bezug auf Apatit gesättigt als wenn nur Milchsäure vorliegen würde. Deshalb ist das Angebot von (meist hoch konzentrierten) Nahrungszuckern und deren Einfluß auf den Abbauweg von Plaquebakterien sicher nicht nur theoretisch, sondern vor allem praktisch interessant (S. 226). Selbstverständlich ist die Art der Säureanionen nur einer von vielen Faktoren, die den Sättigungsgrad in bezug auf Apatit in der Grenzschicht bestimmen. Von größter Bedeutung ist die Gesamtheit der Ionen, die zur Übersättigung beitragen können, aber wegen der umgekehrten Relation zwischen Sättigungsgrad und Protonenkonzentration kann starke Säurebildung jede noch so starke Übersättigung und Pufferung vorübergehend aufheben – wenn das „kritische pH" nicht wie normal bei 5,5 liegt, ist unter günstigen Bedingungen vielleicht erst bei pH 5,2 die Sättigung unterschritten, aber eine durch häufige Zuckerschwemme selektierte Plaqueflora kann noch viel stärkere Protonenkonzentrationen am Zahn generieren.

Daß bei Zuckeraufnahme der Plaque-pH-Wert fast immer sehr schnell absinkt, deutet auf eine im allgemeinen niedrige Pufferkapazität aller hier beschriebenen

Systeme. Auch Käse, dessen karieshemmende Wirkung man vor allem der Bildung neutralisierender Abbauprodukte des Kaseins zugeschrieben hatte, wirkt offenbar vor allem speichelstimulierend und erhöht dadurch indirekt die Pufferkapazität der Mundflüssigkeit: Es steigt der Gehalt an Bicarbonat und Kohlensäure, dem zweifellos wichtigsten Puffersystem in der Mundhöhle (JENKINS 1979). Am wichtigsten ist wahrscheinlich, daß das zirkulierende Speichelvolumen stark ansteigt (S. 22).

Die neutralisierende Wirkung des Zahnminerals

Der Vollständigkeit halber muß noch darauf hingewiesen werden, daß in der Belagschicht auch das Zahnmineral neutralisierend wirkt, wenn durch die bakterielle Glykolyse darin eine Ansäuerung stattfindet. Nach der allgemeinen Definition einer Base als Stoff, der Protonen bindet, verhält sich auch Zahnapatit basisch: Seine Phosphattetraeder werden von der sauren Umgebung her protonisiert (S. 60):

$$PO_4^{3-} + H^+ \rightarrow HPO_4^{2-}$$

Der Unterschied dieses Vorganges zu den bisher besprochenen Mechanismen ist, daß er keine schmelzschützende Neutralisation darstellt. Zwar wird Säure gebunden, die Neutralisation geschieht aber auf Kosten der Zahnhartsubstanz, die dadurch entkalkt wurde. Die Entkalkung kommt auch nicht ohne Nutzen für die Bakterien zum Stehen: Wegen der Bindung von Protonen werden die Bedingungen für die bakterielle Säurebildung, die in stark saurem Milieu langsam verläuft, wieder verbessert. An der Schnelligkeit des pH-Abfalls nach Zuckergaben und dem langen Bestehenbleiben des sauren Milieus (20–30 Minuten) läßt sich ablesen, daß Schmelz glücklicherweise sehr schwerlöslich ist; dem entspricht die Beobachtung, daß seltene Säurebildung in der Plaque nicht zu kariösen Defekten führt, zumindest dann nicht, wenn zwischen den Perioden von Säureangriff lange Remineralisierungsperioden liegen. Die De-/Remineralisation wird auf S. 60 ff. und in Tab. **4.8** dargestellt, die Protonenkonzentration in der Umgebung von Bakterienzellen auf S. 123 f. besprochen.

Zahnhartsubstanzen. Entstehung, Resistenz und Reaktionen auf Säureeinflüsse

Die ionenreiche Mundflüssigkeit grenzt normalerweise (d.h. bei sehr dünner Plaque und Pellicle) praktisch an die Schmelzoberfläche. Der Speichel ist chemisch gesehen die flüssige Phase, die die gleichen Ionen enthält wie die kristalline Phase, nämlich der Apatit des in Prismen und weiter Kristallite unterteilten Zahnschmelzes (Abb. 4.**2** u. S. 57).

Genauso wichtig wie die Ionen-Übersättigung im Speichel für die Gesunderhaltung nach dem Zahndurchbruch ist das Mineralangebot be-

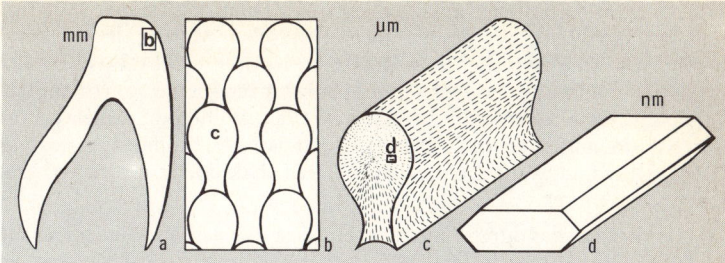

Abb. 4.**2**   a) Die Schmelzdicke variiert je nach Lokalisation in der Größenordnung von Millimetern. b) Die Schmelzprismen, versteinerte Rückzugssäulen der Ameloblastenbewegung, haben „Pferdehuf"- oder „Schlüsselloch"-Querschnitt von 5–8 μm Durchmesser. c) Die Verlaufsrichtung der Kristallite, im Kern parallel zur Längsachse des Prismas, biegt im „Bartteil" dazu beinahe rechtwinklig ab. d) Die Kristallite sind leicht abgeflachte, hexagonale Stäbe. Bei unausgereiftem Schmelz betragen die Abmessungen $1{,}5 \times 30 \times 100$ nm, ausgereift dagegen bis $25 \times 40 \times 160$ nm

reits vor dem Durchbruch bei der Zahnbildung. Zu Beginn der Zahnbildung macht eine organische Matrix, während sie die geordnete Kristallisation epitaktisch induziert, den größten Teil der Schmelzsubstanz aus. Mineralisation und Reifung erstrecken sich bei bleibenden Zähnen über 5–6 Jahre und lassen sich in folgende 3 Phasen unterteilen:

I.   Bildung der organischen Schmelzmatrix als Primärprodukt der Ameloblasten, und anschließende primäre Mineralisation. Nach 2 Jahren hat die Krone eines bleibenden Zahnes in allen Teilen dieses Stadium durchlaufen, während die Höcker schon „reifen" (II).

II. Präeruptive Reifungsmineralisation, gekennzeichnet durch Kristallitwachstum unter entsprechendem Verlust an Wasser und Proteinmatrix. Dauer bei bleibenden Zähnen ca. 4 Jahre.

III. Posteruptive Reifungsmineralisation, mit dem Durchbruch beginnend; im Idealfall (Plaquefreiheit) läuft die Kristallisation weiter, es kann aber unter bakterieller Plaque auch gleich Frühkaries einsetzen. In diesem Stadium sind Speichelzutritt und optimales Fluoridangebot besonders wichtig (S. 49 f. u. Abb. 4.**5**).

Nach der Bildung immer größerer Kristallite bleibt die organische Matrix, auf etwa 1% des Schmelzgewichts reduziert, als eine Art Verbindungskitt und Wasserleitungssystem zwischen den Prismen und zwischen den Kristalliten im Schmelz zurück. Das *Volumen* dieser Poren macht wegen des geringen spezifischen Gewichts von Matrix und Wasser rund 10% des Schmelzvolumens aus, so daß Diffusion und Ionenaustausch durch den Schmelz möglich sind.

Wie der Schmelz bestehen auch die anderen Zahnhartsubstanzen, Dentin und Wurzelzement, aus Resten einer organischen Matrix, die zu einem hohen Grade mit apatitischen Kristallformen durchsetzt ist. Das Verhältnis der Anteile wechselt, aber alle drei Substanzen können durch entkalkende Einflüsse erweicht und zerstört werden. Während Schmelz schon durch Säure allein zerstört werden kann, müssen zur völligen Auflösung von Dentin und Wurzelzement auch noch (bakterielle) proteolytische Enzyme einwirken.

Im Hinblick auf das durch Angriffskräfte destabilisierbare Gleichgewicht und die dadurch gefährdete Integrität der Zahnhartsubstanzen ist es begreiflich, daß nach den Publikationen MILLERS (1889) über den auslösenden Kariesangriff andere Forscher ihr Augenmerk auf die möglicherweise unterschiedliche passive Widerstandskraft der Zähne und deren Rolle im Kariesgeschehen richteten.

Die markanteste Erscheinung unter den Kritikern Millers war Lady May Mellanby. Sie stellte sich die Aufgabe, ergänzend zur Millerschen Erklärung der auslösenden Kariesursachen die prädisponierenden Kariesfaktoren zu untersuchen, die nach ihrer Hypothese in mangelernährungsbedingten Strukturdefekten der Zahnhartsubstanzen bestehen sollten. Der Umfang der Untersuchungen Lady Mellanbys und die von ihr aufgewendete Sorgfalt müssen noch heute größte Bewunderung abnötigen. Die Ergebnisse ihrer Arbeit belegen überzeugend den Wert mineral- und vitaminreicher Ernährung für eine optimale Mineralisation der Zahnhartsubstanzen. In ihren Versuchen an Hunden, Kaninchen und Ratten gelang es MAY MELLANBY, Hypoplasien in Schmelz und Dentin mit großer Regelmäßigkeit experimentell zu erzeugen (1929, 1930). Die gleichzeitigen Versuche, an diesen minderwertig mineralisierten Zähnen Karies zu erzeugen, schlugen jedoch fehl. Kritische Betrachtungen der Versuche May Mellanbys von BUNTING 1931 und WEAVER 1935 beleuchten die Einseitigkeit ihres Standpunktes. Sie hatte die Theorie Millers als einseitig verworfen mit dem Hinweis darauf, daß Kariesfreiheit trotz fehlender Mundhygiene einerseits, und hoher Kariesbefall trotz guter Mundhygiene andererseits möglich sei – es war May Mellanby entgangen, daß diese Beobachtungen mit Millers Theorie keineswegs in Widerspruch standen: MILLER (1889) hatte betont, daß die Bakterien allein *keine* direkte Wirkung auf den Schmelz ausüben, und die Menschen der Völker mit wenig entwickelter Zivilisation lebten damals ohne Zucker, mit wenig, nur für eine oder zwei Mahlzeiten ausreichender Nahrung, häufig dem Hunger preisgegeben. Unter diesen Umständen hungern sozusagen auch die Bakterien der Mundhöhle mit, und selbst bei fehlender Mundhygiene und dicker Plaque fehlt das Substrat für häufige Säurebildung im Überschuß – im Gegensatz zum verwöhnten, den ganzen Tag naschenden, die Bakterien seiner Mundhöhle beinahe ständig fütternden Kind unserer nervösen Zeit; kein Wunder, daß bei ständigem Zuckernachschub der Stoffwechsel der kariogenen Mikroorganismen in der Plaque immer auf Hochtouren läuft (S. 120). Unter diesen Umständen regeneriert sich selbst bei regelmäßigem Zähneputzen die Bakterienplaque so schnell, daß trotz „guter Mundhygiene" – die in Wirklichkeit meist gar nicht perfekt ist – die Zähne dem beinahe pausenlosen Kariesangriff zum Opfer fallen.

Die Ansicht von Lady May Mellanby ist vor dem Hintergrund der Entdeckung und Erforschung des Vitamins D in den 20er Jahren durchaus begreiflich und erschien damals vor allem vielen Ärzten sehr plausibel. Dennoch stand die Hypo-plasie-Theorie der Kariesverursachung auch zu Zeiten ihrer höchsten Popularität schon im Gegensatz zur durch zahlreiche Beobachtungen fundierten Ansicht von zahnärztlicher Seite, daß mangelhafte Zahnstruktur zwar die Kariesrate beeinflus-sen kann, keineswegs jedoch die Entstehung von Läsionen verursachen muß, die vielmehr dominierend von lokalen äußeren Einflüssen bestimmt wird. WILLIAMS (1897) hat die Ergebnisse seiner ausgezeichneten Untersuchungen über die Plaque und die Histopathologie des Schmelzes dahingehend zusammengefaßt, daß selbst optimal verkalkter Schmelz zerstört wird, wenn die lokalen Bedingungen in der Mundhöhle die Vermehrung der azidogenen Mundbakterien fördern und diese als Plaque der Schmelzoberfläche anhaften, während der strukturell minderwertigste Schmelz ohne lokal kariesauslösende Einflüsse von der Zerstörung verschont bleibt.

Die Beobachtungen in den chronischen Hungergebieten Indiens haben gezeigt, daß schwere Rachitis und Osteomalazie, unter extremem Mine-ral-, Vitamin- und Proteinmangel, mit fast völliger Kariesfreiheit einher-gehen können. Es gibt eine Reihe von Beispielen die zeigen, daß für diese Populationen, die nicht optimal fluoridhaltiges Wasser haben, der niedri-ge Kariesbefall auf schwachen Angriffskräften beruht und nicht auf ernährungsbedingtem höherem Widerstand des Zahnes – zumindest nicht auf einem Widerstand durch Ernährungsfaktoren, die man damals für wichtig hielt: Calcium, Vitamin D und Vitamine ganz allgemein (Kap. 6).

Auf der anderen Seite ist heute ein karieshemmender (Ernährungs)faktor von größter Bedeutung bekannt, der das Kariesrisiko der Zähne trotz und gerade bei häufigen Säureangriffen senkt: Fluorid im Trinkwasser oder in einer anderen Form, die lokal zu einer Erhöhung der Konzentra-tion aktiver F^--Ionen in der Umgebung der Zähne führt. Interessanter-weise ist der Grund auch dieser Karieshemmung nicht eine Erhöhung des Zahnwiderstands, sondern eine Verbesserung der Reparationsmöglich-keit durch Fluorid (S. 61 ff.).

Schmelzläsionen und die Grenzen der Prävention

Viele Erscheinungen bei der Bildung, Verkalkung und Entkalkung von Schmelz, Dentin und Wurzelzement laufen im Prinzip ähnlich ab. Die eingehende Besprechung wird in diesem Buch bewußt auf eine dynami-sche Betrachtung der Mineralisation, Demineralisation und Remineräli-sation von Schmelz beschränkt. Er ist das schützende Außenbollwerk des Zahnes. Wird die Schmelz-Dentin-Grenze im Kariesprozeß überschrit-ten, sind im allgemeinen die Grenzen der Prävention erreicht und an die Stelle präventiv-steuernder Maßnahmen muß der therapeutisch-konser-vierende Eingriff mit zahnärztlichen Instrumenten und Füllmaterialien treten (Abb. 4.**3**).

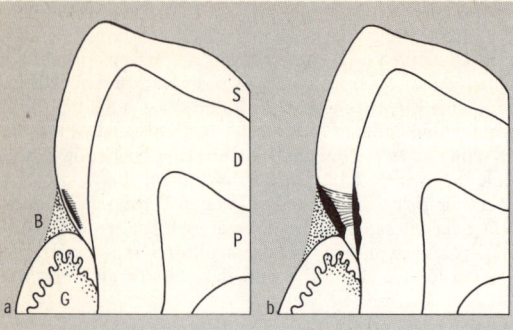

Abb. 4.**3** Entwicklungsstadien der kariösen Läsion. a) Initiale oder kleine Schmelzläsion (subsurface demineralization); Oberfläche intakt. Durch regelmäßige Entfernung der Plaque (punktiert), Zutritt von Speichel, Wiedereinbau von Calcium und Phosphat – begünstigt durch Fluorid – kann in diesem Stadium noch Stillstand und Umkehrung des Kariesprozesses eintreten. b) Nicht mehr umkehrbares Stadium der beginnenden Kavitätenbildung: Kontinuität der Schmelzoberfläche unterbrochen, Eindringen von Mikroorganismen und Ausbreitung zunächst entlang der Schmelz-Dentin-Grenze. S = Schmelz, D = Dentin, P = Pulpa, B = bakterielle Plaque, G = Gingiva

Bildung und Stabilität von Schmelzapatit

Nach diesen klinischen Bemerkungen zurück zur Chemie. Die wichtigste Mineralphase im Zahnschmelz ist Calciumphosphat in der Form, in der es als Apatit den Mineralogen und Geologen schon lange aus der unbelebten Natur bekannt war, ehe man seine biologischen Varianten zu identifizieren vermochte. Alle Apatite zeichnen sich durch sehr große Härte und sehr geringe Löslichkeit aus. Der schon alte Name kommt vom griechischen Wort apatein = täuschen, weil der Apatit seit altersher leicht mit anderen Mineralien verwechselt wurde. Das Studium der Literatur zeigt übrigens, daß die Proteusnatur dieses biologischen Minerals noch immer zu tiefgehenden Meinungsverschiedenheiten zwischen verschiedenen Forschern Anlaß gibt.

Einen Kochsalzkristall in einer übersättigten Lösung von Na^+- und Cl^--Ionen wachsen zu lassen ist sehr einfach. Nicht so einfach ist das bei Calciumphosphaten, die sich in vielen Formen zeigen können, bevor sie bei gegebenen Voraussetzungen die energieärmste und stabilste Form („Phase"), nämlich Apatitstruktur annehmen. Hydroxylapatit (HAP) hätte im Idealfall die Formel $Ca^{2+}_{10}(PO_4)^{3-}_6(OH)^-_2$, womit der Inhalt der Elementarzelle beschrieben wäre; das ist der kleinste Raumteil, der (mit den kristallographischen Achsen als Kanten) bereits alle Symmetrieelemente enthält. Auf die sehr häufigen Abweichungen von der Idealformel wird später eigegangen.

Ein Apatitkristall wächst in einer Phosphatlösung, der Calciumionen zugefügt wurden. In einer Phosphatlösung nahe dem Neutralpunkt wie in Gewebsflüssigkeit, bei pH 7 oder 8, sind jedoch praktisch keine PO_4^{3-}-Ionen vorhanden, wie sie zum Aufbau des Apatitkristalls nötig wären. Fast alle Phosphationen liegen in einer protonisierten Form als HPO_4^{2-} und bei noch niedrigerem pH – zwischen 5,2 und 4,0 fast ausschließlich – als $H_2PO_4^-$ vor (Abb. 4.**1**). Wie kann sich in einer solchen Lösung Apatit bilden?

Wenn die Lösung hoch genug konzentriert, und zwar sogar in bezug auf die im Neutralbereich leichtest lösliche Calciumphosphatphase übersättigt ist, bildet sich *Dicalciumphosphatdihydrat*, DCPD oder Brushit, $CaHPO_4 \cdot 2H_2O$. In diese Form passen die sauren, protonisierten HPO_4^{2-}-Ionen. Während aber die konzentrierte Lösung anfangs in bezug auf *alle* Calciumphosphatphasen übersättigt war, nimmt mit der Ausfällung die Sättigung ab, so daß nur noch stabile, schwerer lösliche Formen beständig sind, in bezug auf die auch eine schwächere Lösung noch übersättigt ist. Meist bildet sich als Zwischenstufe bei mittleren Konzentrationen *Oktacalciumphosphat* (OCP), das sowohl HPO_4^{2-} als auch PO_4^{3-}-Ionen enthält: $Ca_8(PO_4)_4(HPO_4)_2 \cdot 5H_2O$. In einer sehr verdünnten Lösung (unter 10^{-4} mol) kann auch direkt Apatit auskristallisieren – Apatit ist die stabilste Calciumphosphatphase, und nochmals soll die wichtigste Tatsache wiederholt werden: Apatit wird auch bei sehr geringer Konzentration (wenn alle anderen Phasen schon instabil sind) noch gebildet, allerdings sehr langsam. Bei dieser Kristallbildung dissoziieren offenbar die meisten HPO_4^{2-}-Ionen und geben mit dem Wasserstoffion ihr Proton ab; zum Teil werden sie aber auch als HPO_4^{2-} ins Kristallgitter eingebaut.

In Wirklichkeit ist der Weg der *biologischen* Apatitbildung sehr viel komplizierter; neben der Entstehung über Vorläuferphasen spielt auch das große Angebot an „Fremdionen" in der umgebenden Gewebsflüssigkeit, vor allem Carbonat, Magnesium und Fluorid eine Rolle. Magnesium- und Carbonateinbau führen, ebenso wie Einbau von HPO_4, zu einem wenig stabilen, relativ leicht löslichen Apatit. Fluorideinbau stabilisiert die Apatitstruktur.

Die Reihe „täuschender" Abweichungen von einem stöchiometrisch reinen Apatit, die zu entsprechend modifizierten Eigenschaften führt, ist groß und kann hier nur sehr summarisch behandelt werden:

1. Neigung zur Nichtbesetzung von Stellen im Kristallgitter, wobei besonders häufig Calcium- und Hydroxylleerstellen vorkommen; weil im Gitter dabei (wie bei allen anderen Substitutionen) die Neutralität gewahrt bleibt, geht jede Ca^{2+}-Leerstelle mit *zwei* OH^--Leerstellen gepaart: $Ca_{10-x}(PO_4)_6(OH)_{2-2x}$. Das molare Ca/P Verhältnis eines idealen Calciumapatits, 10:6 oder 1,67, wird daher praktisch nie erreicht und kann sogar unter 1,50 liegen. Man

spricht dann von „calciumdefizientem" Apatit; sein Anteil erhöht sich durch Säureeinwirkung (INGRAM u. SILVERSTONE 1981).

2. Neigung zum Einbau von Fremdionen an Stellen, wo sie mehr oder weniger gut in das Kristallgitter passen:

a) Fluorid statt Hydroxyl $Ca_{10}(PO_4)_6(OH)_{2-x}F_x$, Fluorhydroxyapatit, FHAP Statt $Ca_{10}(PO_4)_6(OH)_2$, dem „reinen" Hydroxyapatit (HAP) bzw. reinem $Ca_{10}(PO_4)_6F_2$ oder Fluorapatit (FAP) in Haifischzähnen kommt im menschlichen Schmelz die obengenannte Mischform FHAP vor, wobei höchstens 10% der OH-Ionen durch F ersetzt sind. FHAP ist etwas stabiler als HAP.

b) Wasserstoffionen in Form von HPO_4^{2-} statt PO_4^{3-}; Apatit, der durch Einwirkung kariogener Säuren vermehrt protonisierte Phosphatgruppen aufweist, kann an Stellen für HPO_4^{2-} auch Monofluorophosphat, FPO_3^{2-}, z.B. aus prophylaktisch-therapeutischen Zahnpasten aufnehmen.

c) Carbonat (CO_3^{2-}) entweder in OH- oder PO_4^{3-}-Positionen.

3. Neigung zur Adsorption bzw. Bildung von Oberflächenkomplexen mit Ionen wie F^-, H^+, CO_3^{2-}, Mg^{2+}, $P_2O_7^{4-}$ (Pyrophosphat) und Bisphosphonaten, wobei die letzten 2 – und besonders stark Bisphosphonate – in einer Weise gebunden werden, daß sie weiteres Wachstum der betreffenden Kristallite hemmen.

Diese und noch andere Abweichungen verursachen Unterschiede in wichtigen Eigenschaften; im vorliegenden Zusammenhang interessieren besonders Kristallitgröße und Löslichkeitsprodukt.

Die Entstehung der Abweichungen in biologischen Apatiten ist nach Art und Umfang durch die Zusammensetzung unserer Gewebsflüssigkeit bestimmt; so überrascht z.B. keineswegs, daß Carbonat eingebaut wird. In den (relativ zum Knochenapatit kleinen) Konzentrationen, wie man sie im Schmelz findet, führt der Carbonatgehalt zu mehr nadelförmig dünnen und langen Kristalliten, die mit ihrer großen Oberfläche anfälliger sind als gedrungene; dazu ist carbonatreicher Apatit auch leichter löslich als carbonatarmer. Der Einbau von Fremdionen hängt auch mit den Umständen und Bedingungen zusammen, unter denen die biologische Synthese stattfindet.

Der Kristallbildung selbst müssen als Leistung der Ameloblasten erst die Bildung der organischen Matrix und die Konzentration von Calcium und Phosphat vorausgehen. Relativ spät kommt es dann wahrscheinlich (durch die ordnenden Strukturbeziehungen zur Proteinmatrix) zu perlenschnurartig aufgereihten Primärkristalliten, die schließlich zu größeren Einheiten, d.h. langen Nadelkristalliten von 100 nm und länger verschmelzen (HÖHLING u. Mitarb. 1982).

Die neueren elektronenmikroskopischen Studien sind in Einklang mit den Hypothesen von NEWESELY (1979) und von BROWN (1979), die seit vielen Jahren die biologische Apatitbildung auf Umschichtung aus einer Vorstufe zurückführen: Das apatitähnliche, aber hydrogenphosphatreichere und entsprechend calciumärmere Oktacalciumphosphat

$Ca_8(PO_4)_4(HPO_4)_2$ 5$H_2$0 oder OCP.

Diese Erklärung ist nicht nur plausibel, weil die direkte Apatitbildung in sehr schwach übersättigten Lösungen extrem langsam verlaufen würde; sie stützt sich auch auf die Strukturähnlichkeiten zwischen OCP und HAP, die eine schichtweise alternierende Anordnung der beiden Präzipitate annehmlich erscheinen läßt. Die Umwandlung erfolgt zufällig, spontan und ziemlich rasch; es handelt sich um eine Umwandlung im festen Zustand („solid-state transition"), bei der keine Auflösung und Repräzipitation von Ionen erfolgen muß.

Die Umwandlung OCP → HAP muß man sich so vorstellen, daß sie sich über größere Aggregate von Ionen erstreckt, wobei auch Wasser und Protonen abgegeben sowie Calciumionen aufgenommen werden. Die spontane Umwandlung erfolgt irreversibel, auch wenn es einmal in der Schnelligkeit nicht gelingt, hier und da noch fehlende Ca^{2+}- oder OH^--Ionen einzubauen und alle protonisierten Phosphattetraeder (HPO_4^{-}) in deprotonisiertes Phosphat (PO_4^{3-}) zu verwandeln. So kommt es, daß sowohl Apatit mit Calcium- und Hydroxylleerstellen als auch Hydrogenphosphat (HPO_4^{2-}) statt Phosphat entsteht.

Nach der Hypothese von DRIESSENS (1982) werden die Fremdionen nicht als Verunreinigungen zufällig eingelagert, sondern es entstehen 3 unterschiedliche apatitische Phasen, die löslicher sind als reiner Hydroxy- oder Fluorapatit. Ein Beweis der neuen Hypothese bleibt noch abzuwarten, aber wie dem auch sei – zufällige Substitution und Adsorption kann wohl ebenso gut wie die 3-Phasen-Theorie die Tatsache erklären, daß Schmelz löslicher ist als reiner HAP und reiner FAP (Abb. 4.4).

Hier kann keine exakte theoretisch-chemische Erklärung aller Zusammenhänge und Faktoren gegeben werden, die Stabilität bzw. Umwandlung, oder Auflösung und Wiederausfällung der verschiedenen Phasen von Calciumphosphat bestimmen. Jede Phase hat eine bestimmte Stabilität. Die Apatite HAP, FAP und FHAP sind am stabilsten und am schwersten löslich. Abb. 4.4 illustriert, daß die Löslichkeiten sich genügend unterscheiden, um Schmelz nach primärer Entkalkung und *Remineralisation mit höherem FHAP- oder auch FAP-Anteil gegen Entkalkungseinflüsse widerstandsfähiger zu machen als er ursprünglich war.*

Wie stabil eine kristalline Mineralphase ist, hängt hauptsächlich von der flüssigen Phase in ihrer Umgebung ab. Der Grad ihrer Übersättigung läßt sich auf verschiedene Arten definieren. Er bezieht sich immer auf das Verhältnis zwischen Ionen(aktivität) und umgebender Lösung zum Löslichkeitsprodukt einer mineralischen Phase, wobei Calciumphosphat in verschiedenen Phasen kristallisieren kann. pH-abhängig ist die Sättigung insofern, als z.B. Erhöhung der H^+-Ionen-Konzentration (sinkendes pH) stärkere Protonisierung von Phosphationen und damit einen steigenden Anteil von $H_2PO_4^-$-Ionen zur Folge hat. VARUGHESE u. MORENO (1981) definierten den Sättigungsgrad SG in bezug auf ein bestimmtes Calciumphosphat als das Verhältnis seiner Aktivität a in der übersättigten Lösung zur Aktivität a° des gleichen Calciumphosphats im Gleichgewichtszustand zwischen gelöster und kristalliner Phase: SG = a/a°.

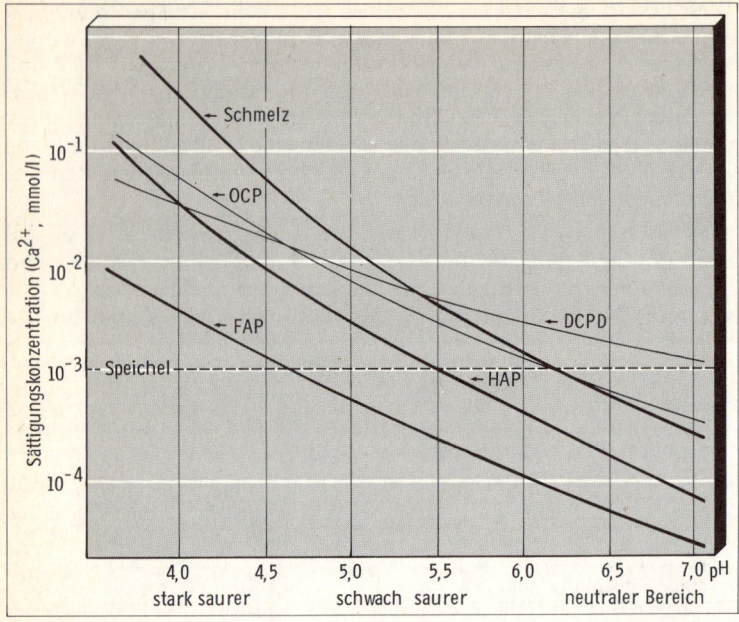

Abb. 4.4 Löslichkeitsisothermen der Calciumphosphatphasen Dicalcium-phosphatdihydrat (DCPD), Oktacalciumphosphat (OCP), Hydroxyapatit (HAP; pK = 117), Fluorapatit (FAP; pK = 121) und von Schmelzapatit (Schmelz; pK = 108). Schmelz ist im Durchschnitt löslicher als die reinen Apatite, aber weniger löslich als DCPD und OCP unter den angenommenen Bedingungen (Ca/P = 1/3; F = 0,05 ppm) (Berechnungen und Zeichnungen wurden dankenswerterweise von Herrn Prof. J. M. *ten Cate*, Amsterdam [1979], zur Verfügung gestellt)

Für jede Lösung, die Phosphationen enthält, wird der Prozentsatz der Ionen, die als PO_4^{3-}, als HPO_4^{2-}, als $H_2PO_4^-$ oder im Extremfall als undissoziierte Phosphorsäure (H_3PO_4) vorliegen, von einer Kette von Gleichgewichten bestimmt (s. auch Abb. 4.1):

$$H_3PO_4 \rightleftharpoons H_2PO_4^- + H^+ \rightleftharpoons HPO_4^{2-} + 2H^+ \rightleftharpoons PO_4^{3-} + 3H^+$$

Solche phosphathaltigen (und zugleich calciumhaltigen) Lösungen sind auch Speichel, Plaqueflüssigkeit und die winzigen Mengen Lösung in den Mikrolücken zwischen den Kristalliten des Schmelzes. Für alle Calciumphosphate, die von diesen Lösungen umspült werden, besteht bei Ansäuerung (= erhöhte Wasserstoffionenkonzentration $[H^+]$ = fallendes pH) die Tendenz, verstärkt in Lösung zu gehen. Für die Calciumphosphate ist die Sättigungskonzentration durch das Löslichkeitsprodukt bestimmt, im Falle von Hydroxylapatit

$$(K_{Lp})_{HAP} = f \left(C_{Ca^{2+}} \right)^{10} \cdot \left(C_{PO_4^{3-}} \right)^6 \cdot \left(C_{OH^-} \right)^2$$

wobei (C_i) die Konzentration der betreffenden Ionenart und f eine durch die Ionenstärke bestimmte Konstante darstellen. Damit ist die Stabilität z.B. der Calciumphosphatphase HAP in Lösung außer vom pH (und damit dem Protonisierungsgrad der Phosphationen) noch stärker von der Konzentration der Calcium- und der OH-Ionen sowie ihrer Substituenden (z.B. F^-) abhängig (MARGOLIS u. Mitarb. 1985).

Aufgrund der Löslichkeitsprodukte hat TEN CATE (1979) die „Löslichkeits-Isothermen" für die 4 wichtigsten Calciumphosphatphasen berechnet (Abb. 4.4). Man sieht, daß im Neutralbereich um pH 7 relativ geringe Calciumkonzentrationen ausreichen, um die Calciumphosphate stabil zu halten; steigt mit Säureproduktion in der Plaque die Wasserstoffionenkonzentration, d.h. fällt das pH etwa bis 5, müßte die Ca^{2+}-Konzentration entsprechend viel höher sein, wenn Auflösung verhindert werden soll. Am günstigsten sind die Stabilitätsverhältnisse für Apatite: Alle anderen Kurven liegen höher, und das bedeutet, daß fluoridreicher Apatit nicht nur stabil bleibt, sondern *sogar noch gebildet werden kann, wenn soviel Säure vorhanden und sowenig Calciumionen in der Umgebung vorhanden sind, daß alle anderen Calciumphosphatphasen schon aufgelöst sind.* Bei starker Säurebildung in der Plaque ist zwar die Umgebung auch in bezug auf FHAP und FAP untersättigt, so daß auch diese schwerstlöslichen Apatite in Lösung gehen (kariöse Entkalkung), aber alle anderen, löslicheren Phasen werden noch *vor* HAP selektiv gelöst; bei einer auch nur geringen Verbesserung der Verhältnisse wie beginnender Neutralisation wird zuerst (und zunächst allein) *in bezug auf Apatite und vor allem FAP und FHAP wieder Übersättigung* erreicht. So wird nach jeder Zuckeraufnahme und nach jedem Mikrosäureangriff (wenn er nicht zu lang und häufig auftritt) der Anteil stabilsten Apatits erhöht, wobei der Anteil aller löslicheren, weniger stabilen Calciumphosphate im Schmelz abnimmt.

Ebenso wichtig für die größere Stabilität von remineralisierten Schmelzabschnitten scheint die Tatsache, daß an die Stelle der ursprünglichen dünnen Nadelkristallite mit einer großen Gesamtoberfläche (und entsprechend großer Angriffsfläche) viel größere Kristallite entstehen, die nicht nur weniger Angriffsfläche bieten, sondern dazu auch noch weniger von dem löslichkeitserhöhenden Carbonat enthalten, und viel vom schwerstlöslichen (Hydroxy-)Fluorapatit.

Auf einige interessante Einzelheiten kann hierbei nur am Rande eingegangen werden. Das erste Ergebnis der Säureeinwirkung auf die Kristalliten ist nicht unumstritten. ROBINSON u. Mitarb. (1983) postulieren eine vorwiegend randständige Anlösung. Man beobachtet aber andererseits bei säuregeschädigten Kristalliten auch oft eine Aushöhlung parallel zur c-(Längs-)Achse, wie wenn aus einem Bleistift die Mine entfernt würde (Abb. 4.5). Es soll hier nicht besprochen werden, ob diese Schwachstellen der Kristalliten durch schraubenförmige Dislokationen im Kristallgitter verursacht werden (ARENDS u. JONGEBLOED 1981) oder ob das Innere des Kristalliten aus einer relativ leicht löslichen Apatitphase besteht. Es soll auch nur kurz erwähnt werden, daß man den Zerfall der ausgehöhlten Primärkristallite durch die „Explosionswirkung" von Dicalciumphosphatdihydrat, DCPD oder Brushit zu erklären versucht hat. Diese Phase ist nach Abb. 4.4 gerade bei saurem pH relativ stabil und kann bei geringer Übersättigung der Umgebung ausfallen; DCPD beansprucht wegen seines Kristallwassers ein größeres Volumen als die ursprüngliche Phase, was die Treibwirkung erklären würde. Viele histologi-

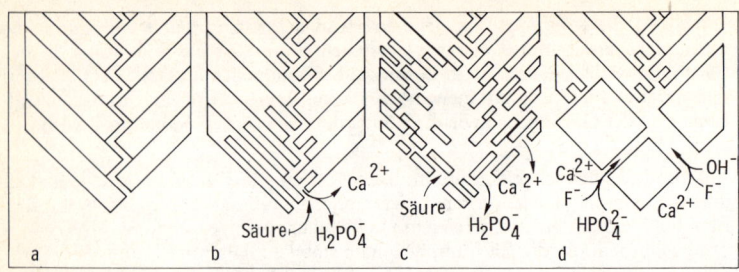

Abb. 4.5 Der Ablauf kariöser Demineralisation und vorübergehender oder definitiver Remineralisation läßt sich aus elektronenmikroskopischen Bildern (z. B. *Silverstone* u. Mitarb. 1981, *Arends* u. Mitarb. 1983) folgendermaßen rekonstruieren: a) Schmelz neu durchgebrochener Zähne weist intakte Kristallite, aber auch Mineralisationslücken auf wie hier im Grenzbereich zwischen 2 Prismen, wo die Diffusion 5 Größenordnungen schneller verläuft als im Innern der Prismen. b) Unter Säureeinfluß werden Kristallite ausgehöhlt, angelöst und die Lücken (Diffusionswege) erweitert. c) Unter zunehmendem Säureeinfluß werden die Lücken noch größer und Kristallite zerfallen. d) Bei wiederkehrender Übersättigung, Neutralisation und Verfügbarkeit von F⁻ wachsen wieder Kristalle: Remineralisation; die Stabilität ist höher als ursprünglich

sche Bilder stützen aber diese Erklärung nicht. Die ausgehöhlten Kristallite könnten auch bei fortschreitender Auflösung ohne Druck von innen zerfallen. Wie dem auch sei, was man auf vielen elektronenmikroskopischen Aufnahmen erkennen kann, ist die Entstehung von zu beachtlicher Größe angewachsenen Kristalliten im Grenzbereich des Prismen (SILVERSTONE u. Mitarb. 1981); dort sind die Diffusionskanäle weit genug, um massiv entkalkende Säure eindringen zu lassen, und hier ist auch genügend Volumen für Flüssigkeit, die nach Ablauf des Entkalkungsschubs wieder remineralisierende Ionen heranführen kann. Die großen Kristalle können nur durch sekundäres Wachstum entstanden sein (ARENDS u. Mitarb. 1983; Abb. 4.5).

Bei dieser Art der Remineralisation handelt es sich um eine Umverteilung von Mineral im Zuge der frühen kariösen Kreidefleckbildung, wobei die Oberflächenschicht durch rückdiffundierende Ionen auf Kosten des fortschreitenden Zentrums wieder erhärtet. Die gleichen chemischen Vorgänge und das gleiche Wachstum von teilweise zerstörten Kristalliten spielen sich aber auch bei einer Remineralisation von außen ab, wenn die kariogenen Säureschübe und die schubweise innere Umschichtung aufgehört haben.

Kariogene Entkalkung, Ätzung und Erosion

Man unterscheidet 2 prinzipiell verschiedene Arten des Säureangriffs auf Zähne:

1. Die *kariogene Tiefenentkalkung unter Plaque*, die sehr lange unter glatter Oberfläche und scheinbar ohne Substanzverlust als Kreide-

fleck imponiert; sie verläuft langsam in Schüben, bis relativ spät der Schmelz zusammenbricht und eine kariöse Kavität entsteht.

2. Die *ätzende* und chronisch schließlich *erosive Oberflächenentkalkung durch aggresive freie Säuren*, die auf exponierten, stets sauberen Teilen von Zahnkronen durch Kombination von chemischer Auflösung und mechanischer Friktion zu erheblichen Substanzverlusten führen kann.

Karies und Erosion hat man, wie aus der kurzen Beschreibung in Tab. 4.6 hervorgeht, mit vollem Recht als 2 grundlegend verschiedene Arten der Schmelzzerstörung gesehen (Abb. 4.6). Wichtige Unterschiede zwischen beiden Prozessen liegen nicht nur in Ursprung, Lokalisation und Konzentration der beteiligten Säuren. Bedeutsam ist vielmehr auch der Zustand der Pellicle-Plaque-Grenzschicht, die (solang Dicke und Gärungsaktivität der Bakterienansammlung in Grenzen bleibt) durchaus schützende Funktionen hat. In Kap. 5 (S. 167 f.) wird ausgeführt, daß die Speichel- bzw. Pellicle-Proteine nicht nur den Ionenzustand von Ca^{2+} stabilisieren. Die Kristalloberflächen werden quasi „abgedichtet" und die zunehmende Konsolidierung bei der Pellicle-Reifung bremst auch die Ionenwanderung. Diese Eigenschaft der reifen Pellicle äußert sich als selektive Durchlässigkeit, die eine Entkalkung von Schmelz erheblich hemmen kann (Abb. 5.10). Der Kern des Hemmechanismus liegt darin, daß trotz Säureeinwirkung, d. h. Untersättigung, die *unmittelbare* Umgebung des Zahnes wenigstens relativ gesättigt bleibt: Die reife Pellicle mit ihrem Wasser- und Ionenbindungsvermögen stellt eine ruhende und puffernde Grenzschicht dar. Gegen starke Säuren, z. B. unverdünnten Saft von Zitronen und Grapefruit oder einen sauren Apfel ist sie allerdings nicht beständig. In der Mundhöhle könnten aber ohne die mechanisch zähe Pellicle bereits schwach saure Speisen und Getränke – und das sind praktisch alle außer Wasser und Milch – zur Anätzung und schließlich „Erosion" führen, weil inniger Kontakt und Bewegung beim Kauen und Schlucken immer wieder frische Säure an den Zahn heranbringt. Auch nach Einwirkung von starken Säuren und Abheben der Pellicle bildet sich immer rasch wieder eine neue. Ihre Reifung und volle Funktion ist aber erst nach Tagen erreicht.

Anätzung und ihre klinische Bedeutung

Das extreme Gegenteil der langsamen, intermittierenden kariogenen Tiefenentkalkung durch schwache Gärungssäuren ist die kurze heftige Anätzung, z. B. mit ungepufferter konzentrierter Phosphorsäure, wie sie klinisch in den letzten Jahren in den zahnärztlichen Praxen zunehmend an Bedeutung gewonnen hat (Tab. 4.6). Generell ist der Anwendungsbereich die Vorbereitung („conditioning") von Schmelzoberflächen, wenn Kunststoffe darauf haften sollen. Beispiele sind: Versiegeln von Fissuren, Füllungen mit Kunststoffen und direkte Befestigung von bänderlosen

Tabelle 4.6 Die 3 verschiedenen Arten von Säureeinwirkung auf Zahnschmelz und ihre charakteristischen Folgen

	Mechanismus	erreichte Tiefe	Agens	Oberfläche	Umkehrbarkeit	klinische Bedeutung
initiale kariöse Entkalkung	intermittierende Tiefenentkalkung („Kreidefleck"); diffusionsabhängig	bis ca. 1 mm	schwache organische Gärungssäuren (pH um 5)	plaquebedeckt, intakt, glatt, wenig entkalkt	reversibel (solange Oberfläche noch intakt)	noch reversibles, aber alarmierendes Zeichen von Kariesaktivität
artifizielle Anätzung (conditioning)	einmalige massive Oberflächenauflösung	3–40 µm	konzentrierte Säuren (pH 1–3)	plaquefrei, rauh	nicht reversibel	therapeutische Indikation (z. B. Versiegeln)
Erosion	häufige Anätzung über Jahre in Schüben; chemische kombiniert mit mechanischer Einwirkung	von einigen µm bis (in Extremfällen) ins Dentin	Nahrungssäuren (pH 2–3)	plaquefrei, glatt „poliert"	nicht reversibel	selten; aber ohne Maßnahmen progredient

Halterungen für Außenbögen in der Kieferorthopädie. Die Kunststoffe haben keine Klebekraft und gehen mit der klinisch intakten glatten Schmelzoberfläche keine chemische Bindung ein. Genügende Adhäsion ist nur durch „Aufrauhen" mittels Anätzung möglich. Dabei werden selektiv 3—40 μm tief Unebenheiten in der Schmelzoberfläche geschaffen.

Erosion und ihre klinische Bedeutung

Wie die artifizielle zahnärztliche Anätzung beruht auch die Erosion auf der Einwirkung eines großen Überschusses an relativ starken Säuren. Das klinische Erscheinungsbild kommt aber nur nach Jahren bei sehr häufiger wiederholter Anätzung zustande, z.B. bei Menschen, die die Gewohnheit haben, jeden Tag mehrere saure Äpfel zu essen, oder viel Zitrusfrüchte, Spinat, Rhabarber und viel Yoghurt, und die dazu noch häufig gründlich die Zähne reinigen, vielleicht noch mit einer stark scheuernden Zahnpaste, wodurch sanft eingedellte glatte Wannen

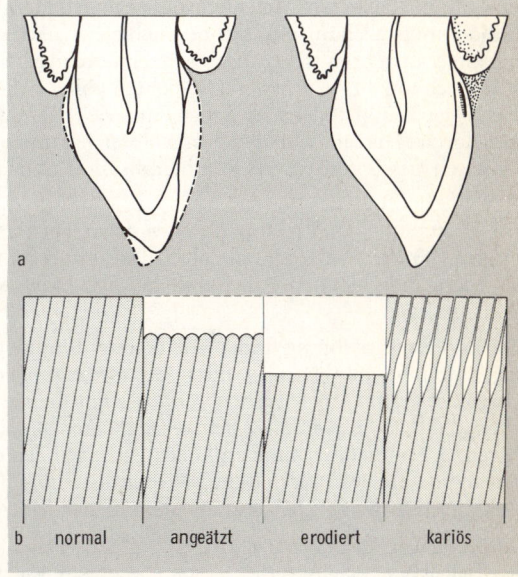

Abb. 4.**6** a) Obere Schneidezähne im Sagittalschnitt, links mit erosiven Substanzverlusten (labial bis zur Freilegung des Dentins), rechts mit kariöser Tiefendemineralisation unter Plaque. b) Beschaffenheit und Niveau der oberflächlichen Enden der Schmelzprismen bei den Zuständen, wie sie in Teil a) der Abb. bzw. in Tab. 4.**6** dargestellt sind: normaler Schmelz, angeätzt, erodiert (= chronisch geätzt und mechanisch „poliert") und kariös entkalkt (s. auch Abb. 4.**8**)

und im Extremfall keilförmige Defekte entstehen (MÜHLEMANN 1962, REUTER 1978). Der Sitz der Erosionen sind immer prominente, exponierte Zahnpartien wie die labiale starke Wölbung an Schneide- und Eckzähnen, wo die Defekte nierenförmig sind. Manchmal finden sich Erosionen auch bukkal an Prämolaren und den Kauflächen der Prämolaren und Molaren. Die Ätzung scheint nur dort klinisch manifest zu werden, wo Reibung der Lippen oder der sauren Nahrung stets für frische Zufuhr noch nicht gepufferter Säure sorgt; denn saure Nahrung regt immer die Speichelsekretion an, und der starke Speichelfluß sorgt nicht nur für Neutralisierung, sondern auch für raschen Abtransport aus der Mundhöhle. Erodierter Schmelz sieht, durch die Kombination von Säure- und Scheuerwirkung, immer wie auf Hochglanz poliert aus, und ist auch durch die stets harte Oberfläche der Defekte und ihre typische Lokalisation klinisch leicht von kariösen Läsionen zu unterscheiden (Abb. 4.6 u. Tab. 4.6).

Die kariöse Läsion im Vergleich mit erosiven Schmelzentkalkungen

Trotz prinzipieller Unterschiede zwischen Karies und erosiver Ätzung deutet vieles darauf hin, daß das allererste Stadium der oberflächlichen Entkalkung bei beiden Arten von Säureangriff identisch ist. Die Wege im Entkalkungsmechanismus trennen sich gleich nach diesem Frühstadium: Bei dem ungebremsten Angriff ätzend-erosiver Säuremassen werden stürmisch immer neue Schmelzschichten völlig aufgelöst, während beim kariogenen Angriff der schwachen bakteriellen Säuren der erste Ansturm sich durch Neutralisation bald totgelaufen hat und oft gleich danach gute Chancen für unmittelbare Remineralisation und damit Reparatur bestehen.

Die Entstehung von Erosionen ist zweifelsfrei geklärt und jedem klinisch tätigen Zahnarzt vertraut, zumal man sie immer häufiger sieht und meist in jedem individuellen Fall durch häufige Einwirkung starker Säuren erklären kann.

Die kariöse Entkalkung findet bereits unter Einfluß geringer Ansäuerung der Zahnplaque (pH um 5) durch langsame Diffusions- und Austauschvorgänge statt. Dabei werden zunächst vorübergehend die oberflächlichen, dann vor allem tiefere Schmelzschichten allmählich unter intermittierender Säureeinwirkung entkalkt; zwischen den einzelnen Mikrosäureträumen findet Umverteilung, Wiederausfällung (Repräzipitation) und Rekristallisation von Mineral in entstandenen Mikroporen statt.

Schwer zu verstehen war bislang der genaue Entstehungsmechanismus der kariösen Tiefenläsion („Subsurface"-Läsion). Schon seit den 50er Jahren gibt es darüber Hypothesen, die sich als tragfähig erwiesen haben, soweit es prinzipiell das Nebeneinander von De- und Remineralisation im plaquebedeckten Schmelz betrifft. Theoretisch ist man sogar heute schon weitgehend in der Lage, die Phasenumwandlungen bei Auflösung und Neubildung von Schmelzmineral zu beschreiben. Die experimentellen Modelle zur Prüfung der Hypothesen liefern keine einheitlichen Ergebnisse. Im Schmelz diffundieren Ionen in winzigen Flüssigkeitsmengen durch Mikrospalten zwischen dicht gepackten Kristalliten; vielleicht kann man die Vorgänge wegen Adsorption und Elektronenübertragung zwischen Ionen bei den verschiedenen und rasch wechselnden Ionenkonzentrationsverhältnissen während der Umschichtung und Umkristallisation des Minerals in der Läsion überhaupt nicht befriedigend in einem einzigen Modell nachbilden. Mit der dynamischen Änderung der Lösungsvolumina und Ionenaktivitäten ändern sich nämlich auch ständig die Sättigungsverhältnisse. Dazu kommt, daß auch die Analyse kleinster Mengen von Calciumphosphaten schwierig ist, wenn es auf die exakte Bestimmung der Kristallisationsform ankommt.

Vorerst geben nur die Morphologie und die Mikromorphologie kleiner Schmelzläsionen einen direkten Einblick in das Ergebnis des kariogenen Angriffs.

Die Histologie der Schmelzläsionen

In der Beschreibung der Histologie der Schmelzläsionen hat die Zürcher Schule schon unter Alfred Gysi (NISHIMURA 1926) Pionierarbeit geleistet, und auch die neueste Monographie über die Zahnkaries von SILVERSTONE u. Mitarb. (1981) macht im Prinzip die gleiche in Abb. 4.7 dargestellte Einteilung: Unter der weitgehend noch HARTEN, SCHEINBAR IN-

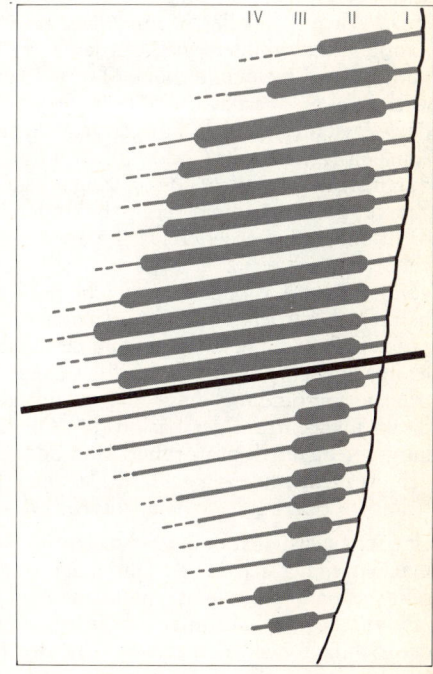

Abb. 4.**7** Verteilung der Mikrolücken („Porenvolumen") in einer kleinen Schmelzläsion. I = harte Oberflächenschicht, 4–9% Poren; II = Zentrum der Läsion, 25–50% Poren; III = Zone der Trübung, 2–4% Poren; IV = Zone der Transparenz, 1% Poren. Die Schmelzpartie unter dem Trennungsstrich wurde remineralisierenden Bedingungen unterworfen, wodurch die reparierten tiefen Abschnitte der Zone II wieder ein kleineres Porenvolumen (ähnlich dem der Zone III) erhalten

TAKTEN OBERFLÄCHENSCHICHT („surface layer") von meist etwa 30 μm Dicke liegt die eigentliche Läsion, „the body of the lesion". Im Deutschen ist man geneigt, diesen Ausdruck mit „Kern der Läsion" zu übersetzen. Das kann zu Mißverständnissen führen, denn ein Kern ist im allgemeinen hart. Dieser Kern, besser das *Zentrum der Läsion*, ist weich: Er weist 25–50% imprägnierbare Mikrolücken (Poren) auf. Das deutet auf eine sehr weitgehende Entkalkung, im Vergleich mit der Oberfläche (4–9%) und der im Schmelzinnern angrenzenden „dunklen Zone" mit 2–4% Mikrolückenvolumen (identisch mit der *„Zone der Trübung"* nach Nishimura).

Sowohl die harte Oberflächenschicht als auch die Zone der Trübung werden von den Schmelzhistologen als Mineralumschichtungsphänomen gedeutet (SILVERSTONE u. Mitarb. 1981). Unter der Zone der Trübung ist in der Hälfte der Fälle eine *„Zone der Transparenz"* mit geringem Porenvolumen sichtbar, die die Läsion zum gesunden Schmelz abgrenzt. Das gesamte Volumen im gesunden Schmelz, das nicht mineralisiert ist, ist gefüllt mit Wasser und Resten organischer Matrix. Es bildet ein Netz von Mikrokanälchen, durch das Ionen in allen Richtungen langsam diffundieren können. Ist das Porenvolumen erst einmal drastisch vergrößert wie im Zentrum der Läsion, geht der Ionentransport entsprechend schneller. Wenn außen am Schmelz durch Plaquebakterien häufig Säure gebildet wird, werden saure Bestandteile quasi hinein „gepumpt" und mehr und mehr Material geht verloren, bis die scheinbar noch intakte Oberfläche einbricht. So weitgehend intakt, wie man lange dachte, ist diese Schicht übrigens gar nicht. Sie wird von penetrierenden Kanälen („Mikropits" oder „focal holes") von 5–10 μm Durchmesser durchzogen. Angesichts dieser Zugänge erstaunt es nicht, daß bei manchen initialen Läsionen bereits Bakterien in die Tiefe gelangen können, nicht nur im Fissurenbereich (ERMIN 1975), sondern auch auf Glattflächen (BRÄNNSTRÖM u. Mitarb. 1980). Dennoch müssen diese wenig voluminösen Läsionen noch nicht als irreversibel bakteriell besiedelt betrachtet werden, und die Aussichten auf völlige klinische Remineralisation sind dadurch kaum geschmälert. Jedenfalls stellen die Mikrokanäle, in gewissen Abständen zufällig verteilt, eine Art Schnell- und Direkttransportverbindung durch die im übrigen dichte Oberflächenschicht direkt ins Zentrum der Läsion dar. Ob sie als Matrixstränge entwicklungsgeschichtlich präformiert sind oder erst durch Entkalkung entstehen, ist nicht eindeutig geklärt (HAIKEL u. Mitarb. 1983, THYLSTRUP u. Mitarb. 1983, FEJERSKOV u. Mitarb. 1984).

Um Schwachstellen in der Schmelzoberfläche experimentell sichtbar zu machen, eignet sich das Verfahren der Ätzung mit relativ großen Mengen sehr starker Säuren; man erhält dann ein Relief, wie man es zur Haftung z.B. von Sealants ausnutzt. Wohlgemerkt ist die Art dieses Angriffs auf den Schmelz verschieden von dem der kleinsten Mengen schwacher bakterieller Säuren, die den langsamen, schubweisen, diffusionsbedingten kariogenen Entkalkungsprozeß kennzeichnen. Eine Übereinstimmung jedoch besteht: Irgendwann trifft einmal ein allererster Säureangriff die unveränderte Oberfläche eines vor kurzem durchgebrochenen Zahnes.

In der Deutung morphologischer Bilder von angeätztem Schmelz findet sich bis in die letzten Jahre Unsicherheit über die Schwachstellen in bezug auf die Prismenstruktur: Greift Säure primär die Randbezirke der Prismen an, oder werden zuerst Kristallite im Prismenkern aufgelöst? MORTIMER u. TRANTER (1971) beschrieben, wie andere Forscher auch, das Vorkommen beider Phänomene, und noch SILVERSTONE u. Mitarb. (1981) schrieben die „sogenannte bevorzugte Entkalkung bestimmter Prismenregionen" hauptsächlich Artefakten bei der Vorbereitung der Proben zu. Erst ARENDS u. TEN CATE (1981) gaben Anhaltspunkte, die eine plausible natürliche Erklärung beider Erscheinungen nebeneinander ermöglichen.

Danach hatten VAHL u. PLACKOVA (1967) recht, die „Bildung poröser Säume an den Schmelzprismenrändern" als erste Erscheinung bei der beginnenden Karies annahmen, verbunden mit „Kristallumbildung bzw. -neubildung" (Abb. 4.**5**).

Betrachten wir den Bau der Schmelzprismen (Abb. 4.**2**), so imponieren sie an ihrer Stirnseite, mit der sie im Verband die Schmelzoberfläche bilden, als Schlüssellochoder Hufeisenform; während die Kristallite im Kern parallel zur Achse des Prismas orientiert und sehr dicht geschichtet sind, liegen sie in den Grenzzonen, vor allem im Schlüsselbart der Prismen, abweichend von der Längsachse und nicht so dicht gelagert wie im Prismenkern. Diese Tatsache läßt schon theoretisch eine größere Empfindlichkeit der Prismenperipherie gegen einen chemischen Angriff vermuten, denn zwischen den weniger dicht gelagerten Grenzzonenkristalliten mit entsprechend großen Mikrolücken (Poren) bleiben größere Räume für organische Matrix plus Wasser, also breitere Bahnen für den Transport von entkalkenden Säuren und ganz allgemein Teilchen und Ionen aller Art.

Die Schmelzoberfläche wird durch organische Beläge mehr oder weniger gegen die umgebende flüssige Phase abgeschirmt. Sind die Beläge dick im Sinne einer Plaque, dann droht chronische kariöse Entkalkung. Wird jedoch eine gewisse Dicke nicht überschritten, so bietet die organische Zwischenschicht den Vorteil des Erosionsschutzes ohne die Nachteile einer echten Plaque (Abb. 4.**8**a).

Man kann klinisch noch von einem sauberen Zahn sprechen, wenn die physiologische Bakterienbesiedlung eine Schichtdicke von 20 Mirkoorganismen übereinander nicht überschreitet. Bei diesen dünnen Lagen (etwa 20 µm) können bakterielle saure Stoffwechselprodukte, die bei Zuckerzufuhr entstehen, in kurzer Zeit durch die Speichelpuffer neutralisiert werden. Auch nichtbakterielle freie Säuren, die mit Nahrung (sauren Früchten, Joghurt, Spinat) an die Zähne gelangen und direkt ätzend – auf die Dauer erosiv – den Schmelz angreifen können, werden im allgemeinen rasch abgepuffert. Nur wenn in einem dickeren Bakterienbelag sich Gärungssäuren anhäufen oder aggressive freie Säuren (Zitrusfrüchte) auf den Schmelz einwirken, findet eine „primäre Entkalkung" statt, wobei die Randbezirke der Prismen mit weniger dicht geschichteten Kristalliten als Schwachstellen zuerst durch Auflösung von Mineral verändert werden. Schematisch ist diese primäre Entkalkung in Abb. **4.8**b dargestellt.

Wird in diesem allerersten Stadium der Entkalkung die beginnende kariogene, noch nicht sehr dicke Plaque entfernt bzw. die Einwirkung freier Nahrungssäuren nicht fortgesetzt, so können die teilweise entkalkten Prismenrandgebiete vom Speichel her remineralisiert und sogar erhöht widerstandsfähig werden (Abb. **4.8**c). Wirken dann erneut Säuren auf eine solche reparierte Schmelzpartie ein, so erweisen sich die früheren Schwachstellen an der Peripherie der Prismen als so gut (re)mineralisiert, daß nun bei erneutem (verstärktem) Säureangriff die *Kernbezirke* der Prismen sich als relativ weniger resistent erweisen und entkalkt werden (Abb. **4.8**d). Dies wird durch kurze Anätzung der Oberfläche mit starker Säure sichtbar; das gleiche Bild wurde aber auch an Approximalflächen nach längerem Kariesangriff in vivo gefunden (HAIKEL u. Mitarb. 1983).

Richten wir nun aber das Augenmerk wieder auf die Wirkung der kariogenen schwachen Bakteriensäuren. Jedes Schmelzareal kann bereits einige Tage oder Wochen nach dem Durchbruch eine wechselvolle Geschichte mit häufig alternierenden Demineralisierungs- und Remineralisierungsepisoden hinter sich haben. Es kann aber auch, beispielsweise an Plaqueprädilektionsstellen unter dicken, nie entfernten Bakterienbelägen, unmittelbar nach dem primären Schaden (Abb. **4.8**b) kontinuierlich unter Auslassung von Remineralisationsepisoden (wie in Abb. **4.8**c) eine fortschreitende Tiefenentkalkung hervorgerufen werden (Abb. **4.8**e). Entfernt man dann die chronische Plaqueansammlung, findet man klinisch einen Kreidefleck. Der Schmelzschliff zeigt bei Untersuchung mit weichen Röntgenstrahlen bis in Tiefen von 100 μm und mehr eine Entkalkung der Prismengrenzbereiche; dieser Befund entspricht dem Schema in Abb. **4.8**e.

Man weiß heute sicher, daß die beinahe voll mineralisierte Deckschicht über dem schon weitgehend entkalkten Zentrum der Läsion durch *Remineralisationsvorgänge* sekundär entsteht, nachdem die Oberflächenlage schon einmal, zu Beginn, genausoweit entkalkt war wie das Zentrum zu einem späteren Zeitpunkt. Im Verlauf der Säurediffusion in den Schmelz wurde Mineral aufgelöst, umgeschichtet und unter Um- und Rekristallisation durch eine Art „Remineralisation von innen" die Oberflächenschicht auf Kosten des Mineralgehaltes der tieferen Schmelzlagen wieder repariert. Man könnte sich auch vorstellen, daß die oberflächliche Schmelzschicht wegen ihres sehr hohen Fluoridgehaltes (s. unten) intakt bleibt. Mehrere Beobachtungen sprechen jedoch gegen eine Erklärung ausschließlich aufgrund hohen Fluoridgehalts.

AOBA u. Mitarb. (1981) unterwarfen Preßlinge aus Apatitpulver homogener Zusammensetzung im Reagenzglas kariogenen Bedingungen; dabei bildete sich ebenfalls eine „intakte" Oberflächenschicht und ein stark entkalktes „Läsionszentrum" in der Tiefe aus. Eine zweite Beobachtung wurde an ebenfalls homogenem Apatit, dem extrem fluorreichen Enameloid von Knorpelfischen gemacht: Der „Schmelz" von Haifischzähnen besteht aus praktisch stöchiometrisch reinem

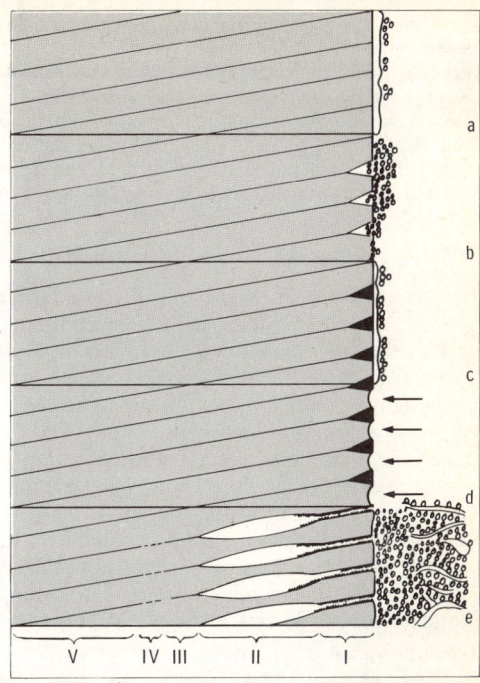

Abb. 4.8   Schema möglicher Angriffswege bei der Schmelzentkalkung.
a) Intakter Schmelz mit schützender Pellicle und dünner Bakterienlage; b) primärer Säureangriff führt zu interprismatischer Auflösung; c) bei regelmäßiger Reinigung, Bildung einer Pellicle unter Speichelzutritt und vor allem unter Fluoridangebot findet interprismatisch Remineralisation mit Resistenzerhöhung statt, so daß d) erneuter Säureangriff in erster Linie die (nun relativ weniger resistenten) Prismenzentren auflöst. Zur Bildung einer typischen Kariesläsion kann es durch fortgesetzte Säureeinwirkung unter dicker werdender Plaque kommen, wobei wie in e) dargestellt die interprismatischen Gebiete als bevorzugte Diffusionskanäle fungieren, es kann aber auch auf dem Boden des Zustandes d) zur Tiefenentkalkung durch Prismenzentren kommen. Zonen in e): I = Oberflächenschicht, II = Zentrum der Läsion, III = Zone der Trübung, IV = Zone der Transparenz, V = gesunder Schmelz

Fluorapatit mit 3,7% F, d. h. alle OH-Gruppen entlang der c-Achse der Kristallite sind durch F ersetzt. Interessant ist nun, daß unter realistischen Bedingungen in vitro der simulierte Kariesangriff an Haizähnen histologisch zu der gleichen charakteristischen Tiefenentkalkung führte wie natürliche Karies im relativ F-armen Schmelz beim Menschen (CLEMENT u. Mitarb. 1981). Schließlich entsteht auch in Schmelz, bei dem die F-reiche Oberfläche abgeschliffen wurde, unter kariogenen Bedingungen die charakteristische Tiefenläsion. Wenn darum auch der ursprüngliche F-Gehalt der Oberflächenschicht ein eventuelles Intaktbleiben nicht zu garantieren scheint, hat doch die *Anwesenheit von Fluorid mit der sekundären Entstehung dieser Deckschicht durch Remineralisation* (von innen wie von außen) sehr viel zu tun. De- und Remineralisationsversuche im Laboratorium deuten nämlich darauf hin, daß unter kariesähnlichen Entkalkungsbedingungen die fortlaufende Regeneration der Oberflächenschicht ohne Verfügbarkeit von F⁻-Ionen nicht erfolgt (TEN CATE u. DUIJSTERS 1983).

De- und Remineralisationsdynamik und die Rolle von Fluorid

Die deutlichsten Hinweise für den Verlauf der Remineralisation im Schmelz und den Einfluß, den F⁻ darauf nimmt, haben *Ent*kalkungsversuche geliefert (GRAY 1966, TEN CATE u. DUIJSTERS 1983, ARENDS u. CHRISTOFFERSEN 1986). Es handelt sich dabei strenggenommen um eine Umverteilung und Neukristallisation von gerade durch Säureeinwirkung gelöstem Schmelzmineral, und ARENDS u. GELHARD (1983) schlagen daher vor, den Ausdruck „Remineralisation" strikt für die Auffüllung von Schmelzdefekten durch von außen herangeführte Mineralbausteine zu reservieren. Dennoch besteht zwischen Umkristallisation und Remineralisation im engeren Sinn prinzipiell kein Unterschied; die Vorgänge werden darum hier, schon wegen des ständigen dynamischen Wechsels zwischen de- und remineralisierenden Bedingungen an der Speichel-Plaque-Schmelz-Grenzschicht, nicht gesondert betrachtet.

Man kann die Plaqueflüssigkeit als eine Lösung ansehen, die u.a. Calcium und Phosphat enthält. Um den Neutralpunkt liegt die eine Hälfte der Phosphationen als HPO_4^{2-}, die andere als $H_2PO_4^-$ (Abb. 4.1: $pK_2 = 7,2$). Ein Teil der H⁺-Ionen, die bei der Bildung von Gärungssäuren freigesetzt werden, protonisiert weitere HPO_4^{2-}, ein anderer Teil der freien H⁺-Ionen läßt den pH-Wert sinken, bis bei etwa pH 5 alle Phosphationen in der Form von $H_2PO_4^-$ vorliegen. Eventuell bei andauernder Säurebildung zusätzlich freikommende H⁺-Ionen finden in der Flüssigkeit um die Zahnoberfläche zunächst keine Phosphatgruppen mehr, an die sie sich anlagern könnten, bleiben deswegen frei und senken das pH weiter. Der benachbarte Schmelz ändert diese Situation: H⁺-Ionen können sich außer mit gelösten auch noch mit Phosphatgruppen des Schmelzminerals verbinden:

$$PO_4^{3-} + H^+ \rightarrow HPO_4^{2-}$$

Durch diese zunehmende Protonisierung muß das Schmelzmineral zunächst Ca^{2+}-Ionen freigeben, d.h. es wird bei beginnendem Säureangriff calciumdefizient, bis schließlich die apatitische Konfiguration nicht mehr haltbar ist und das Mineral als Ganzes (und damit auch proportional Phosphat) in Lösung geht. Zu Beginn des Säureangriffs zeigt übrigens fluoridhaltiger Apatit (FHAP) keine geringere Löslichkeit als HAP, weil (unabhängig von der Zahl der stabilisierenden F⁻ statt OH⁻ entlang der c-Achse) in jedem Fall die Protonisierung peripherer PO_4^{3-}-Ionen den Zusammenbruch des Apatitkristallgefüges einleitet. Anfangs bestimmt allein die Kristall*oberfläche* die Schnelligkeit, mit der Mineral in Lösung geht, beim Fortschreiten in die Tiefe wird die Auflösung *diffusions*abhängig. GRAY u. FRANCIS (1963) fanden die Entkalkungsgeschwindigkeit mit der einwirkenden Gesamtsäure (H^+ + undissoziierte Säuren) linear korreliert. Der Anteil an H^+ ist übrigens wegen des niedrigen Dissoziationsgrades der Gärungssäuren nicht groß. Es diffundieren also vor allem die Säuren, und erst an der Kristalloberfläche wird ihr Proton als H^+-Ion auf Phosphat übertragen.

Diese Demineralisation, die klinisch als Kreidefleck imponiert, ist nicht irreversibel. Es kann unter folgenden Voraussetzungen zur Remineralisation der kariösen Schmelzläsion kommen:

1. Vermeiden häufiger Entkalkungsschübe,
2. relativ lange neutrale Pausen,
3. guter Zugang für calcium- und phosphatübersättigten Speichel,
4. optimales Fluoridangebot (bezüglich Frequenz und Konzentration).

Diese Zusammenhänge sind in Abb. 4.**9** dargestellt.

Die Auflösung von Schmelz wird durch Ca^{2+} und andere Kationen, aber auch durch Anionen unterdrückt. Der komplizierte Vorgang ist nach GRAY u. FRANCIS (1963) nur dadurch befriedigend zu erklären, daß eine Wiederausfällung bzw. Rekristallisation in Lösung befindlicher Ionen (evtl. noch im sauren Milieu) eintritt, und zwar in Form einer Phase, die anders als das ursprüngliche und ja inzwischen gelöste Mineral unter den gegebenen Bedingungen stabil ist. Diese Phasen bilden Lagen auf den angelösten Kristalliten, und im günstigsten Fall verhindern sie den Zutritt weiterer H^+-Ionen und das Auswandern von Ca^{2+} und HPO_4^{2-}. Die chemische Analyse dieser dünnen Lagen (etwa 2 nm dick) ist sehr schwierig. Vieles spricht dafür, daß bei sehr geringgradiger Übersättigung und niedriger F^--Konzentration Fluorapatit oder FHAP entsteht (CROMMELIN u. Mitarb. 1983). Bei starker Ansäuerung kann DCPD ausfallen (WEATHERELL u. Mitarb. 1983), in Anwesenheit von genügend Fluorid auch CaF_2.

Die wichtigsten Vorgänge im Rahmen der kariösen De- und Remineralisation sind in Tab. 4.7 nochmals übersichtlich zusammengefaßt.

Fluorid spielt bei der Remineralisation (wie auch schon bei der Mineralisation) eine Doppelrolle als eine Art Katalysator der OCP-Umwandlung einerseits und als Reaktionspartner andererseits, wird es doch auch an Stellen für OH^--Ionen in das Gitter eingebaut. Wie hoch der F-Anteil im entstandenen Fluorhydroxylapatit ist, hängt von der Höhe und Form des F^--Angebots, der Konzentration und dem Abstand von der Schmelzoberfläche ab. Es ist schon lange bekannt, daß Fluorid die Hydroxylgruppe im Apatit isomorph ersetzen kann. Der Radius des F^--Ions ist mit 1,33 Å beinahe der gleiche wie beim OH^--Ion (1,32 Å), und auch die Ladung beider Ionen ist einfach negativ. Bei dieser Substitution tritt im Aufbau des Gitters keine strukturelle Veränderung ein. Eher verleiht F^- an Stelle von OH^- dem Kristallgitter größere Stabilität, auch wenn nur ein kleiner Anteil ersetzt ist. Hohe Anteile finden sich im menschlichen Schmelz nur dicht an der Oberfläche bleibender Zähne; schon 50 μm tiefer ist meist

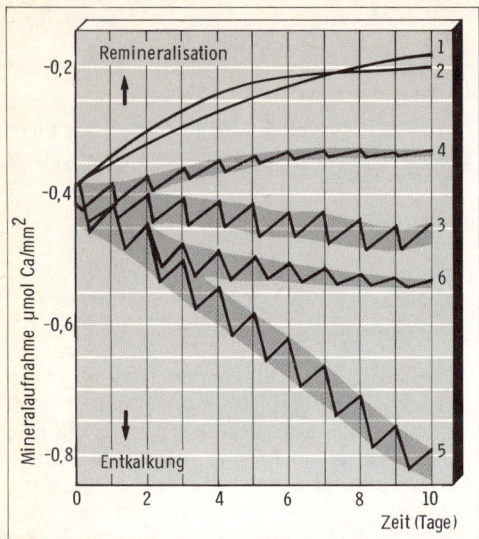

Abb. 4.9 Calciumverlust bzw. -einbau bei Entkalkung und Remineralisation in periodischem Wechsel (Zyklen von 24 Stunden, 10mal wiederholt). Der zur Zeit der „pH-Wechselbäder" als Ausgangspunkt für alle Proben angegebene Calciumverlust von $-0,376$ $\mu mol/mm^2$ entstand bei der standardisierten experimentell-kariösen Vorentkalkung. Alle von da aus steigenden Kurventeile bedeuten Remineralisation (Remin.), alle fallenden weitergehende Entkalkung (Demin.). Die Bedingungen bei den 6 Behandlungsarten mit künstlichem Speichel waren:
1 24 Std. Remin., 0 Std. Demin.
2 24 Std. Remin. mit 2 ppm F, 0 Std. Demin.
3 21 Std. Remin., 3 Std. Demin.
4 21 Std. Remin. mit 2 ppm F, 3 Stdt. Demin.
5 16 Stdt. Remin., 8 Std. Demin.
5 16 Std. Remin. mit 2 ppm F, 8 Std. Demin.
Der „Remin.-Speichel" hatte pH 7,0 bei einem Ionengehalt von 1,5 mmol Ca und 0,9 mmol PO_4, der Demin.-Speichel pH 4,7; 2,2 mmol Ca und 2,2 mmol PO_4. Bei 2, 4 und 6 waren 2 ppm Fluorid zugefügt (aus *ten Cate*, J. M., P. P. E. *Duijsters*: Caries Res. 16 [1982] 201)

nicht mehr als 1% der OH-Gruppen durch F ersetzt. Aber auch maximaler F-Gehalt macht den Schmelz nicht absolut resistent gegen entkalkende Einflüsse, wie sie in Plaque herrschen. Nelson u. Mitarb. (1983) untersuchten das Auflösungsverhalten von Apatiten in sauren Pufferlösungen. Ein Gehalt von 1000 ppm (1 ppm = 1 Teil pro Million Teile) in den Schmelz eingebauten Fluorids senkte, verglichen mit einem fluorid-

Tabelle 4.7 Übersicht der wichtigsten Schritte und Stadien in der Entstehung und Remineralisation kariöser Schmelzläsionen (s. auch Abb. 4.5)

Demineralisation

1. aus Zuckern bakterielle Säurebildung und -anhäufung in Plaque: pH sinkt
2. Diffusion von Säuren und freien H^+-Ionen in den Schmelz
3. Untersättigung der Kristallitumgebung, zunächst in bezug auf defekte Apatite
4. Protonisierung von Phosphatgruppen im Apatit: $PO_4^{3-} + H^+ \rightarrow HPO_4^{2-}$
5. durch Protonisierung des Apatits zunächst Ca^{2+}-Freisetzung
6. bei andauernder Säureeinwirkung Auflösung des HPO_4^{2-}-angereicherten Apatits, u. U. lokal Bildung von DCPD, $Ca(HPO_4)_2 \cdot 2H_2O$

Kritisches Zwischenstadium

7. Verbreiterung der Diffusionswege im Schmelz durch Aushöhlung bzw. Anlösung von Kristalliten, innere Oberflächenvergrößerung; dadurch werden die Bedingungen verbessert, sowohl
   a) für weiter entkalkende Säureeinwirkung, als auch
   b) für Zustrom und Adsorption remineralisierender Ionen (Ca^{2+}, HPO_4^{2-}, F^-, OH^-)

Remineralisation

8. nach Ende der Säureproduktion nimmt Protonisierung im Schmelz wieder ab, interkristalline Flüssigkeit wird übersättigt, zunächst in bezug auf FAP und FHAP
9. Verhältnisse wie unter 7b führen zu Rekristalisation als FAP und FHAP, zumindest in Lagen auf den Restkristalliten; diese F-Apatite sind stabiler als ursprüngliche Defekt-HAP und führen zu größeren und säureresistenteren Kristalliten. Durch gelegentliche Demineralisationsschübe und anschließende Remineralisation unter F^--Einwirkung wird die Schmelzqualität verbessert, falls nicht *häufige* und *starke* Säureeinwirkung zu Situation 7a und Bildung eines kariösen Defekts (Kavität) führt

---

freien System, die Auflösungsrate nicht; dagegen wurde sie von nur 1 ppm Fluorid in der Entkalkungslösung um 20–30% erniedrigt. BORSBOOM u. Mitarb. (1985) haben eine ähnliche, stark entkalkungshemmende Wirkung schon bei etwa 0,2 ppm F^- beobachtet.

An synthetischen Apatiten mit bekanntem OH- und F-Anteil hatten MORENO u. Mitarb. (1977) schon früher die Grenzen der Löslichkeitsreduktion von Schmelz aufgezeigt. Waren weniger als 10% OH-Gruppen durch F ersetzt (was beim Menschen die Regel ist), wies der Apatit eine Löslichkeit auf, die kaum geringer war als die eines reinen Hydroxylapatits. Die Höhe der F-Konzentration im menschlichen Schmelz spielt also innerhalb des begrenzten beeinflußbaren Bereichs für seine Gesunderhaltung eine untergeordnete Rolle. In einer kariogenen, d. h. oft und lange sauren und untersättigten Umgebung ist die Verschiebung des labilen Gleichgewichts in Richtung Remineralisation durch F^- offenbar viel wichtiger als die Beeinflussung des Löslichkeitsprodukts. Allerdings ist eine Möglichkeit der F-Verteilung im Schmelz denkbar, bei der doch eine reduzierte Löslichkeit nach Remineralisation im Spiele ist. MORENO u. Mitarb. (1977) fanden die geringste Löslichkeit unter allen Apatiten (zwischen den Extremen reiner HAP und reiner FAP) bei einem FHAP, in dem die Hälfte der OH-Stellen auf der c-Achse – ideal alternierend jede zweite OH-Stelle – durch F ersetzt war. Obwohl ein durchschnittlicher F-Anteil von 50% in menschlichem Schmelz nicht annähernd erreicht wird, könnte im Zuge der Umverteilung während und nach Säureeinwirkung auf den ursprünglichen Kristalliten (mit niedrigem F-Gehalt) eine dünne Lage von FHAP mit sehr hohem F-Anteil gebildet werden. Auf diese Möglichkeit deuten Umkristallisationsexperimente von CROMMELIN u. Mitarb. (1983) mit Gemischen feinkörniger Apatite verschiedener Zusammensetzung. Je nach den Bedingungen könnte diese Beschichtung von angelösten Kristalliten mit schwererlöslichen Phasen auch über vorübergehende Bildung einer Calciumfluoridlage ablaufen (S. 71). Die Möglichkeit der Bildung relativ schwerlöslicher Lagen im Zuge der Remineralisation zeigt übrigens, wie *schwer es ist, die beiden Karieshemmfaktoren Löslichkeitsreduktion und Remineralisationsförderung eindeutig voneinander zu trennen.*

Vor nunmehr 30 Jahren hat der Physikochemiker A. KNAPPWOST (1952, 1979) erstmals seine Resistenztheorie der Karies veröffentlicht. Er sah sie als eine Ergänzung der Millerschen „Angriffstheorie" der bakteriellen Säureeinwirkung und beschrieb die Ausheilungsmöglichkeiten bei kleinen Schmelzläsionen unter Einfluß von Speichel und speziell Fluoridionen. In der Resistenztheorie stand von Anfang an die Dynamik des Gleichgewichts zwischen dem Schmelz und seiner Umgebung zentral. Damals stieß die Resistenztheorie auf wenig Verständnis, weil in der Erklärung der kariösen Entkalkung und Wiederverkalkung die Rolle der Plaque zu wenig berücksichtigt war, und man trotz Kenntnis der Möglichkeit einer Remineralisation noch zu wenig dynamisch dachte, um Knappwost mühelos folgen zu können. Heute verstehen wir besser, wenn er sagt: *Der Zahn wird nicht zerstört, wenn die Remineralisationsgeschwindigkeit des Schmelzes größer ist als die Auflösungsgeschwindigkeit.* Diese Formulierung betont die dynamische Seite der Vorgänge und auch die Instabilität des Gleichgewichts in der Mundhöhle. Dynamisch und nicht katalytisch sieht Knappwost auch die Rolle der Fluoridionen bei der Remineralisation; ihre Beschleunigung deutet er in einer Weise, die in die neueren Auffassungen von der sehr geringfügigen Übersättigung der umgebenden Flüssigkeit paßt. Zur Remineralisation *muß* aber die Umgebung in bezug auf Apatit übersättigt sein, und dazu tragen neben Ca^{2+} und Phosphationen auch OH^--Ionen bei. Es liegt ja nach dem vorangegangenen Säureschub ein angesäuerter, protonisierter Apatit mit viel HPO_4^{2-} anstelle von PO_4^{3-} vor, der auch noch calciumdefizient ist und viele OH-Leerstellen aufweist. TEN CATE (1979) hat schon zeigen können, daß sehr viele OH^--Ionen zur Neutralisation, zur Deprotonisierung

$$HPO_4^{2-} \xrightarrow{OH^-} PO_4^{3-} + H^+ + OH^- \longrightarrow PO_4^{3-} + H_2O$$

und auch zum Wiederaufbau der Apatitstruktur notwendig sind. KNAPP-
WOST (1979) geht vom Zustand bei bakterieller Säurebildung in der
Plaque aus, wobei häufig pH 5 und niedriger gemessen wird. Mit den
wenigen bei pH 5 existierenden OH^--Ionen, nämlich nur 10^{-9} mol/l,
kann bei gegebenem Calcium- und Phosphatgehalt des Speichels, wie
Berechnungen zeigen, das Löslichkeitsprodukt des Apatits nicht überschritten werden. Apatit kann dann nicht gebildet werden. Die Bedingungen für Remineralisation werden aber günstiger, wenn an die Stelle der
fehlenden OH^--Ionen F^--Ionen treten können. Ihre Konzentration ist
nach physiologischen Fluoridgaben bei pH 5 fast 10^{-5} mol/l, gleichbedeutend mit einem zehntausendmal höheren Anionenangebot als bei
Anwesenheit von ausschließlich OH^--Ionen (10^{-9} mol/l bei pH 5). Das
würde zumindest teilweise die 2- bis 3fach beschleunigte Remineralisation in Gegenwart kleiner Fluoridmengen erklären. Ebenfalls im Sinne
einer Deprotonisierung nach einem Säureangriff sah auch DESHAZER
(1976) einen die Remineralisation unterstützenden Effekt des stark elek-
tronegativen Fluorids: es könnte im sauren Milieu den HPO_4^{2-}-Ionen ihr
Proton entziehen und dadurch die Remineralisation von Apatit beschleunigen.

Fluoridwirkungen bei der Remineralisation in vivo

Die meisten Untersuchungen zur Remineralisation wurden an Schmelz
ausgeführt, der im Laboratorium zunächst künstlich kariös entkalkt
wurde und danach auch wieder im Reagenzglas remineralisiert wurde.
Dabei ist gegen die Erzeugung künstlicher Läsionen wenig einzuwenden,
denn das Verfahren hierzu liefert zuverlässige Resultate, die dem klinischen Bild sehr weitgehend entsprechen. Der zweite Schritt, die Remineralisation, läßt sich in vitro nur unbefriedigend simulieren, weil Speichel,
Pellicle und Plaque die wichtigen Faktoren Diffusion, Konzentration und
Ionenaktivität stark beeinflussen. Vor allem was Fluoridionen betrifft
zeigt sich, daß 98% des Fluorids von Plaque im Zellinnern der Bakterien
gespeichert ist. Nach dem ersten massiven Eindiffundieren von Fluorid in
hoher Konzentration kann demnach in vivo die „Erhaltungskonzentra-
tion" niedrig sein. Auf jeden Fall schwankt in vivo jeder einzelne der oben
genannten Faktoren ständig, und dazu noch das pH in der Umgebung des
Zahnes.

Die Remineralisation in der Retorte, wie sie bei frühen Untersuchungen drama-
tisch durch Fluorid beschleunigt erschien und im Verlauf von wenigen Stunden
beinahe vollendet war (Abb. 4.**10**), hat lange Zeit zu optimistische Vorstellungen
geweckt. In der Mundhöhle dauert echte Remineralisation ebenso viele Wochen
oder gar Monate wie sie in vitro Stunden dauert (VON DER FEHR u. Mitarb. 1970,
ARENDS u. GELHARD 1983, Abb. 4.**11**). Darum sind alle Versuche, in denen
in vitro rasche Erfolge durch remineralisierende Zusätze zu Zahnpasten oder
durch Spüllösungen erreicht wurden, mit Vorsicht zu interpretieren, wenn man
Rückschlüsse auf den klinischen Ablauf im Munde ziehen will.

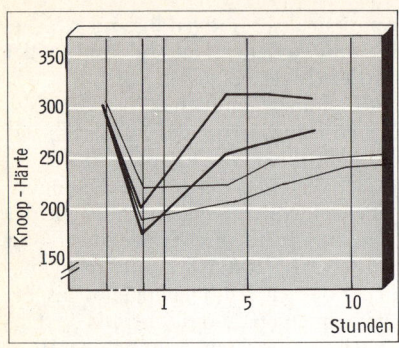

Abb. 4.**10** Wirkung von 1 mg F$^-$/l (fette Linien) in vitro auf die Remineralisation und Wiederhärtung von künstlich demineralisiertem Schmelz in einer Calciumphosphatlösung. Dünne Linien: Einfluß der fluoridfreien Kontrollösung (nach *Koulourides* u. Mitarb. 1961)

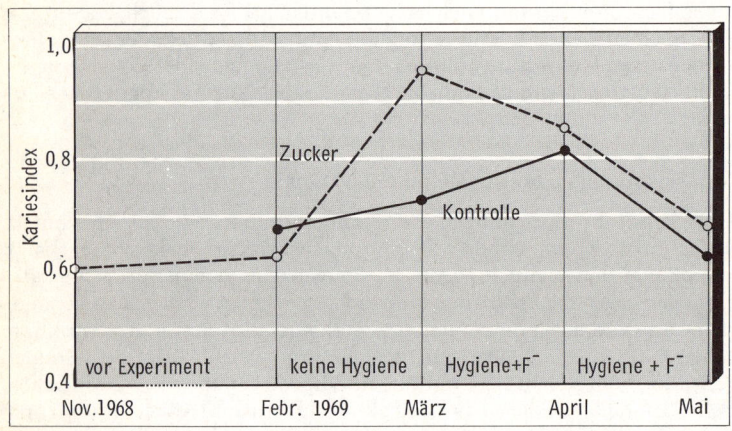

Abb. 4.**11**   Entstehung von kariösen Kreideflecken in vivo unter Einfluß fehlender Mundhygiene während 23 Tagen (durchgezogene Linie) bzw. häufigen Zuckergaben plus fehlender Mundhygiene (gestrichelte Linie) mit anschließender Remineralisation und klinischer Rückbildung unter Mundhygiene plus Fluoridspülungen (aus *von der Fehr*, F. R. u. Mitarb.: Caries Res. 4 [1970] 131)

Zahlreiche Unterschiede zwischen Bedingungen in vitro und in vivo erklären den verschieden schnellen Ablauf. Sie sind in Tabelle 4.**8** zusammengestellt.

Viele Angaben zur Remineralisation, denen man in der Literatur begegnet, stammen aus herkömmlichen Versuchsanordnungen in vitro, in denen alle tabellierten Abweichungen von der klinischen Situation vereinigt waren. Sie werden erst in letzter Zeit schrittweise durch verfeinerte Methoden ersetzt. Allerdings gelingt es auch damit meist nicht, mehr als einen oder zwei der Nachteile von Anordnungen in vitro gleichzeitig zu eliminieren. TEN CATE u. DUIJSTERS (1982) ahmten den

Tabelle 4.**8**   Vergleich der Bedingungen bei der Remineralisation in vitro und in vivo

variable Faktoren	in vitro	in vivo
Schmelzproben	belagfrei, häufig angeschliffen	mit Pellicle und oft Bakterienplaque
Volumen der Remineralisationslösung	im Überschuß	begrenzt
Sättigung der Lösung	oft stark übersättigt	immer schwach übersättigt
Einwirkung	kontinuierlich	unterbrochen durch saure Perioden mit Untersättigung und Entkalkung als Folge
Fluoridangebot	meist relativ hoch und konstant	meist niedrig, oder nach konzentriertem Schub schnell absinkend
Speichelionen	ersetzt durch Ca und PO_4 in wäßriger Lösung; darin keine Ionenbindung	in Speichel Ca z. T. gebunden durch stabilisierende Peptide, intermittierend cheliert durch Lactat und Citrat; PO_4 durch Bakterien gebunden

klinisch häufigen Wechsel zwischen Entkalkung und Remineralisation in vitro nach, wobei der Einfluß von Fluoridzusatz sowie verschiedene Verhältnisse zwischen De- und Remineralisationsdauer untersucht wurden. Der Einfluß von Speichel und Belägen auf den Schmelz bleibt dabei schwer einzuschätzen. Man weiß, daß die ionenstabilisierenden Peptide des Speichels einerseits Calcium trotz Übersättigung in Lösung halten, andererseits die Verfügbarkeit dieser Ionen einschränken und die Remineralisationsgeschwindigkeit herabsetzen. Fluorid passiert die Beläge fast ungehindert.

Zwar kann man durch Einbau von kariös entkalkten Schmelzstücken in Prothesen den Nettoeffekt dieser In-vivo-Einflüsse untersuchen (KOULOURIDES u. CAMERON 1980, ARENDS u. GELHARD 1983), aber definieren und steuern lassen sie sich noch nicht. Immerhin zeigen diese Versuche, daß Tiefenläsionen in vivo sehr langsam, nämlich um Größenordnungen langsamer remineralisiert werden als man aus Experimenten in vitro annehmen könnte. Am schnellsten verläuft die Remineralisation in den ersten 2 Wochen nach Beginn günstiger Bedingungen. Die „Wechselbad"-Experimente von TEN CATE u. DUIJSTERS (1982) zeigten, daß unter schwacher Übersättigung (1,5 mmol Ca; 0,9 mmol P; pH 7,0) und Fluoridangebot (2 ppm F) sowohl Kristallneubildung wie auch zwischenzeitliche Auflösung unter den Entkalkungsepisoden mit jedem Zyklus geringer wurden, mit anderen Worten: Der Schmelz wurde nach mehreren

Remineralisationsschüben wenigstens oberflächlich inert, aber unter Umständen nicht bis in die Tiefe des Läsionszentrums repariert (S. 61 f. u. Abb. **4.9**).

Für dieses Phänomen, daß nämlich der Remineralisationsvorgang nach einiger Zeit selbst seiner Vollendung entgegenwirkt, gibt es zwei verschiedene hypothetische Erklärungen. Eine besteht darin, daß starke Calcium- und Phosphatübersättigung (SILVERSTONE 1982) kombiniert mit hoher Fluoridkonzentration die Mikrotransportkanäle von der Oberfläche ins Zentrum der Läsion durch zu schnelles Kristallwachstum blockiert – vor allem, wenn bei völlig belagfreiem Schmelz alle bremsenden Einflüsse von Pellicle und (dünner) Plaque wegfallen (Abb. **4.12**

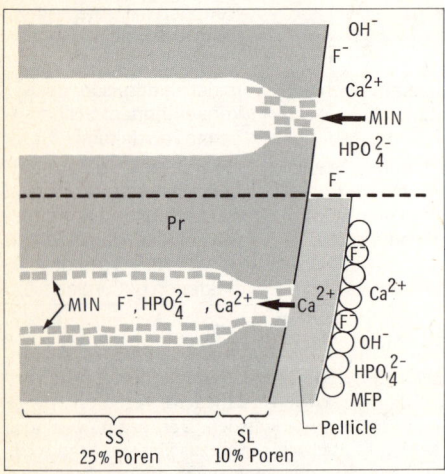

Abb. **4.12**   Schema der Modellfälle des Remineralisationsverlaufes.
Obere Bildhälfte: Oberflächenpräzipitation mit Porenverschluß, gefördert durch
1. hochgradige Übersättigung in der Zahnumgebung,
2. Fehlen einer Pellicle,
3. hohe Fluoridkonzentration.
Untere Bildhälfte: Tiefenremineralisation, gefördert durch
1. geringe Übersättigung,
2. ausgereifte Pellicle bremst Ionenwanderung und Kristallwachstum in den oberflächlichen Poren,
3. niedrige F^--Konzentration, durch (*dünne*) Plaque und/oder komplexes MFP begrenzt, z. B. in Zahnpaste.
Störung der Remineralisation bei hohen F^--Konzentrationen würde nach der „Theorie der Kristallwachstumshemmung" durch blockierende Deckschichten so, wie im unteren Schemaabschnitt ohne Porenverschluß verlaufen, ist aber nur bei pellicle- und plaquefreiem Schmelz (wie oben gezeichnet) zu erwarten.
MIN = kristalline Mineralniederschläge, wie Apatit, Apatitvorstufen, CaF_2; MFP = Monofluorophosphat; Pr = Schmelzprismen; SL = Oberflächenschicht; SS = „subsurface" Zentrum der Läsion

oben). Die zweite Möglichkeit wäre die Bildung einer in ihrer Zusammensetzung noch unbekannten Deckschicht auf den wachsenden Kristallen unter Fluorideinfluß, worauf weitere Ionenanlagerung gehemmt wird (BODDÉ u. ARENDS 1982). Die letztgenannten Experimente zeigten, daß Fluorid bei starker Vorentkalkung, d.h. durch Schaffen weiter Diffusionskanäle über 100 μm tief in die Läsion eindringen konnte; diese Tatsache zusammen mit dem unscharfen Aussehen der Kristallite im Rasterelektronenmikroskop führte die Autoren dazu, die „Transportblockadetheorie" zu bezweifeln und ihre „Theorie der Kristallwachstumshemmung" zu formulieren. Wird Schmelz nämlich demineralisiert, während die umgebende Lösung F^- enthält, dann wird durch die Vergrößerung von Poren und innerer Oberfläche auch zunehmend Fluorid aufgenommen. Schon 1963 postulierten GRAY u. FRANCIS, daß fluoridierter Schmelz durch Bildung einer Calciumfluoridlage vor weiterer Entkalkung geschützt wird. TEN CATE und DUIJSTERS (1983) bestätigen das mit dem Befund, daß der Calciumverlust aus Schmelz an eine angesäuerte Umgebung erst dann sprunghaft steigt, wenn die Übersättigung in bezug auf CaF_2 unterschritten wird (bei etwa 3 ppm F). Wirkt aber eine höhere F^--Konzentration auf den Schmelz ein, oder entsteht sie im Inneren durch Einwandern in die oberste, sowie poröse tiefere Schichten, so scheinen globuläre CaF_2-Ablagerungen zu entstehen. Der Effekt wäre ähnlich wie bei der Blockade von Valenzen an der Kristallitoberfläche durch phosphoserinhaltige Peptide (S. 29 f.), Pyrophosphat oder Bisphosphonate.

Kompliziert wird die Angelegenheit dadurch, daß GELHARD (1982) gerade der Zugänglichkeit der tiefsten „Front" der Läsion für Fluoridionen größte Bedeutung beimißt, wenn die Remineralisation des ganzen Gebietes vollständig ablaufen soll. Er fand Tiefendiffusion von Fluorid korreliert mit Tiefenremineralisation, was wiederum die Transportblockadetheorie stützen würde. Zur Zeit ist die Frage nach dem exakten Mechanismus einer perfekten Remineralisation schlicht und einfach nicht zu beantworten, vor allem deswegen, weil man zwar Ca^{2+}, HPO_4^{2-} und F^- oder Monofluorophosphatkonzentrationen in der Umgebung des Zahnes kennt, aber schon nicht mehr exakt weiß, um welchen Faktor Pellicle und Plaque die Konzentrationen vermindern, und erst recht nicht, wie stark in den winzigen Lösungsvolumina der Schmelzporen durch Kontakt und Adsorption von Ionen an die riesige Gesamtoberfläche der Kristallite die Konzentration sinkt.

Man kann mit Größenordnungen angeben, welche F^--Konzentration primär angewendet werden und welche Konzentrationen sekundär nach Verdünnung, Adsorption und anderen Oberflächenreaktionen schließlich im Schmelz wirksam werden. Die Konzentration in Zahnpasten (0,15% = 1500 ppm F^-) sinkt schon durch Durchmischung mit der Mundflüssigkeit rasch auf 200–100 ppm F^- ab; löst sich eine Natriumfluoridtablette mit 1 mg F langsam in einigen Millilitern Mundflüssigkeit, so kann über 20 min eine Konzentration zwischen 190 und 100 ppm gemessen werden. Ein Konzentrationsabfall spielt nur bei mittelhohen (z.B. Zahnpasten) und hohen Konzentrationen (z.B. F^--Gelées) eine Rolle; bei einem Angebot in Form fluoridierten Trinkwassers mit 1 ppm F^- (= 1 mg F^-/l) wird noch eine Anreicherung in der Plaque beobachtet.

Die apatitlösende Sofortreaktion an Schmelzoberflächen, die mit konzentrierten Lösungen und Gelées (12 500 ppm = 1,25% F^-) behandelt wurden, tritt praktisch im Neutralbereich *erst oberhalb 1500 ppm* auf (BERNDT u. STEARNS 1978). Da nach verbindlichen Normen Zahnpasten nicht mehr als 1500 ppm (= 0,15 % F) enthalten, tritt dabei keine ätzende Sofortreaktion auf, zumal rasch Verdünnung durch Speichel eintritt.

ARENDS u. GELHARD (1983) schlossen aus Versuchen in vivo, daß bei F-Anwendung mit Konzentrationen von 50 ppm (Spüllösung) und 1500 ppm (Bürstung) kein Unterschied in der Fluoridaufnahme der *Oberflächen*schicht auftrat. Bürstanwendung der 1500-ppm-Zahnpaste führte zu einer F-Anreicherung bis in 300 μm Tiefe der Läsion in einer Größenordnung von 100–200 ppm mit entsprechend tiefreichender Remineralisation; dagegen führte die 50-ppm-Spülung nur in der äußersten 1-μm-Schicht zu einer wesentlichen Fluoridanreicherung. Fluorzahnpasten mit ihrer mittelhohen Konzentration entfalten demnach eine relativ rasche und dennoch schonende Wirkung.

Ein verstärktes Kristallwachstum kann an jeder Stelle im kariös-porösen Schmelz auftreten, wo die optimale Konzentration von F^- und anderen Ionen vorhanden ist. Das kann in den Transportkanälen der Oberflächenschicht ebenso der Fall sein wie in der Tiefe einer Läsion. Es ist sicher wünschenswert, daß Diffusion von Fluorid und von Apatitbausteinen ganz allgemein auch in die Tiefe stattfindet, wobei es meist durch Adsorption an Kristallite „unterwegs" zu schwachen Konzentrationen und damit auch schwacher Übersättigung (höchstens in bezug auf Apatit) kommt; es wird darum meist auch ausschließlich langsame Remineralisation in Form von Hydroxyfluorapatit erfolgen. Stärkere Übersättigung in Oberflächennähe kann raschere Kristallbildung auch leichter löslicher Phasen verursachen (Abb. 4.**4**), sogar noch im sauren Bereich, wobei dann DCPD (= Brushit) und andere Apatitvorläufer entstehen können. In diesem Fall starker Übersättigung kann es auf belagfreien Schmelzoberflächen zu massiven Ausfällungen und Porenverschluß kommen (Abb. 4.**12** oben). KNAPPWOST (1979) hat dies mit dem Versuch einer „mineralischen Schmelzversiegelung" sogar zum Prinzip erhoben. Dieses Phänomen kann bei vielerlei Anwendungen konzentrierter Lösungen auftreten; es ist dann immer zu hoffen, daß sekundär durch Wiederauflösung und Umschichtung auch noch Tiefenremineralisation eintritt und unter günstigen Bedingungen geschieht das auch. Ein häufiger Spezialfall in diesem Sinne tritt als Folge der Applikation konzentrierter Fluoridlösungen und -gelées auf, die meist über 1 % (= 10000 ppm) F^- enthalten und meist auch relativ stark sauer sind. Es kommt dann regelmäßig zur oberflächlichen Anätzung der Schmelzoberfläche, auch wenn man das durch Phosphatzusätze zu verhindern sucht (APF, Acidulated Phosphate-Fluoride). Chemisch lassen sich die Folgen konzentrierter F^--Anwendung mit folgendem Reaktionsablauf darstellen:

$$Ca_{10}(PO_4)_6(OH)_2 + 20F^- \rightleftharpoons 6PO_4^{3-} + 2\,OH^- + 10CaF_2\downarrow$$

Ist die konzentrierte F^--Lösung sauer, was bei fast allen praktisch verwendeten Präparaten der Fall ist, liegt das Phosphat nicht als PO_4^{3-},
sondern als $H_2PO_4^-$ und H_3PO_4 vor und es bildet sich auch DCPD,
Brushit:

$$Ca_{10}(PO_4)_6(OH)_2 + 12H^+ + 16F^- + 2H_2O \rightleftharpoons 2CaHPO_4 \cdot 2H_2O + 8CaF_2\downarrow + 4H_2PO_4^-$$

MÜHLEMANN (1967) hat diesen Vorgang, bei dem Apatit aufgelöst und
die freigesetzten Calciumionen mit Fluorid im Überschuß einen Niederschlag von Calciumfluorid bilden, als „Sofortreaktion" bezeichnet. Der
CaF_2-Niederschlag kann als Lage *auf* dem Schmelz durch Auflösung oder
beim Zähnebürsten relativ leicht entfernt werden; entsteht er dagegen in
den Poren bzw. Diffusionskanälen kariösen oder geätzten Schmelzes,
kann er als Depot über mehrere Monate kleinere F^--Konzentrationen
erzeugen und als „Spätreaktion" (MÜHLEMANN 1967) eine physiologische Remineralisation fördern. Ziemlich sicher kann man aufgrund
neuerer Untersuchungen sagen, daß im Falle der F^--Konzentrate das
Vorliegen von Mikrolücken im Schmelz Voraussetzung für längeres De-
ponieren eines Fluoridreservoirs in Form von CaF_2 darstellt (BRUUN u.
Mitarb. 1983). KOULOURIDES u. CAMERON (1980) behandelten Schmelz
mit einer „Zwei-Stufen-Behandlung", bei der (im Gegensatz zu *gleichzeitig* ätzenden und fluoridierenden Konzentraten) eine vorbereitende Entkalkung und nachfolgende Fluoridierung *getrennt* von einander erfolg-
ten. Nur der vorher entkalkte Schmelz erhielt durch die Fluoridbehandlung erhöhte Resistenz gegen Säureangriff; beim nicht vorentkalkten
gesunden Kontrollschmelz blieb diese Schutzwirkung weitgehend aus.
CaF_2-Niederschläge auf einer glatten Schmelzoberfläche bleiben tatsächlich nicht lange bestehen (DIJKMAN u. Mitarb. 1982a), und nur bei
F-Applikation mit länger haftenden Lacken ist Diffusion in gesunden
Schmelz bis zu einem gewissen Grade möglich (SEPPÄ u. Mitarb. 1982).

Der Schluß scheint berechtigt, daß Fluorid im wesentlichen eine lokale
posteruptive Wirkung durch kontinuierliche Förderung der Remineral-
sation ausübt (FEJERSKOV u. Mitarb. 1981, BRUUN u. Mitarb. 1982).
Dafür sprechen

1. hohe F-Aufnahme nach kariöser Tiefenentkalkung,
2. hohe F-Aufnahme nach Anätzung,
3. geringe F-Aufnahme bei intaktem Schmelz.

Klinische Beobachtungen in Zahnpastastudien (historische Übersicht s.
VON DER FEHR u. MØLLER 1978, DEPAOLA 1983) und F-Tablettenstu-
dien (MARTHALER u. KÖNIG 1967) hatten schon vor Jahrzehnten die
große Bedeutung von Fluoridanwendungen nach dem Zahndurchbruch
deutlich gemacht. Eine Expertentagung zum Thema systemische Fluoridgaben hat neuerdings die relative Unwichtigkeit einer Medikation wäh-

rend der Zahnbildung und vor allem während der Schwangerschaft bestätigt (HOROWITZ 1981).

Dies schließt nicht aus, daß optimale F-Aufnahme auch während der Zahnbildung zur Kariesresistenz beiträgt. Präeruptiver F-Einbau hat aber sicher nur einen begrenzten Effekt, der durch fortgesetztes lokales F-Angebot während des späteren Lebens ergänzt werden muß.

Wirkungsmechanismus von Fluorid bei Anwendung als Zinnfluorid, Aminfluorid, saures Phosphatfluorid (APF), Monofluorophosphat und Fluorlack

Neben dem einfachen Natriumfluorid NaF wurde im Lauf der Zeit mit vielen anderen Fluorverbindungen experimentiert. Das Ziel war, die Wirksamkeit von Präparaten zur lokalen Anwendung wie F-Zahnpasten und F-Konzentraten zu verbessern.

Zinnfluorid SnF_2 ist das älteste Beispiel eines besonderen Zahnpastenwirkstoffes, in dem das Anion F^- und das Kation Sn^{2+} verschiedene, einander ergänzende Eigenschaften haben. Das F^- aus SnF_2, das als 0,5%ige Lösung sehr gute reminalisierende Eigenschaften besitzt, weicht in seinen Wirkungen logischerweise nicht von F^- aus NaF und anderen Verbindungen ab; neben FHAP werden auch unlösliche Zinnkomplexe gebildet (PURDELL-LEWIS 1977). Im übrigen sind die Wirkungen von Sn^{2+} auf den *Schmelz* wenig charakteristisch, doch übt SnF_2 eine ganz spektakuläre Hemmwirkung auf die Zahnplaque aus (KÖNIG 1959, TINANOFF u. Mitarb. 1980) und unterdrückt in parodontalen Taschen nach *einer* konzentrierten Anwendung über Wochen die pathogene Mikroflora (MAZZA u. Mitarb. 1981). In einem aus Stabilitätsgründen wasserfreien Glycerinpräparat ist SnF_2 vielleicht das einzige (Wurzel-)Kariesprophylaktikum unter den Fluoridpräparaten, von dem man gleichzeitig eine echte Verbesserung des parodontalen Zustandes erwarten kann. Als Zahnpastenzusatz findet SnF_2 wegen des Risikos schwarzer Verfärbungen und vor allem wegen der großen Stabilitätsprobleme keine Verwendung mehr.

Aliphatische Amine mit angelagerter Fluorwasserstoffsäure („Aminfluoride", allgemein $R\text{-}NH_2 \cdot H^+F^-$) wurden im Rahmen großer Versuchsreihen mit Trägermolekülen entwickelt, die durch diffusionsbeschleunigende und detergierende Eigenschaften die F-Einlagerung in Schmelz verbessern sollten (MÜHLEMANN 1967). Das Fluorid liegt in der gleichen Form vor wie bei anderen anorganischen Verbindungen in wäßriger Lösung. Die eine Aminkomponente scheint die F-Aufnahme in den Schmelz zu beschleunigen, die andere (Cetylaminhydrofluorid) einen hydrophoben Film über den Schmelz auszubreiten, der die nach konzentrierter Anwendung gebildete CaF_2-Schicht vor Auslaugung schützt. Überdies entfalten die Aminfluoride (schwache) antibakterielle Wirkungen.

APF, mit 0,1 mol Phosphorsäure auf pH 3,2 gebrachte NaF-Lösung mit 1,2% Fluorid führt noch stärker als Aminfluorid (pH 4,4) zur Bildung von CaF_2 auf der Zahnoberfläche. Die Anätzung ist geeignet, das Fluo-riddepot im Oberflächenschmelz zu vergrößern. Die gute Stabilität des Oberflächendepots gegen Auswaschung, das Aminfluorid entstehen läßt, scheint APF nicht zu gewährleisten; da die Langzeitbeeinflussung des Schmelzes jedoch bei allen F-Konzentrat-Anwendungen auf den früher beschriebenen Wirkungen von Fluorid beruht, scheint ausschließlich das geschaffene F-Reservoir auf und vor allem im Schmelz wichtig (DIJKMAN u. Mitarb. 1982, ARENDS u. GELHARD 1983).

Monofluorophosphat (MFP) enthält im Gegensatz zu allen anderen be-sprochenen Verbindungen das F nicht ionisch, sondern komplex gebun-den. Der MFP-Komplex ähnelt strukturell, wie auch andere Phosphatte-traeder mit P als Zentralatom (S. 46), dem Orthophosphation:

$$\left[O = P \begin{array}{c} O \\ -O \\ O \end{array} \right]^{3-} \begin{array}{c} H^+ \\ H^+ \\ H^+ \end{array} \qquad \left[O = P \begin{array}{c} F \\ -O \\ O \end{array} \right]^{2-} \begin{array}{c} H^+ \\ H^+ \end{array}$$

o-Phosphorsäure   Monofluorophosphorsäure

Entsprechenden Experimenten zufolge kann FPO_3^{2-} denn auch in proto-nisiertem, calciumdefizientem, teilweise demineralisiertem Schmelzapa-tit den Platz eines Phosphats, das im Rahmen des kariösen Säureangriffs als HPO_4^{2-} abdissoziiert ist, ohne wesentliche Verformung des Kristall-gitters einnehmen (INGRAM 1972). Damit liefert die Verbindung einen für die Remineralisation von Schmelz wichtigen Baustein, aber seine Poten-zen sind hiermit noch nicht erschöpft. Durch verschiedene Phosphatasen von Plaquebakterien mit Optima bei pH 5,1, pH 7,0 und pH 8,4 kann der Komplex unter Freisetzung von ionisiertem F hydrolysiert werden (JACK-SON 1982):

$$PO_3F^{2-} + H_2O \xrightarrow{\text{Phosphatasen}} F^- + H_2PO_4^-$$

Dabei kommt auch o-Phosphat zur Geltung. MPF hat in Zahnpasten einen großen Vorteil: Während F^- in hochreaktiver Form aus NaF oder SnF_2 einige Monate nach der Herstellung der Paste bereits in der Tube z.B. durch Ausfällung von CaF_2 oder andere Pastenbestandteile inakti-viert sein kann, ist MFP sehr stabil. Im Mund gelangt ein Teil als MFP in den Schmelz, ein anderer Teil wird während der Diffusion durch die Plaque und in den Schmelz hydrolysiert, so daß eine Art „naszierendes Fluorid" herangeführt wird. Eine MFP-Zahnpaste ist dann auch prak-tisch in ihrer Wirkung durch Zufügung von z.B. NaF kaum noch zu verbessern. Der Vorteil der Stabilität und Kombinierbarkeit mit z.B.

Abrasivstoffen, die NaF oder SnF_2 in der Tube inaktivieren würden, hat MFP zum bevorzugten Wirkstoff in Fluorzahnpasten werden lassen. GRØN u. ERICSSON (1983) haben kürzlich das weitverteilte Einzelwissen über MFP zugänglich gemacht.

Fluorlacke basieren auf dem von Schmidt konzipierten Prinzip, dem Wirkstoff durch Aufbringen in einem wasserdurchlässigen Film die Chance einer auf Stunden verlängerten Einwirkungszeit zu geben (die bei üblicher Touchierung mit F-Lösungen oder F-Gelees nur Minuten dauert). Das Ziel war – zu einer Zeit, als man noch wenig dynamisch dachte und einen engen Zusammenhang zwischen F-Gehalt von Schmelz und seiner Kariesresistenz annahm – so viel Fluorid wie möglich in den noch intakten Schmelz hineinzubekommen. Das Konzept von SCHMIDT (1981) war in bezug auf klinische Wirksamkeit ebenso erfolgreich wie bezüglich der F-Anreicherung des Schmelzes. Das gleiche kann man von einem Difluorsilan-Präparat sagen. In seinem Wirkstoff ist F abspaltbar an Silizium gebunden, Lackbasis ist ein Polyurethan (ARENDS u. SCHUTHOF 1975).

Die klinische Effektivität und Indikation der hier besprochenen Verbindungen und Präparate wird in Kap. 8 diskutiert.

Fluoridreiches Trinkwasser und Fluoridwirkungen im menschlichen Organismus

Die künstliche Trinkwasserfluoridierung, seit 1945 vor allem in den USA zur Kariesprophylaxe breit eingeführt, hat in Europa (abgesehen von einigen Ausnahmen) keinen Eingang gefunden. Sie wird nicht akzeptiert und soll auch nicht mit der Absicht besprochen werden, ihr allen gescheiterten Einführungsversuchen zum Trotz von neuem den Boden zu bereiten. Eine Besprechung ist dennoch notwendig, weil die zahlreichen Untersuchungsergebnisse aus Studien zur Trinkwasserfluoridierung wichtige Beiträge zum gegenwärtigen Wissen um alle möglichen Fluoridwirkungen geliefert haben.

Der Anteil von Fluor in der Erdkruste ist mit 0,03% sehr hoch; es steht damit in der Häufigkeit des Vorkommens unter den über 100 Elementen an 17. Stelle. Fluor, in seiner elementaren Form F_2 ein äußerst reaktives Gas, ist frei nicht beständig und kommt als solches daher in der Natur nicht vor. Es begegnet uns immer in Form von Fluoridverbindungen, und in wäßrigen Lösungen ist meist das Fluorid-Ion (F^-) nachweisbar. Das wichtigste Fluormineral ist Flußspat, chemisch Calciumfluorid (CaF_2). Vom Flußspat hat das Fluor seinen Namen. Er kommt von lateinischem fluo = ich fließe, weil Flußspat schon im Mittelalter als Flußmittel beim Schmelzen von Erzen verwendet wurde. Fluor ist auch noch in anderen Mineralien der Erdkruste enthalten: zu über 50% im Kryolith, Natrium-Aluminiumfluorid, und bis zu 3,7% im Apatit. Alle Böden enthalten Fluorverbindungen, besonders bei vulkanischem Ursprung. Fluorid ist immer auch – in sehr kleinen Konzentrationen und in gelöster, ionisierter Form – ein Bestandteil des Wassers der Quellen, Flüsse und Meere. Das Meerwasser ist der ursprüngliche Lebensraum aller höheren Tiere; ein recht getreues Abbild der Ionenzusammensetzung des Urlebenselements Meerwasser sind, sozusagen als entwicklungsgeschichtliches Erbe über die Jahrmillionen, noch heute die Körperflüssigkeiten mit den entsprechenden Ionenverhältnissen, die ein internes Milieu ähnlich dem äußeren zur Urzeit der Einzeller aufrechterhalten. So muß man aufgrund des Fluoridgehaltes der Meere auch das Fluorid als ein in die biologischen Vorgänge naturnotwendig eingeordnetes Element auffassen. Wie sich im Fisch, vor allem in den Gräten, Fluorid anreichert, geschieht das Entsprechende bei Landtieren und im menschlichen Organismus. Bei allen Wirbeltieren findet man einen niedrigen, aber konstanten Gehalt an Fluorid in den Körperflüssigkeiten und einen hohen Fluoridgehalt in den aus Apatit aufgebauten Hartsubstanzen, den Knochen und Zähnen. Sicher ist, daß Fluorid in unserem Lebensraum in Spuren überall verbreitet ist, so daß man ihm nicht ausweichen kann.

Im vorliegenden Zusammenhang müssen die Wirkungen von physiologischen, niedrigen Fluoridmengen bzw. -konzentrationen besprochen werden, aber auch die Folgen unphysiologisch erhöhter, chronisch oder akut toxischer Dosen.

Epidemiologische Beobachtungen

Die Wirkungen von Fluorid im Trinkwasser wurden in den 30er und 40er Jahren dieses Jahrhunderts in den USA studiert, wozu ein „Experiment der Natur" großen Ausmaßes Gelegenheit geboten hatte: Millionen Menschen tranken, ohne es zu wissen, seit Jahrzehnten fluoridreiches Wasser. Schon früh war aufgefallen, daß in gewissen Gegenden mit vulkanischem Untergrund, vor allem in den Südstaaten, gefleckter Schmelz an den Zähnen gehäuft vorkam. Anfangs der 30er Jahre unseres Jahrhunderts fanden dann Wasserwerkchemiker einen Zusammenhang zwischen geflecktem Schmelz und relativ hohem natürlichem Fluoridgehalt des Trinkwassers – gegen 2 mg/l und mehr. Eine bereits Anfang der 30er Jahre diskutierte Vermutung wurde 1939 bis 1942, nach Abschluß der berühmt geworden 21-Städte-Untersuchung zur Gewißheit: Es bestand ein direkter Zusammenhang zwischen hohem Fluoridgehalt des Trinkwassers, Schmelzfleckenhäufigkeit und niedrigem Kariesbefall. Die genauen Beobachtungen an über 7000 Kindern in den 21 Städten mit verschieden hohem Fluoridgehalt des Wassers ließen erkennen, daß die Schmelzflecken erst oberhalb von 1,5 mg Fluorid pro Liter häufiger und intensiver werden, während optimale Karieshemmung schon bei 0,8 bis 1,0 mg F/l gefunden wurde. Außer den Schmelzflecken wurden bei diesen Konzentrationen keinerlei Schädigungen des Organismus festgestellt.

Bei natürlichen Quellwässern mit Fluorid in Höhe des dreifachen prophylaktisch empfehlenswerten Gehalts wurden noch keine Anzeichen unphysiologischer Einflüsse gefunden, außer harmlosen, im allgemeinen nicht einmal kosmetisch störenden Schmelzflecken.

In 32 amerikanischen Städten mit hohem (0,75 mg/l und mehr) und in 32 Vergleichsstädten mit niedrigem Fluorgehalt des Wassers (0,25 mg/l oder weniger) traten gleichviele Todesfälle als Folge der fünf häufigsten Todesursachen auf: Unter dem Einfluß eines erhöhten Fluoridgehaltes im Wasser starben nicht mehr Menschen an Herzkrankheiten, Krebs, intrakraniellen Läsionen, Nierenerkrankungen und Leberzirrhose als unter dem Einfluß niedriger Fluoridaufnahme (HAGAN u. Mitarb. 1954). Die in den 70er Jahren erneut geäußerten Warnungen vor erhöhter Krebsgefährdung wurden inzwischen durch sorgfältige Nachprüfung widerlegt (CHILVERS 1982).

Die Entdeckung der karieshemmenden Fluoridwirkung über das auffallende Symptom des gefleckten Schmelzes lenkte zunächst die Vorstellungen vom Einlagerungsmechanismus in eine falsche Bahn, was lange Zeit Verwirrung gestiftet hat und gelegentlich immer noch stiftet. Es interessierte damals, wie unter dem Einfluß unphysiologisch hoher Fluoridmengen die Ausbildung von gefleckten Schmelz zustande käme. Experimente an Nagetieren zeigten bald, daß die Ameloblasten als offenbar einzige Zellart des Organismus bereits auf geringfügige Erhöhung des Fluoridspiegels der Gewebsflüssigkeit empfindlich reagieren. Die Bildung der organischen Schmelzmatrix und die Mineralisation können gestört werden. Einzelheiten werden weiter unten besprochen. Der durch die Mineralisationsstörung stellenweise poröse Schmelz wurde übrigens ebenso wie ein unter optimal hohem Fluoridgehalt des Trinkwassers makellos gebildeter Schmelz kariesresistent gefunden. Es wurde in der Folge etwas voreilig als selbstverständlich angenommen, daß die Fluoridionen während der ganzen Zeit der Zahnbildung eingelagert werden müssen, um den Hartsubstanzen Kariesresistenz zu verleihen. Wie das bei vorgefaßten Meinungen häufig ist, wollte man selbst dann noch lange nicht vom Dogma des konstitutionellen Schutzes durch Fluoridzufuhr während der Bildungsphase abgehen, als die beobachteten Tatsachen gar nicht mehr mit diesem Dogma in Einklang zu bringen waren.

Eine der ersten Städte, deren fluoriddefizitäres Trinkwasser im Jahre 1945 auf den optimalen Gehalt von 1 mg/l angereichert wurde, war Grand Rapids im US-Staat Michigan. Dort wurden seit Beginn der Fluoridierung jährliche Kontrolluntersuchungen an Kindern aller Altersstufen vorgenommen und die Befunde mit denen in Aurora verglichen, wo das Wasser optimalen Fluoridgehalt natürlicherweise besitzt. Würde Kariesresistenz nur durch Fluorideinlagerung zur Zeit der Zahnbildung verliehen, so hätte sich am bleibenden Gebiß ein leichter Kariesrückgang erst nach frühestens 6 Jahren bemerkbar machen dürfen, denn der erste Molar beginnt um die Zeit der Geburt mineralisiert zu werden und kann frühestens nach dem Durchbruch, im 6. Lebensjahr, kariös werden. Es zeigt sich jedoch, daß ein Schutz auch den bleibenden Zähnen von solchen Kindern zuteil wurde, die bei Beginn der künstlichen Fluoridierung theoretisch nach dem Dogma von der konstitutionellen Fluorideinlagerung schon zu alt waren, als daß sie noch hätten profitieren können. So war in den Altersgruppen der 14jährigen Kinder, die bei Fluoridierungsbeginn schon 5 Jahre alt waren, der Kariesbefall im bleibenden Gebiß um etwa 40% niedriger als bei gleichaltrigen Kindern vor der Fluoridierung. Auch bei noch älteren Kindern war eine Karieshemmung

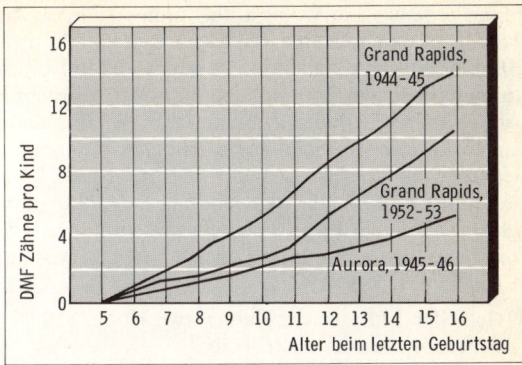

Abb. 4.**13** Kariesbefall in Grand Rapids vor und 8 Jahre nach Beginn der künstlichen Fluoridierung des Trinkwassers, im Vergleich mit dem Befall in Aurora, wo das Wasser natürlicherweise Fluorid enthielt. Bei den 11jährigen Kindern, die zu Beginn der Fluoridierung 3 Jahre alt waren, war der Befall noch fast gleich niedrig wie bei Gleichaltrigen, die in der Kontrollstadt Aurora von der Fetalentwicklung ab unter dem Einfluß fluoridhaltigen Wassers standen (nach *Knutson* 1954)

nachweisbar (Knutson 1954, Mühlemann u. Marthaler 1962, Abb. 4.**13**).

Die Beobachtung einer derart kurzen Latenzzeit bis zum Wirkungseintritt läßt sich nur so erklären, daß auch mineralisierte, ja sogar bereits durchgebrochene Zähne durch das Fluoridangebot noch günstig beeinflußt werden können. Nach Mühlemann u. Marthaler (1962) geht aus den durchschnittlichen prozentualen Hemmungen – im Vergleich mit dem Befall vor der Fluoridierung – folgendes hervor: Beim Einsetzen der Fluoridzufuhr um die Zeit der Geburt betrug die Karieshemmung über alle Altersstufen 52,3%, beim Einsetzen der Fluoridzufuhr im Alter von 2 3/4 Jahren immer noch 47,5%, also nur 4,8% weniger. Auch die Kinder, die bei Beginn der künstlichen Fluoridierung in Grand Rapids bereits 4 3/4 Jahre alt waren, hatten noch 37,3% weniger DMF-Zähne (Decayed, Missing, Filled = kariös, extrahiert, gefüllt) als solche, die immer fluoriddefizitäres Wasser tranken. Ein gleich schneller Wirkungseintritt wurde auch in anderen Studien gefunden.

Klinische Aspekte

Diese Tatsachen weckten Hoffnung, mit anderen Möglichkeiten der Fluoridzufuhr als im Trinkwasser ebenfalls eine befriedigende Karieshemmung erreichen zu können. Eine dieser Möglichkeiten ist Fluoridierung des Speisesalzes, von dem allein in der Schwangerschaft und in den ersten Lebensjahren wenig aufgenommen wird, was kein großer Nachteil wäre. Untersuchungen der Wirksamkeit von fluoridiertem Speisesalz mit 200 bis 350 mg F/kg sind in der Schweiz, in Kolumbien und in Ungarn durchgeführt worden und zeigten positive Ergebnisse (DE CROUSAZ u. Mitarb. 1985). Es wird jedoch noch viele Jahre dauern, bis man über die Auswirkungen der Salzfluoridierung auch nur annähernd so viel weiß wie über die Trinkwasserfluoridierung. Besser kontrollierbar und auch besser erprobt ist die Anwendung von Natriumfluoridtabletten, die selbst bei spätem Beginn der Verabreichung vom Schuleintritt ab noch einen sehr guten Hemmeffekt zeigen (MARTHALER u. KÖNIG 1967, PLAS-SCHAERT u. KÖNIG 1973).

Welche der 3 Phasen der Zahnentwicklung (S. 41) spielt für die Fluorideinlagerung die wichtigste Rolle?

Phase I umfaßt die Zeit der Bildung der organischen Matrix und der unmittelbar darauf folgenden primären Mineralisation. Der Fluoridgehalt des Schmelzes erreicht in dieser Phase, relativ wenig beeinflußt von der Höhe des Fluoridangebots, keine hohen Werte. Phase II währt von der Erschöpfung der Ameloblastentätigkeit

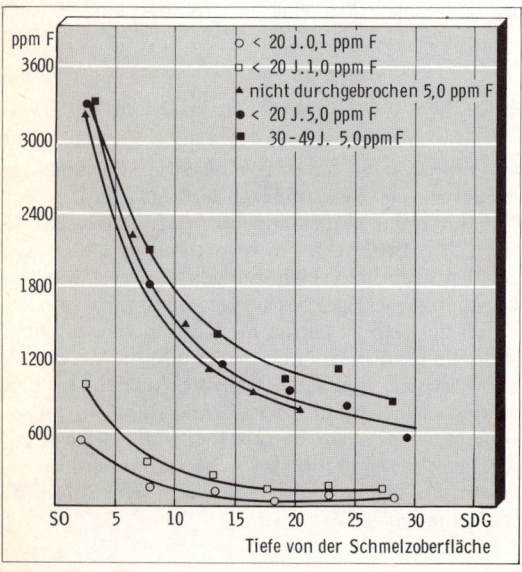

Abb. 4.14   F-Verteilung im Schmelz; in aufeinanderfolgenden Lagen von der Oberfläche(SO) gegen die Schmelz-Dentin-Grenze (SDG) nimmt die Konzentration stets ab, unabhängig vom Alter (J = Jahre) und gleich ob die Zähne lebenslang einem Trinkwasser mit 0,1, 1,0 oder 5,0 ppm F⁻ ausgesetzt waren; Tiefe in % der gesamten Schmelzdicke (nach *Isaac* u. Mitarb. 1958)

mehrere Jahre bis zum Zahndurchbruch und umfaßt die ganze Zeit der präeruptiven Reifungsmineralisation des Schmelzes, beispielsweise für die 6-Jahr-Molaren etwa vom 3. bis zum 6. Jahr, für die Prämolaren von 5. bis zum 9. Jahr. Die Fluoridanreicherung erfolgt während dieser Phase für den Schmelz von der Oberfläche des im Kiefer auf seinen Durchbruch wartenden Zahnes, und zwar über die Interstitialflüssigkeit von Perikoronarraum her. Bei optimalem Fluoridgehalt im Trinkwasser wird während dieser Periode in die oberflächlichen Schmelzschichten mehr Fluorid eingelagert als bei niedriger Fluoridzufuhr. Dies zeigen Analysen verschiedener Schmelzschichten und zwar wurde nicht nur bei durchgebrochenen, sondern auch bei retinierten Zähnen stets ein hoher Fluoridgehalt in den oberflächlichen Schmelzschichten gefunden. Immer nimmt er in die Tiefe gegen die Schmelz-Dentin-Grenze stark ab (Isaac u. Mitarb. 1958, Abb. 4.14). Phase III ist die posteruptive Reifungsphase. Die Fluorideinlagerung erfolgt nach dem Durchbruch vom Mundmilieu hier direkt nach Anwendung von fluoridhaltigem Trinkwasser, Fluoridtabletten, Fluoridtouchierung oder Fluoridzahnpaste. Durch Fluorid im Trinkwasser und in Tabletten kann sowohl enterale als auch durch Kontakt posteruptive lokale Fluorideinlagerung stattfinden, wie dies die Abb. 4.15 veranschaulicht. Bei Fluoridzugabe zum Trinkwasser steigen die Konzentrationen an der intakten Schmelzoberfläche im Lauf des Lebens stärker an als ohne Fluoridzugabe.

Von prophylaktisch untergeordneter Bedeutung ist die Fluoridaufnahme während der Phase I; ein relativer Schutz gegen Karies, der durch Fluoridzufuhr ausschließlich in den ersten Lebensjahren erworben worden war, geht nach den Beobachtungen von Lemke u. Mitarb. (1970) innerhalb weniger Jahre wieder verloren. Eine konstitutionelle Resistenzerhöhung

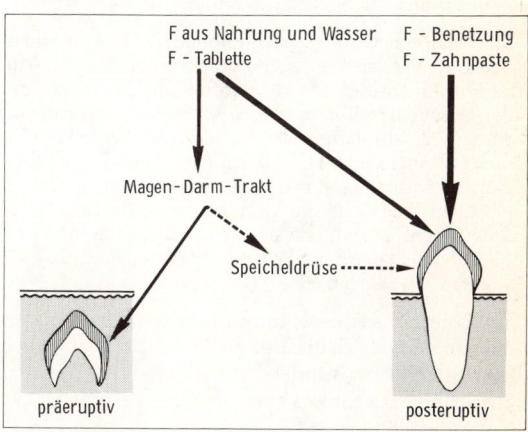

Abb. 4.15 Wege der Fluoridanreicherung des Oberflächenschmelzes vor (Phase II) und nach dem Zahndurchbruch (Phase III) bei Aufnahme von Nahrung und Wasser, Fluoridtabletten oder bei lokaler Fluoridanwendung in Form von Lösungen, Gelees und Pasten

durch Fluorid gibt es also nicht; der Schutz ist vielmehr reversibel. Relativ wichtig ist die Aufnahme optimaler Fluoridmengen in den Phasen II und III. Aus der Analyse amerikanischer Trinkwasserfluoridierungsstudien, die später durch Resultate in Europa (BACKER DIRKS u. Mitarb. 1978, GÜLZOW u. Mitarb. 1982) bestätigt wurden, schloß MARTHALER (1968):

1. Mehr als die Hälfte der bei frühem Einsetzen zu erwartenden Karieshemmung im bleibenden Gebiß wird erreicht, wenn die Trinkwasserfluoridierung im Alter von 5 Jahren einsetzt. Ähnliche Wirksamkeit ist auch bei optimal hoher Fluoridzufuhr über das Kochsalz oder mit Tabletten zu erwarten.

2. Mit jedem Jahr, um das der Beginn der Fluoridzufuhr vor das 6. Altersjahr verlegt wird, nimmt der Schutz zu.

3. Die Fluoridzufuhr muß nicht in einer bestimmten Zahnentwicklungsperiode erfolgen. Eine prophylaktische Fluoridwirkung kann nicht nur während der primären Mineralisation, sondern auch und besonders während der präeruptiven und posteruptiven Schmelzreifung erreicht werden. In allen Fällen sollte die Fluoridzufuhr möglichst über das ganze Leben andauern. (Inzwischen weiß man, daß wegen des wichtigen remineralisationsfördernden Effekts von Fluorid seine ständige Verfügbarkeit besonders posteruptiv während des Bestehens kariogener Bedingungen – z. B. durch häufiges Naschen im Kindesalter – wichtig ist.)

4. Einer Fluoridaufnahme während der Schwangerschaft der Mutter kommt entweder nur eine sehr geringe oder gar keine Bedeutung für das bleibende Gebiß des Kindes zu.

Es ist behauptet worden, daß die kontinuierliche Fluoridaufnahme mit dem Trinkwasser zu verzögertem Zahndurchbruch führe, der eine gar nicht bestehende Karieshemmwirkung durch Fluorid lediglich vortäusche. Sorgfältiges Studium aller verfügbaren Untersuchungsergebnisse hat ergeben, daß verzögerter Durchbruch bei den Molaren nicht vorlag, wohl aber bei den Ersatzzähnen – nicht aber aufgrund einer durch Fluorid bedingten Entwicklungshemmung, sondern deswegen, weil wegen des günstigen karieshemmenden Effekts der Fluoridprophylaxe die Milchzähne länger im Munde bleiben. An einer durchaus echten Karieshemmung durch Fluorid, wie sie auch in den zahlreichen Lokalapplikationsstudien und Untersuchungen mit Fluoridzahnpasten nachgewiesen wurde, bestehen heute weniger Zweifel denn je.

Für optimale Karieshemmung scheint nicht in erster Linie wichtig zu sein, daß zur Zeit des Zahndurchbruchs die oberflächlichen Schmelzschichten fluoridreich sind, sondern vor allem, daß F^--Ionen an der Schmelzoberfläche über das ganze Leben verfügbar bleiben.

In jüngster Zeit mehren sich Anzeichen, daß posteruptive F-Verfügbarkeit allein schon weitgehenden Kariesschutz im Milch- und bleibenden Gebiß herbeiführen kann (S. 76f.). Wie in anderen hochentwickelten Ländern ist im Lauf der 70er Jahre in den Niederlanden der Konsum von

Fluoridzahnpasten auf über 80% des gesamten Zahnpastenkonsums gestiegen, und die Zahl völlig kariesfreier Schulanfänger hat sich bis 1981 auf über 50% erhöht (KALSBEEK 1982, KÖNIG 1982). Die Verbesserung zeigte sich auch in Orten wie Den Haag (Abb. 4.**16**), wo die Trinkwasserfluoridierung – die 1973 in den Niederlanden allgemein beendet wurde – niemals eingeführt war. Zwar zeichnete sich gleichzeitig eine leichte Verbesserung der Mundhygiene und eine Zunahme zuckerfreier Süßigkeiten ab, jedoch hat wohl die beinahe allgemeine Anwendung von Fluoridzahnpasten zu diesem Erfolg am stärksten beigetragen; Fluoridtabletten waren (außer in gebildeten Kreisen) wenig verbreitet. Zum Vorteil der breiten Akzeptanz von F-Zahnpasten kommt hinzu, daß im Gegensatz zur Fluoridtablettenprophylaxe die Wahrscheinlichkeit des Auftretens von Schmelzflecken bei Anwendung von Fluorzahnpasten sehr gering ist. Sie wurden auch bei Kindern nicht beobachtet, die schon im Alter zwischen 1 und 4 Jahren Fluorzahnpasten benützt und teilweise verschluckt hatten (HOUWINK u. WAGG 1979). Dennoch wurden, um das Risiko auf Schmelzflecken zu minimalisieren, für 1- bis 4jährige sogenannte Kleinkinderfluoridzahnpasten mit 0,025% Fluorid entwickelt. Trotz ihres gegenüber den normalen Zahnpasten auf ein Sechstel reduzierten F-Gehalts sind sie noch wirksam.

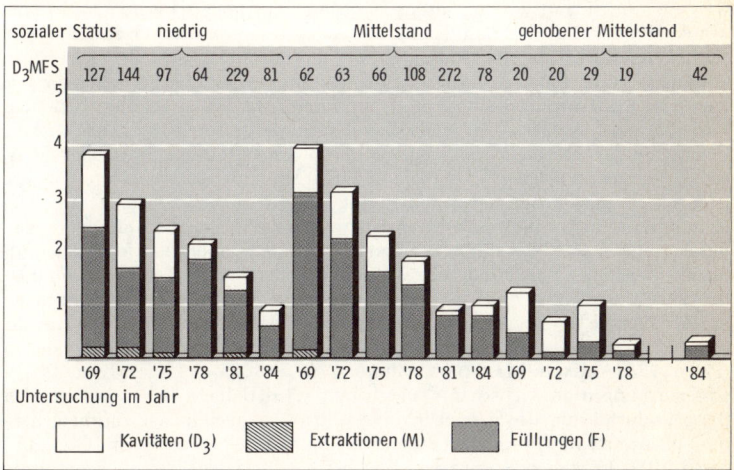

Abb. 4.**16**   Zahl der nicht gesunden Flächen bleibender Zähne bei 7- bis 8jährigen Kindern verschiedener sozialer Schichten in Den Haag in den Jahren 1969 bis 1984 (aus *König*, K. G.: Z. Welt Ref. 94 (1985) 698, nach *Truin* u. Mitarb. 1986)

Dentalfluorose

Ist während der Zahnbildung die F^--Konzentration der Gewebsflüssigkeit zu hoch, so entstehen gefleckte Fluorosezähne, die durch Porositäten (Häufung nichtmineralisierter Mikrobezirke im Schmelz) gekennzeichnet sind. Die Erklärung könnte in einer chemischen Veränderung der Matrixproeine während Phase I der Schmelzbildung liegen (NEWESELY 1979); histologische Beobachtungen sprechen aber dafür, daß weniger die Nukleation, als vielmehr Kristallwachstum, Prismenentwicklung und Schmelzreifung (Phase II) durch zu hohe F^--Konzentration gestört werden. Die Porositäten liegen nämlich bei Fluorose im peripheren Drittel des Schmelzes, und auch auf dem Niveau der Prismen sind deren Peripherie und ihr „Schlüsselbart" (Abb. 4.2) mangelhaft mineralisiert (FEJERSKOV u. Mitarb. 1975, JENKINS 1978). Der Mechanismus ähnelt dem von Porenverschluß oder Hemmlagenbildung, wie er bei der Blockierung der Remineralisation von kleinen Schmelzläsionen angenommen wird und auf S. 68 f. beschrieben ist.

Die Bedingungen, unter denen Porositäten und damit Flecken entstehen, kennt man noch nicht genau. Beim Durchbruch erscheinen sie zunächst immer als weißliche Depigmentationen; bräunliche Verfärbungen beruhen immer (abgesehen von Tetracylin- und traumatisch bedingten Störungen) auf sekundärer Einlagerung organischer Stoffe aus der Mundflüssigkeit, was nur bei schweren Defekten vorkommt. Die in den gemäßigten Breiten vorkommenden wenig auffälligen Flekken sind nicht fluoridspezifisch, sondern können auf verschiedene Art ausgelöst werden: Durch Stoffwechselstörungen im Verlauf einer schweren Infektionskrankheit oder Gabe bestimmter Antibiotika ebensogut wie durch zuwenig oder zuviel Vitamin D oder eben durch zuviel Fluorid. Fluorotische Schmelzflecken kommen z.B. als Folge chronischer Überdosierung von Fluoridtabletten vor; sie treten bei Konzentrationen ab 2 mg F^- im Liter Trinkwasser bei über 10% aller Individuen auf. Bei der als optimal erkannten Konzentration von 1 mg F^-/l ist die Häufigkeit der Schmelzflecken niedriger als unter dem Einfluß „normalen" Wassers, das ungefähr 0,1 mg F^-/l enthält. Offenbar kann sowohl Unterschreitung wie Überschreitung der optimalen mineralisationsfördernden F^--Konzentration im Zahnschmelz zu Strukturfehlern führen. So herrscht heute die Auffassung, daß Fluorid eine essentielle Nahrungskomponente darstellt; ohne Fluorid scheint optimale Apatitbildung nicht möglich. Welche Form der Überschreitung der optimalen Gewebekonzentration zu Störungen der Schmelzbildung führt, ist weitgehend geklärt. Neuere Untersuchungen lassen erkennen, daß nicht nur hohe Spitzenwerte, sondern auch verteilte hohe Tagesdosen zu Schmelzflecken führen können (PATZ 1975, ANGMAR-MÅNSON u. Mitarb. 1976, EKSTRAND 1977, MYERS 1978). Untersuchungen an Menschen, Nagern und Wiederkäuern haben gezeigt, daß fluorotische Störung der Schmelzbildung auftritt, wenn einmalige vorübergehende Spitzenwerte von 10 μmol F^- im Plasma vorkommen. Diese Spitze von 10 μmol F^- entspricht 0,19 ppm, oder etwa dem 20fachen der normalen Plasmakonzentration von 0,01 ppm F; ein Spitzenwert in dieser Höhe tritt bei Erwachsenen nach einer einmaligen Dosis von 6 mg F auf. Bei häufigerer F-Zufuhr als 1mal täglich können auch niedrigere Einzeldosen und entsprechend niedrigere „Peaks" zu Schmelzfluorose führen: Bei Untersuchungen an den als Modell gut geeigneten Ratten fanden ANGMAR-MÅNSON u. WHITFORD (1982), daß bei dem nicht so stark, aber länger bzw. öfter erhöhten Plasmaspiegel von 4,7 μmol F^- (fast 0,1 ppm, also etwa das 10fache der normalen Konzentration) regelmäßig Störungen der Schmelzbildung auftreten.

Wenn hier von Schmelzflecken gesprochen wurde, so handelt es sich um die gerade sichtbare, leichteste Form diffus kreidiger Depigmentationen und nicht um die sekundär braun verfärbten Flecken bei Bewohnern der endemischen Fluorosegebiete in vulkanischen Gegenden Afrikas und Indiens. Trotzdem ist es notwendig, einige Tatsachen zur Biochemie und Toxikologie von Fluorid zu vermelden, weil in allen Ländern ohne Wasserfluoridierung viele fluoridhaltige Präparate zur Kariesprävention auf den Markt gebracht werden. Sie sind zwar (mit Ausnahme der F-Tabletten und eines Fluoridkaugummis) zur lokalen Anwendung bestimmt und daher im Prinzip kombinierbar, aber unbemerkt verschluckte Reste können sich doch zu unbeabsichtigt hohen Dosen kumulieren. Als wichtiger Punkt muß die Frage nach der Unschädlichkeit und Sicherheit trotz versehentlicher Überdosierung erörtert werden, denn nur minimales Risiko kann eine vorbeugende Maßnahme rechtfertigen.

Physiologie und Toxikologie

In seiner freien Form als Element ist Fluor, noch stärker als das verwandte Halogen Chlor, ein hochaggressives Gas. Deswegen ist es auch nicht beständig und kommt nur in Form seiner Salze in der Natur vor. Sie spalten in wäßriger Lösung F^--Ionen ab; auch sie sind – trotz viel geringerer chemischer Aggressivität – noch sehr reaktiv und können daher toxisch wirken. Aber „alle ding sind gift und nichts on gift, alein die dosis macht das ein ding kein gift ist" stellte schon Paracelsus (1537/38) fest, oder, wie die moderne Toxikologie formuliert, es gibt keine toxischen Stoffe, sondern nur toxische Mengen bzw. toxische Konzentrationen. Die moderne Forschung faßt übrigens Fluorid nicht mehr als typisches Enzymgift auf, sondern als einen der vielen niedermolekularen regulierenden Stoffe, durch die Enzyme gehemmt oder aktiviert werden können. Die starke Negativität und damit Reaktivität von Fluorid bewirkt immerhin, daß es schon in geringen Konzentrationen regulierend in biochemische Prozesse eingreift.

Nach früherer Auffassung sollte F^- durch Inaktivierung des aktivierenden Mg^{2+} in einem Magnesiumfluorophosphatkomplex die Enolase und damit den Ablauf der Glykolyse hemmen. Neuerdings erklärt man die Fluoridwirkung auf Enzyme vor allem durch kompetitive Hemmung und allosterische Beeinflussung. Im ersten Fall nimmt Fluorid konkurrierend eine Bindungsstelle im aktiven Zentrum des Enzyms ein, so daß das Substrat sich nicht an das Enzym anlagern kann. Die wichtige allosterische Beeinflussung kennt man als Hemmung und als Aktivierung. Das F^- als Effektor wird an einer anderen Stelle des Enzymproteins gebunden als das Substrat; das führt zu einer leichten „Verformung" der Anlagerungsstelle und damit zu niedrigerer oder höherer Reaktionsgeschwindigkeit, wobei die Bildung des Enzym-Substrat-Komplexes nicht konkurrierend gehemmt wird, das

Reaktionsprodukt jedoch verlangsamt oder beschleunigt abdissoziiert. Fluorid stimuliert in einer großen Zahl von Geweben die in der Zellmembran lokalisierte Adenylat-Cyclase, und die Synthese des zyklischen Adenosinmonophosphats (cAMP), eines wichtigen Stoffwechselregulators, wird dadurch erhöht. Bei entsprechenden Versuchen in Gewebekulturen waren zur Hemmung F-Konzentrationen zwischen 0,05 und 0,15 mmol, d. h. 1–3 mg F/l nötig, also Konzentrationen, wie sie in Körpersäften und Geweben nicht vorkommen (SHAHED u. Mitarb. 1979). Allen Anzeichen nach spielt Fluorid bei wichtigen Funktionen im Organismus von Säugern eine wesentliche Rolle (z. B. Wachstum und Fortpflanzung bei Ratten), so daß es von den meisten Expertengremien als essentiell angesehen wird. Im Organismus aufgenommenes Fluorid verteilt sich rasch innerhalb des extrazellulären Körperwassers, und zwar erstaunlich gleichmäßig, wobei es ionisiert und im allgemeinen nicht stabil gebunden auftritt. Entgegen früheren Annahmen erwies sich Fluorid auch im Blutplasma nicht an Makromoleküle gebunden (EKSTRAND u. Mitarb. 1977), doch ist lokale, reversible und irreversible Anreicherung an bestimmte Strukturen möglich, im Fall von Knochen und Zähnen sogar die Regel.

Der homöostatische Normbereich für die F-Konzentration in den Körperflüssigkeiten liegt zwischen 0,005 und 0,02 mg/l = 0,25–1 μmol). Beim Studium von 24-Stunden-Profilen der F-Konzentration nach Fluoridaufnahme fand PATZ (1975) einen Spitzenwert auch im Speichel jeweils 30 min später. Nach Aufnahme von 0,25 mg, 1,0 mg bzw. 2,0 mg Fluorid betrug dieser Spitzenwert 0,025 bzw. 0,048 bzw. 0,069 mgF/l. Im Verlauf der folgenden 2 Stunden sinkt die Konzentration rasch, danach noch mehrere Stunden langsam ab. Der Plasmaspitzenwert 30 Minuten nach Aufnahme von 2 mg Fluorid erreichte 0,101 mg F/l, nach einer Dosis von 1 mg F etwa 0,05 mg/l. Nach Gabe von 100 mg Fluorid hielt sich die Konzentration im Plasma 3 Stunden lang um 2 mg F/l. Stark erhöhte Aufnahme kann vorübergehend zu Hypokalzämie führen sowie zur Hemmung von Enzymen; diese Mechanismen können bei sehr hohen akut toxischen Dosen (über 500 mg F bei Erwachsenen) den Tod herbeiführen. Neben der Enolase werden auch saure Phosphatasen schon beim 10- bis 20fachen der normalen F^--Konzentration der Körperflüssigkeit gehemmt; die meisten Enzyme werden dagegen erst bei Konzentrationen zwischen 20 und 200 mg F/l (= 1 bzw. 10 mmol) blockiert. Enzymhemmende Konzentrationen werden u. U. in Plaque-Bakterienzellen erreicht, normalerweise aber nicht in Körperflüssigkeiten.

In der Realität ist chronisch und akut erhöhte Aufnahme von Fluoridverbindungen nicht selten; ihre Folgen sind meist gutartig, wie epidemiologische und klinische Beobachtungen zeigen.

Der Weg des Fluorids im Körper beginnt mit der Absorption in ionisierter Form durch die Magenschleimhaut. Die Homöostase wird dadurch aufrechterhalten, daß der größte Teil des absorbierten Fluorids durch die Nieren wieder ausgeschieden wird; F^- wird also anders behandelt als andere Elektrolyten (HODGE u. SMITH 1965). Was mit Fluorid in den Nieren geschieht, wird stark von der Azidität des Primärharns bestimmt.

Mit fallendem pH steigt wie auf S. 36 f. besprochen die Hydratisierung und damit Wasserähnlichkeit des Fluorids gegenüber Zellmembranen durch Vermehrung der $H_3O^+\cdot 3h_2O...F^-$ Ionenpaare. Die menschlichen Nieren, die ständig von 20% der Gesamtblutmenge durchströmt werden, bilden in 24 Stunden rund 170 l Primärharn (Glomerulusfiltrat), woraus durch tubuläre Rückresorption etwa 1,5 l Endharn entstehen. Im Rahmen des normalen Wasser-, Elektrolyt- und Säure-Basen-Haushalts müssen dabei durch die Tubuluszellen Wasser und Elektrolyte rückresorbiert sowie Ammoniumionen ausgeschieden werden. Ein großer Teil des Wassers folgt hierbei im proximalen Tubulus passiv (aus osmotischen Gründen) dem aktiv resorbierten Natrium. Chlorid und auch Fluorid werden im Prinzip ebenfalls mit Wasser rückresorbiert, aber anscheinend mehr in distalen Abschnitten des Nephrons, wo das pH niedriger werden kann als proximal. WHITFORD u. Mitarb. (1976) fanden Unabhängigkeit der F^--Ausscheidung von der Ausscheidung bzw. Rückresorption von Cl^-, Na^+ und K^+ und auch weitgehend Unabhängigkeit vom Harnvolumen. Das letztere schließt nicht aus, daß F^- bei tiefem pH wasserähnlich behandelt wird. Es wurde nämlich eine starke pH-Abhängigkeit der F^--Ausscheidung gefunden. Nur bei Azidose (Urin pH 5,0–6,2), d. h. hoher Konzentration von $H_3O^+\cdot 3H_2O$, kann anscheinend das daran gebundene F^- wie Wasser die Tubuluszellen leicht passieren und wird großenteils rückresorbiert; bei Alkalose (pH 7–8) wird das dann stärker dissoziierte F^- dagegen nicht von Wasser eingehüllt, weniger quantitativ rückresorbiert und dadurch schnell, nämlich innerhalb einiger Stunden ausgeschieden. Ein kleiner Teil des aufgenommenen Fluorids wird immer im Skelett retiniert, und auch schon bei der minimalen Fluoridaufnahme mit der Nahrung allein steigt der Fluorgehalt des Skeletts im Lauf eines Lebens ständig an.

Jeder, der beispielsweise seit 30 oder 50 Jahren an einem Ort mit fluoridarmem Trinkwasser von 0,1 ppm F wohnt, hat im Laufe der Zeit mindestens 2000 bis 3000 mg Fluor in seinem Skelett angesammelt. Werden dem Körper größere Mengen Fluorid zugeführt, als sofort durch die Nieren ausgeschieden werden können, dann tritt das Skelett als wirksames Auffang- und Ausgleichsreservoir in Funktion. Ähnlich wie bei einem Ionenaustauscher ist die Skelettspeicherung von Fluorid reversibel: Nach Aufhören des zu hohen Angebots gibt der Knochen allmählich das aufgefangene Fluorid in Mengen wieder ab, die von den Nieren ohne weiteres ausgeschieden werden können. Wir wollen nun im einzelnen Aufnahme und Ausscheidung bei verschiedenen Fluoridbelastungen betrachten, um danach die Sicherheit der prophylaktischen Dosen beurteilen zu können. Mit der Nahrung wird nach weitgehend übereinstimmenden Untersuchungsberichten in verschiedenen Ländern täglich etwa 0,2–0,5 mg Fluorid aufgenommen. Bei Erhöhung der täglichen Zufuhr durch Fluoridzusatz zum Trinkwasser resultiert die Aufnahme einer Gesamtfluoridmenge von 1,5–2,5 mg täglich (HODGE u. SMITH 1965, HEFTI

1986). Logischerweise spielt die im Verdauungstrakt absorbierte Fluoridmenge nur im Hinblick auf die Entwicklung der Zähne *vor* dem Durchbruch eine Rolle. Da für die lokale Wirkung *nach* dem Durchbruch Fluorid in gelöster oder leicht löslicher Form in der Mundhöhle vorliegen muß, ist von Erhöhung der Menge in unlöslicher Form in der Nahrung nur eine sehr beschränkte und sicher weit suboptimale Wirkung zu erwarten – nicht so sehr, weil die Adsorption im Darm nur 70–80% beträgt, sondern vor allem, weil meist die Verfügbarkeit von Fluoridionen in der Mundhöhle entfällt. Lokale Unlöslichkeit des F liegt bei fast allen pflanzlichen und tierischen Nahrungsmitteln vor, die sowieso meist nur 0,1 mg F/kg enthalten. Es gibt überhaupt nur 2 Lebensmittel, die relativ höhe F-Konzentrationen enthalten, nämlich Fisch und schwarzer Tee. Beim Fisch ist das Fluorid jedoch in den Gräten (bis 300 ppm F) und in der Haut gebunden (10 ppm), während der Gehalt im Fischfleisch niedrig ist. Soweit Haut und Gräten überhaupt zum eßbaren Anteil gerechnet werden können (wie bei einigen Zubereitungen von Heringen und Sprotten), ist das darin enthaltene Fluorid nicht in der Mundhöhle löslich und damit lokal kariesprophylaktisch unwirksam. Das gleiche gilt von Knochenmehlpräparaten, die manchmal fälschlicherweise als spezifisches, natürliches Kariesprophylaktikum angepriesen werden. Anders ist es bei schwarzem Tee, dessen Blätter 170–190 ppm F enthalten; mit einer Tasse eines starken Aufgusses können bis zu 0,3 mg F die Zähne direkt umspülen. Einen möglichen Zusammenhang zwischen niedrigem Kariesbefall und hohem Teekonsum lassen zwei Untersuchungen an 5- bzw. 14jährigen Kindern vermuten, typischerweise in England, wo früher als anderswo Gewöhnung an sehr starken schwarzen Tee beobachtet wird. Sicher aber ist die Wirkung auch und gerade bei notorischen Teetrinkern nicht stark genug, um die kariogene Wirkung des im Tee gelösten Zuckers aufzuheben (EDGAR 1981, Strübig u. GÜLZOW 1981). Überdies ist beim gegenwärtigen Großangebot von F-Zahnpasten mit wissenschaftlich-klinisch getesteter Karieshemmwirkung die Wahrscheinlichkeit klein, daß jemand für eine karieshemmende Dosis Fluorid auf Tee angewiesen ist. Eher erhebt sich bei der Vielfalt angebotener Präparate mit Fluorid die Frage nach möglichen Überdosierungen. Man muß daran denken, auch wenn von jedem lokal-oral angewendeten Quantum nur 5–10% verschluckt werden. Bei der Frage der Indikationsstellung wird dieses Problem behandelt (Kap. 8).

Lebenslange Aufnahme der optimal prophylaktischen Fluoridmenge führt zu keinerlei Störungen im Organismus. Auch das 3- bis 5fache der optimalen Fluoriddosis ist noch unbedenklich, doch kann dann gefleckter Schmelz auftreten, wenn die Schmelzbildung noch nicht abgeschlossen ist. Die Verhältnisse bei langdauernder hoher Fluoridaufnahme lassen sich am Beispiel der amerikanischen Stadt Bartlett darstellen. Der Ort liegt in Texas auf vulkanischem Boden mit hohem Fluoridgehalt und seine Bewohner tranken länger als 50 Jahre Wasser mit 8–10 mg Fluorid im Liter. Im Jahre 1951 wurde dann eine Aluminiumoxidfilteranlage in Betrieb genommen, die seitdem den natürlichen Gehalt von 8–10 mg auf 1,3 mg Fluorid pro Liter herabsetzt. Von der Zeit kurz vor bis 27 Monate nach der Entfluoridierung wurde bei 116 Personen aller Altersgruppen die Fluoridausscheidung durch den Harn laufend untersucht. Der Fluoridgehalt der Proben sank während der Beobachtungszeit von anfänglich 6–8 mg/l auf etwa 2 mg/l ab. Die nach der Entfluoridierung des Wassers noch längere Zeit ausgeschiedenen großen Fluoridmengen konnten nur aus dem Skelett stammen, das über die Jahre abnorm hoher Aufnahme Fluorid vermehrt gespeichert hatte. Mit dem ursprünglichen Bartlett-Wasser waren beim Genuß eines Liters täglich 8 mg Fluorid aufgenommen worden. Gefleckter Schmelz war dort vor der Entfluoridierung als Folge der zu hohen Aufnahme, fast des 10fachen der prophylaktischen Dosis, sehr häufig. Ein Teil der älteren Leute wies in dieser Gemeinde als Symptom einer Skelettfluorose Verdichtungen der Knochenstruktur auf, vor allem im Gebiet des Beckens und der Lendenwirbelsäule, wie Röntgenuntersuchungen zeigten. In dem Ort Lake Preston, South Dakota, mit 6 mg Fluorid im Liter Trinkwasser, waren noch keine Knochenveränderungen gefunden worden. Die Osteosklerosen waren jedoch auch in Bartlett harmloser Natur und verursachten keine Beschwerden. Außer den geschilderten Veränderungen wurden keine krankhaften Erscheinungen gefunden, die mit der Fluoridüberdosierung hätten in Verbindung gebracht werden können.

Erst bei täglicher Fluoridaufnahme von 20–80 mg und mehr über 10–20 Jahre kommt es zu stark pathologischen Veränderungen auch der Gelenke, Beschwerden beim Gehen, Schweregefühl – Erscheinungen, die relativ selten als industrielle Fluorose vorkommen (ROHOLM 1937, BREDEMANN 1956, LARGENT 1961). Toxikologisch kommt der Niere als dem Hauptausscheidungsorgan besondere Beachtung zu. In früheren Stoffwechselstudien wurde festgestellt, daß bei Belastungen bis zu 15 mg Fluorid täglich die Ausscheidung noch vollständig bewältigt werden kann (HODGE u. SMITH 1965). Neuerdings setzt man diesen Grenzwert etwas niedriger an (EKSTRAND u. Mitarb. 1981). Obgleich die Nieren das durch hohe chronische Fluordosen am meisten gefährdete Organ sind, wurden selbst bei Kryolitharbeitern nach Aufnahme von 25 mg täglich über Jahre in 16 Autopsien nur zweimal pathologische Nierenveränderungen gefunden, wobei noch zweifelhaft bleibt, ob die Schädigungen mit der Fluorose in Zusammenhang standen (LARGENT 1961). Demnach ist die gesunde Niere in der Lage, ein Vielfaches der kariesprophylaktischen Fluormengen ohne Schädigung passieren zu lassen. Auch erkrankte Nieren sind hierzu in der Lage, doch geht bei einem stark erhöhten Fluoridangebot die Ausscheidungsleistung zurück.

Der Schilddrüsenfunktion hat man im Zusammenhang mit kariesprophylaktischen Fluoriddosen besondere Aufmerksamkeit gewidmet. Vor allem wurde auf die Möglichkeit eines Fluor-Jod-Antagonismus hingewiesen. Diese Bedenken sind unbegründet. Genaue klinische Beobachtungen von 31 Patienten am Zürcher Kantonsspital, denen bis 5 mg F am Tag während bis zu 5 Monaten gegeben worden waren, zeigten normale Schilddrüsenfunktion, normale Grundumsatzwerte und im speziellen normale Aufnahme von radioaktiv markiertem Jod (KORRODI u. Mitarb. 1956). Im Gebiet von Sembrancher, wo das Wasser 1,4 mg Fluorid im Liter enthält, zeigte sich trotz der hohen Fluoridaufnahme das jodierte Kochsalz als Kropfprophylaktikum klinisch voll wirksam. Als einziger bemerkenswerter Befund war in Sembrancher trotz schlechter Mundhygiene der Kariesbefall niedrig. Otosklerosen waren in Sembrancher nicht häufiger als anderswo. In diesem Zusammenhang ist interessant, daß in Illinois nach Untersuchungen an über 130 000 Kindern 4,9% schwerhörig waren aus Gebieten mit niedrigem Fluoridgehalt, gegenüber nur 2,8% Schwerhörigen aus Gebieten mit hohem Fluoridgehalt des Trinkwassers (LEWY 1944).

Lange wurde die vermeintliche Gefahr von Allergien diskutiert. Überempfindlichkeitsangst im Zusammenhang mit Fluorid ist aber theoretisch kaum zu begründen, denn die tägliche Aufnahme von mindestens 0,5 mg mit der Nahrung ist praktisch unvermeidbar, und schon vor Urzeiten müssen sich die Lebewesen an das Fluoridion angepaßt haben. Die kariesprophylaktische Erhöhung der Fluoridaufnahme liegt durchaus noch in der gleichen Größenordnung. In denjenigen Fällen, in denen von Nesselfieber und Ekzemen berichtet wurde, dachte man an andere klassische Allergien. Bei der speziellen Art von Überempfindlichkeit gegen Chemikalien mit niedrigem Molekulargewicht muß aber zunächst eine Reaktion des chemischen Stoffes mit Körpereiweiß stattfinden, wodurch erst sekundär die Verbindung mit Antigeneigenschaften entsteht, gegen die dann die Überempfindlichkeit auftritt, wie sie von Halogenen wie Jod und Chlor in ihrer elementaren, aggressiven Form seit langem bekannt ist. Überempfindlichkeit gegenüber Halogen*ionen* wie Jodid und Chlorid ist dagegen nicht bekannt. Überempfindlichkeit gegen Ionen, die wie Chlorid und Fluorid bei jedem Menschen normalerweise im Blut zirkulieren, wäre denn auch sehr verwunderlich, so daß eindeutige Untersuchungen jede derartigen Behauptung untermauern müßten. In den Niederlanden wurde eine kleine Anzahl Patienten mit Verdacht auf F-Allergie getestet. Bei keinem dieser Individuen konnte eine Überempfindlichkeit gegen Fluorid gefunden werden (Gesundheitsrat der Niederlande 1970).

Wie gefährlich sind nun langdauernde starke Überschreitungen der physiologischen Dosen? Wir wollen zur Beantwortung dieser Frage eine Reihe von Beispielen der beträchtlichen Fluoridtoleranz des menschlichen Organismus anführen. So liegen Beobachtungen vor, in deren Verlauf ein 100faches und mehr der prophylaktischen Fluoriddosis über längere Zeit gegeben wurde. In einer amerikanischen Klinik wurde an 70 Patienten mit malignen Tumoren die Wirkung großer Fluoridmengen untersucht (BLACK u. Mitarb. 1949). Die tägliche orale Dosis für Erwachsene war 320 mg Natriumfluorid (145 mg Fluorid), verteilt über 4 Gaben in wäßriger Aufschwemmung von Aluminiumhydroxid. Kinder erhielten bis zu 200 mg Natriumfluorid täglich. Die Behandlungszeit dehnte sich über mehrere Monate aus.

Allgemeine Vergiftungserscheinungen traten nicht auf, obgleich einige Patienten insgesamt etwa 30 g Natriumfluorid innerhalb von 3 Monaten erhalten hatten. Die Kontrolluntersuchungen umfaßten Beobachtungen von Wachstum und Entwicklung bei Kindern, Hämatopoese, Leberfunktion, Albumin-Globulin-Verhältnis, Cholesterinspiegel und Zuckerspiegel im Blut sowie Nierenfunktion. Bei vielen Patienten wurde dagegen eine Besserung festgestellt: Manche Tumoren hörten auf, sich zu vergrößern. Die Autopsie in 4 Fällen zeigte keine Organveränderungen, die auf die toxische Wirkung des Fluorids hätten zurückgeführt werden können. Die einzige allgemeine Wirkung der Fluoridtherapie war eine Tendenz zum Absinken sowohl des systolischen wie des diastolischen Blutdrucks, besonders bei Patienten, bei denen ein hoher Blutdruck bestanden hatte. In einzelnen Fällen wurden auch intravenös hohe Dosen gut vertragen. Ein 16jähriges Mädchen erhielt über 9 Tage i. v. 23 mg Natriumfluorid pro Kilogramm Körpergewicht. Auch hier traten keine Vergiftungserscheinungen auf.

In einer anderen klinischen Studie am Rockefeller Institute in New York wurde der Mineralstoffwechsel und seine Beeinflussung durch hohe oral verabreichte Fluoriddosen an 6 Patienten mit Osteoporose und an einem Fall von Ostitits deformans untersucht (RICH u. ENSINCK 1961). Die Überlegungen zu diesem Behandlungsversuch gingen davon aus, daß selbst eine fortgeschrittene Fluorose beim Menschen als verhältnismäßig gutartig einzuschätzen sei, und daß die Skelettveränderungen auch bei einer künstlich herbeigeführten chronischen Fluorose primär zu Verdichtungen des Knochens führen müßten. Nach histologischen Befunden schienen hohe Fluoriddosen die Knochenresorption zu hemmen. Den Patienten wurden 60 mg Fluorid pro Tag über 16 Wochen und länger gegeben. Die Fluoridmedikation wurde gut vertragen und führte zu einer verringerten Calciumausscheidung. Unter der Fluoridbehandlung traten keine signifikanten Konzentrationsveränderungen im Plasma hinsichtlich des Calcium-, des Phosphat- oder des Citratgehalts auf. Auch Änderungen des Blutbildes, der Nierenfunktion und der Leberfunktion konnten nicht festgestellt werden. In der Zwischenzeit ist zwar deutlich geworden, daß Fluorid in diesen sehr hohen Dosen atypische Knochenneubildung anregt und kein ideales Medikament in der Therapie von Knochenerkrankungen darstellt, doch hat sich, was in unserem Zusammenhang interessant ist, die beträchtliche Toleranz des menschlichen Organismus gegen chronische hohe Fluoridgaben in vielen Untersuchungen bestätigt (COURVOISIER u. Mitarb. 1978).

Bei diesen Beispielen handelte es sich um Patienten, die unter sorgfältiger ärztlicher Überwachung standen. Was aber geschieht, wenn unbeobachtete Kinder größere Mengen fluoridhaltiger Medikamente, etwa eine Handvoll Fluoridtabletten verschlucken?

Der Inhaber des Lehrstuhles für Gesundheitserziehung an der Universität von Süd-Illinois versandte im Jahr 1961 insgesamt 345 Briefe und Fragebogen an alle Giftkontrollstellen in den Vereinigten Staaten (GRISSOM 1962). Über den Zeitraum der letzten 6 Jahre sollten die bekanntgewordenen Unfälle mit zahnärztlich empfohlenen fluoridhaltigen Medikamenten erfaßt werden. 251 Fragebogen wurden ausgefüllt zurückgesandt. Insgesamt 25 Unfälle hatten sich in den USA in den 6 Berichtsjahren ereignet. Immer waren – von Kindern im Alter zwischen 11 Monaten und 5 Jahren – größere Mengen fluoridhaltiger Präparate verschluckt worden. Zu einer Vergiftung war es in keinem einzigen der 25 Fälle gekommen. In 23 Berichten war ausdrücklich vermerkt, daß keine gesundheitlichen Schäden aufgetreten seien. Über den Ausgang der restlichen zwei Fälle war nichts gemeldet worden.

Seitdem wurden weitere Statistiken aus anderen Ländern veröffentlicht, die ein ähnlich beruhigendes Bild zeigen. Leider ereignete sich aber auch ein letaler Ablauf in der Folge unsachgemäßer Fluoridanwendung (HOROWITZ 1977). Ein 3jähriges Kind wurde zur Kontrolluntersuchung gebracht. Es war kariesfrei. Eine Dentalhygienikerin erhielt den Auftrag, Fluorid lokal zu applizieren. Zur professionellen Vorreinigung mit rotierenden Bürsten (die heute als überflüssig bewertet werden kann) verwendete sie die Polierpaste Zircate, die etwa 9% Fluorid enthält. Sie ging damit nicht sparsam um, und das Kind hat wahrscheinlich den größten Teil der Aufschwemmung verschluckt. Danach bereitete die Dentalhygienikerin eine gesättigte, etwa 8%ige Zinnfluoridlösung zu, mit der sie lege artis die Zähne des Kindes touchierte. Den Rest der (instabilen) Lösung schüttete sie nicht weg, sondern kam auf den fatalen Gedanken, das Kind damit noch spülen zu lassen. Es trank jedoch die Lösung und starb kurz darauf. Das Kind muß zwischen 300 und 400 mg F^- aufgenommen haben. Spätestens nach diesem tragischen Vorfall gilt als Regel, bei Kindern unter 6 Jahren keine Lokalapplikationen auszuführen. Auch wurde aufgrund der Plasma-F^--Untersuchungen von EKSTRAND u. Mitarb. (1981) eine Entwicklung eingeleitet, den F-Gehalt von Geleepräparaten, bisher 1,25%, auf 0,4% F^- zu senken. Die neueren, eher beruhigenden Untersuchungsergebnisse von EINWAG (1983) sollten kein Anlaß sein, an der unnötig hohen Konzentration festzuhalten. Übrigens führt Anwendung von F in Lack- statt in Geleeform wegen des stückweisen Abblätterns über längere Zeit zu wesentlich niedrigeren Plasmaspitzenwerten.

Bei Unfällen mit F-Tabletten gilt die Regel, den Magen zu spülen, wenn ein Kind mehr als 200 Tabletten mit je 0,25 mg F, also eine Gesamtmenge von 50 mg F in Form von Natriumfluorid aufgenommen hat. Die Sicherheitsspanne ist bei diesem Richtwert groß, denn als Letaldosis für NaF (F-Gehalt 45%) gelten 30–60 mg F *pro Kilogramm Körpergewicht*. Zinnfluorid und Aminfluoride sind wegen ihrer Kationen etwas stärker toxisch als NaF, Monofluorophosphat (MFP) ist wegen verzögerter Hydrolyse des Komplexes akut weniger toxisch als NaF (LIM u. Mitarb. 1978, STRATMANN u. EIFINGER 1981, SMITH u. HODGE 1983).

Zusammenfassend kann man sagen, daß bei sachgemäßer Verwendung Fluoridpräparate nicht gefährlich sind, aber Unwissenheit und Leichtsinn im Umgang mit ihnen können sich bitter rächen.

Kehren wir zum Schluß zurück zu den physiologischen Mengen von Fluorid, um uns mit einem Argument auseinanderzusetzen, das immer wieder gegen die Fluoridierung des Trinkwassers ins Feld geführt wird: Die Sicherheitsspanne sei nicht groß genug. Der deutsche Toxikologe HENSCHLER (1968) hat jedoch überzeugend begründet, daß als erste Manifestation einer schädlichen Nebenwirkung die Entstehung einer leichten Skelettfluorose anzusehen ist. Die niedrigste tägliche Aufnahme-menge, die Fluorose des Skeletts auslösen kann, wurde mit 10–20 mg Fluorid ermittelt. Die Sicherheitsspanne, die sich unter Berücksichtigung der Aufnahme aus Nahrung und fluoridiertem Wasser ergibt, ist zwar kleiner als die sonst meist mit 1:100 angenommene; ihre Begründung stützt sich indessen nicht wie üblich auf Tierversuche mit allen dabei möglichen Unsicherheitsfaktoren, sondern auf Untersuchungen lebens-langer Aufnahme beim Menschen in Gebieten mit natürlich fluoridrei-chem Trinkwasser, so daß „eine Anreicherung des Trinkwassers auf 1 ppm Fluorid als gesundheitlich unbedenklich anzusehen ist" (HENSCH-LER 1968). Seitdem haben Ärztekommissionen in vielen Ländern diesen Standpunkt immer wieder bestätigt. Allein in den USA trinken über 120 Millionen Menschen fluoridreiches Wasser, davon mehr als 10 Millionen aus Quellwässern mit einem natürlichen F^--Gehalt zwischen 0,8 und 2,5 mg/l (BACKER DIRKS u. Mitarb. 1978).

Die Wirtsfaktoren Parodontalgewebe und Abwehrsysteme

Wirtsfaktoren hat man lange große Bedeutung in der Pathogenese der Parodontopathien beigemessen. Darauf weisen ältere Bezeichnungen für klinische Erscheinungsbilder der Parodontitis wie „degenerativ-dystro-phische" und „involutive" Parodontolyse; dabei dachte man an Fehl-ernährung und Stoffwechselstörungen sowie an eine Art Selbstzerstö-rung durch Fehl-, Über- oder Unterfunktion von Gebißabschnitten und okklusales Trauma.

Heute weiß man, daß den obengenannten Wirtsfaktoren sowie gewissen immunpathogenetischen Komponenten allenfalls sekundäre, aber keine primär ätiologische Rolle zukommt. Es gibt keinen Zweifel mehr an der *exogenen Verursachung* der Parodontopathien: Der Kontakt von *Mi-kroorganismen* mit dem Saumepithel im gingivalen Sulkus führt lokal zur Gingivitis und nach Jahren, meist erst nach Jahrzehnten, eventuell zur Parodontitis mit Taschenbildung und Knochenabbau. Der Beweis für die bakterielle Ursache der Gingivitis wurde durch einige einfache klinische Experimente erbracht, die nicht für die Erklärung der Pathogenese, son-dern auch für die Verhütung außerordentlich wichtig sind. LÖE u. Mit-arb. (1965) veranlaßten 12 gingival gesunde Probanden, ihre sonst sehr gute Mundhygiene zu vernachlässigen. Das führte zur Ansammlung von Plaque und danach zur Gingivitis. Darauf wurde die Gewohnheit der sorgfältigen Reinigung des Zahnfleischsaumes wieder aufgenommen und innerhalb einer Woche war die Entzündung der Gingiva wieder abgeheilt (S. 211 f.).

Bei der Gingivitis ist aufgrund dieser experimentellen Arbeiten die ur-sächliche Rolle der Plaque und ihr direkter, gleichsam an- und abschaltbarer entzündungsauslösender Einfluß offensichtlich, obwohl die individuelle Reizantwort auf Plaque verschieden sein kann. Der weitere Verlauf chronischer Parodontopathien von der stabilen Gingivitis zu den verschiedenen Formen der fortschreitend destruktiven Parodontitis ist weniger eindeutig experimentell abgeklärt; immerhin deuten die mehrjährigen Versuche von LINDHE u. Mitarb. (1975) an Hunden darauf hin, daß Parodontitis nur entsteht, wo lange eine chronische Gingivitis bestanden hat.

Eintrittspforte für entzündungsauslösende bakterielle Stoffe und invasive Mikroorganismen ist das gingivale Saumepithel. Die Widerstandskraft des Parodonts gegen die mikrobiellen Noxen wird durch die Integrität bzw. Regenerationsfähigkeit dieses Saumepithels sowie die Funktionsfähigkeit der zellulären und humoralen unspezifischen und spezifischen Abwehrmechanismen bestimmt.

Einteilung der parodontalen Abwehrsysteme

Die Abwehrfunktionen höherer Organismen sind gegen Fremdstoffe, Bakterien und als fremd erkannte Gewebe („nicht selbst") gerichtet und dienen zum „Selbst"-Schutz. Zu den Abwehrmechanismen gehört außer dem bekannten spezifischen Immunsystem (das eine in der jahrmillionenlangen Entwicklung des Lebens relativ späte Verfeinerung der Abwehr darstellt) eine heterogene Gruppe, die dem Organismus „natürliche angeborene Resistenz" verleiht. Darunter versteht man die kombinierte Schutzwirkung anatomischer Grenzen (Epithel), physiologischer Mechanismen und Sekrete (Speichel, Tränenflüssigkeit mit z. B. ihrem bakteriolytischen Lysozym) sowie die Phagozytose durch Freßzellen mit den dazugehörigen Effektormechanismen wie Komplement. Alle diese Faktoren werden noch durch Ernährungslage, hormonale Steuerung und genetische Einflüsse modifiziert.

Alle diese Abwehrmechanismen sind ineinander funktionell verzahnt, und es werden vom Organismus bei einem Fremdkontakt meist zugleich lokale und generalisierte, unspezifische und spezifische, humorale und zelluläre Abwehr mobilisiert, und die aktiven Mechanismen werden nach Bedarf verstärkt, gedämpft oder abgeschaltet (Abb. 4.**17**).

Von den passiven Mechanismen sind die schützenden Komponenten der Mundflüssigkeit bereits auf S. 23 ff. behandelt; der epitheliale Schutz wird auf S. 93 ff. besprochen. Die aktiven Abwehrfunktionen des Wirtsorganismus werden wie üblich in 2 Systeme unterteilt,

1. primäre unspezifische akute und chronische Entzündungsreaktionen gekennzeichnet durch Phagozytose und Effektormechanismen, und
2. die spezifische Immunabwehr.

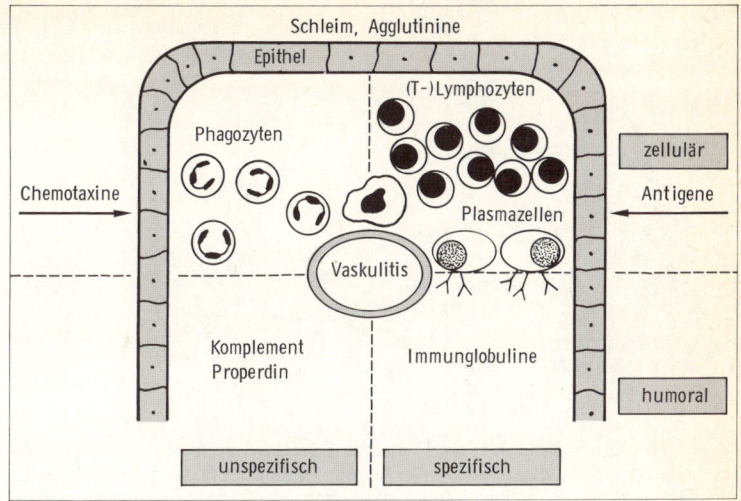

Abb. 4.**17**   Einteilung der Abwehrmechanismen

Die epitheliale Abwehrschranke

Das orale Epithel, und auch das orale Gingivaepithel sind meist keiner quantitativ übermäßigen bakteriellen Belastung ausgesetzt. Die Bakterien, die auf seiner Oberfläche haften, werden mit den desquamierenden Zellen abgestoßen, ohne daß die Kolonien größere Dicke erreichen. Zudem bilden Glykoproteine aus dem Speichel einen schützenden Film, und sekretorisches IgA wirkt der primären Adhäsion von Mikroorganismen entgegen.

Ganz anders ist es mit den epithelialen Geweben in unmittelbarer Nähe des Zahnhalses, dem oralen Sulkusepithel und dem Saumepithel (Abb. 4.**18**). Der normale gingivale Sulkus von nur 0,5 mm Tiefe stellt bereits eine Stagnationsnische für Plaque dar. Besondere Verhältnisse und Stagnationsgefahren herrschen interdental: Zwischen den Zahnfleischpapillen liegt die breite Einsenkung des interdentalen Col (= Sattel; Abb. 4.**19**). Einer Reinigung von außen ist er schon normalerweise schwer zugänglich; bei pathologischer Vertiefung nimmt das Risiko der Plaquestagnation noch zu. Zumindest in der Nähe des Sulkuseinganges haftet immer eine Bakterienlage und bei mangelhafter Reinigung auch bald eine dicke Plaque fest am Zahn, und durch Kontinuität werden die randständigen Bakterienschichten in einer Position gehalten, die ständigem engem Kontakt mit dem Epithel gleichkommt. Nach SCHROEDER (1976) nimmt nicht der früher viel diskutierte „Epithelansatz", sondern

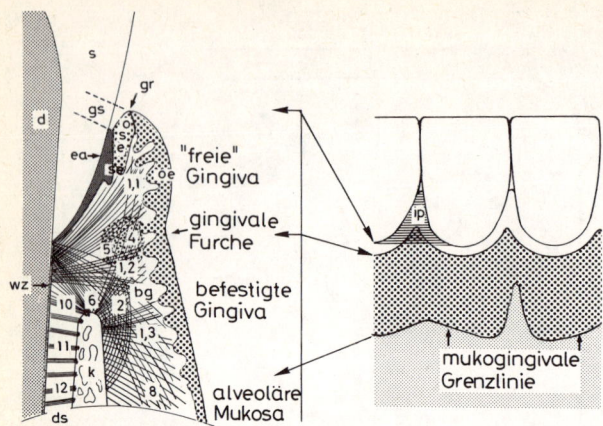

Abb. 4.**18** Querschnitt, klinische Ansicht und Strukturierung der vestibulären Gingiva. bg = Bindegewebe, d = Dentin, ds = Desmodont, ea = Epithelansatz, gr = Gingivalrand, Zahnfleischsaum, gs = gingivaler Sulkus, ip = Interdentalpapille, k = Knochen, oe = orales Gingivaepithel, ose = orales Sulkusepithel, s = Schmelz, se = Saumepithel, wz = Wurzelzement, 1,1 bis 12 = Faserbündel (aus *Schroeder*, H. E.: Orale Strukturbiologie. Thieme, Stuttgart 1976)

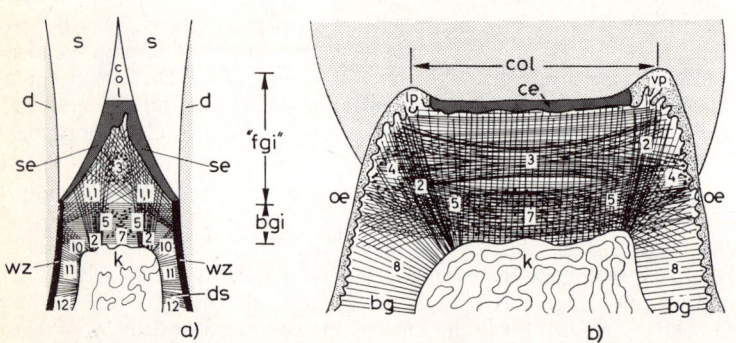

Abb. 4.**19** Die interdental-papilläre Gingiva, dargestellt anhand eines mesio-distalen (a) und eines bukkolingualen (b) Querschnittes durch die Mitte des Interdentalraumes. bg = Bindegewebe, ce = Saumepithel am Boden des interdentalen Col, d = Dentin, ds = Desmodont, k = Knochen, lp = linguale Papille, oe = orales Gingivaephithel, s = Schmelz, se = Saumepithel, vp = vestibuläre Papille, wz = Wurzelzement, 1,1 bis 12 = Faserbündel, „fgi" = „freie", bgi = befestigte Gewebeabschnitte (aus *Schroeder*, H. E.: Orale Strukturbiologie. Thieme, Stuttgart 1976)

das Saumepithel die Schlüsselstellung bei der Gesunderhaltung und den Abwehrleistungen der gingivalen Gewebe am Zahnhals ein. Der Epithelansatz wird durch die am Zahnhartgewebe haftende interne Basallamina von Saumepithelzellen über Halbdesmosomen gebildet; ihre Verbindung mit den haftenden Schichten der Lamina liegt wegen der schnellen Regeneration des Saumepithels nicht fest, sondern ist funktionell und gleitend über adhäsive und kohäsive Kräfte.

Das Saumepithel bildet außer dem Epithelansatz zum Zahn vor allem den Boden des gingivalen Sulkus (SCHROEDER 1976). Beim durchgebrochenen Zahn stellt das Saumepithel einen etwa 2 mm hohen Ring dar, der beim parodontal gesunden jugendlichen Erwachsenen in Höhe des zervikalen Schmelzes liegt. Es ist koronal bis zu 0,15 mm dick und besteht nur aus 2 Schichten: Dem mitotisch aktiven Stratum basale und dem Stratum suprabasale. Das Saumepithel ist höchst permeabel und keratinisiert nicht. Die Zellteilung ist so rege, daß die Heilung nach Verletzungen sehr rasch verläuft. Das Saumepithel erneuert sich (in $4\frac{1}{2}$ Tagen) doppelt so schnell wie das orale Gingivaepithel (in 9 Tagen erneuert); die Abstoßung von Zellen pro Oberflächeneinheit verläuft beim Saumepithel sogar 50- bis 100mal schneller als beim oralen Gingivaepithel. Das kommt dadurch, daß der Querschnitt des Saumepithelrings trapezförmig ist: Die Basis in der Tiefe ist 50- bis 100mal breiter als die freie Oberfläche, die Mündung zum Boden des Sulkus bzw. des interdentalen Col. Daher findet in Richtung Sulkus eine zunehmende Stromverschnellung statt; der Sulkusboden besteht dadurch aus ständig quasi aus der Tiefe hervorquellenden Saumepithelzellen (SCHROEDER u. LISTGARTEN 1971, SCHROEDER 1976, Abb. 4.20a). Dieser günstige Zustand bleibt meist nur in der Jugend erhalten.

Mit Vordringen von Bakterien apikalwärts, Vertiefung des Sulkus bis zur Tasche und Streckung der Oberfläche des Saumepithels nehmen Regenerations- und Desquamationsgeschwindigkeit ab. Mit dieser Schwächung der mechanischen Abwehrbarriere steigt die Wahrscheinlichkeit für das Eindringen von Enzymen und Bakterien sowie für die Entstehung von Ulzerationen und parodontitischen Episoden. Allerdings konnte MAGNUSSON u. Mitarb. (1983) nach experimenteller Verlängerung des Saumepithels bei jungen Affen keine verstärkte Entzündung im Bindegewebe feststellen; dieser negative Befund weist auf Parallelen im menschlichen Parodont: Man findet, daß bei Kindern und jungen Menschen chronische Gingivitis in der Regel zwar zur Streckung des Saumepithels, nicht aber zur Bildung parodontitischer Taschen führt. Alter und Regenerationsfähigkeit des Epithels könnten hierbei eine Rolle spielen. Zu bedenken ist aber vor allem, daß das Epithel nicht die einzige und nicht die wichtigste Abwehrschranke darstellt: Ihm ist ein Grenzwall funktionstüchtiger Granulozyten aufgelagert, die die subgingivale Bakterienflora im Schach halten.

Im normalen wie auch im Zustand der Entzündung leitet nämlich das permeable Saumepithel 2 klinisch wichtige, gegeneinander gerichtete Strömungen. Die „Fremdstoffströmung" besteht aus Substanzen, die

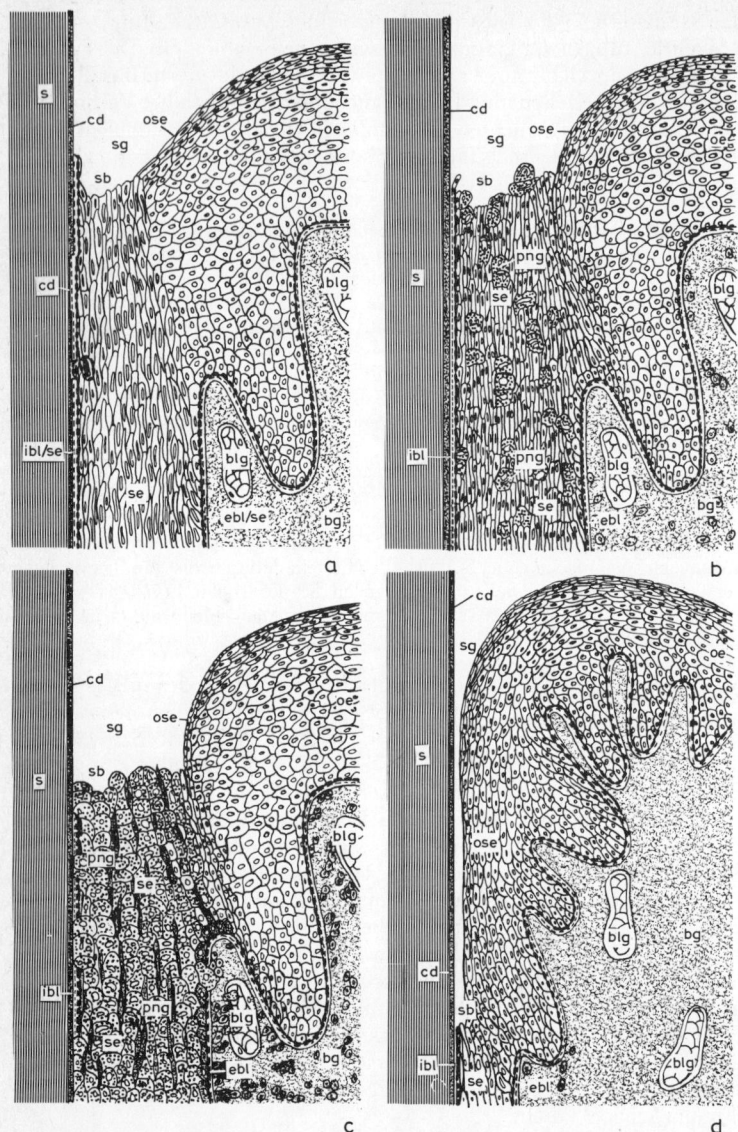

Abb. 4.**20**   Schematische Darstellung verschiedener Aspekte des Sulcus gingivae am Saum der „freien", vestibulären Gingiva. a) normale Gingiva; b) Zustand bei leichter, gingivaler Entzündung; c) Zustand bei hochgradig exsuda-

vom Sulkus her eindringen und in die Tiefe diffundieren. Es sind chemotaktische, antigene und toxische Stoffe bakterieller Herkunft, denen
jedoch das Eindringen in das gingivale Bindegewebe nicht leicht gemacht
wird: Es gibt im Saumepithel eine starke „Abwehr-Gegenströmung"
nach außen. Zum Teil wird sie durch die bei der ständigen Regeneration
herausquellenden Epithelzellen selbst verursacht. Vor allem aber durch-
wandert eine große Zahl neutrophiler Granulozyten ständig das Saumepithel in Richtung Sulkusboden (Abb. 4.**20**b u. c).

Es sind normal im vollbezahnten Gebiß aus allen Saumepithelien zusammen etwa
30 000/min; bei Entzündung nimmt ihre Zahl noch erheblich zu, und dann tritt
auch Exsudat aus. Die Granulozyten können so stark vermehrt sein, daß sie im
histologischen Bild des Saumepithels über 50% der Zellen ausmachen und sich am
Sulkusboden zu einem Wall gegen die Plaque anhäufen. Dadurch entsteht schon
rein passiv mechanisch und hydraulisch eine hochwirksame Schranke gegen Noxen von außen, die gegen Bakterien auch noch durch aktive Phagozytose und Lyse
verstärkt wird. Dennoch wird durch den hohen Granulozytendurchsatz das Saumepithel permeabler, und proportional mit dem Entzündungsgrad tritt mehr Sulkusflüssigkeit aus. Mit diesem Serumexsudat verlassen Proteine wie Komplementkomponenten und später Immunglobuline das entzündete subepitheliale Bindegewebe.

Die unspezifische Abwehr

Die phylogenetisch älteren, angeborenen Abwehrfaktoren sind unspezi-
fisch, sind also immer spontan ohne vorausgehende Sensibilisierung in
Bereitschaft. Der Kern dieser unspezifischen Entzündungsabwehr ist die
Phagozytose von Fremdstoffen, Partikeln und Bakterien durch Freßzellen, hauptsächlich neutrophile polymorphkernige Granulozyten und
Makrophagen. Diese Räumzellen müssen chemotaktisch an den Ort des
Eindringens der Fremdstoffe gelockt und dort festgehalten werden, was
u. a. erhöhte Durchlässigkeit der Gefäßwände voraussetzt (Vaskulitis).
Manche Bakterien, auch Plaquebakterien, wirken selbst chemotaktisch
auf Phagozyten in Abwesenheit von Serum, aber die meisten chemotakti-
schen Faktoren stammen vom Wirtsorganismus; die unspezifischen sind
hauptsächlich Komplementkomponenten. Der Name Komplement
kommt von der frühen Beobachtung, daß Antikörper Mikroorganismen
nur in Gegenwart eines unspezifischen Faktors in frischem Blutserum
abtöten können. Dieser zusätzliche Faktor entpuppte sich als ein kompliziertes Enzymsystem von etwa 20 Serumglykoproteinen. Die Komponen-

tiver Entzündung; d) Zustand bei vertieftem Sulkus. cd = Cuticula dentis, s =
Schmelz, sb = Sulkusboden, sg = gingivaler Sulkus, se = Saumepithel, ebl =
externe Basallamina, bg = Bindegewebe, bgl = Blutgefäße, ibl = interne Basallamina, ose = orales Sulkusepithel, png = polymorphkernige, neutrophile Granulozyten (aus *Schroeder*, H. E., M. A. *Listgarten*: Monogr. Develop. Biology,
vol. II. Karger, Basel 1971)

ten, die am Aktivierungsvorgang beteiligt sind, werden von C1 bis C9 numeriert.

Die bekannteste Art der Komplement-Aktivierung tritt im Verlauf von *spezifischen* Immunreaktionen auf: Ein an Antigen gebundenes, komplementfixierendes Immunglobulin der Klassen IgM oder IgG löst von C1 beginnend die Aktivierung der Komplementkaskade aus („klassischer Weg" mit der Reihenfolge C1, C4, C2, C3, C5, C6, C7, C8, C9 [Abb. 4.**21**]).

Wichtig für das Verständnis der Gingivitis ist auch die *unspezifische* Komplementaktivierung durch bakterielle Polysaccharide und Lipopolysaccharide (Endotoxine). Sie können unter Umgehung („bypass") von C1, C4 und C2 direkt auf C3 einwirken und die Aktivierung der späteren Komplementkomponenten in üblicher Reihenfolge in Gang setzen. An der Auslösung bei C3 sind verschiedene Serumproteine beteiligt, u.a. Properdin. Deshalb wird dieser alternative „Bypass"-Weg auch als Properdinweg der Komplementaktivierung bezeichnet. Er ist phylogenetisch älter als der klassische Weg. Bei höherentwickelten Lebewesen

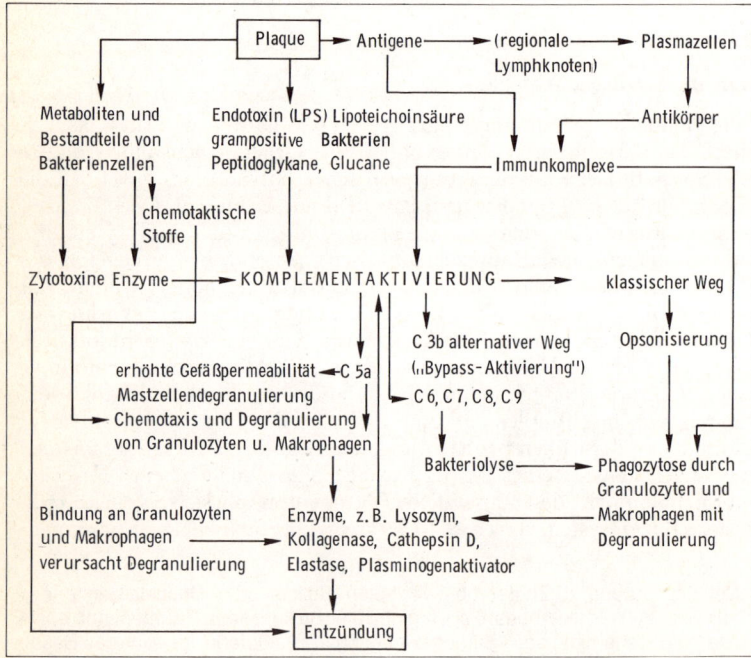

Abb. 4.**21**   Durch Plaque über Komplementaktivierung ausgelöste Entzündungsmechanismen (nach *Wilton* 1980)

spielt er vor allem in der frühen Phase bakterieller Infektionen, also vor der Ausbildung einer spezifischen Abwehr eine wichtige Rolle. Das gleiche gilt beim nichtinvasiven Kontakt der bakteriellen Plaque mit dem Saumepithel im gingivalen Sulkus. Die aktivierenden Stoffe führen zur Bildung der C3-Konvertase C3bB, die auf C3 einwirkt und zur Freisetzung von C3ā, C3b̄ und C5ā führt. C 3ā und C5ā erhöhen die Durchlässigkeit der Gefäße. Das ist Voraussetzung für das Austreten der wichtigen phagozytosebereiten Granulozyten und das Austreten anderer zellulärer und gelöster Komponenten, die in der Entzündung eine Rolle spielen.

C3ā und C5ā induzieren auch die Bildung chemotaktischer Stoffe für neutrophile Granulozyten und Monozyten zusätzlich zu den Chemotaxinen, die Bakterien in Sulkus bzw. Tasche freisetzen. Hierdurch scheint ein Überschuß an Leukotaxinen vorzuliegen, der aber ständiger Dezimierung durch enzymatischen Abbau und baktierelle Hemmstoffe ausgesetzt ist. Jedenfalls muß durch Chemotaxis ein ständiger Strom von abwehrbereiten Phagozyten aus dem subepithelialen Gewebe in die von Bakterien belagerte Zahnfleischfurche in Gang gehalten werden.

Im Prinzip können die meisten für eine Entzündung charakteristischen Abläufe, die im Schema Abb. 4.21 dargestellt sind, im Rahmen der angeborenen, unspezifischen Abwehrmechanismen stattfinden.

Die spezifische Immunabwehr

Die Immunabwehr steht den unspezifischen Mechanismen als spezifischer und verstärkender Apparat mit großem Differenzierungsvermögen zur Seite. Die beiden Systeme arbeiten immer gleichzeitig und ergänzen sich; ein Beispiel für verstärkendes Zusammenwirken ist die Komplementaktivierung. Neben der unspezifischen Alternative wird die Komplementaktivierung viel intensiver nach Bildung spezifischer Antikörper durch Antigen-Antikörper-Komplexe (Immunkomplexe) in Gang gesetzt.

Immunität ist immer vom Individuum erworben, und die Spezifität beruht dabei auf einer Sensibilisierung immunkompetenter Zellen durch Antigene. Sensibilisierung durch ein Antigen hat zur Folge, daß der Wirtsorganismus bei einer folgenden Begegnung mit diesem Antigen anders reagiert als beim ersten Kontakt.

Die Immunreaktionen beruhen auf Leistungen der Zellen des lymphatischen Systems. Lymphozyten sind in allen Geweben und Körperflüssigkeiten zu finden, besonders in den primären und sekundären lymphatischen Organen. Die primären sind Thymus und Bursaäquivalent (nach der Bursa Fabricii der Vögel, die der Mensch nicht aufweist). Zu den sekundären zählen Knochenmark, Milz, Lymphknoten, Waldeyerscher Rachenring, Appendix und Peyersche Plaques sowie oberflächliches, diffuses lymphoides Gewebe, das in den bakterienbesiedelten Schleimhautbezirken des Verdauungskanals vorkommt.

Der Mechanismus der Reifung lymphatischer Zellen zu immunkompetenten Lymphozyten der T(hymus)- und der B(ursaäquivalent)-Reihe kann hier nicht behandelt werden. Dieser Stoff sowie andere hier nicht beschriebene Einzelheiten finden sich in modernen Lehrbüchern der Immunologie (ROITT u. LEHNER 1980, KELLER 1981).

Die *zelluläre Immunität* wird durch *T-Lymphozyten* vermittelt, die 70–80% aller im Körper zirkulierenden Lymphozyten ausmachen. *Humorale Antikörper*, Immunglobuline, werden durch *Plasmazellen* synthetisiert, die der *B-Lymphozyten-reihe* entstammen. Humorale Immunreaktion nimmt regelmäßig in einem (peripheren) lymphatischen Organ ihren Anfang. Dagegen können die teilweise frei zirkulierenden T-Lymphozyten immer peripher auch außerhalb von lymphatischem Gewebe (z. B. in der Gingiva) auf ein Antigen treffen und eine zelluläre Immunreaktion auslösen. T-Zellen und B-Zellen, die durch die meisten Antigene parallel stimuliert werden, arbeiten zum Zustandekommen einer adäquaten Immunantwort eng zusammen (Abb. 4.**22**). In Gegenwart des Antigens, das meistens durch Makrophagen in einer immunogenen Form präsentiert wird, entstehen durch Proliferation zahlreiche identische Tochterzellen (klonale Expansion), von denen ein Teil Gedächtnisfunktionen übernimmt. Durch die klonale Expansion wird die Zahl der Immunozyten, die auf ein bestimmtes Epitop ansprechen, stark vergrößert. Darauf beruht die erhöhte Bereitschaft bei einer Wiederbegegnung mit dem betreffenden Antigen. Wenn es die Situation bezüglich Art und Menge des eingedrungenen Antigens erfordert, können B-Lymphozyten, reguliert durch T-Zellen, Rückkopplungs- und andere Steuerungsmechanismen den Antigenreiz auch mit der Differenzierung zu Plasmazellen beantworten. Von ihnen werden dann viele identische, spezifische Antikörpermoleküle (Immunglobuline) gebildet. Mit löslichen Antigenen bilden sie Antigen-Antikörper-Komplexe, die auf dem klassischen Weg Komplement binden (Antigen-Antikörper-Komplement-Komplex), aktivieren und dadurch eine bestehende Entzündung verstärken (s. oben). Daneben wird, wieder unter Zusammenwirken von Immun- und unspezifischem Effektorsystem (Komplement, Abb. 4.**21**) auch die Fähigkeit zur Phagozytose durch Opsonisierung erhöht. Der Phagozytose muß nämlich die Anheftung (Adhärenz) der aufzunehmenden Partikel an die Zytoplasmamembran des Phagozyten vorausgehen. Nur bei solchen Bakterien, die hydrophober sind als die Phagozyten, ist die Anheftung ohne phagozytosefördernde Opsonine möglich. Alle anderen müssen vorher opsonisiert werden. Wenn Antigene einer Zelloberfläche spezifische Antikörper binden, führt dies zu einer Verminderung der Oberflächenladung und damit zu Entstabilisierung der Zellmembran. Dadurch wird der Kontakt mit anderen Zellen begünstigt. Mikroorganismen wie z. B. Pneumokokken mit einer Polysaccharidkapsel, die sich ohne Opsonisierung dem Zugriff der Phagozyten entziehen, können infolge Beladung mit Antikörpern phagozytiert werden.

Aus den hier skizzierten Wirkungen und vielen anderen hier nicht beschriebenen kann man ablesen, daß Immunkomplexe hochpotente biochemische Wirkstoffe sind. Wenn sie ihre Aufgabe erfüllt haben, müssen sie daher aus dem Gewebe wieder entfernt werden. Für das gingivale Gewebe nimmt man an, daß die Entfernung zum Teil mit der entzündungsexsudatähnlichen Sulkusflüssigkeit gelingt. Eine Anhäufung kann aber u. U. vorkommen (BURCKHARDT u. Mitarb. 1981). Immunkomplexe, soweit sie groß sind, nämlich im Äquivalenzbereich ungefähr gleich großer Mengen Antigen und Antikörper gebildet wurden, können durch Phagozytose und intrazellulären Abbau inaktiviert werden. Kleinere, unter Ag- oder Ak-Überschuß gebildete Komplexe und hochpolymere Kohlenhydrate wie sie unter den Plaqueantigenen vorkommen, sind zum Teil gegen diesen Abbau resistent. Das kann zur Anhäufung im Gewebe, zu manchmal nicht sinnvoller

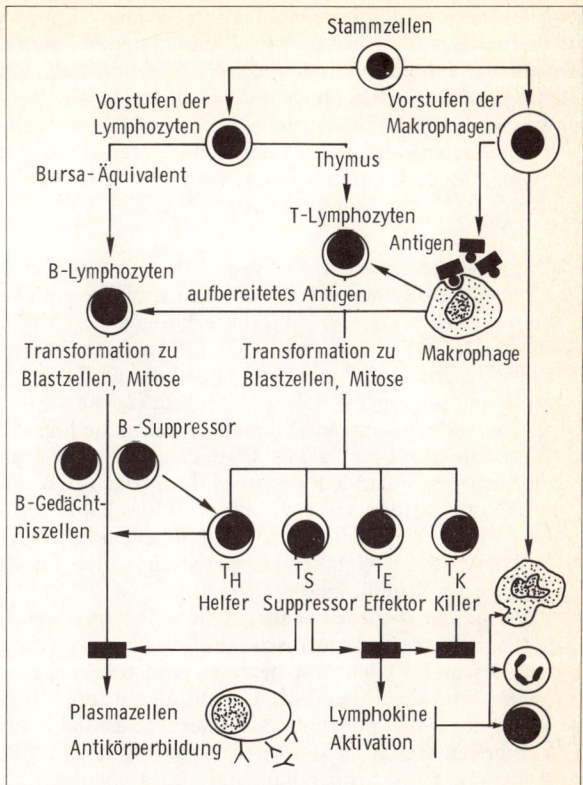

Abb. 4.22 Differenzierung von Lymphozyten und mögliche regulatorische Dämpfungsmechanismen in der spezifischen Immunabwehr

Verstärkung der Entzündung und dadurch zu Problemen führen. Klassische Beispiele von Immunkomplexkrankheiten beim Menschen sind die Serumkrankheit und die chronische Glomerulonephritis durch eine lang anhaltende Streptokokkeninfektion; ihre im Überschuß über lange Zeit im Körper produzierten Antigene führen zur Ablagerung von Immunkomplexen in den Gefäßen der Nierenglomeruli.

Ähnlich diesem deutlich immunpathologischen Prozeß könnte auch im Parodont eine destruktive Eskalation durch Anhäufung von Immunkomplexen vorkommen, wenn eine Antigenüberbelastung aus chronisch nicht entfernter Plaque lange besteht und durch Dammbruch der Epithelbarriere plötzlich massiv wird.

Es gibt, gerade unter den hochpolymeren bakteriellen Zellwandkohlenhydraten, auch T-Zellen-unabhängige Antigene und sogar häufig Mitogene. Letztere sind Stoffe, die nicht wie Antigene nur *einen* Klon von identischen Lymphozyten spezifisch stimulieren, sondern allgemeine eine polyklonale Expansion von Zellen direkt bewirken können (BURCK-HARDT u. Mitarb. 1977, BICK u. Mitarb. 1981). Die meisten, vor allem schwache Antigene müssen jedoch durch Makrophagen in geeigneter Form angeboten werden und können nur unter Mitwirkung von T-Zell-Subpopulationen B-Lymphozyten stimulieren. Die T-Zellen erfüllen, zusammengefaßt, im wesentlichen folgende Funktionen (s. auch Abb. 4.**22**):

1. Das Festlegen eines langdauernden immunologischen Gedächtnisses.
2. Als Helfer-T-Zellen (T_H) das Zusammenwirken mit B-Lymphozyten bei der Auslösung der Antikörperbildung gegen thymusabhängige Antigene.
3. Sensibilisierte T-Lymphozyten produzieren Lymphokine, lösliche Stoffe mit niedrigem Molekulargewicht (20 000–80 000 Dalton), die aktivierende, hemmende oder chemotaktische Eigenschaften haben. Diese Effektor-T-Zellen (T_E) lösen den Entzündungsprozeß aus bzw. modifizieren ihn, indem sie auf Makrophagen (z. B. anlockender makrophagenchemotaktischer Faktor und festhaltender Makrophagenwanderungshemmfaktor), auf Lymphozyten (z. B. granulotaktischer Faktor) und auf Gefäßendothel wirken. Auch Interferon wird zur Gruppe der Lymphokine gerechnet.
4. Zytotoxische T-Zellen (Killer-Zellen, T_K) zerstören fremde Zellen, gegen die sie vorher spezifisch sensibilisiert worden waren.
5. Suppressor-T-Zellen (T_S) hemmen und regeln die Funktionen der Helfer- und der Killer-T-Zellen und damit indirekt und wohl auch direkt der B-Lymphozyten. Sie unterdrücken die Immunantwort auf körpereigene Gewebe und auch auf Antigene von Mikroorganismen im Kontakt mit Schleimhäuten; sie unterbinden dadurch Autoimmunreaktionen bzw. destruktive Überreaktionen, die dem Risiko nicht angemessen sind.

Suppressorfunktionen werden vielleicht gar nicht in erster Linie durch T_S-Zellen, sondern durch Makrophagen und „Natural-Killer"-Zellen ausgeübt. Makrophagen werden nicht nur einseitig durch Lymphokine aktiviert (Abb. 4.**22** rechts unten), sondern sie beeinflussen ihrerseits mit ihren Monokinen regulierend die Funktionen der Lymphozyten (KELLER 1981, NELSON 1981). Zunächst reagieren die sensibilisierten T-Lymphozyten spezifisch mit dem Antigen; die dann produzierten, unspezifisch wirkenden Lymphokine locken Makrophagen an und aktivieren sie zu hoch leistungsfähigen Phagozyten und Effektorzellen der zellulären Immunität. Neben Hydrolasen, Proteinasen und Monokinen produzieren sie auch Komplementkomponenten und Prostaglandine (PG). PG_E-Synthese ist Voraussetzung für Knochenabbau durch den von Plasmazellen produzierten Osteoklastenaktivierungsfaktor sowie für die eigene Kollagenasesynthese der Makrophagen.

Dämpfungsmechanismus in der parodontalen Wirtsabwehr

Der Wirtsorganismus verfügt, wie auf den S. 91–102 ausgeführt, zu seinem Schutz über ein großes, leistungsfähiges und redundantes Abwehrsystem. Sein voller Einsatz kann höchst unerwünschte, wenn auch manchmal unvermeidliche zerstörerische Nebenwirkungen für das betroffene körpereigene Gewebe mit sich bringen. Lokaler Gewebsverlust ist der Preis, der für wirksame Verteidigung bezahlt werden muß. Zahlreiche Regulations- und Dämpfungsmechanismen sorgen jedoch meist für eine dem Angriff angemessene und nicht sinnlos überschießende Abwehr. Unter diesem Gesichtspunkt ist es angebracht, unspezifische und spezifische Abwehrkomponenten gesondert zu betrachten.

Wirkungen und Nebenwirkungen der unspezifischen Abwehr

Die Mechanismen und Enzyme, die zur Phagozytose und Lyse von gingivalen Mikroorganismen eingesetzt werden müssen, können auch Körperzellen schädigen. PAGE u. SCHROEDER (1982) kommen in ihrer sorgfältigen Analyse aller histopathologischen Erscheinungen dennoch zu dem Schluß, daß normal aktive neutrophile Granulozyten im Sulkus bzw. in Taschen praktisch nur schützende Funktionen ausüben. Das zeigen pathologische Veränderungen in der Abwehr, die auf den S. 107 ff. besprochen werden.

Der Granulozytenwall als vorderste Linie der Abwehr kann trotz normaler Funktionsfähigkeit vor allem bei schlechter Mundhygiene durch überschießende Bakterienmassen überfordert werden. Zunächst lassen bakteriell-chemotaktische Reize immer mehr Phagozyten (hauptsächlich neutrophile Granulozyten) austreten. Zunehmende Stoffwechselaktivität und vor allem apikal vordringendes Wachstum der Bakterien lassen den Strom der von Chemotaxinen angelockten Abwehrneutrophilen so stark anschwellen und dadurch die Saumepithelzellen so weit auseinandertreten, daß praktisch offene Durchgänge und Mikroulzera entstehen (Abb. 4.**20**c). Mit dem Dammbruch wird das Konzentrationsgefälle chemotaktischer Stoffe am Sulkusboden aufgehoben, und die bislang in geordnetem Strom nach außen abwehrenden Neutrophilen sind plötzlich schon *im* Epithel und tiefer im Gewebe von allen Seiten von Reizstoffen und Zielen umgeben. Sie verlieren die Richtung, bleiben im Bindegewebe und phagozytieren die bakteriellen Stoffe und die Bakterien, die durch den Epitheldefekt eindringen. Im Gegensatz zum normalen Funktionsort der Neutrophilen, dem Sulkus, hat im subepithelialen Bindegewebe die Phagozytose zerstörerische Nebenwirkungen: Die Phagozyten setzen lysosomale Enzyme, Kollagenasen und andere gewebsschädigende Stoffe frei. Zur Dämpfung der Abwehr ist dennoch kein Anlaß, denn mit dem Eindringen oder zumindest der zunehmenden Gefahr des Eindringens von Bakterien muß die Abwehr sogar noch eskalieren. Dabei werden außer dem Strom neutrophiler Granulozyten auch noch andere unspezifische Mechanismen verstärkt: Bakterielle Polysaccharide und Lipopoly-saccharide (Endotoxin) aktivieren über den Properdin-Bypass Komplement, mit verstärkter Entzündung als Folge. Antigene und mitogene bakterielle Stoffe stimulieren Makrophagen und interferieren mit Lymphozyten; Folge der letztgenannten Interferenz ist Umbildung zu Blastzellen der T- und der B-Reihe mit anschließender Expansion, Produktion von Lymphokinen und spezifischen Antikörpern. Osteoklastenaktivierungsfaktor und Prostaglandine werden freigesetzt. Die chronische Gingivitis hat (vorübergehend) akute Formen angenommen, die in Richtung Parodontitis weisen.

Die resorptive Nebenwirkung dieser Abwehrschlacht ist Abbau von Binde- und eventuell Knochengewebe. Dadurch entstehen nach Ablauf der akuten Phase lokal verbesserte Verhältnisse für Ausheilung und Stabilisierung. Der Wirkungsradius der Zahnhalsplaque ist begrenzt, und das Rückzugsgefecht hat nicht nur als wichtigsten Eskalationsschritt die spezifische Abwehr aktiviert, sondern durch Tieferlegen des Sulkus bzw. des Taschenbodens (vorübergehend) wieder etwas Abstand geschaffen. Histologische Befunde untermauern die auch aus klinischer Erfahrung bekannte episodische, schubweise intermittierende Rückbildung des Parodonts über lange Zeit (PAGE u. SCHROEDER 1982, LINDHE 1983).

Steuerung und Dämpfung der spezifischen Immunabwehr

Während die unspezifische Abwehr im Rahmen der oben beschriebenen akuten Episode offenbar zur Abwendung der drohenden Bakterieninvasion, ungedämpft durch die Stärke des Angriffs, direkt adäquat gesteuert wird und ungebremst ablaufen sollte, muß eine massive Eskalation der spezifischen Abwehr verhindert werden – gerade weil nach neueren Befunden viele Taschenbakterien nicht nur spezifische Antikörperproduktion, sondern mit ihren Mitogenen polyklonal viele Untergruppen von B-Zellen stimulieren (BICK u. Mitarb. 1981, PAGE u. SCHROEDER 1982 s. auch S. 146 ff.). Die Folgen wären nicht auszudenken, wenn jedes gingivale Plaquewachstum statt einer Gingivitis simplex eine Gammapathie auslösen würde! Bei der notwendigen Dämpfung spielen wahrscheinlich nicht nur die auf den S. 105 ff. beschriebenen Regelmechanismen, sondern auch die übergeordnet gesteuerten Histokompatibilitätsantigene eine Rolle (MCDEVITT 1980).

Die Beurteilung des Parodonts aufgrund histologischer Bilder stößt auf eine grundsätzliche Schwierigkeit: Es ist schwer zu definieren und zu erkennen, wann eine durch Noxen verursachte Entzündungsreaktion vorliegt, da normalerweise im Gingivagewebe bereits Entzündungszellen vorhanden sind. Es stellt sich daher die Frage, ob man nicht die Gingiva den übrigen bakterienbesiedelten Schleimhautbezirken des Verdauungskanals zuordnen sollte, in denen neben Follikeln auch oberflächlich diffuses lymphoides Gewebe vorkommt („mucosa-associated lymphoid tissue", MALT; analog „bronchus-associated lymphoid tissue", BALT [CLANCY u. PUCCI 1978, ROITT u. LEHNER 1980]). Diese lokalisiert funktionierenden Strukturen mit ihren Schleimhautlymphozyten sind einerseits gegen Oberflächen- bzw. Lumenantigene sensibilisiert, enthalten aber andererseits dämpfende Suppressorzellen, die zum Schutz gegen Überreaktion auf häufig einwirkende Antigene expandieren können. Dieses Wach- und Erkennungssystem der Schleimhäute verfügt also nötigenfalls über verstärkende, aber auch über dämpfende Mechanismen. Ist die Dämpfung unwirksam, können normalerweise unschädliche Stoffe Schleimhautschäden, Allergien oder pathologische Immunkomplexbildung auslösen. Die Fähigkeit zur Entwicklung nicht nur von *spezifischer Abwehr,* sondern auch von *spezifischer Toleranz* sollte man vom Schleimhautlymphoidgewebe im Verdauungstrakt schon theoretisch aufgrund einfacher Überlegungen erwarten. Unvermeidlich bestehen ja ständig Kontakte mit bakteriellen und Nahrungsantigenen. Die Reaktion der Abwehr gegen die diversen Reizfaktoren sollte je nach ihrer Gefährlichkeit differenziert und regelbar sein. Sie ist es tatsächlich: Die gewohnten Bakterienrasen werden toleriert, doch bleibt die Abwehr ständig in Bereitschaft für den Fall, daß invasive Arten überhandnehmen. Gegen die vielen im Prinzip antigenen Bestandteile der täglichen Nahrung wäre ständige Abwehr absurd; Tierexperimente (vor allem mit Nahrungseiweiß) zeigten, daß zwar bald nach dem ersten Kontakt spezifische Antikörper gebildet werden, Fortsetzung des Kontakts aber schon innerhalb weniger Tage tolerogene Unterdrückungsmechanismen in Gang setzt (BAZIN 1979). Viele Einzelheiten der komplizierten Regelvorgänge beim Ein- und Ausschalten der Immunabwehr sind erst unvollständig erforscht. Interessant ist, daß an ösophagektomierten Ratten auch in der Mundhöhle Eingangspforten (Saumepithel?) für tolerogene Nahrungsproteine nachgewiesen werden konnten (SEWELL 1979).

Daß Immunreaktionen sich ständig einer sich ändernden Antigenbelastung anpassen gilt nicht nur für die Stärke der Abwehr, sondern auch der Toleranz – Toleranz hier nicht nur im klassischen Sinn als völlige Anergie durch Ausschaltung des betreffenden Zellklons verstanden, sondern als Ausdruck für alle Grade der Abschwächung und Unterdrückung (KELLER 1981). Die Art der Immunreaktion wird von der Häufigkeit der Einwirkung sowie der Menge und Art der Antigene bestimmt. Verschiedene immunkompetente Regionen des Wirtsorganismus können auch verschieden, sogar gegensätzlich reagieren. Auf Intubieren von *Streptococcus-mutans*-Antigen direkt in den Magen reagierten Mäuse mit dem Entwickeln von zellulärer und humoraler Toleranz, aber andererseits sekretorischer Immunität, die sich in der Sekretion spezifischer Immunglobuline A (sIgA) mit dem Speichel äußerte (CHALLACOMBE u. TOMASI 1980). Die gleiche Reaktion löste antigenes Nahrungseiweiß aus. Die scheinbar paradoxen Reaktionen könnten synergistisch als 2 sich ergänzende Mechanismen verstanden werden: 1. reduziert sIgA schon von der Mundhöhle ab die Antigenmenge durch Bildung von Immunkomplexen, die nicht resorbiert, sondern durch Proteolyse im Darmlumen unschädlich gemacht werden können; 2. nichtgebundene Reste des Antigens werden zwar im Darm resorbiert, lösen aber wegen der reduzierten Menge und zumindest relativer Toleranz im Schleimhautlymphoidgewebe keine pathologische Überreaktion aus.

Über die spezifischen Immunreaktionen im menschlichen Parodont und ihre dämpfende Regulation weiß man weniger als über die oben beschriebenen Reaktionen gegenüber Eiweiß der Nahrung. Ein Hauptgrund hierfür ist, daß die meisten Untersuchungen zur Lymphozytenaktivierung methodisch IVANYI u. LEHNER (1970) folgten, die antigene und mitogene bakterielle Substanzen auf Kulturen von mononukleären Zellen aus der *peripheren Blutbahn* testeten. Die Analyse der vielen und (methodisch bedingt) widersprüchlichen Ergebnisse durch PAGE u. SCHROEDER (1982) läßt den Schluß zu, daß die lokale Stimulation lymphatischer Zellen für den gingivalen Bereich eigenständig abläuft, und daß Untersuchungen an peripheren Zellpopulationen wenig aussagekräftige oder irreführende Resultate liefern. Aus den im allgemeinen schwachen Reaktionen im Parodont, selbst auf höchstaktive Noxen und Mitogene, läßt sich auf jeden Fall ableiten, daß dämpfende Regulationsmechanismen für eine angemessene Reaktion der spezifischen Abwehr von entscheidender Bedeutung sind.

Allgemeine Schwächung der Wirtsabwehr und ihre Auswirkungen auf das Parodont

Pathologische Abweichungen in der unspezifischen oder spezifischen Abwehr erlauben es, an den parodontalen Erscheinungsbildern die Bedeutung der betreffenden Abwehrkomponenten für die Gesundheit des Parodonts abzulesen.

Funktionsstörungen in der unspezifischen Abwehr (Phagozytose)

Die wichtigste zelluläre Komponente der unspezifischen Abwehr sind die neutrophilen Granulozyten. Funktionelle Defekte bei dieser Zellart haben für das Parodont immer ungünstige Folgen (PAGE u. SCHROEDER 1982). So kommt Parodontitis bei Individuen mit zyklischer Neutropenie sehr häufig vor. Schwere, schon im Kindesalter einsetzende Parodontitis findet man bei chronischer benigner Granulozytopenie und beim Chédiak-Higashi-Syndrom, einem erblichen Zustand, in dem die Neutrophilen- und Monozytenchemotaxis gestört ist. Obwohl ständige perfekte Entfernung der Plaque als Ursache den parodontalen Zustand bessern kann, ist meist jede Therapie außer der Extraktion vergebliche Mühe.

Bei einem Diabetes mellitus, bei dem gleichzeitig Leukozytenfunktionen beeinträchtigt sind, ist das Parodontitisrisiko ebenfalls erhöht. Hierbei könnte allerdings auch eine Rolle spielen, daß beim Diabetes u. a. nicht nur die chemotaktische, die phagozytäre, die bakterizide und die kollagenolytische Funktion der Neutrophilen, sondern auch noch der Kollagenstoffwechsel im gingivalen Gewebe gestört ist (RAMAMURTHY u. GOLUB 1983). Schon relativ geringfügige Defekte der Neutrophilen, die auf andere Weise sich gar nicht klinisch manifestieren, könnten der Grund sein, daß eine normalerweise durch Neutrophile im Schach gehaltene Sulkusmikroflora zur Manifestation einer (juvenilen) Parodontitis führt. So stark ist als erstes und oft alleiniges Krankheitszeichen die parodontale Widerstandskraft geschwächt, daß MAGNUSSON (1981) die seltene Parodontitis bei Kindern und Jugendlichen als beinahe sicheres Zeichen für einen unerkannten Defekt von Leukozytenfunktionen bewertet. Was die gestörten Neutrophilenfunktionen, vor allem die beeinträchtigte Chemotaxis betrifft, sind jedoch auch lokale Ursachen von der Seite der mikrobiellen Angriffskräfte im Spiele. So fanden beispielsweise MURRAY u. PATTERS (1980) zwar die Funktionen bei den Phagozyten aus parodontitischen Taschen beeinträchtigt, nicht aber bei denen aus gesunden Parodontien des gleichen Individuums. Leukotoxine, die z. B. durch in der Tasche angesiedelte Actinobacillus- und Capnocytophaga-Arten produziert werden, könnten hier die Ursache des Funktionsdefektes sein (s. auch S. 150 ff.).

Alle Untersuchungen beim Menschen und an Versuchstieren zeigen übereinstimmend, daß parodontale Gesundheit, bzw. Eindämmung auf eine chronische stabile Gingivitis oder sehr langsam fortschreitende relativ stabile Parodontitis, nur durch voll funktionsfähige Phagozyten gewährleistet werden kann.

Reduzierte spezifische Abwehr

In krassem Gegensatz zu den ernsten Auswirkungen einer gestörten Phagozytose wird der Verlauf von Parodontopathien durch Defekte der *spezifischen* Abwehr oder ihre Unterdrückung durch immunsuppressive Medikamente entweder gar nicht, oder günstig beeinflußt (PAGE u. SCHROEDER 1982).

Medikamentöse Ausschaltung der Immunabwehr nach Organtransplantationen führte in dieser Hinsicht zu übereinstimmenden Beobachtungen. Während bei normalen Patienten mit steigenden Plaquemengen auch der Gingivitisindex zunimmt, zeigte sich unter Einfluß der Immunsuppressiva diese Korrelation nicht: Unterdrückung der spezifischen Abwehr hielt die parodontale Entzündung auch bei massiver bakterieller Antigenbelastung unter dicken Belägen niedrig. SUTTON u. SMALES (1983) wiesen bei der Diskussion früherer und eigener Ergebnisse darauf hin, daß Transplantationspatienten meist auch länger Antibiotika erhalten, die die parodontale Entzündung beeinflussen könnten. Dennoch kommen auch sie zum Schluß, daß allgemeine Unterdrückung der spezifischen Abwehr den Widerstand der parodontalen Gewebe zumindest nicht herabsetzt. Ältere Rheumapatienten, die keine Steroide, sondern Aspirin oder Indomethacin zur Dämpfung der arthritischen Prozesse über lange Zeit genommen hatten, zeigten bei einem Durchschnittsalter von 57 Jahren signifikant weniger parodontalen Knochenabbau als eine vergleichbare gleichaltrige Kontrollgruppe ohne derartige Medikation.

Immunpathogenetische vs. Stufenhypothese der Parodontitis

Eine Anzahl von Komponenten und Mechanismen im Rahmen der entzündlichen Abwehrprozesse haben destruktive Nebenwirkungen, die zum parodontitischen Knochenabbau beitragen. Von den polymorphkernigen Granulozyten und den lysosomalen lytischen Enzymen, die bei ihrem Zerfall freiwerden, wurde schon gesagt, daß ihre Rolle vorwiegend protektiv gesehen werden muß (S. 103 f.). Auch die Aktivierung der Komplementkaskade durch bakterielle Produkte (z. B. *Actinomyces viscosus* Ny1 [HEFTI 1980]) führt zu zytotoxischen Komponenten, die in Modellsystemen gingivale Fibroblasten schädigen können; das Ausmaß der destruktiven Wirkungen dürfte jedoch im Endeffekt durch die schützenden Auswirkungen von Komplementaktivierung und dadurch ausgelöster Entzündung übertroffen werden.

Ein Kapitel, das hier ebenfalls nur kurz gestreift werden kann, ist der Mechanismus des Knochenabbaus in der Tiefe fortschreitender parodontitischer Läsionen. SEYMOUR u. Mitarb. (1979) vermuten in Einklang mit ihrer immunpathogenetischen Hypothese, daß die Osteoklasten durch Substanzen aktiviert werden, die in der Entzündungsläsion selbst entstehen: Plasmazellen werden als Hauptproduzenten des Lymphokins Osteoklastenaktivierungsfaktor angesehen, und Makrophagen produzieren Prostaglandine der E Serie, die synergistisch zum Knochenabbau beitragen. Man sollte jedoch vorsichtig sein mit dem Schluß, daß die Aktivierung der spezifischen Abwehr im Rahmen parodontaler Entzündung vor allem als eine immun*pathologische* Reaktion zu werten sei, wie SEYMOUR u. Mitarb. (1979) zu begründen versuchten. Sie verstanden die chronische Gingivitis als stabile, von T-Lymphozyten dominierte Entzündungsreaktion und grenzten von ihr die progrediente B-Zellen-Läsion ab, die sich durch „Ermüdung der T-Suppressorzellen", massive Expansion von B-Zellklonen zu Plasmazellen und andere Dysregulationen nach ihrer Ansicht als immunpathologische Entgleisung manifestiert. PAGE u. SCHROEDER (1976; 1982) konnten dagegen ihre Stufenhypothese, auch gestützt auf neuere Untersuchungen, bis in die 80er Jahre erfolgreich verteidigen. In der Tat sind stets Lymphozyten – wenn auch wenige, und meist T-Zellen – in der normalen und frühgingivitiven Gingiva vorhanden. Mit zunehmender Entzündung tauchen B-Zellen auf, und bei schwerer Gingivitis dominieren sie sogar, wobei auch schon Differenzierung in Plasmazellen vorkommt. Bei der Parodontitis dominieren immer die B-Zellen, hauptsächlich in Form von Plasmazellen, und man findet nur noch wenige T-Zellen. Zu Recht bestreiten PAGE u. SCHROEDER eine Korrelation zwischen der T→B-Verschiebung und dem Auftreten der destruktiven Parodontitis; sie fanden Dominanz von B-Lymphozyten und Plasmazellen auch bereits in „etablierten Gingivitis-Läsionen". Entscheidendes Ereignis der destruktiven Parodontitis ist (übrigens auch nach SEYMOUR u. Mitarb. [1979]) die Aktivität der Lymphokine und Monokine, wobei die Faktoren um den Osteoklastenaktivierungsfaktor die Hauptrolle spielen.

Zusammenfassend kann man sagen, daß die Immunreaktion bei der Parodontitis – trotz einer möglicherweise immunpathogenetischen Nebenwirkung – doch nie wirklich entregelt ist. Fast immer sieht man, daß nach einer akuten Episode die Regulatoren bei Ausschaltung *all*zu starker Antigenreize und anderer Noxen (Entfernung der Hauptmasse der

Bakterien) die destruktive Reaktion (oder evtl. Überreaktion) wieder abschalten. Ausnahmen sind die auf den S. 150 f. beschriebenen Störungen der Phagozytose und das Vorhandensein sehr tiefer Taschen, d. h. großer unzugänglicher Bakterienansammlungen mit kontinuierlich hohem pathogenem Potential: In diesen 2 Fällen können die Noxen nur noch durch Extraktion bzw. im natürlichen Verlauf durch resorptive Ausstoßung des Zahnes beseitigt werden. So gesehen reagiert die parodontale Abwehr in jedem Stadium der Gingivitis und Parodontitis, auch noch im hochdestruktiven Endstadium, angemessen auf äußere pathogene Reize.

5 Mikroorganismen als Ursache von Karies und Parodontopathien

Kap. 4 handelte von Reizantwort, Resistenz und Abwehrkräften des (Makro-)Organismus und seiner Gewebe, die durch Mikroorganismen gereizt und gefährdet werden. Mit diesen Mikroorganismen, ihren Eigenschaften, Merkmalen und Interaktionen befaßt sich Kap. 5.

Die Mundhöhle ist ein natürliches Biotop, in dem zahlreiche Arten von Mikroorganismen nebeneinander bestehen und Nischen besiedeln, die ihnen ausreichende Wachstumsbedingungen bieten. Charakteristisch für alle natürlichen Lebenssphären ist begrenzte, oft sehr stark begrenzte und unregelmäßige Zufuhr von Nährstoffen und häufig wechselnde Verhältnisse in der unmittelbaren Umgebung. Das verlangt vom Großwild der Steppen Afrikas und Asiens Anpassung an lange Fastenzeiten, Dürre und große Temperaturunterschiede; Mikroorganismen im Boden treffen viele Nährstoffe in unlöslicher Form und praktisch immer spärlich an, und müssen an Überschwemmung wie Austrocknung gleichermaßen angepaßt sein. Typisch für eine karge Lebenssphäre, vor allem was die Nährstoffkonzentration betrifft, sind auch maritime Gewässer, und doch entwickelten und differenzierten sich in den Meeren die Urformen allen mikrobiellen und später höheren Lebens. Die Mundhöhle ist im Vergleich zu den Urmeeren ein lebensfreundlicheres Biotop, aber auch hierfür sind die allgemeinen „suboptimalen" Bedingungen nach KONINGS u. VELDKAMP (1983) kennzeichnend.

1. Wuchs- und Nährstoffe (Substrate) sind in verschiedenen Formen, und nicht immer gelöst vorhanden; sie sind daher für Mikroorganismen nur teilweise verfügbar.
2. Gelöste Stoffe sind oft nur in nanomolaren oder mikromolaren Konzentrationen vorhanden und lassen nicht zu, daß Mikroorganismen sich mit maximalen Wachstumsraten vermehren.
3. Meist ist die Kohlenhydrat- und Energiequelle der wichtigste wachstumsbegrenzende Faktor.
4. Die Mikroorganismen sind Konzentrationsunterschieden sowie einer breiten Skala von Schwankungen des pH, des Redoxpotentials, der Lichtintensität und der Sauerstoffspannung ausgesetzt.
5. Die Bedingungen in der direkten Umgebung ändern sich ständig; das bedingt, daß die physiologischen Eigenschaften der Zellen und ihrer Membranen sich ständig ändern und anpassen müssen.
6. Die chemischen und physikalischen Bedingungen in der direkten Umgebung

einer Bakterienzelle werden oft (zumindest teilweise) durch Stoffwechselleistungen anderer Zellen der gleichen oder anderer Arten bestimmt.

Für die Mundhöhle sind vor allem die Punkte 2 bis 6 relevant, und das vorliegende Kapitel geht unter Berücksichtigung der darin genannten Lebensbedingungen auf den Stoffwechsel der Mundflora ein. Zur Substratfrage (Punkte 2 und 3) fanden DE JONG u. Mitarb. (1984) folgendes:

Gespeist aus Drüsen- und Sulkussekreten ist die Mundflüssigkeit sehr reich an allen Stoffen, die zum Wachstum von Mikroorganismen notwendig sind – mit einer wichtigen Ausnahme: Die Zuckerkonzentration im Speichel ist sehr niedrig, und Kohlenhydrate stehen demnach nicht in gleichmäßigem Fluß, sondern je nach Standort im Munde, Tageszeit und Nahrungsgewohnheiten des Wirts in wechselnder Konzentration zur Verfügung. Wegen dieses dynamisch variierenden und pulsierenden Substratangebots steht die klassische Laboratoriumsmikrobiologie, die Bakterien unter standardisierten Bedingungen und ständigem Kohlenhydratüberschuß testet, nicht im Mittelpunkt dieses Kapitels. Die medizinische Mikrobiologie, die sich vor allem mit obligat parasitären Arten und spezifischen Monoinfektionen befaßt, bietet ebenfalls wenig Anhaltspunkte. Die orale Mikrobiologie neigt neuerdings immer stärker der ökologischen Betrachungsweise zu, wie sie auch der Erforschung der (Mikro)biologie von Boden und Gewässern zugrunde liegt. Wegen der Vielzahl nebeneinander lebender Arten müssen Wechselwirkungen zwischen verschiedenen Mikroorganismen berücksichtigt werden und in der menschlichen Mundhöhle noch die Interaktion mit Wirtsfaktoren, die z.B. die Bakterienhaftung an oralen Strukturen und den Bakterienstoffwechsel beeinflussen. Karies und Parodontopathien sind keine allgemeinen Infektionskrankheiten, sondern deuten auf ein lokales Ungleichgewicht; in diesem Sinne muß man die Mundhöhle als ein kompliziertes Organ ansehen, in dem die Schwachstellen mit ihren lokalen ökologischen Mikrosystemen studiert werden müssen.

Kariöse Läsionen sind an die bekannten Prädilektionsstellen gebunden, und auch parodontitischer Knochenabbau ist immer begrenzt. Nur in „geschützten" Nischen kann sich eine kritische Masse von Bakterien mit ihren Stoffwechselprodukten anhäufen. Nur in den größeren Aggregaten der dort angewachsenen Plaque sind Bakterien pathogen für Zahnhartsubstanzen und Parodont. Bevor wir uns der Plaqueentstehung und den Eigenschaften der ausgereiften, differenzierten Plaque zuwenden (S. 160ff.), sollen noch die wichtigsten allgemeinen Merkmale oraler Mikroorganismen besprochen (S. 112ff. u. 134ff.) sowie die wichtigsten vorkommenden Arten beschrieben werden (S. 152ff.).

Die Merkmale von Mikroorganismen beruhen vor allem auf spezifischen Leistungen ihres Abbau- und Synthesestoffwechsels; sie werden hier in ihrer bakterienphysiologischen Bedeutung für die systematische Einteilung der Arten und in ihrer oralpathogenen Bedeutung als Auslöser von Karies und Parodontopathien besprochen.

Abbau- und Intermediärstoffwechsel der oralen Mikroorganismen

Die moderne orale Mikrobiologie ist, wie das Fach im allgemeinen, immer weniger beschreibend auf die Morphologie der Bakterien gerichtet, als vielmehr auf ihre Biochemie, Serologie und Genetik. In der DNA sind die für alle Leistungen der Bakterien erforderlichen Enzyme programmiert, und das Angebot an Stoffen (Substraten) sowie die physikalischen Bedingungen in der Umgebung bestimmen, ob eine Art sich durch ihre wichtigsten Lebensäußerungen – Stoffwechsel und Wachstum einer Kolonie durch Vermehrung – manifestieren kann.

Das wichtigste Merkmal einer Bakterienart sind die für sie typischen Stoffwechselleistungen. Die Umwandlung von Stoffen im Zellinnern verläuft vereinfacht in 3 Phasen:

1. *Abbau* in kleine Moleküle (Katabolismus), wobei neben Bruchstücken auch Energie freigesetzt wird;
2. *Intermediärstoffwechsel* mit Umsetzung in organische Säuren, Phosphatester, und viele andere Grundbausteine;
3. im *Synthesestoffwechsel* (Anabolismus) werden aus ihnen schließlich die polymeren Riesenmoleküle der Zelle zusammengesetzt: Nucleinsäuren, Proteine, Zellwandbestandteile und Reservestoffe.

Im vorliegenden Zusammenhang werden aus dieser großen Palette nur einige charakteristische Eigenschaften schlaglichtartig besprochen. In aller Ausführlichkeit ist der Stoff in den einschlägigen Lehrbüchern von SCHLEGEL (1976), KARLSON (1980), STRYER (1981) und KELLER (1981) behandelt. Hier werden vor allem Eigenschaften im Rahmen des Kohlenhydratstoffwechsels in Auswahl besprochen, nämlich soweit sie wichtig sind

– für die systematisch-taxonomische Einordnung oraler Mikroorganismen, und
– hinsichtlich oraler Pathogenität bzw. Prävention (Tab. 5.**1**).

Auf dem Gebiet des Kohlenhydratstoffwechsels oraler Bakterien sind in den letzten Jahren viele spezifische und auch grundlegend wichtige Erkenntnisse erarbeitet worden, die noch nicht in die Lehrbücher eingegangen sind, so daß eine eingehende Besprechung angezeigt erscheint. Im Gegensatz dazu ist über Eiweißabbau und -synthese der Mundbakterien nicht sehr viel bekannt, was von den gängigen Lehrbuchbeschreibungen abweicht; deswegen wird der interessierte Leser auf die Literatur über dieses Gebiet verwiesen.

Die wichtigsten Fragen im Zusammenhang mit dem bakteriellen Kohlenhydratstoffwechsel sind:

1. *Abbau:* Welche Zucker werden aufgenommen und können abgebaut werden.
2. *Intermediärstoffwechsel:* Auf welchem Weg erfolgt die Umsetzung, und welche Endprodukte entstehen.

Tabelle 5.1 Charakteristische Leistungen von Mikroorganismen in Auswahl, getroffen aufgrund der physiologisch-taxonomischen, kariogenen und parodontopathogenen Bedeutung

Leistung	Produkte	Bedeutung
Hydrolysieren und Einschleusen von Kohlenhydraten (S. 116 ff.)	vergärbares Substrat	grundlegend für Energiestoffwechsel physiologisch-taxonomisch
intermediärer Kohlenhydratstoffwechsel und Ausschleusen von Endprodukten (S. 120 ff.)	Säuren Ethanol $CO_2 + H_2O$	grundlegend für Energiestoffwechsel physiologisch-taxonomisch Säuren kariogen
intrazelluläre Polysaccharid-(IPS-)synthese (S. 134 f.)	Speicherpolysaccharide	evtl. Erhöhung der Kariogenität
extrazelluläre Polysaccharid-(EPS-)synthese (S. 135 ff.)	Zellwandbestandteile	diagnostische Serologie, Agglutinine, Antigene u. a. entzündungsfördernde Komponenten
	extrazelluläre Polysaccharide	Haftung, Zusammenhalt und Volumen der Zahnplaque (kariogen und parodontopathogen)
spezifische Syntheseleistungen (S. 146 ff.)	Enzyme Endotoxine Exotoxine Bacteriocine	Gewebsauflockerung Komplementaktivierung Wirkungen auf Phagozyten Hemmung verwandter Arten; diagnostisch

3. *Synthese:* Welche Zellwandbestandteile, extrazellulären und intrazellulären Polysaccharide werden gebildet.

Wenn sich die Erörterung der Leistungen unter 1. und 2. auf die angeführten Fragen beschränkt, so deswegen, weil für die biochemische Diagnostik wie auch die Kariogenität die Gäreigenschaften unter Anpassung an hohe Zuckerkonzentrationen besonders wichtig sind. Was zu 3. die Syntheseleistungen betrifft, beruht die Auswahl auf 2 Argumenten: Erstens die Bedeutung der extrazellulären Polysaccharide für Haftung, Zusammenhalt und Volumen der Zahnplaque sowohl in Hinsicht auf Kariogenität wie parodontal pathogene Eigenschaften; zweitens die Bedeutung von polymeren Kohlenhydraten der Zellhüllen als Antigene und Auslöser in der Entstehung parodontaler Entzündungsreaktionen. Trotz aller Beschränkung soll an der Wichtigkeit von zusammengesetzten Polymeren (Heteropolysaccharide, Lipopolysaccharide, Peptidoglykane), Proteinen (Enzyme, Toxine) und anderen spezifischen bakteriellen Stoffwechselprodukten nicht vorbeigegangen werden.

Da bei der Besprechung der Stoffwechselleistungen nicht die Mikroorganismen an sich und ihre Klassifizierung zentral stehen, sondern ihre

Tabelle 5.2 Wichtige potentiell pathogene Eigenschaften oraler Mikroorganismen

Kariogene Eigenschaften
– Säurebildungsvermögen
– Säuretoleranz
– Bildung unlöslicher extrazellulärer Polysaccharide

Parodontopathogene Eigenschaften
– Produktion von Toxinen, die die Abwehr der Phagozyten lahmlegen
– Produktion von Proteasen, die spezifische Antikörper abbauen
– Produktion gewebsauflockernder Enzyme, die Invasion erleichtern
– Antigencharakter von Zellwandkomponenten (ist in erster Linie nützlich, die Abwehr des Wirts zu aktivieren; eine immunpathologische Komponente im Sinne destruktiver Überreaktion auf bakterielle Antigene ist umstritten)

pathogenen (Neben)wirkungen auf den Wirtsorganismus, soll das Spektrum der pathogenetisch wichtigen Eigenschaften in Form von Tab. 5.2 als Bezugspunkt eingeschoben werden; sie soll helfen unter der oft verwirrenden Vielfalt der nun folgenden Tatsachen die Zusammenhänge und das Ziel im Auge zu behalten: *Verständnis der Physiologie der Mikroorganismen (einschl. pathogener Wirkungen) als Voraussetzung für ursachenorientierte Prävention.*

Kohlenhydratabbau

Die meisten Mikroorganismen im supragingivalen Zahnbelag gewinnen ihre Energie hauptsächlich durch Vergärung von Zuckern. Soweit die Zucker in Nahrungskohlenhydraten polymer vorliegen wie in der Stärke von Brotmehl oder Kartoffeln, müssen sie erst durch enzymatische Einwirkung (von bakteriellen Exoenzymen oder von Speichelamylasen) hydrolysiert und in ihre Bausteine zerlegt werden. Nur als Di- oder Monosaccharid können sie durch die Zytoplasmamembran transportiert werden (S. 119), um in der Folge als Substrat für den Bakterienstoffwechsel verfügbar zu sein. In diesem Stoffwechsel steht die Glykolyse zentral.

Darunter verstand man früher den anaeroben Abbau von Zuckern zu Milchsäure. Es hat sich jedoch gezeigt, daß der Abbau der Glucose bis zum Pyruvat unter anaeroben und aeroben Bedingungen im Prinzip gleich verläuft und nur das weitere Schicksal des Pyruvats verschieden ist. Heute versteht man deshalb unter Glykolyse den Abbau von Glucose über Fructosebisphosphat und 3-Phosphoglycerat bis zum Pyruvat. In der Plaque spielt die anaerobe Glykolyse mit beschränkter Energieausbeute, die überwiegend mit der Reduktion des Pyruvats zu Milchsäure endet („Milchsäuregärung"), im Kohlenhydratüberschuß die wichtigste Rolle. Mikroorganismen mit aerobem Stoffwechsel (in der Mundhöhle selten) können mit wesentlich höherer Energieausbeute das glykolytisch durch Substratphosphorylierung gewonnene Pyruvat weiter abbauen. Sie bilden Zytochrome und schleusen damit das Pyruvat in den Citratzyklus (Tricarbonsäurezyklus) und die damit gekoppelte Atmungskette ein. An ihrem Ende wird der in den Coenzymen angelieferte Wasserstoff mit Sauerstoff oder einem anderen terminalen H-Akzeptor zur Reaktion gebracht. Die Endprodukte dieses aeroben, vollständigen Zuckerabbaus mit hoher Energieausbeute sind H_2O und CO_2. Die Verstoffwechselung der Zucker endet im Munde aber meist mit der Bildung von Gärungssäuren, die auf darunterliegende Zahnhartgewebe entkalkend wirken; die in Plaque an vielen Standorten dominierenden Streptokokken sind auch unter Sauerstoffzutritt reine Gärer.

Als erstes soll der Zuckerabbau bakterieller Reinkulturen unter vereinfachten Standardtestbedingungen im Reagenzglas („in vitro") besprochen werden, wie er zu diagnostischen Zwecken üblich und zur Orientierung auch notwendig ist.

Bakterielle Stoffwechselleistungen in diagnostischen Standardtestreihen

Prüfung und Wachstum unter verschiedenen Bedingungen und Feststellung der Stoffwechselleistungen sind der klassische Weg zur Identifikation und taxonomischen Einordnung von Mikroorganismen (neuerdings wird dazu auch die Analyse des genetischen Materials herangezogen). Eine ganze Anzahl von Eigenschaften ist dabei weit verbreitet, so daß sie sich als Unterscheidungsmerkmale nicht eignen. Zur Bestimmung der Specieszugehörigkeit muß man daher jeden isolierten Stamm einer biochemischen Testreihe unterwerfen. Diese Reihe muß, will man eine gute Differenzierung erreichen, eine Anzahl verschiedener Substrate, vor allem auch ausgefallenere Kohlenhydrate, bestimmte Aminosäuren usw. enthalten. Manchmal hat eine Bakterienart sehr charakteristische Eigenheiten, die die Entwicklung selektiver Nährböden möglich machen. Setzt man beispielsweise einem Nährboden als Kohlenstoffquelle den Hexosealkohol Mannit zu und überdies noch Bacitracin, so werden bei Ausstrich einer Plaqueprobe, obwohl sie Dutzende von Bakterienarten enthält, praktisch nur Mutansstreptokokken wachsen; auf stark saurem Tomatensaftagar wachsen fast nur die sehr säuretoleranten bzw. azidophilen Laktobazillen.

Solche einfachen praktischen Hilfsmittel für Routineuntersuchungen können aber die mikrobiologisch exakte Typisierung mit Hilfe einer vollständigen biochemischen Testreihe sowie Prüfung der Empfindlichkeit gegen Sauerstoff, verschieden hohe Kochsalzkonzentrationen und andere Faktoren nicht ersetzen. Als Beispiel der Ergebnisse von Testreihen sind in Tab. 5.**3** die Stoffwechselleistungen der wichtigsten Streptokokkenarten angegeben. Im Fall der Mutansgruppe wurde bald nach dem Beginn eingehender weiterer Prüfungen eine Unterteilung vorgenommen, zunächst aufgrund der verschiedenen Antigene der Zellhüllen in acht Serotypen a–h, danach in Subspecies und schließlich aufgrund genetischer Unterschiede in 5 eigenständige Arten (COYKENDALL 1977).

Zur Identifizierung gramnegativer, vorwiegend anaerober Mikroorganismen wie Bacteroidesarten, Fusobakterien, Capnocytophaga- und Actinobacillusarten, die bislang nur mit großem Aufwand gezüchtet und klassifiziert werden konnten, bietet das API ZYM-System neue Möglichkeiten (SLOTS 1981). Damit konnten 19 extrazelluläre bakterielle Enzyme (Phosphatasen, Lipasen, Aminopeptidasen, Proteasen und Glykosidasen) nachgewiesen und zur Typisierung herangezogen werden. Allerdings handelt es sich nicht nur um charakteristische konstitutive, sondern auch um Enzyme, die durch Faktoren in der Nährlösung (Induktoren) induziert werden und daher variabel sind.

Das vollständigste Werk, in dem Bakterien mit ihren physiologischen und auch morphologischen Eigenschaften beschrieben sind, ist Bergey's Manual of Systematic Bacteriology, 9. Aufl. (KRIEG u. HOLT 1984).

Anpassung des bakteriellen Zuckerabbaus an die Bedingungen in der Zahnplaque als natürlichem Biotop

Das Streben nach Systematik und das Ziel, möglichst alle in einer Probe vorhandenen Mikroorganismen wachsen zu lassen, um sie isolieren, in Reinkulturen weiterzüchten und schließlich identifizieren zu können, hat die klassischen Mikrobiologen dazu geführt, im Laboratorium mit sehr substratreichen Nährböden zu arbeiten. Auch die erwähnten Testreihen enthalten traditionsgemäß Substrat im Überschuß. Trotz bestimmter Vorteile von nicht selektiven und standardisierten Labormethoden mußten manche mit ihnen gewonnene Erkenntnisse revidiert werden, als man begann, in der Mikrobiologie ökologisch zu denken und zu experimentieren. So gab es Überraschungen, als von vermeintlich gut untersuchten Species in modernen Chemostaten kontinuierliche Kulturen und Mischkulturen angelegt wurden, und das Angebot bestimmter Substrate begrenzt wurde.

Ein einfaches Beispiel betrifft die lange übliche Kennzeichnung des Kohlenhydratstoffwechsels von Arten als „homofermentativ" bzw. „heterofermentativ", je nachdem ob im Routinetest nur ein Gärprodukt (z. B. ausschließlich Milchsäure) oder verschiedene Endprodukte gebildet wurden. Was homofermentative orale Streptokokken betrifft, muß man ihre Einordnung kritisch nachprüfen. Nach neueren Untersuchungsergebnissen sind Substrataufnahme durch die Zellen und intermediärer Stoffwechsel regulierbar. Orale Bakterien sind höchst anpassungsfähig und benützen je nach Substratkonzentration und anderen Umweltbedingungen verschiedene biochemische Abbauwege, was zu unterschiedlicher Zusammensetzung der Endprodukte führen kann. Im folgenden werden die betreffenden Steuerungsprozesse und ihre Bedeutung für den bakteriellen Zuckerabbau in der Zahnplaque ausführlicher erörtert.

Der Inhalt der Bakterienzelle ist von einer osmotischen Schranke, der semipermeablen Zytoplasmamembran umgeben. Sie ist Sitz komplexer Enzymsysteme für Redoxprozesse und Synthese verschiedenster Makromoleküle, und sie regelt durch aktiven Transport und substratspezifische Permeasesysteme das Ein- und

Austreten von gelösten Stoffen. Außerhalb der Zytoplasmamembran schließt sich die dickere, relativ locker aufgebaute und durchlässigere Zellwand an.

Die Zytoplasmamembran spielt viel stärker als die Zellwand eine Schlüsselrolle in der Wechselwirkung der Zelle mit ihrer Umgebung. Wichtige Funktionen sind:

1. Abschirmung der Bakterienzelle gegenüber ihrer Umgebung, so daß z.B. trotz stark alkalischem oder stark saurem Milieu das im Neutralbereich liegende pH-Optimum für die bakteriellen Enzyme aufrechterhalten werden kann,
2. Aufnahme der notwendigen Stoffe aus der Umgebung,
3. Ausscheidung von Stoffwechselprodukten in die Umgebung,
4. Anpassung der Transportsysteme in der Membran und der darin eingebetteten Proteine mit Transport- und Enzymfunktionen an die jeweiligen Stoffe und Stoffkonzentrationen in der Umgebung. Maximale Flexibilität und Steuerung mit dem Ziel optimaler Energieausbeute sind hierbei wie immer die beherrschenden Prinzipien.

Die Zytoplasmamembran ist im nichtaktivierten Zustand passiv undurchlässig für Ionen, einschließlich H^+- und OH^--Ionen; die elektrische Leitfähigkeit der Membran ist gering. Sie isoliert gleichsam das Zellinnere von der Umgebung. Zum Transport von Stoffen durch die Membran gelten je nach Molekülgröße, Ladungszustand und Konzentration verschiedene Prinzipien. Manche Stoffe, wie kleine ungeladene Moleküle oder die schwach dissoziierten sauren Stoffwechselprodukte können passiv einfach durch die Membran diffundieren. Das geht aber in jedem Fall nur bis zum Konzentrationsausgleich und bei kleinem Gefälle (Gradient) entsprechend langsam. Bei Fehlen eines genügend großen Konzentrationsunterschiedes, oder gar gegen einen Gradienten gerichtet, kann nur aktiv unter Investierung von Energie transportiert werden. Transportsysteme, Gegentausch (Antiport) und Symport von Ionen sowie die chemiosmotischen Phänomene an Membranen werden seit einigen Jahren gründlich untersucht, aber manche Vorgänge sind noch ungeklärt.

Die Zytoplasmamembranen von Mundstreptokokken, speziell von *Streptococcus mutans* und *Streptococcus sanguis* in der Plaque haben aufeinander abgestimmte und abwechselnd funktionierende Transportsysteme für Zucker. Die Steuerung mit dem Ziel maximaler Effizienz bestimmt, welches System arbeitet: Hochwertige chemische Energie wird eingesetzt, wenn die Substratkonzentration niedrig ist, und überschüssige chemiosmotische Energie wird benützt, wenn Substrat (über)reichlich vorhanden ist (KONINGS u. VELDKAMP 1983, PADAN 1984, KEEVIL u. Mitarb. 1984).

Im Prinzip leben Mikroorganismen in der Mundhöhle von den beschränkten Mengen an Nähr- und Aufbaustoffen, die in den Sekreten der Schleim- und Speicheldrüsen sowie im Exsudat aus dem Zahnfleischsulkus enthalten sind: Etwa 20 der 24 Stunden des Tages stehen keine anderen Substrate zur Verfügung. Was Aminosäuren und andere Aufbaustoffe betrifft, werden sie mit den sehr variiert zusammengesetzten Speichelsekreten in für den Synthesestoffwechsel optimaler Konzentration angeliefert; die Bakterien teilen sich, die Biomasse wächst und die Plaque nimmt in ihrer Schichtdicke zu. Für den Energiestoffwechsel sind während ebenfalls 20 Stunden täglich nur die abgespaltenen Oligosaccharide bzw. Zucker von den Kohlehydratseitenketten der Speichelglykoproteine verfügbar, sowie Peptide bzw. Aminosäuren (Arginin). Die Konzentration von Zuckern in dieser normalen Umgebung der Zahnplaque ist mit 5–40 µmol so niedrig, daß sie meist wachstumsbegrenzend wirkt (VAN DER HOEVEN u. Mitarb. 1984). Diese Konzentration kann plötzlich und in unregelmäßigen Abständen, nämlich bei der Nahrungsaufnahme, auf das 1000fache, kurzzeitig sogar noch höher ansteigen: Nehmen wir an, die Glucosekonzentration sei im Ruhezustand 10 µmol, d. h. 0,0002%, und die Plaque würde plötzlich von einem getrunkenen Schluck Traubensaft umspült, der 10% Glucose (ungefähr 500 mmol) und damit 50 000mal mehr Substrat zuführt! Eine solche Sturzflut von Nährstoffen bringt für Mikroorganismen Probleme mit sich. Sie stellen sich kaum in Hinsicht auf Fette und Proteine, die meist als nicht transportierbare Makromoleküle mit der Nahrung herangeführt werden, wohl aber in Hinsicht auf die leicht löslichen kleinmolekularen Zucker der Nahrung (in beschränktem Ausmaß gilt das für Oligosaccharide und Stärkearten, die als Polymere aus Glucoseresten durch Speichelamylasen sowie durch bakterielle Hydrolasen nur mit Verzögerung in ihre Zukkerbausteine zerlegt werden können).

Abgesehen von der osmotischen Gefährdung durch mehr als 20% Zukker in der Umgebung (S. 135 f.), können vor allem im Inneren der Bakterienzelle durch das abnormal erhöhte Zuckerangebot sich Zwischenprodukte der Glykolyse in solchen Konzentrationen anhäufen, daß sie toxisch wirken. Plaquebakterien reagieren mit Hilfe mehrerer Regelmechanismen auf diese Gefahr. Einige Streptokokken haben eine erste äußere Abschirmungsstrategie gegen Saccharose in Form der extrazellulären Enzyme (Glucosyl- oder Fructosyltransferasen; S. 136), die den Glucose- bzw. den Fructoseteil der Saccharose außerhalb der Zelle teilweise in Polymer verwandeln und allein schon dadurch schlagartig die Zuckerbelastung verringern. Mehr als 10% Entlastung bringt dies aber nicht, und die Zelle muß ihren Zuckerstoffwechsel auf 3 Ebenen regeln:

1. durch Steuerung des aktiven Zuckertransports durch die Zytoplasmamembran,
2. durch Steuerung des Abbauweges und
3. durch Umsetzung von Pyruvat in verschiedene Endprodukte.

Gehen wir in Gedanken von der Ruhesituation oraler Bakterien während der Nacht aus. Zunächst wird im „Ruhestoffwechsel" während der ausschließlichen Verfügbarkeit von Mundflüssigkeit als Substratquelle ein spezifisches Transportsystem mit hoher Affinität benötigt. *Streptococcus mutans* der Plaque hat hierfür u. a. zum Transport der in Speichel besonders spärlichen Zucker wie z. B. Glucose ein Phosphoenolpyruvat:

Glucose-Phosphotransferase-System (PEP-PTS), das noch bei einer Konzentration von unter 10 µmol mit der Hälfte seiner maximalen Kapazität arbeitet.

Ein PEP-PTS besteht aus einer Kette vektorieller enzymatischer Reaktionen, wobei der Zucker während des Transports durch die Membran auch gleich phosphoryliert wird (KARLSON 1980, STRYER 1981). Die energiereiche Verbindung, von der das aktivierte Phosphat *P* herstammt, ist in diesem Fall nicht ATP oder ein anderes Nucleosidphosphat, sondern Phosphoenolpyruvat (PEP; Abb. 5.1 u. 5.2a). Das intrazelluläre Enzym I spaltet PEP und vermittelt *P* an ein kleines hitzebeständiges Trägerprotein HPr. Dieses überträgt das *P* auf das membranständige Enzym III, welches die Übertragung an das tetramere Tunnelprotein besorgt; dieses Tunnelprotein umgrenzt die eigentliche Pore in der Membran und ist weniger als „Carrier" denn als peristaltische Pumpe zu verstehen, die spezifische Affinität zu dem angebotenen Zucker hat und beim Durchschleusen ins Zellinnere die Phosphorylierung vermittelt.

Die Steuerung der aktiven Transportsysteme beruht auf Wirkungen des Membranpotentials und auf Gleichgewichten unter den Zwischenprodukten des Zuckerabbaus. Der Embden-Meyerhof-Abbauweg der Streptokokken wird hauptsächlich durch die Schlüsselfunktion der Pyruvatkinase reguliert (Abb. 5.2a u. b, E). Wenn niedriges Zuckerangebot das Wachstum begrenzt, wird dieses Enzym durch den intrazellulären Spiegel an anorganischem Phosphat gehemmt. Durch diese Hemmung häuft sich ein Vorrat an (energiereichem) Phosphoenolpyruvat an, das dann zum effizienten Transport des wenigen angebotenen Zuckers in die Zelle mit Hilfe des PEP-PTS zur Verfügung steht (Abb. 5.2a, A). Phosphoenolpy-

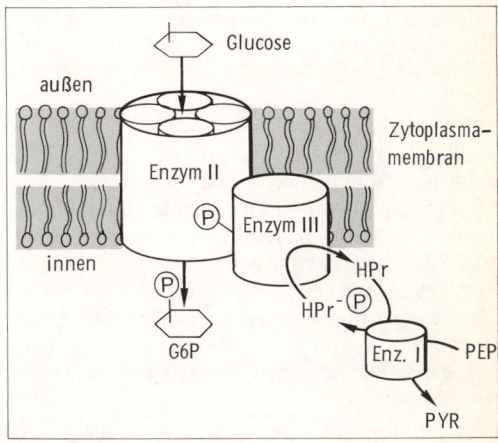

Abb. 5.1 Schematische Darstellung des aktiven Membrantransports eines Zuckers (hier Glucose) durch ein spezifisches Phosphoenolpyruvat: Glucose-Phosphotransferase-System (PEP-PTS) (Erklärungen s. Text)

ruvat kann auch Glykogen-Phosphorylase aktivieren (Abb. 5.2a, F → R) und damit zusätzliche Energie aus eventuell angehäuften intrazellulären Speichelpolysacchariden mobilisieren.

Wenn plötzlich Zucker im Überschuß herangeführt wird, muß die Zelle unmittelbar auf schnellen Abbau umschalten können. Eingehende Untersuchungen an Mundstreptokokken haben gezeigt, daß die Steuerung von Aufnahme und Abbaugeschwindigkeit, des Abbauweges und damit der Abbauprodukte für das Überleben von Plaquebakterien von großer Bedeutung ist (CARLSSON 1984, KEEVIL u. Mitarb. 1984, Abb. 5.2a u. b), aber auch wegen des erhöhten Ausstoßes von Protonen im Symport mit Lactat und Aufbaus eines Protonengradienten energetisch Vorteile bringt (Konings und Veldkamp 1983).

Bei *Streptococcus mutans* und *Streptococcus salviarius* hebt Glucose-6-phosphat die Phosphathemmung der Pyruvatkinase auf (L) und beschleunigt dadurch den Ablauf der Glykolyse. Bei *Streptococcus sangius* und *Streptococcus mitis* spielt Fructose-1,6-bisphosphat die gleiche Rolle (O, N); gleichzeitig setzt dieser Regulator auch noch die Synthese intrazellulärer Polysaccharide in Gang (M). Der wichtigste Regel- und Schutzmechanismus gegen Zuckerüberbelastung der Streptokokkenzelle ist die „Lactatschleuse". Lactat-Dehydrogenase (N) ist ein konstitutives Enzym, das Pyruvat zu Lactat reduziert und über das Streptokokken immer im reichem Maße verfügen; es funktioniert aber nur bei Aktivierung durch Fructose-1,6-bisphosphat (O), und bei niedrigem Zuckerangebot ist die Konzentration dieses Zwischenprodukts FBP in der Zelle zu niedrig um das Enzym zu aktivieren. Folglich bleibt die Lactatschleuse geschlossen, und es wird Acetat, Formiat und Äthanol gebildet.

Bei reichlichem Zuckerangebot hingegen steigt der Spiegel des Fructose-1,6-bisphosphats, die Lactat-Dehydrogenase wird aktiviert, es wird dadurch rasch viel Milchsäure gebildet und der überlastete Stoffwechsel der Zelle über die Lactatschleuse (N) von den – ohne raschen Durchstrom toxischen – Zwischenprodukten befreit.

Die im Laboratorium gewonnenen Einsichten in die Anpassung des Zuckerabbaus wurden in mehreren Untersuchungen an Plaqueproben bestätigt, die in menschlichen Mundhöhlen natürlich gewachsen waren. Man fand in metabolisch ruhenden Bakterienbelägen wohl Acetat, aber keine oder wenig Milchsäure; wenige Minuten nach Zuckeraufnahme setzte dagegen massive Milchsäureproduktion ein (VRATSANOS u. MANDEL 1982, DISTLER u. KRÖNCKE 1983, GEDDES u. Mitarb. 1984). Die Plaque einer *nicht* kariesaktiven Patientengruppe zeigte übrigens in der ersten Studie relativ starke Acetatbildung und Zuckerbelastung führte weniger schnell und weniger stark zu Lactatbildung als die Plaque kariesaktiver Patienten.

Die Öffnung der Lactatschleuse ist allerdings nur ein Teilaspekt der Anpassung, mit der azidophile Bakterien auf hohe Zuckerkonzentrationen reagieren. Ebenso wichtig sind 3 andere Mechanismen, die parallel in Erscheinung treten:

1. die Austreibung der im Rahmen des Stoffwechsels produzierten Protonen;
2. die Entstehung von Gradienten an der Membran;
3. die Umschaltung auf einen anderen Mechanismus des Substrattransports in die Zelle; bei hoher Konzentration von Zuckern haben Systeme nach dem PEP-PTS-Prinzip nämlich eine zu geringe Transportkapazität und sie kosten überdies Energie in einer Form, die ein Bakterium rationeller für Syntheseleistungen als zum Transport einsetzen kann.

Zu 1. Die Entfernung der bei der Glykolyse anfallenden Protonen gelingt durch Symport zusammen mit Lactat in variabler Stöchiometrie, wobei mit jedem Lactat nicht nur ein H^+, sondern maximal deren 2 ausgeschleust werden können. Ein maximaler Ausstoß findet zu Beginn der Verarbeitung hoher Zuckerkonzentrationen statt, solange (vom Zustand der ruhenden Plaque aus, mit beinahe neutraler und lactatarmer Zellumgebung) die Stoffwechselprodukte im Innern der Bakterienzelle relativ hoch konzentriert sind (bei *Streptococcus cremoris* wurde im Zellinnern 200 mmol Lactat gemessen). Der Protonengradient, der durch Lactat-Symport von H^+ an der Membran aufgebaut werden kann, wird natürlich durch Erreichen eines Gleichgewichts mit dem chemischen Potential des Endproduktgradienten begrenzt. Mit steigender Lactatkonzentration in der Umgebung der Bakterienzelle nimmt die Anzahl der austretenden Lactatreste und der pro Lactatrest ausgeschleusten Protonen ab, die H^+:Lactat-Stöchiometrie wird 1:1, und das Endprodukt verläßt elektroneutral in undissoziierter Form die Zelle. Noch immer kann die Bakterienzelle durch Hydrolyse von ATP mit Hilfe einer membranständigen ATPase aktiv Protonen austreiben (*Streptococcus mutans* kann dies bis zu einem pH von etwa 4) und so auch die Neutralität im Zellinnern aufrechterhalten. Untersuchungen an gewaschene *Streptococcus sanguis* und *Streptococcus mutans* ergaben schon bei Inkubation in 100 mmol Lactat eine Hemmung der Glykolyse um über 30 % – ein deutliches Zeichen für die Wichtigkeit des ATP-sparenden Protonenffluxes im Symport mit Lactat auch bei diesen oralen Streptokokkenarten (Konings u. Veldkamp 1983, Keevil u. Mitarb. 1984). Der Protonenaustritt erfolgt also im Verlauf eines Zuckerabbauimpulses nicht immer gleich schnell, aber immer maximal ökonomisch und effizient; der Mechanismus gestattet den mit entsprechenden Membranen ausgerüsteten Bakterien, das pH des Zellinnern (bei azidophilen 6,5) nahe dem pH-Optimum der glykolytischen Enzyme konstant zu halten. Darüber hinaus erlaubt dieser Mechanismus, wie unter 2. gezeigt werden wird, Azidophilen auch eine optimale energetische Ausnützung hoher Zuckerkonzentrationen, was ihnen in der Zahnplaque bei häufigem Angebot von Zuckern mit der Nahrung gegenüber anderen Arten ökologische Vorteile bietet.

Das Gleichgewicht um den Endpunkt der Säurebildung in vitro zeigt, daß die hohe H^+-Konzentration um die Zelle nicht nur als Energiespeicher von Vorteil, sondern als stoffwechselhemmend mit einem Nachteil für die Bakterien verbunden ist. Diese Begrenzung der bakteriellen Glykolyse durch starke Ansäuerung tritt aber nur in ungepufferten Nährlösungen auf. Interessant und klinisch wichtig ist, daß Bakterien, die auf dem in Säuren löslichen Schmelz, Zement oder Dentin wachsen, hier einen für sie günstigen, entlastenden Protonenakzeptor vorfinden, der ihre Umgebung neutralisiert ($PO_4^{3-} + H^+ \rightarrow HPO_4^{2-}$ [S. 40 f.]) und ihnen so die Fortsetzung der Glykolyse erlaubt – auf Kosten der Apatitstabilität. Die kariöse

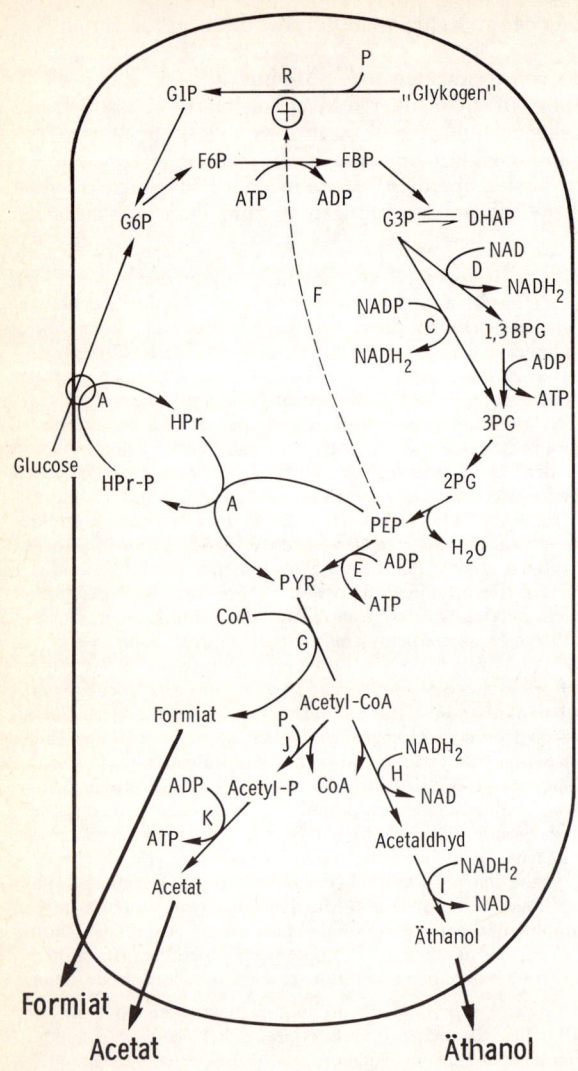

Abb. 5.2a

Formiat

Acetat

Äthanol

Abb. 5.2 Anpassung des Abbaus von Zuckern. a) Stark beschränktes Gluco-
seangebot: die Lactatschleuse ist geschlossen. b) Glucoseüberschuß: Die Lactatschleuse wird geöffnet (N) (weitere Erklärungen s. Text) (aus *Carlsson*, J.:
Regulation of sugar metabolism in relation to the feast-and-famine existence of
plaque. In *Guggenheim*, B.: Cariology Today. Karger, Basel 1984 [p. 205])

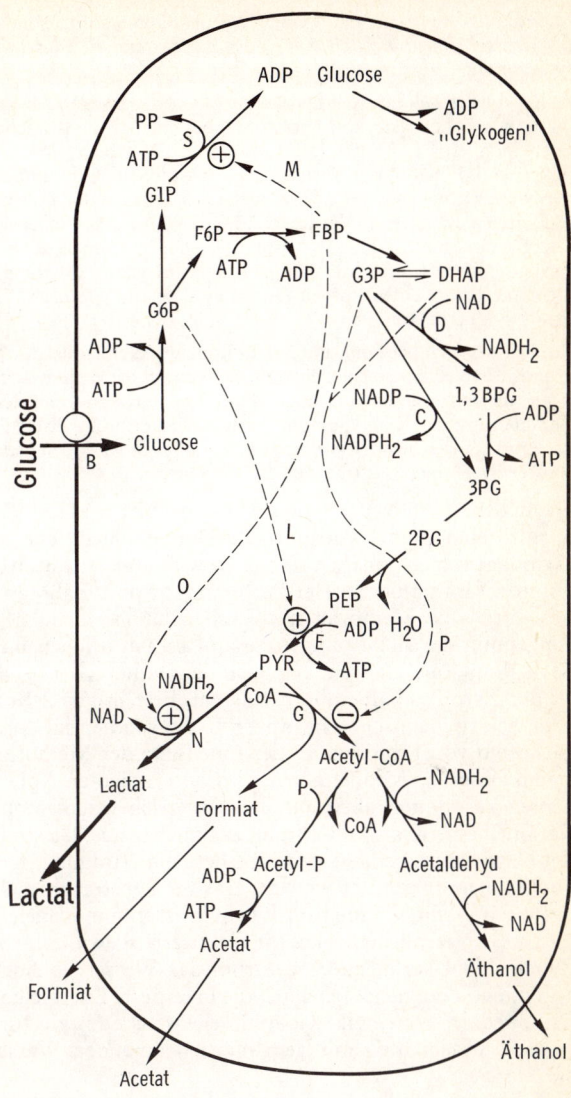

Abb. 5.2b

Entkalkung ist also nicht nur eine Folge der Säurebildung, sondern *die Auflösung der Hartsubstanz unterhält und fördert fortlaufend die Säurebildung und weitere Entkalkung.*

Zu 2. Mit der Zeit entsteht bei rascher Glykolyse zwar in der Zellumgebung eine hinderlich hohe Lactatkonzentration, aber solange die Ausscheidung von Säure noch möglich ist, ist damit für die Zelle ein großer Vorteil verbunden: Die Bakterien können durch Ausnützung des Gradienten, der mit dem Herausbefördern der Protonen aus der Zelle aufgebaut wird, auch noch zusätzliche verwertbare Energie gewinnen. In der Regel können Gärer unter anaeroben Verhältnissen Energie nur durch Substratphosphorylierung gewinnen, dadurch begrenzt auf geringe Ausbeute von 2 Mol ATP pro Mol Glucose; die Nutzung des Protonengradienten erbringt einen Energiegewinn zwischen (theoretisch) 50 und 12% (KONINGS u. VELDKAMP 1983).

Zu 3. Eine wichtige Funktion des Protonengradienten an der Zytoplasmamembran ist, daß er in verschiedenen Formen durch die Zelle wieder genutzt werden kann; im vorliegenden Zusammenhang ist interessant, daß der Gradient durch Veränderung des Redoxpotentials das hochspezifische PEP-PTS abschaltet und die Kraft für den zweiten Mechanismus, den *protonengetriebenen Transport von Zuckern bei hoher Substratkonzentration* liefert.

Nach der chemiosmotischen Theorie (MITCHELL 1979) sind Transportproteine in die Phospholipid-Doppelschicht der Membran stark asymmetrisch eingebettet, so daß sie während der Katalyse als Protonenpumpen funktionieren. Der Protonentransport während des Stoffwechsels durch die Membran nach außen läßt sich am pH-Abfall in der Umgebung der Zelle (und insgesamt im natürlichen Bakterienverband der Zahnplaque) messen. Der Protonengradient, der bei der Austreibung an der Zytoplasmamembran entsteht, besteht aus 2 Komponenten: einem elektrochemischen negativen Ladungspotential $\Delta\psi$, das durch das Austreten von Protonen an der Innenseite der Membran entsteht, und einem äußeren Protonen*konzentrations*gradienten ΔpH. Beide Komponenten zusammen üben auf die ausgetriebenen Protonen und andere Kationen eine Kraft in Richtung Zellinneres aus. Dieses Protonenpotential kann als treibende Kraft für Energieübertragung, für ATP-Synthese und Transport genutzt werden. Das bei Substratüberschuß aufgebaute Protonenpotential ähnelt stark dem Wasser im hochgelegenen Speichersee eines Spitzenkraftwerkes für Elektrizitätsgewinnung. Hierbei wird zu Zeiten von Überangebot an Strom das Wasser hochgepumpt und als potentielle Energie gespeichert; die investierte Energie kann bei Spitzenstrombedarf großenteils wieder in elektrische Enrgie zurückverwandelt werden, indem man mit dem niederströmenden Wasser Generatoren antreibt.

Die Chemiosmose und der protonengetriebene Zuckertransport sehr säuretoleranter Bakterien wurde deshalb ausführlich besprochen, weil die Kariogenität der Plaque von der Fähigkeit der Mikroorganismen zu starker Säureproduktion bei Zufuhr zuckerhaltiger (für Bakterien immer zucker*reicher*) Nahrung abhängt. Überdies wird sich bei Besprechung der Fluorid(hemm)wirkung auf Bakterien zeigen, daß der Protonengradient an der Membran für den F-Transport in die Zelle wichtig ist, und daß, an zunehmende Säuretoleranz gekoppelt, auch die Resistenz von Bakterien gegen die Hemmwirkung von Fluorid zunimmt.

Zuckerabbau, Säuretoleranz und Fluoridtoleranz oraler Bakterien

Schon seit Jahrzehnten ist bekannt, daß Fluoridionen die Glykolyse hemmen können. Das Ausmaß der Hemmung war je nach den Bedingungen sehr verschieden, und widersprüchliche Beobachtungen führten bis in die jüngste Zeit zu Erklärungsversuchen, die nicht befriedigen konnten.

Die Schlußfolgerung, daß F⁻ die Enolase hemmt, geht noch zurück auf die in den 30er Jahren publizierten Arbeiten Warburgs über die Zellatmung. Ebenfalls schon lange ist bekannt, daß Zahnplaque Fluorid aufnehmen und auf ein Vielfaches der Außenkonzentration anreichern kann. Bis zu 98% des Fluorids werden im Innern der Bakterienzellen gefunden; ein Teil ist locker an saure Proteine, ein anderer stark an noch unbekannte Zytoplasmafraktionen gebunden (Literaturübersicht bei EDGAR 1981). Nur wenige Prozent des Plaquefluorids sind frei in der Plaqueflüssigkeit in ionisierter Form verfügbar. Was eine Hemmung des Bakterienstoffwechsels betrifft, schienen die Voraussetzungen wegen der hohen intrazellulären Konzentrationen gegeben. Klinisch war jedoch auffällig, daß in Gebieten mit Trinkwasserfluoridierung keine Hemmung von Plaquewachstum und Gingivitis zu beobachten war, und daß die Säurebildungsfähigkeit der Plaque in solchen Gebieten nicht eindeutig schwächer war als in Gebieten mit fluoridarmem Wasser. Im Tierversuch wurde erst bei täglicher Anwendung hoher Konzentrationen eine nahezu absolute Hemmung der Plaquebildung erreicht – 1000 ppm F (= 0,1%) in Form von Zinnfluorid, SnF_2 (KÖNIG 1959), wobei auch das Kation bakterizide Eigenschaften beiträgt. Diese Beobachtung wurde in klinischen Untersuchungen bestätigt; außer der Hemmung der supragingivalen Plaquebildung (TINANOFF u. Mitarb. 1980) wird in parodontitischen Taschen die subgingivale Flora durch ein Zinnfluoriddepot wochenlang gehemmt und an der Differenzierung gehindert (MAZZA u. Mitarb. 1981).

Lange Zeit konnte man nicht erklären, warum trotz der angenommenen Empfindlichkeit des glykolytischen Schlüsselenzyms Enolase relativ hohe Fluoridkonzentrationen nötig waren, um den Stoffwechsel von Plaquebakterien zu hemmen; allerdings war auch der Mechanismus der großen Anpassungsfähigkeit von Gärern in der Plaque bis vor kurzem unbekannt. Erst bakteriologische und biochemische Untersuchungen im Chemostaten unter kontrollierten Bedingungen an Reinkulturen brachten zuverlässige Resultate, die mit Hilfe der chemiosmotischen Theorie befriedigend erklärt werden können.

Der PEP-PTS-Membrantransport wurde u. a. deswegen genauer behandelt, weil man zunächst mit einer Hemmung dieses Transportsystems durch Fluorid die säurebildungs- und karieshemmende Wirkung dieses Ions zu erklären versuchte (HAMILTON 1977). Fluorid hemmt tatsächlich unter bestimmten Bedingungen die Enolase, das Enzym, das im Rahmen der Glykolyse Glycerinsäure-2-phosphat in PEP überführt. Wird durch F^- die Enolase gehemmt, dann könnte der nötige PEP-Vorrat für das Phosphotransferasesystem nicht gebildet und weniger Zucker aufgenommen, also im Endeffekt weniger Säure gebildet werden (NETUSCHIL u. RIEHTE 1985). Tatsächlich spielt Transport durch PEP-PTS aber nur bei geringem Substratangebot eine Rolle, wenn allein ein System mit hoher spezifischer Affinität zum Substrat einen effizienten Transport bewirken kann (Abb. 5.2a, A). Im Falle reichlichen, ja überreichlichen Substratangebots nach einer Zuckermahlzeit, wenn gerade die kariogene Massensäureproduktion erfolgt, wäre aber der Zuckertransport mit dem F^--empfindlichen PEP-PTS unnötige Energieverschwendung, und es wird auf das protonengetriebene Transportsystem B umgeschaltet (Abb. 5.2b), das eine niedrige Substrataffinität besitzt. Eines der interessantesten Phänomene in diesem Zusammenhang ist die Anpassung von Bakterien auf Fluorid in einem sauren Milieu *unter Wachstumsbedingungen*. Wurden Mutans-Streptokokken (Stamm Ingbritt, Serotyp c) bei pH 5,5 und Zuckerüberschuß gezüchtet, war ihre glykolytische Aktivität etwa 3mal höher als diejenige von gleichartigen Zellen, die in fast neutralem Milieu bei pH 6,5 und 6,0 gewachsen waren. Die im stark sauren Milieu gewachsenen Zellen konnten nicht nur mehr Säure produzieren, sondern waren auch viel resistenter gegen Fluoridhemmung als schwach sauer gezüchtete (HAMILTON u. ELLWOOD 1978). Diese Versuche wiesen auf eine phänotypische Anpassung der Membran und ihrer Eigenschaften; es scheinen mehr Poren mit membranständigen ATPasen gebildet zu werden, aber die Zellen müssen auch über einen größeren Energievorrat in Form von ATP verfügen, um Protonen aktiv aus dem Zytoplasma nach außen transportieren und damit die nötige Neutralität im Inneren garantieren zu können. An der Bedeutung chemiosmotischer Erscheinungen wie des Protonengradienten für den Energiestoffwechsel ließ sich bereits ablesen, daß die *Abdichtung* der Zelle gegenüber der Umgebung durch die Zytoplasmamembran für die Säuretoleranz von Bakterien entscheidend ist; die erwähnten Wachstumsversuche zeigen, daß die Fähigkeit zur *aktiven* Protonenaustreibung und damit *Entsäuerung* ebenso wichtig ist, denn Fluorid bewirkt vor allem eine Ansäuerung des Zellinneren, wie im folgenden gezeigt werden soll.

Durch die Wirkung der Massen und die chemiosmotischen Gesetzmäßigkeiten (S. 124) läßt sich erklären, warum Bakterien in einem sauren Milieu so leicht Fluorid aufnehmen, daß das Fluorid der Zahnplaque stets größtenteils intrazellulär gefunden wird. Wenn die Plaque Fluorid enthält und angesäuert wird, entsteht Fluorwasserstoffsäure, bei der der Reaktionspartner zwar ionisiert, aber wegen der starken Elektronegativität des F^- kaum dissoziiert sind ($H^+ \ldots F^-$; vgl. S. 37). Sie verhalten sich deshalb wie eine schwache Säure und können als neutrales Ionenpaar durch die Membran diffundieren. Das Ladungspotential $\Delta\psi$ hat hierauf keinen Einfluß, aber die Protonenkonzentration $[H^+]$, d.h. der Gradient

ΔpH an der Membran beeinflußt das Gleichgewicht $HF_{außen} = HF_{innen}$ stark in Richtung Zellinneres, und zwar um so stärker, je höher die Protonenkonzentration in der Zellumgebung, d.h. je niedriger der pH-Wert ist:

Zellumgebung, pH 4   Membran   Zytoplasma, pH 7

$H^+_{außen} + F^-_{außen} \rightleftharpoons HF_{außen}$ $HF_{innen} \rightleftharpoons H^+ + F^-$

Die Gleichgewichtskonstante K wird durch die folgende Beziehung bestimmt:

$$K = \frac{[H^+]_a \cdot [F^-]_a}{[HF]_a} = \frac{[H^+]_i \cdot [F^-]_i}{[HF]_i} \; ; \; \text{daraus ergibt sich}$$

$$\frac{[H^+]_i}{[H^+]_a} = \frac{[F^-]_a}{[F^-]_i} \, , \, \text{oder } \Delta pH = \log \frac{[F^-]_a}{[F^-]_i} \; ;$$

bei Neutralität im Zellinneren, und außen pH 4 (da pH = $-\log[H^+]$),

$$\frac{10^{-7}}{10^{-4}} = \frac{[F^-]_a}{[F^-]_i} \; \text{ergibt} -3 = \log \frac{[F^-]_{außen}}{[F^-]_{innen}} \, , \, \text{d.h. bei pH 4}$$

in der Zellumgebung: Fluoridkonzentration innen = 1000mal Fluoridkonzentration außen.

Dieses theoretisch mögliche Verhältnis wird praktisch in Plaque nicht erreicht; die Konzentration bleibt meist beim 10- bis 20fachen Wert der Umgebungskonzentration stehen. Nachdem das nur bei H^+-Überschuß undissoziierte HF in das neutrale Bakterieninnere diffundiert ist, hat das Ionenpaar die Neigung zu raschem Zerfall, und das Fluorid hat damit praktisch Protonen in die Zelle zurücktransportiert (Ionophorenfunktion), wodurch die glykolytischen Enzyme protonisiert und damit inaktiviert zu werden drohen. Zwar wird F^- in der Zelle offenbar rasch gebunden, aber viele Bakterien, darunter auch säuretolerante, geraten an die Grenze ihrer Fluoridtoleranz, falls sie gerade kein ATP zur Verfügung haben oder bilden können, und zwar durch 4 Ursachen:

1. Zusammenbruch des energiespendenden Protonenpotentials an der Zytoplasmamembran und damit Einbuße an chemiosmotischer Energie zum Zuckertransport ins Innere;
2. Schwierigkeiten beim Aufrechterhalten der Homöostase in der Zelle; das nach Rücktransport dissoziierende H^+ kann nur aktiv durch ATP-betriebene Austreibung entfernt werden. Ansäuerung ist nur

dadurch vermeidbar, daß die Bakterienzelle über den Verlust unter 1. hinaus weitere Energie investieren kann;

3. Hemmung der Glykolyse, die als Quelle sowohl des ATP-Vorrats wie der chemiosmotischen Energie für die Zelle lebenswichtig ist;

4. bei stark beschränktem Zuckerangebot, wenn die Zellen auf aktiven Substrattransport durch PEP-PTS angewiesen sind, und der ATP-Vorrat klein ist, gerät der Energienachschub in Gefahr.

Alle 4 Mechanismen stellen Bakterien primär oder sekundär letzten Endes vor energetische Probleme, wobei Abbau des Protonengradienten und des ATP-Vorrats die Zelle hindern, die Neutralität im Zytoplasma aufrechtzuerhalten. Wenn noch Energie gewonnen werden kann und die hohe F^--Konzentration nur kurz herrscht, ist die Hemmung der Zellaktivitäten nur von kurzer Dauer; kann jedoch längere Zeit keine Energie mehr gewonnen werden, stirbt die Zelle ab (GREGER u. Mitarb. 1985).

Was kariogene Mikroorganismen betrifft, die durch ihre ausgeprägte Fähigkeit zur Zuckervergärung und ihre große Säuretoleranz auffallen, kann eine Analyse der Fluoridwirkungen unter 1. und 2. zu folgendem vorläufigen Schluß führen: Die Eigenschaften dieser Bakterien befähigen sie, soweit sie an die Umsetzung großer Zuckermengen angepaßt sind, zugleich auch zur Anpassung an beachtlich hohe Fluoridkonzentrationen in ihrer Umgebung.

Diesen Schluß muß man vor allem aus den eingehenden Untersuchungen von HAMILTON u. ELLWOOD (1978) ziehen. Was diese Autoren an Mutans-Streptokokken im Chemostaten beobachteten, wurde von VAN DER HOEVEN u. FRANKEN (1984) für Mutansplaque von Ratten in vivo bestätigt. Zwar fanden HAMILTON u. BOWDEN (1982) ganz erwartungsgemäß unter Zuckerbeschränkung und hohem Fluoridspiegel verringerte glykolytische Aktivität, aber die fluoridangepaßte Plaqueflora der Ratten zeigte noch bei Konzentrationen von 20 mmol (= 380 ppm) Fluorid nach Spülung mit 10%iger Saccharoselösung eine nur geringfügig verminderte, dafür verlängerte Milchsäureproduktion (VAN DER HOEVEN u. FRANKEN 1984). Menschliche Approximalplaque reagierte auf eine 10%ige Saccharoselösung mit 200 ppm F^- noch nicht mit Hemmung der Säurebildung; erst bei 1000 ppm F^- (52 mmol) wurde der Kontroll-pH-Wert von 4,2 nicht erreicht und es zeigte sich am End-pH von 5,5 eine deutliche Hemmung (JENSEN 1985).

An den letztgenannten Versuchen wird deutlich, daß von der Existenz stark F^--empfindlicher Bakterien in der Plaque nur begrenzt eine verminderte Säurebildung zu erwarten ist. Es gibt zwar empfindliche, wenn jedoch häufige Zuckeraufnahme und F^--Angebot dazu zwingen, passen sich diese Arten entweder phänotypisch an, oder sie werden selektiv durch genetisch besser vorgerüstete Arten (Mutans-Streptokokken, Laktobazillen) ersetzt und überwuchert, die ebenfalls auch noch phänotypisch ihre F^--Toleranz erhöhen können.

Es ist deutlich geworden, daß F⁻-Toleranz über Verstärkung der gleichen Mechanismen geschehen muß, die auch Zuckertoleranz und Säuretoleranz (Voraussetzung für die Nutzung hoher Substratkonzentrationen durch die starken Gärer in der Mundhöhle) möglich machen.

Das Kernproblem viel Zucker vergärender, säure- und fluoridbelasteter Zellen scheint sich auf einen einfachen gemeinsamen Nenner bringen zu lassen, nämlich Membranabdichtung gegen Ansäuerung und Energieverschwendung. Die Abdichtung kann nur relativ sein, denn zum Stoffaustausch sind „Poren" notwendig. Entscheidend für die Membranqualitäten sind daher ihre Tunnelproteine bzw. andere Einlagerungen mit Schleusenfunktion. Sie müssen vor allem Protonen im Co-Transport mit Lactat austreten, bei Bedarf H⁺ aktiv heraustransportieren lassen (wie membranständige ATPasen), und einen unkontrollierten, nicht nutzbaren Rückstrom von H⁺ in die Zelle verhindern.

Nachdem die Rolle der Membran und die energetische Seite des Problems ausführlich behandelt ist, erhebt sich die Frage, ob direkte Enzymhemmungen durch F⁻ keine primäre Rolle beim Eintreten einer Bakterienhemmung spielen. Dabei muß man an die obengenannten Mechanismen 3 und 4 denken, die Einschränkungen der Glykolyse betreffen; neben der Enolase sind auch membranständige ATPasen sowie die intrazelluläre Polysaccharidsynthese (S. 134) fluoridempfindlich. Interessant sind in diesem Zusammenhang Experimente mit makrozyklischen Peptid-Antibiotika wie Valinomycin oder Gramicidin, die sich wie Tunnelproteine selektiv mit bestimmten Ionen kombinieren und daher ionophore Eigenschaften haben. Wird Gramcidicin dem Nährmedium zugesetzt, bauen wachsende Bakterien den Stoff in ihre Zytoplasmamembran ein und damit ein Leck für Protonen. Die Säuretoleranz des Mutansstammes GS 5, der normal bis pH 4,0 Säure produziert, fiel dadurch schon zwischen 6,0 und 5,5 steil ab; bei pH 5,0 kam der Glucoseabbau, wohl vor allem wegen Übersäuerung des Zellinnern, völlig zum Erliegen (THIBODEAU u. MARQUIS 1983). Daß F⁻ die Funktion der Membran als Protonenbarriere in gleicher Weise aufhebt wie Gramicidin, zeigen die vergleichenden Unterschungen von EISENBERG u. Mitarb. (1980). Sie fanden, daß Gramicidinbehandlung die Säuretoleranz von Gärern im gleichen Ausmaß reduzierte, d. h. ebenso undicht machte wie 10 mmol (= 190 ppm) Fluorid. Interessant war nun, daß Gramicidin und Fluorid zusammen keine stärkere Wirkung hatten als Gramicidin allein. Bezüglich Gramicidin ist der Wirkungsmechanismus als Membrantransduktor genau erforscht; würde die Fluoridwirkung auf einem anderen Mechanismus (z. B. in erster Linie Enzymhemmung) beruhen, müßte die Kombination beider Stoffe eine additive, d. h. annähernd verdoppelte Wirkung zeitigen. Schlußfolgerung: Enzymhemmung spielt bei der Fluoridhemmung von Gärern eine relativ sehr geringe Rolle.

Gegenmaßnahmen der Bakterien zur Kompensation von Gramicidin- oder F⁻-vermitteltem H⁺-Rückstrom sind die verstärkte Synthese membranständiger ATPasen und ihre Aufladung mit ATP; das System kann, wie eine Lenzpumpe in vollgeschlagenes Boot, H⁺ aus dem angesäuerten Zellinneren austreiben. Es gibt keine Beweise, aber viele Hinweise, daß über den letztgenannten Mechanismus Säuretoleranz und F⁻-Toleranz von Plaquebakterien phänotypisch erhöht werden.

Eine zusammenfassende schematische Übersicht der wichtigsten Anpassungen des bakteriellen Stoffwechsels findet man in Abb. 5.**3**. Als biochemisches Phänomen ist es *objektiv gesehen* hochinteressant, wie Bakterien sich gegen die Reduktion ihrer lebenswichtigen Säuretoleranz, die F^- bewirkt, schützen können; *präventiv betrachtet* interessiert noch stärker, wie man die Bedrängnisse, in die F^- die Säurebildner bringt, wirksam vergrößern könnte.

Von membranständigen ATPasen war im Zusammenhang mit der aktiven Protonenaustreibung bereits die Rede; sie spielen auch beim NA^+/K^+-Transport (mit dem Ziel der intrazellulären Anreicherung von K^+ und der aktiven Austreibung von Na^+ [KARLSON 1980]) eine wichtige

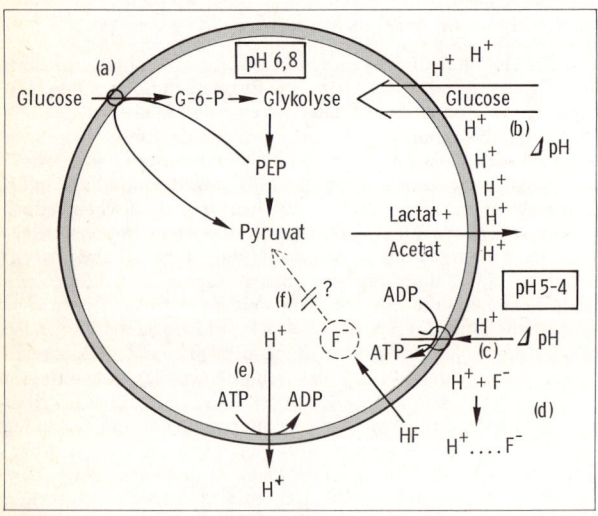

Abb. 5.**3**   Die wichtigsten Zusammenhänge zwischen Zuckerangebot, Membrantransport, F^--Angebot, Energiehaushalt und pH-Homöostase in Streptokokkenzellen. – a) Substrat in niedriger Konzentration wird unter Investierung von Energie (PEP) eingeschleust; gebildet wird vor allem Acetat; b) Zucker in hoher Konzentration werden durch Protonenüberschuß (Δ pH) eingeschleust, es entsteht Lactat, das effizient H^+ ausschleust; c) entsprechende Poren mit wandständigen ATPasen ermöglichen auch energiebringende Rückschleusung von Protonen; d) F^- bildet mit H^+ ein neutrales Ionenpaar und schlägt damit quasi die Zytoplasmamembran leck – das Zellinnere wird durch Dissoziation (e) angesäuert, und die ATPase-Poren müssen unter Energieverlust als Lenzpumpen eingesetzt werden, damit die Homöostase in der Zelle aufrechterhalten bleiben kann; f) ob F^- stark hemmend in die Glykolyse eingreift, ist zweifelhaft. – Häufiger Substratüberschuß führt zu Anpassung im Sinne verstärkter Säurebildung, erhöhter Säuretoleranz und erhöhter F^-- Resistenz

Rolle. MARSH u. Mitarb. (1983) experimentierten mit oralen Streptokokken, die mit Chlorhexidin oder Fluorid behandelt, also „membranbe-
lastet" waren. Es ist logisch, daß in Na^+Cl^- gewaschene und fluoridbela-
stete und dadurch im Innern angesäuerte Zellen ihre ATP-Energie er-
schöpften, weil sie neben (zu viel) H^+ nun auch noch das aufgenommene
Na^+ austreiben mußten. NaCl-Spülung legte im Experiment auch tatsächlich den Stoffwechsel F^--belasteter Zellen völlig lahm. Nach K^+Cl^--
Spülung hingegen blieb den Zellen nicht nur die Energieausgabe für Na^+-
Austreibung erspart, sondern KCl stimulierte den Stoffwechsel und die
Säurebildung *selbst noch unter Belastung der Membran*; die Erklärung
besteht darin, daß nicht nur keine Energie für die Austreibung zusätzli-
cher Kationen investiert werden mußte, sondern daß eine hohe K^+-
Konzentration außerhalb der Zelle zur *Synthese* von ATP durch das
Transportsystem führt – analog der Ausnützung des Protonengradien-
ten, den nach HF-Bildung und Zusammenbruch die extrazellulären K^+-
Ionen ersetzen.

Die praktisch-präventive Bedeutung dieser Tatsachen ist nicht bekannt.
Man sollte aber sicher in Fluoridpräparaten zur Prophylaxe nicht ausge-
rechnet KF zusetzen; eher könnte man z.B. daran denken, den Na^+-
Gehalt von Zahnpasten, die fast alle bereits NaF oder Natriummono-
fluorophosphat enthalten, durch Zusatz von z.B. NaCl noch zu erhöhen.
Die Anpassung von zuckervergärenden Plaquebakterien an hohe F^--
Konzentrationen könnte dadurch erschwert und ihre Empfindlichkeit
gegenüber F^- erhöht werden.

Sicher wäre durch starke Erhöhung der Fluoridkonzentration in den
gängigen Präparaten den Plaquebakterien die Anpassung sehr zu erschweren, wenn nicht unmöglich zu machen, doch stößt man hier aus
toxikologischen Erwägungen an enge Grenzen. Überdies muß nochmals
mit großem Nachdruck gesagt werden, daß nur bei häufiger Zuckerzufuhr mit der Nahrung eine Plaque aus überwiegend extrem säuretoleranten und F^--toleranten Bakterien entsteht; daher ist Zuckereinschrän-
kung als präventive Ernährungsmaßnahme so wichtig.

Ein letzter und keineswegs schwacher Trost angesichts der praktisch-
klinisch so stark begrenzten antibakteriellen Wirkungen von Fluorid ist
der bemerkenswert günstige Effekt schon der geringsten Konzentrationen (unter 1 mg F^-/l) auf die Remineralisation von Schmelz, der durch
Säureeinwirkung der Entkalkung ausgesetzt ist (S. 49 ff. u. 60 ff.).

Bakterienstoffwechsel, Zuckerersatzstoffe und Stärke

Die gängigen Zucker Glucose, Fructose, Maltose, Saccharose und Lactose sind wichtige Kohlenstoff- und Energiequellen für den Stoffwechsel
von Makro- wie Mikroorganismen; Aufnahme und Abbau zu Säuren
bieten im allgemeinen keine Schwierigkeiten. Die meisten Plaquebakte-

rien haben für die Aufnahme jedes dieser Zucker eines oder mehrere spezifische Membrantransportsysteme und auch im Zytoplasma die nötigen Enzyme, um den phosphorylierten Zucker in die Glykolyse einzuschleusen. Anders steht es mit den entsprechenden Polyalkoholen oder Polyolen, obwohl es sich auch bei ihnen um Naturprodukte handelt und ihre Struktur denen der Zucker stark ähnelt; hier zum Verlgeich die Strukturen des Hexosealkohols Sorbitol, der Aldose Glucose und der Ketose Fructose:

Sorbitol   Glucose   Fructose

Sorbit ist am besten untersucht, weil er schon seit Jahrzehnten als „Diabetikerzucker" und neuerdings als „zahnschonender" Zuckerersatzstoff eine Rolle spielt.

Er wird durch katalytische Hydrierung von Glucose industriell hergestellt. Mikroorganismen vergären Sorbit nicht oder sehr langsam. Der Abbau beginnt ohne große Schwierigkeiten mit dem Membrantransport über ein vorhandenes PEP-PTS und der Phosphorylierung des Sorbits zu Sorbit-6-phosphat. Bevor dieses aber in den weiterhin normalen glykolytischen Abbau eingeschleust werden kann, muß es in Fructose-6-phosphat umgesetzt werden. Die für diesen Schritt erforderliche Dehydrogenase ist ein induzierbares Enzym, es wird jedoch durch Glucose unterdrückt. Weil Sorbit nur bei einem kleinen Teil der menschlichen Nahrung die beinahe ubiquitären Zucker ersetzen kann, kann sich die Anpassung an Sorbit nicht ausbilden und die bakterielle Säurebildung bleibt geringfügig. Sowieso haben in Zahnplaque nur bestimmte Arten von Mutans-Streptokokken überhaupt die Fähigkeit, Sorbit in dem beschriebenen begrenzten Umfang abzubauen. Es wäre übrigens denkbar, daß außer der Anpassung des Stoffwechsels der Mutans-Streptokokken auch noch Selektion und Wucherung angepaßter Arten in der Mundhöhle auftritt. Normal machen Mutans-Streptokokken selten mehr als 1% der Plaqueflora aus. Untersuchungen haben ergeben, daß in der Mundhöhle die Sorbitvergärer nach längeren Sorbitgaben zunehmen (RATEITSCHAK-PLÜSS u. GUGGENHEIM 1982); viel häufiger pflegt Aufnahme von *Saccharose* mit der Nahrung zu selektiver Zunahme von Mutans-Streptokokken zu führen, die dann oft mit hoher Kariesaktivität einhergeht (S. 184 ff.).

Ein anderer Zuckerersatzstoff, der Pentosealkohol Xylit, kommt wie Sorbit in vielen Früchten und Gemüsen vor. Er wird durch das PEP:

Fructose PTS in die Bakterienzellen transportiert, und Xylit-5-phosphat wird gebildet. Die gängigen oralen Mikroorganismen sind aber nicht in der Lage, dieses Zwischenprodukt weiter zu verarbeiten, und bei starker Akkumulation können Zellen daran sogar zugrunde gehen. Es ist aber nicht so, daß längere Verwendung von Xylit die ganze Mundflora dezimieren würde, und einige vermutete andere karies*hemmende* Wirkungen (über die *nicht* karies*fördernde* hinaus) beruhen vermutlich auf unspezifischen Effekten und Artefakten (NEWBRUN 1983).

Eine Ketohexose, die L-Sorbose, muß hier noch erwähnt werden. Sie ist kein Zuckeralkohol, sondern ein echter Zucker und wurde eingehend untersucht; eine größere Zahl oraler Bakterien kann dieses Monosaccharid nicht abbauen. Im Tierverusch erwies sich L-Sorbose als entsprechend wenig kariogen, jedoch auch als ziemlich toxisch, so daß das Interesse der Kariesforschung an diesem Stoff erlahmt ist.

Zahlreiche mikrobiologische (wie auch tierexperimentelle und klinische) Untersuchungen gelten Abkömmlingen von natürlichen Kohlenhydraten, die

1. nur langsam durch Bakterien abgebaut werden und dadurch wenig kariogen sind,
2. ungefähr die Süßkraft des Zuckers besitzen und
3. nicht zu teuer sind.

Interessant ist in diesem Zusammenhang der Saccharoseabkömmling Palatinit, bei dem ein Teil eines Disaccharidmoleküls zum Hexosealkohol abgewandelt ist und dadurch ähnlich wie Sorbit nur langsam vergoren wird. Aus pflanzlicher Stärke, die reichlich und billig zur Verfügung steht, hat man durch hydrolytische Zerstückelung der Polymere (Molekulargewicht bis zu 50 Millionen Dalton) und anschließende Hydrierung eine Reihe von „Lycasinen" produziert, die aus Maltit, Sorbit und verschiedenen Oligosacchariden bestehen und ähnliche Eigenschaften haben wie Sorbit. In Japan wird aus Stärke und Saccharose enzymatisch ein „Koppelzucker" hergestellt, der aus kurzkettigen Glucosepolymeren besteht, denen am Ende ein Fructoserest angehängt ist. Dieser Stoff kann hydrolysiert werden, und die Bruchstücke können durch Bakterien vergoren werden. Der Koppelzucker ist nicht so wenig kariogen wie Xylit oder Sorbit oder Stärke, aber im Tierexperiment auch wieder nicht so stark kariogen wie Saccharose. Ausführliche Darstellungen der Zuckerersatzstoffe geben GEHRING (1981) und NEWBRUN (1983).

Neue Untersuchungen gelten der Erforschung von Zuckerabkömmlingen, die nicht nur schwer vergärbar sind, sondern auch noch Hemmwirkungen ausüben, besonders auf die Polysaccharidbildung (IMAI u. Mitarb. 1984).

Was die Verfügbarkeit für Mikroorganismen betrifft, nehmen übrigens die Lycasine zwischen Zuckern und Stärke eine Art Zwischenstellung ein. Die meisten pflanzlichen Stärkearten sind Gemische aus Amylopektin und Amylose im Verhältnis 80 : 20, bei denen Hunderte von Glucoseresten über α-(1→4-)Bindungen verknüpft sind; das Amylypektin der Kartoffelstärke hat z. B. ein Molekulargewicht von $52 \cdot 10^6$ Dalton. Als Substrat für bakterielle Gärung kommt Stärke als solche nicht in Frage, sie wird aber durch Amylasen des Speichels und Hydrolasen bakterieller Herkunft teilweise schon in der Mundhöhle in Oligosaccharide und das vergärbare Disaccharid Maltose gespalten. Die relativ niedrige klinische Kariogenität von Stärkeprodukten (Kap. 6) beruht vermutlich auf der Tatsache, daß die Hydrolyse trotz beträchtlicher Geschwindigkeit keine so hohen Zuckerkonzentrationen entstehen läßt, wie sie zur Aktivierung der maximalen Milchsäureproduktion nötig sind (BRUDEVOLD u. Mitarb. 1985).

Syntheseleistungen der oralen Mikroorganismen

Wie im vorigen Abschnitt sollen auch bezüglich der Syntheseleistungen in diesem Rahmen nur allgemeine Eigenschaften oraler Mikroorganismen besprochen werden, soweit sie charakteristisch und pathogenetisch wichtig sind. Interessant ist am Stoffwechsel von Plaquebakterien vor allem, daß sie Zucker nicht nur abbauen, sondern auch polymerisieren können. Die intrazelluläre Variante wurde bereits erwähnt. Extrazelluläre Polysaccharide (EPS) verdienen wegen ihrer Schlüsselrolle als Plaquematrix besondere Beachtung; ihre Struktur ist zwar artspezifisch, doch eigenen sie sich aus mehreren Gründen (u. a. Schwierigkeiten der Strukturanalyse) nur sehr begrenzt als Merkmal zur Einordnung einer Bakterienart. Hier sollen daher nur Prinzip der EPS-Bildung und pathogenetische Bedeutung besprochen werden (S. 136). Artspezifische Zellhüllenbestandteile und wichtige von Bakterien abgegebene Stoffe mit Antigen-, Enzym-, Toxin-, Taxin- und Antibiotikumcharakter werden in darauf folgenden Abschnitten behandelt.

Intrazelluläre Polysaccharide (IPS)

Die Fähigkeit oraler Mikroorganismen, intrazellulär Polysaccharid zu speichern, besitzen so viele Arten, daß diesem Merkmal kaum diagnostische Bedeutung zukommt. Es soll aber die Frage erörtert werden, ob der Kohlenhydratspeicherung pathogene (kariogene) Einflüsse zugeschrieben werden können.

Speicherstoffe werden dann gebildet, wenn Substrate reichlich verfügbar sind. Fructose-1,6-bisphosphat aktiviert Enzyme, die übrigens durch Fluorid gehemmt werden können, zur Glykogensynthese (Abb. 5.2b, M) (WEGMAN u. Mitarb. 1984). Die von Mundbakterien gespeicherten Polysaccharide vom Glykogen-Amylopektin-Typ sind durch α-glykosidische Verkettung von Glucose in 1,4-Stellung gekennzeichnet. Bei Bedarf kann das Speicherpolysaccharid, das in dieser Form unlöslich ist, durch eine Phophorylase abgebaut und wieder in den Stoffwechsel einbezogen werden. Dadurch wird bei fehlender Nährstoffzufuhr von außen die Überlebensdauer der Mikroorganismen verlängert; im Tierexperiment waren bei Zuckerbeschränkung IPS-defiziente Streptokokken-Mutanten etwas weniger kariogen als nichtdefiziente. In menschlicher Plaque muß man die IPS-Bildung eher als Begleiterscheinung häufiger Zufuhr konzentrierter Zucker sehen, auf die Bakterien in Bedrängnis umschalten (CARLSSON 1984, Abb. 5.2b). Die *Notwendigkeit* der Vorratsbildung ist in der Mundhöhle eines kariesaktiven „Ketten-Essers" sicher nicht groß. Immerhin verschafft die IPS-Synthese den betreffenden Bakterien einen ökologischen Vorteil gegenüber anderen Arten, die die Fähigkeit zur Anpassung an Schwankungen zwischen Hunger und Überfluß und zur Synthese von Reservestoffen nicht besitzen. Massive Säurebildung, vor allem Milchsäurebildung wie bei Angebot von Zucker im Überschuß begleitet jedoch das Aufzehren des Notvorrats, das auf „Sparflamme" erfolgt, keineswegs (LAGERLÖF u. Mitarb. 1984). Man muß demnach bezweifeln, ob durch die Fähigkeit zur Synthese von Speicherpolysaccharid das kariogene Potential der betreffenden Plaquebakterien erhöht wird.

Extrazelluläre Polysaccharide (EPS) in ihrer kariogenen und parodontopathogenen Bedeutung

Aus Experimenten im Laboratorium unter verschiedenen Bedingungen könnte man leicht zu dem Schluß kommen, daß extrazelluläre Polysaccharide (EPS) in Form von Kapseln oder Schleim für die betreffenden Mikroorganismen nicht lebenswichtig seien. Sobald man aber Bakterien in einem natürlichen Standort studiert, fallen ökologische Vorteile auf, die Schleimbildner ihrer Besonderheit zu danken haben. In einem ständig nährstoffarmen Habitat wie z. B. Meerwasser sind Fimbrien und lockere Hüllen aus vernetzten Riesenmolekülen nützlich, spärliche Teilchen einzufangen und um die Zelle zu konzentrieren. Was Streptokokken und Aktinomyzeten als Plaquevorpostenbakterien in der Mundhöhle betrifft, erfüllt ihr Schleim diese Aufgabe als Fangnetz, solange Speichel nur begrenzte Zuckermengen heranführt; werden sie dagegen bei der Nahrungsaufnahme mit Zucker überschwemmt, würden ohne EPS-Bildung und andere Schutzmechanismen (von denen auf den S. 120 und 134 bereits Lactatschleuse und IPS-Bildung besprochen wurden) die Zellfunktionen zum Erliegen kommen.

Bei Zuckerkonzentrationen ab 50% tritt im allgemeinen völlige Hemmung ein, wovon man bei der Marmeladenbereitung mit Zucker als natürlichem Konservierungsmittel Gebrauch macht. Der osmotische Wert des Zellinhalts entspricht dem einer 10–20%igen Saccharoselösung; das ist mehr als normalerweise außerhalb der Zelle anzutreffen ist, und der Turgor der Zellwand entsteht dadurch, daß aus der Umgebung so viel Wasser wie möglich aufgenommen wird. Treten in der Umgebung der Zelle höhere Konzentrationen auf als im Innern, tritt Wasser aus und der Protoplast schrumpft, bis sich die Zytoplasmamembran von der Zellwand abhebt (Plasmolyse). Das ist die Erklärung für den Konservie-

rungseffekt. Trotzdem können die klassischen Prototypen der Schleimbildner, Arten von *Leuconostoc mesenteroides* in den Melasseleitungen
von Zuckerfabriken nicht nur überleben, sondern sich auch vermehren.
Sie sind dort als „Froschlaichbakterium" bekannt und unerwünscht, weil
sie konzentrierte Zuckerlösungen in eine Dextrangallerte verwandeln,
die das Rohrlumen verstopfen kann. Durch die EPS-Synthese schaffen
sich die Bakterien, osmotisch gesehen, in ihrer nächsten Umgebung selbst
ein erträgliches Milieu, und die Bildung polymerer Hüllen wäre in diesem
Sinne sogar lebenswichtig. An den Labialflächen der oberen Schneidezähne von Mundatmern werden die schleimbildenden Plaquebakterien
überdies gegen Austrocknung geschützt, weil die EPS ein großes Wasserbindungsvermögen besitzen. In jedem Falle aber, nicht nur an exponierten Stellen, bieten Zellwand, Kapseln und Schleime eine geschützte Mikroumgebung für die Bakterienzelle. Die Hüllen schützen die Aktivität
extrazellulärer Enzyme; sie sind Barrieren gegen turbulenten Austausch
von Ionen und Makromolekülen, wirken wie erwähnt aber auch absor-
bierend, wenn das Nährstoffangebot begrenzt ist. Ein letzter allgemein
bakterienphysiologischer Aspekt der EPS-Bildung: Energiegewinnung
aus Zuckern steht trotz gewisser Vorteile der EPS-Bildung zentral; daher
werden im allgemeinen gut 90% der Zucker in der Umgebung zum
glykolytischen Abbau in die Bakterienzellen eingeschleust, und weniger
als 10% werden zur Synthese von extrazellulärem Schleim abgezweigt
(Abb. 5.**4**).

Zur Biochemie ist zu sagen, daß Plaquebakterien mit Hilfe von extrazellulären
Glucosyltransferasen (GTF; EC 2.4.1.5) Glucane, d.h. Polymere aus Glucoseresten synthetisieren, und mit entsprechenden *Fructosyltransferasen* (FTF; EC
2.4.1.10) Fructane, d.h. Fructosepolymere:

$$n\text{Saccharose} + \text{Akzeptor} \xrightarrow{\text{GTF}} (\text{Glucose})_n + n\text{Fructose, und}$$
$$|$$
$$\text{Akzeptor}$$

$$n\text{Saccharose} + \text{Akzeptor} \xrightarrow{\text{FTF}} (\text{Fructose})_n + n\text{Glucose.}$$
$$|$$
$$\text{Akzeptor}$$

Als Akzeptor kann Saccharose oder ein präformiertes glucanähnliches Polymer
dienen, dessen Kette dann durch weitere Anlagerung verlängert wird. Die jeweils
nicht verketteten Reste, im ersten Fall Fructose und im zweiten Glucose, können
die Bakterien der Glykolyse im Zellinneren zuführen.

Saccharose ist hinsichtlich der EPS-Synthese das wichtigste Substrat: Bei der
Spaltung der glykosidischen Bindung dieses Disaccharids wird relativ viel Energie
frei. Sie reicht aus, um katalysiert durch GTF oder FTF die Polymerisation zu
Glucanen bzw. Fructanen zu bewerkstelligen (Abb. 5.**5**), ohne daß bei der Verket-
tung eine Energieinvestierung von der Bakterienzelle aus notwendig wäre. Andere
Disaccharide wie z.B. Maltose, das Hydrolysierungsprodukt von Stärke, stellen

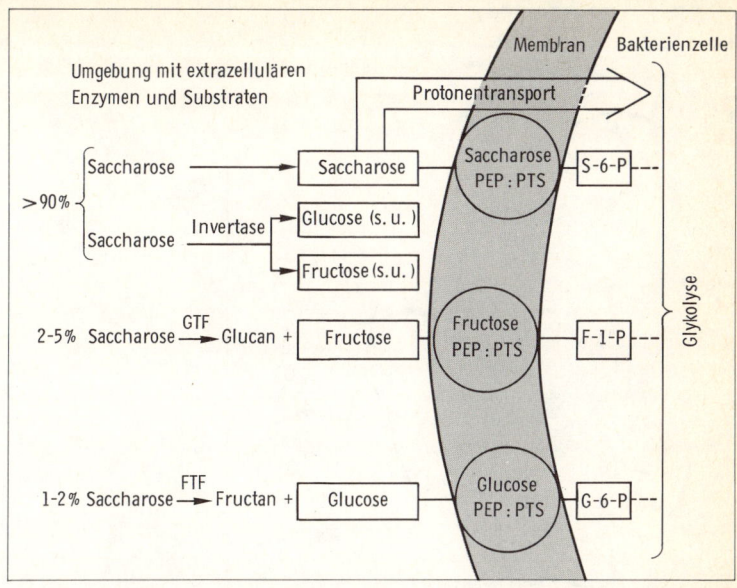

Abb. 5.4   Umsetzung von Zuckern durch Plaque-Streptokokken in quantitativer Hinsicht. Bei hohen Zuckerkonzentrationen werden die PEP:PTS-Systeme abgeschaltet, und Protonentransport tritt an ihre Stelle (Abb. 5.**2**b). Bei niedrigen Zuckerkonzentrationen kann der Anteil, der zu extrazellulärer Synthese von Polysacchariden verwendet wird, noch niedriger sein als angegeben

bei der Spaltung in Monosaccharide eine geringere, für die Polymerisation nicht ausreichende Energie zur Verfügung, und bei Angebot von Hexosen als Substrat liegt überhaupt keine Energie vor, die ohne Syntheseleistungen von seiten der Zelle direkt verfügbar wäre. Eine Zeitlang dachte man darum, daß überhaupt nur Saccharose zur Bildung einer voluminösen, kariogenen Plaque führen könne („Erzschelm" im Kariesgeschehen [NEWBRUN 1967]). Diese Ansicht war irrig. Gewisse Plaquemikroorganismen wie *Actinomyces viscosus* sind nämlich auch mit Glucose als ausschließlichem Substrat zur Synthese extrazellulärer Polysaccharide befähigt (VAN DER HOEVEN 1974). Sie entstehen über Phosphorylierungsvorgänge von seiten der Zelle, die intrazellulär EPS-Teilstücke synthetisiert und sezerniert. Daneben besitzen die gleichen Aktinomyzeten aber auch noch *extra*zelluläre Fructosyltransferasen.

Über die Natur der extrazellulären Polysaccharide in der Plaque war lange wenig bekannt. Die Tatsache, daß die Plaquematrix aus EPS ein bakterielles Produkt ist und in Beziehung zur Art und Häufigkeit der Zufuhr von Zuckern mit der Nahrung steht, wurde erst 1965 von CARLSSON u. EGELBERG nachgewiesen. Es dauerte beinahe 20 Jahre, bis ein

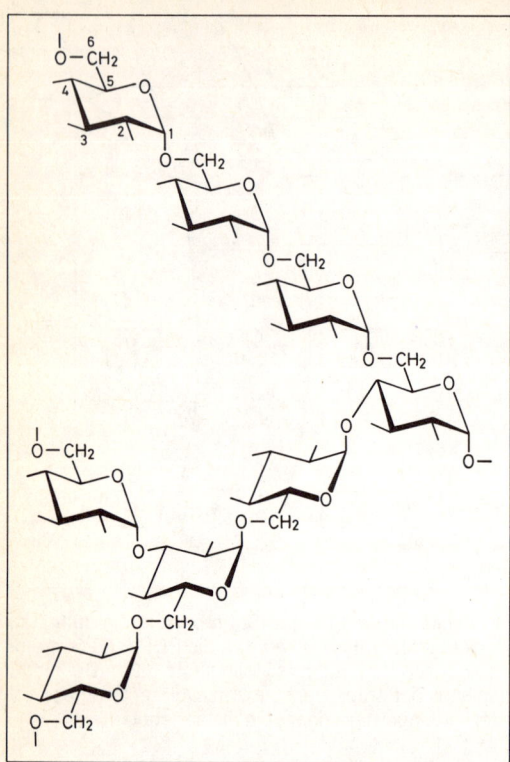

Abb. 5.**5**   Struktur eines Teiles eines Dextranmoleküls. OH-Gruppen sind durch kurze Striche dargestellt, H ist weggelassen. Dextran ist eine homologes Polymer der D-Glykopyranose mit überwiegend α-(1→6-)Bindungen und, je nach Herkunft, Verzweigungen bei C_4 mit C_3. Alpha-(1→3-)Bindungen (ganz unten) kommen in solchen löslichen Dextranen nur vereinzelt vor, im Mutan dagegen ist ihr Anteil sehr hoch. Einzelheiten der Struktur finden sich bei *Doyle* u. *Ciardi* (1983)

spezielles Symposium eine umfassende Darstellung aller wichtigen Tatsachen zum Verständnis der EPS vermitteln konnte (DOYLE u. CIARDI 1983). Eine der lange Zeit herrschenden Unsicherheiten betraf die Löslichkeit bzw. Hydrolysierbarkeit der EPS, eine zweite ihre chemische Struktur, eine dritte ihre exakte pathogenetische Rolle.

Zum ersten Punkt ist zu sagen, daß die Fructane in der Plaque durch bakterielle Enzyme leicht abgebaut werden können und wohl deswegen nur gelegentlich und kurzfristig nachweisbar sind. Zur Matrix, die der Plaque Zusammenhalt, Volumen und Dauerhaftigkeit verleiht, tragen Fructane demnach nicht bei. Die zahnärztliche Forschung hat ihnen aus diesem Grund wenig Beachtung geschenkt, obwohl sie sicher als Reservesubstrat nach Ablauf eines Zuckerimpulses eine Rolle spielen, u. U. sogar stärker als IPS.

Glucane gibt es grob eingeteilt in „löslicher" und in „unlöslicher" Form; die Glucosyltransferasen, die ihre Synthese katalysieren, nennt man entsprechend GTF-S (S von soluble) und GTF-I (I von insoluble). Innerhalb der 2 großen Gruppen kann – und damit berühren wir den zweiten Punkt – die Struktur von Bakterienart zu Bakterienart sehr stark variieren. Bei den löslichen Glucanen ist die Mehrzahl der Glucosereste durch α-($\rightarrow$6-)Bindungen verknüpft (Abb. 5.5), und sie sind für EPS von *Leuconostoc mesenteroides* charakteristisch, die traditionell Dextrane genannt werden. Die extrezalleulären GTF-S dieser „Froschleichbakterien" werden daher manchmal auch Dextransaccharasen, Dextransucrasen oder Dextran-Transglucosylasen genannt. Nachdem man entdeckt hatte, daß Glucane als Matrix für den Zusammenhalt der Bakterien in der Zahnplaque verantwortlich sind, hielt man sie zunächst allesamt für Dextrane. Man machte sich auch gleich – verfrüht – Hoffnungen, die Matrix und damit die Plaque durch einfaches Spülen mit einer „Dextranase" (α-1,6-Glucan-6-glucanohydrolase) auflösen zu können – einer der frühesten Ansätze zu einer „chemischen Zahnbürste". GUGGENHEIM u. NEWBRUN (1969) und GUGGENHEIM (1970) präparierten und analysierten als erste extrazelluläres Streptokokkenglucan, das für Plaque charakteristisch ist. Es war wasserunlöslich, wich aber nicht nur in dieser physikalischen Eigenschaft von den Leuconostocdextranen ab: Die Untersucher fanden, daß das Glucan von *Streptococcus mutans* nicht wie Dextran vorwiegend α-($1\rightarrow$6-), sondern hauptsächlich α-($1\rightarrow$3-)Bindungen aufweist, und sie schlugen daher vor, nicht von Dextran zu sprechen, sondern dieses unlösliche Glucan „Mutan" zu nennen. Es wird nicht von einem Enzym, sondern durch mehrere Glucosyltransferasen aufgebaut. Es wird durch „Dextranase" (α-1,6-Glucan-6-glucanohydrolase) nicht abgebaut. Auch die GTF-I-Produzenten selbst können ihr EPS nicht wieder auflösen; darüber hinaus synthetisiert keine andere in der Mundhöhle heimische Art von Mikroorganismen ein Enzym, das Mutan hydrolysieren kann. Daher ist die bakterielle Zahnplaque so dauerhaft mit ihrer Unterlage verbunden.

Das Vorkommen der verschiedenen Glucane in menschlicher Plaque in vivo wurde von HOTZ u. Mitarb. (1972) an Sammelproben von 3500 Schulkindern untersucht. Die frische Plaque verlor beim Lyophilisieren 80% Wasser. Vom übriggebliebenen Fünftel Trockensubstanz waren 1,35% unlösliche Matrixpolysaccharide vom Mutantyp mit überwiegend ($1\rightarrow$3-)Bindungen. Sie machten damit 70% der extrazellulären Glucane aus, eine starke Fraktion gegenüber nur 20% ($1\rightarrow$6-)gebundenen Dextranen, die vermutlich zwar in größeren Mengen synthetisiert, aber auch laufend wieder abgebaut werden.

Die Anzahl Mikroorganismen, die im Isolator an ursprünglich keimfreien Ratten in Gnotobiose, oder in relativer Gnotobiose auf ihre Kariogenität getestet wurden, ist inzwischen relativ groß (MIKX u. Mitarb. 1972 u. 1975, HUXLEY 1976, GUGGENHEIM 1980, FRITZGERALD u. Mitarb. 1981). Es ist sicher, daß neben dem mutanproduzierenden *Streptococcus mutans* noch zahlreiche andere Mikroorganismen in Monokontamination oder in gemischter Plaque Karies verursachen können. Dennoch gibt es deutliche Anzeichen dafür, daß ein unlösliches extrazelluläres Polysaccharid wie Mutan einen wichtigen kariogenen Faktor darstellt. DE STOPPELAAR u. Mitarb. (1971) untersuchten in einer Mischflora an Hamstern und in Monokontamination an gnotobiotischen Ratten einen Stamm von *Streptococcus mutans* und eine Mutante dieses Stammes; der einzige Unterschied zwischen beiden Organismen, die in gleichem Maße starke Säurebildner waren, bestand darin, daß der ursprüngliche Stamm unlösliches extrazelluläres Polysaccharid aus Saccharose bildete, während die Mutante (wahrscheinlich durch Verlust der Fähigkeit, eine der erforderlichen Glucosyltransferasen zu synthetisieren) zwar ebenfalls noch Polysaccharid bildete, das jedoch wasserlöslich war. Während sich in den Tierversuchen der ursprüngliche Stamm mit dem unlöslichen Mutan als stark kariogen erwies, war die Mutante wenig kariogen.

Was die Kariogenität betrifft, ist besonders bemerkenswert, daß durch Plaque die Diffusion von Zuckern, Säuren und Ionen (z.B. auch Fluorid) im Vergleich zur Diffusion in Wasser kaum behindert ist (DIBDIN 1984). Entsprechende Laboratoriumsversuche berücksichtigen jedoch eine Anzahl Faktoren nicht, die den Transport gelöster Stoffe verlangsamen können: Dicht gepackte Bakterienkolonien, Umwege um die Zellen, die mechanisch den direkten Diffusionsweg verlegen, Wechselwirkungen und Reaktionen mit ungeladenen und noch mehr mit geladenen Stoffen in der Plaque. Zwar ist es so, daß EPS wegen ihres großen Wasserbindungsvermögens zur Zunahme des Volumens und damit der Dicke des Belages führen, was den Diffusionsweg verlängert und die Penetration verlangsamt. Der höhere Wassergehalt führt jedoch dazu, daß die Diffusionsgeschwindigkeit, die an sich schon in Plaque nur wenig verlangsamt ist, derjenigen in Wasser noch näher kommt (S. 192).

Lange Zeit wurde angenommen, daß Glucanbildung für die primäre Haftung von Bakterien an Zahnflächen wichtig sei. Eingehende Untersuchungen haben diese Hypothese nicht bestätigt (DOYLE u. CIARDI 1983). Die Haftung beruht anscheinend mehr auf Protein- als auf Kohlenhydratbindungen. Eventuell spielt aber wegen des Proteincharakters des Enzyms GTF-S seine Bindung an die Zahnoberfläche eine Rolle, wobei Glucane über Enzymbrücken haften würden; dieser Mechanismus ist aber noch ungenügend gesichert. Dagegen steht fest, daß Glucane und vor allem Mutan den inneren Zusammenhalt der Zahnbeläge, ihr Volumen und damit ihre Pathogenität beeinflußt. Letztere erstreckt sich nicht nur auf die Zahnhartsubstanzen, sondern auch auf den Halteapparat.

Das Parodont wird durch EPS-Bildner und voluminöse Plaque am Zahnfleischrand chronisch geschädigt. Als kohlenhydrathaltige bakterielle Schadstoffe kommen nicht nur EPS, sondern auch Zellwandpeptidoglykane grampositiver Mikroorganismen (neben Lipopolysacchariden und anderen Toxinen gramnegativer Bakterien) in Frage. Der dicke Belag am

Zahnhals erschwert vor allem die Selbstreinigung der Sulkusregion: Einmal wird die Abschilferung der äußersten Epithelien behindert, und zweitens kann das Exsudat aus dem gingivalen Sulkus (Sulkusfluid) mit gramnegativen Mikroorganismen, polymorphkernigen Leukozyten und allen entzündungsfördernden Substanzen nicht abfließen.

Synthese artspezifischer Zellwand-Polysaccharide (PS)

Die semipermeable Zytoplasmamembran der Bakterienzelle als osmotische Schranke wurde bereits besprochen (S. 117). Außerhalb der Membran schließt sich die dickere, locker aufgebaute und durchlässigere Zellwand an. Ihr Grundgerüst ist ein Peptidoglykan (Murein), dessen heteropolymere Ketten untereinander zu einem sackförmigen Riesenmolekül verbunden sind (Mureinsacculus). Diesem Gerüst sind die verschiedenen polymeren Stoffe der Zellwand aufgelagert. Die Bestandteile der äußeren Zellhüllen sind Polysaccharide, Proteine und Lipide in stark variierender Zusammensetzung (Abb. 5.6). Hauptsächlich über ihre Zellwandbestandteile und -auswüchse tritt eine Bakterienzelle mit ihrer Umgebung in Kontakt; sie verkörpern die Antigeneigenschaften und den serologischen Typ, sie vermitteln die Haftung auf Geweben des Wirtsorganismus. In den Zellwandstrukturen findet man fließende Übergänge zwischen den Kettenmolekülen der eigentlichen Zellwand, und den „Exopolysacchariden" entweder in Form von Kapseln oder (mit fließenden Übergängen) in Form von ausgesprochen extrazellulären Polysacchariden („Schleim") sowie Pili oder Fimbrien. Die Abgrenzung des engeren Begriffs „extrazelluläre Polysaccharide" als Bezeichnung für den Schleim, der das Volumen der Zahnplaque bestimmt, war wegen seiner Bedeutung für das Kariesgeschehen sinnvoll (S. 135).

Die Beschreibung und Benennung bakterieller Polysaccharide (PS) ist in vielen gängigen Lehrbüchern nicht zu finden. Die PS sind aber für die pathogenen Eigenschaften der Plaquebakterien so wichtig, daß einige kurze Hinweise an dieser Stelle angebracht sind. Einzelheiten finden sich bei SUTHERLAND (1977), die gängigen Begriffe sind im Lehrbuch der Biochemie von KARLSON (1980) erläutert.

Zu Beginn eine Erklärung zur Nomenklatur bezüglich der leicht verwirrenden Tatsache, daß sich aus dem griechischen Wort glykýs = süß in der chemischen Fachsprache 2 Begriffe mit getrennten Bedeutungen herausgebildet haben. Mit „u" und „c" werden im Prinzip alle Verbindungen geschrieben, die sich von der Glucose, dem Traubenzucker ableiten: Glucane sind Polymere der Glucose, Glucosyltransferase ist ein Enzym, das Glucose überträgt, wie beim Aufbau eines Polymers (Glucan). Glykane ist dagegen ein allgemeiner Audsruck für Polysaccharide, vor allem variiert zusammengesetzte Heteropolysaccharide; die Schreibweise mit „y" und „k" kommt daher hauptsächlich in Wortverbindungen wie Glykolipid, Peptidoglykan oder Glykoproteid vor, wobei zugleich angegeben wird, mit welchen anderen Gruppen die PS-Ketten verknüpft sind. Dem gleichen Wortstamm gehört auch die Bezeichnung „Glykosid" an, worunter man organische Verbindungen versteht, die „glykosidische" Bindungen aufweisen, d.h. Acetale sind aus Zuckern mit Stoffen, die Hydroxylgruppen enthalten. Auch Monosaccharidmoleküle werden bei der Polymerisation zu PS glykosidisch miteinander in verschiedenen Stellungen zu Ketten (meist mit Seitenketten) verknüpft. Die Enzyme, die diese Übertragung katalysieren, nennt man allgemein Glykosyltransferasen; je nach Art des zu übertragenden Monosaccharids spricht man dann von Glucosyltransferase (im Fall der Glucose), von Fructosyltransferase (wenn Fructose übertragen wird), und von Galactosyltransferase (wenn Galactose übertragen wird), um einige Beispiele zu nennen.

Wichtige bakterielle PS sind die Polymere von Glucose, z. B. Dextran oder Mutan (S. 139). Diese Glucane sind *Homopolysaccharide*, wie Fructane oder bakterielle Zellulosearten auch, weil sie jeweils nur einen einzigen Monosaccharidtyp enthalten. Die schleimigen extrazellulären Homo-PS der Zahnplaque werden hauptsächlich von Streptokokken aus Saccharose synthetisiert. Bakterielle *Heteropolysaccharide* bestehen aus Wiederholungen von Sequenzen aus 2–4 verschiedenen Monosacchariden und anderen chemischen Gruppen; sie werden im allgemeinen nicht rein extrazellulär polymerisiert wie die Homo-PS, sondern aus in der Zelle vorgebildeten Teilstücken. Hetero-PS sind wichtige Bestandteile der Zellwände aller Bakterien; als ausgesprochen extrazellulärer Schleim werden Hetero-PS nur von wenigen Mikroorganismen der Zahnplaque synthetisiert (*Actinomyces viscosus*).

Eine globale Zweiteilung der Bakterienarten ist mit Hilfe der klassischen Gram-Färbung möglich. Einige im Wesen noch ungeklärte Unterschiede im Aufbau der Zellwand sind dabei für das Ergebnis der Färbung verantwortlich. Grampositive Bakterien geben den Kristallviolett-Jod-Lack bei der entfärbenden Nachbehandlung mit Alkohol nicht wieder frei, bleiben also violett gefärbt. Lysozymbehandlung hat gezeigt, daß der Farbstoffkomplex am oder im Protoplasten (also unterhalb der Zellwand) deponiert wird, aber daß es die Eigenschaften der Zellwand sind, die bei grampositiven Bakterien gegenüber der Alkoholextraktion einen großen, und bei gramnegativen einen geringen Widerstand bieten.

Sowohl der schon erwähnte Mureinsacculus als Stützskelett der Zellwand, wie auch die ihm aufliegenden Makromoleküle sind bei grampositiven und gramnegativen Bakterien verschieden. Prinzipielle Unterschiede im Aufbau der Bakterien aus diesen 2 großen Gruppen bestehen jedoch nicht (Abb. 5.**6**).

Bei gramnegativen Bakterien ist der Mureinsacculus ein einschichtiges Netz von 2–3 nm Dicke und macht z. B. bei *Escherichia coli* weniger als 10% des Trockengewichts der Zellwand aus. Darauf liegen als eine locker aufgeschichtete zweite Lage Lipoproteine, Lipopolysaccharide und andere artspezifische Heteropolysaccharide; sie machen bis zu 80% des Zellwandtrockengewichtes aus.

Bei grampositiven Bakterien dagegen ist der Mureinsacculus, etwa 20–80 nm dick, zu 30–70% am Trockengewicht der Zellwand beteiligt. In der Zellwand der grampositiven Bakterien sind anionische Polysaccharide eingebettet. Es sind Teichinsäuren (phosphathaltige Polymere, denen die Phosphatgruppen ihren anionischen Charakter verleihen) und Teichuronsäuren (in denen Uronsäuren als negative Gruppen vorkommen).

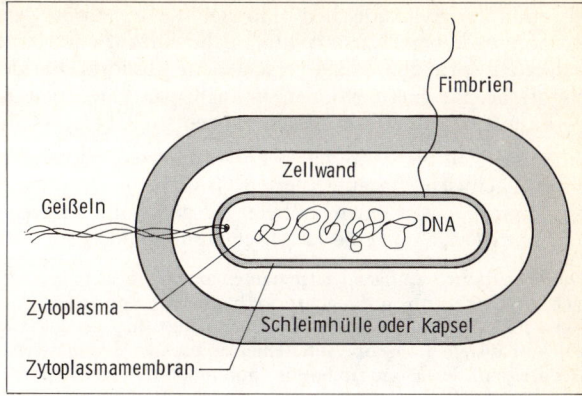

Abb. 5.**6** Die Bauelemente von Bakterienzellen. Die Zellwand um die lebenswichtige Zytoplasmamembran schützt die Zelle gegen physikalische und chemische Noxen von außen ebenso wie gegen osmotischen Druck von innen. Diese Wand ist bei grampositiven Organismen stärker als bei gramnegativen mit nur dünner Murein- und locker aufgesetzter äußerer Schicht:

Zellwandkomponenten	bei grampositiven Organismen	bei gramnegativen Organismen	
		innere Wand	äußere Wand
Peptidoglykan (Murein)	+	+	−
Teichinsäuren	+	−	−
Polysaccharide	+	−	−
Proteine	+ oder −	−	+
Lipopolysaccharide	−	−	+
Lipoproteine	−	+ oder −	+

Zellwandkomponenten wie z.B. Polysaccharide oder (Lipo)-Teichinsäuren grampositiver und Lipopolysaccharide gramnegativer Bakterien sind wichtige Mitogene und Antigene.

Von den freigesetzten Zellwandbestandteilen muß man die losgelöst außerhalb der Zelle synthetisierten extrazellulären Polysaccharide unterscheiden, die mit Hilfe von Exoenzymen gebildet werden (S. 136).

Polysaccharide sind Verbindungen, die stärker als andere Makromoleküle zu variationenreichem und spezifischem Aufbau neigen. Nehmen wir den einfachsten Fall, wenn nur 2 Hexosemoleküle zu einem reduzierenden Disaccharid verbunden werden sollen: Hier sind allein 8 verschiedene Koppelungsarten möglich, abhängig von der Hydroxylgruppe, an die der nichtreduzierende Zucker gebunden ist, und abhängig von der Konfiguration der glykosidischen Bindung. Wenn mehrere verschiedene Monosaccharide beteiligt sind, nimmt die Anzahl von Kombinationsmöglichkeiten sprunghaft zu. 4 verschiedene Monosaccharide in einer Heteropolysaccharidkette können in mehr verschiedenen Kombinationen verknüpft sein als 20 Aminosäuren in einem Polypeptid ähnlicher Größe.

Antigene sind die bakteriellen Polysaccharide insofern, als ihre spezifischen chemisch charakterisierten Gruppierungen (Antigendeterminanten, Epitope) von einem höheren Organismus als fremd („not self") erkannt werden und eine spezifische Immunantwort auslösen können.

Die spezifischen Antigendeterminanten in Polysacchariden (PS) konzentrieren sich um Einheiten von Einfachzuckerbausteinen und erstrecken sich entlang der Kette über Regionen von verschiedener Länge (meist nicht länger als über 2–3 Zuckerbausteine). Die Spezifität eines Epitops wird keineswegs allein durch die Art des zentralen Monosaccharids („immundominanter Zucker") bestimmt, sondern wesentlich durch die Konfiguration der Bindung und die Stellung, in der es mit einem benachbarten Zucker verknüpft ist. Wegen ihrer durch Wiederholung gleicher Sequenzen gekennzeichneten Struktur enthalten PS die gleiche Antigendeterminante ebenfalls viele Male wiederholt. Neben der Wiederholung der gleichen Determinante kommen auch *verschiedene* spezifische Antigendeterminanten im gleichen PS vor. PS enthalten auch häufig Bestandteile, die nicht Zuckerbausteine sind, z.B. Phosphat, Glycerophosphat, Aldehyde und viele andere. Sie können ebenfalls Teile von Antigendeterminanten ausmachen; besonders häufig sind dabei O-Acetylgruppen beteiligt.

Hunderttausende lymphatischer Zellen eines höheren Wirtsorganismus tragen präformiert jeweils einen aus einer großen Vielfalt von Paratopen. Ein Paratop ist ein räumlich komplementärer Bereich auf einem Antikörpermolekül, oder Rezeptor auf einer lymphatischen Zelle, der wie das Schloß zum Schlüssel des Antigenepitops paßt. Eine spezifische Immunantwort entsteht dann, wenn durch das Zusammentreffen des antigenen Epitops mit seinem zu ihm passenden Paratop Lymphozyten des Wirts zu selektiver Vermehrung, zu klonaler Expansion der Zahl immunkompetenter Zellen angeregt werden.

Von der Menge des Antigens und anderen Faktoren ist es abhängig, ob das Antigen die Immunabwehr stimuliert, oder aber Unterdrückung (bis zur Toleranz) induziert: Im ersten Fall hat das Antigen die Funktion eines Immunogens, im zweiten Fall spielt es die Rolle eines Suppressors oder eines Tolerogens.

Ob es zu einer immunogenen Wirkung von Polysacchariden kommt, ist außer von der Dosis vor allem von der Molekülgröße abhängig. Allgemein ist zu sagen, daß die Molekulargewichte bakterieller PS in der gleichen Größenordnung liegen wie die von Eiweißmolekülen. Es hat sich gezeigt, daß PS mit einem Molekulargewicht von 90 000 und höher für den Menschen gute Immunogene sind; bei einem Molekulargewicht von 50 000 und niedriger beobachtet man im allgemeinen eine schlechte oder keine immunogene Wirkung (K. JANN u. B. JANN 1977).

PS- und Protein-Antigene aus der Bakterienzellwand, die in höheren Wirtsorganismen, z. B. beim Kaninchen eine Proliferation von T- und B-Lymphozyten und Plasmazellen zur Bildung spezifischer humoraler (Serum)immunglobuline (= Antikörper) bewirken, eignen sich diagnostisch zur Typisierung von Mikroorganismen. Die in diesem Zusammenhang wichtigste Einteilung der Antikörper wurde nach der Erscheinungsform der Antigen-Antikörper-Reaktion getroffen:

1. Agglutinine verursachen Verklumpung der Bakterienzellen, gegen die sie spezifisch sind;
2. Präzipitine bewirken Niederschlag oder Ausflockung mit Extrakten der Bakterienzellen;
3. Antitoxine neutralisieren Bakterientoxine;
4. Lysine verursachen Auflösung von Bakterien- und anderen Zellen, die gegenüber ihrer Einwirkung spezifisch empfindlich sind;
5. Opsonine machen Mikroorganismen gegenüber dem Angriff von Phagozyten empfindlicher;
6. zytotoxische Antikörper oder immunologisch kompetente Lymphozyten zerstören Zielzellen mit Zelloberflächenantigenen; der Zytotoxizitätstest wird hauptsächlich für tumorimmunologische Fragestellungen und als Methode der serologischen Spender-Empfänger-Auswahl bei Organtransplantationen angewandt und fällt daher auch strenggenommen aus dem hier besprochenen Zusammenhang.

Diese Einteilung nach den in der praktischen Serologie und Laboratoriumsdiagnostik anzutreffenden Erscheinungsformen von Antigen-Antikörper-Reaktionen steht nicht im Widerspruch zur neueren einheitlichen Theorie der Antikörper. Nach dieser Auffassung gibt es zu jedem Epitop eines Antigens nur einen einzigen spezifisch reagierenden Bereich auf einem Antikörpermolekül (Paratop). Ein solcher spezifischer Antikörper kann aber aufgrund verschiedener Reaktionen nachgewiesen werden. Wenn ein Antikörper in Lösung mit intakten Bakterienzellen zusammengebracht wird, findet Agglutination statt; wenn die Zellen etwa durch Ultraschallbehandlung aufgebrochen und die Zellkomponenten in Lösung mit dem spezifischen Antikörper gemischt werden, findet Präzipitation statt. Bei der Zytolyse ist das im Immunkomplex (Antigen-Antikörper-Komplex) gebundene Antigen Bestandteil der Zellmembran. Wird die Membran durch die Antigen-Antikörper-Reaktion defekt (meist unter Beteiligung von [unspezifischem] Komplement), so tritt Zytolyse ein; bleibt die Membran weitgehend intakt, so erfolgt Agglutination. Wenn Phagozyten anwesend sind, wirkt der Antikörper als Opsonin und stimuliert die Phagozytose.

In der diagnostischen Serologie macht man davon Gebrauch, daß sich bestimmte Bakterienarten durch gruppenspezifische Antigene auszeichnen, die eine Klassifizierung möglich machen. Sehr bekannt ist die Lancefield-Gruppierung innerhalb des klinisch wichtigen Genus *Streptococcus*. Da gehören alle „Enterokokken", z. B. *Streptococcus faecalis*, zur Lancefield-Gruppe D, *Streptococcus lactis* und *Streptococcus cremoris* zu Gruppe N. Die in der Plaque häufigsten Streptokokken (S. 153) lassen sich dagegen durch die Lancefield-Technik in der Regel nicht klassifizieren, so daß ihre Differenzierung mit den beschriebenen biochemischen

Testreihen vorgenommen werden muß. Eine wichtige Ausnahme sind die Streptokokken der Mutansgruppe, deren Differenzierung (jetzt 5 Species) mit der Einteilung in Serotypen a–g begann (Tab. 5.3).

Grundsätzlich wichtig ist auch, sich vor Augen zu halten, daß Bakterienzellen in ihrer Wand verschiedene Polysaccharide tragen, und daß auch
schon eines dieser Riesenmoleküle mehrere Antigendeterminanten (Epitope) aufweisen kann; es ist ein polyvalentes Antigen. Jedes seiner Epitope stimuliert die Bildung eines eigenen spezifischen Antikörpers. In
verwandten Gruppen von Mikroorganismen – Angehörigen des gleichen
Genus oder der gleichen Spezies – kann ein gemeinsames Gruppenanti-
gen vorhanden sein, aber daneben noch typenspezifische Antigene, die
nicht alle Angehörigen der Gruppe besitzen. Dies kann zu weiterer sero-
logischer Typisierung und Unterscheidung führen (z.B. die Serotypen
von *Streptococcus mutans*). Trotz der Spezifität der immunologischen
Vorgänge kommen aber wegen gemeinsamer Epitope auch *Kreuzreak-
tionen* häufig vor, nicht nur durch gleiche Epitope bei verschiedenen
Bakterien, sondern auch z.B. bei *Streptococcus mutans* und menschlichem Skelett- und Herzmuskelgewebe (AYAKAWA u. Mitarb. 1985), was
einer Impfung gegen *Streptococcus mutans* im Wege steht.

Mitogene aus der Zellwand bestimmter Bakterien (z.B. ultraschallbe-
handelte Kulturen von *Fusobacterium nucleatum* oder *Actinomyces viscosus*; MANGAN u. Mitarb. 1983) unterscheiden sich auffällig von Antigenen. Während ein Antigen über den spezifischen Rezeptor höchstens
einige wenige Zellklone selektiv stimuliert, aktiviert ein Mitogen zahlreiche Klone verschiedener Klassen oder Subklassen von Lymphozyten
unabhängig von ihrer Spezifität. Man hat daher die Mitogene auch
polyklonale Zell-Aktivatoren genannt (S. 102). DONALDSON u. Mitarb.
(1982) testeten etwa 50 frische Isolate von Bakterien aus aktiven wie aus
inaktiven Taschen. Sie kamen zu dem Schluß, daß nicht nur die gramnegativen, sondern auch beinahe alle grampositiven Mikroorganismen
mitogene Aktivität besitzen. Das deutet darauf hin, daß Mitogeneigen-
schaften keine besonders große pathogene Bedeutung zukommt (S. 104).

Synthese biologisch aktiver Stoffe

Biologisch hochaktive bakterielle Substanzen, die von den Zellen freigesetzt werden und in kleinen Konzentrationen wirken, sind vorwiegend
Proteine und Heteropolysaccharide, die hohe Selektivität (Spezifität) mit
hoher Affinität zu ihren Substraten bzw. Rezeptorstrukturen vereinen. Je
nach der Art ihrer auffälligsten Wirkung hat man ihnen Bezeichnungen
zwischen Enzym und Toxin zugewiesen, aber vielfach ist das Aufkleben
eines Etiketts problematisch, wenn man der Komplexität biologischer
Abläufe nicht Gewalt antun will. Die Vielfalt der von Bakterien abge-
schiedenen, biologisch aktiven Stoffe ist enorm; von *Staphylococcus*

Tabelle 5.3 Einige Stoffwechselleistungen zur Unterscheidung oraler Streptokokken (nach *Melville* u. *Russell* 1981 und *Gehring* 1981). + regelmäßig beobachtet, – nicht beobachtet, v variabel

Säurebildung aus	Streptococcus mutans[1]	Streptococcus sanguis	Streptococcus salivarius	Streptococcus milleri	Streptococcus mitis
Mannit	+	–	–	–	–
Sorbit	+	–	–	–	–
Raffinose	v	–	+	+	–
Inulin	+	+	+	–	–
Salicin	+	+	+	+	–
NH$_3$ aus Arginin	v	+	–	+	–
EPS aus Saccharose	Glucane	Glucane	Fructane	–	–(v)

[1] Die (Sub-)Species der Mutansgruppe (nach *Coykendall*, 1977) mit Biotyp, Serotyp, DNA Basengehalt (Mol% Guanin + Cytosin, G + C) und besonderen Eigenschaften. Der neuere Serotyp h steht den Serotypen d und g nahe.

(Sub-)Species	Biotyp	Serotyp	Mol% G + C	Besondere physiologische Merkmale
Streptococcus mutans	I	c, e, f	36–38	kein NH$_3$ aus Arginin, resistent gegen Bacitracin, vergärt Raffinose
Streptococcus rattus	II	b	41–43	NH$_3$ aus Arginin, wächst bei 45 °C
Streptococcus cricetus	III	a	42–44	empfindlich gegen Bacitracin
Streptococcus sobrinus	IV	d, g	44–46	vergärt Raffinose nicht, bildet H$_2$O$_2$
Streptococcus ferus		c	43–45	vergärt Raffinose nicht, empfindlich gegen Bacitracin
Streptococcus mutans	VI	h		vergärt Raffinose, empfindlich gegen Bacitracin

aureus sind 24 chemisch und funktionell definierte extrazelluläre Enzyme und Toxine beschrieben – die große Zahl von Isotoxinen gar nicht mitgerechtnet (JELJAZEWICZ u. WADSTRÖM 1978). Die Darstellung im vorliegenden Rahmen muß sich darum auf eine Auswahl typischer Stoffgruppen beschränken.

Eine interessante, vielseitige Wirkstoffgruppe sind die Lipopolysaccharide gramnegativer Bakterien, die zwischen gefährlich hoher Toxizität und abwehrstimulierender Leukotaxinwirkung viele Effekte hervorbringen. Ihre biologischen und pathogenen Wirkungen auf den Wirtsorganismus werden auf den S. 148 ff. behandelt. Neben den u. a. leukotaktischen Lipopolysacchariden werden auf den S. 150 f. ausgesprochene Leukotoxine besprochen.

Als Beispiel von bakteriellen Wirkstoffen mit anti*baktierieller* Wirkung werden auf den S. 151 f. die Bakteriocine diskutiert.

Extrazelluläre Proteine von Bakterien mit ausgesprochenem Enzymcharakter kommen an anderen Stellen dieses Buches in größerem Zusammenhang zur Sprache. Erwähnt seien die schleiminduzierenden Glucosyl- und Fructosyltransferasen supragingivaler (S. 136 u. S. 139) sowie die permeabilitätserhöhenden Chondroitinasen und Hyaluronidasen subgingivaler Bakterien. Mindestens ebenso interessant sind Proteasen von Mutansstreptokokken, die spezifische Antikörper abbauen und dadurch die Abwehr wesentlich beeinträchtigen (S. 214).

Lipopolysaccharide (Endotoxin) gramnegativer Bakterien

Unter Endotoxin versteht man heute die Lipopolysaccharide (LPS), die in der äußeren Membran der Zellwand gramnegativer Bakterien verankert sind. Der historische Ausdruck rührt von frühen Beobachtungen her, daß es neben dem *Exo*toxin, das bestimmte lebende gramnegative Bakterien in ihre Umgebung abgeben, auch noch toxische Komponenten gibt, die bei der Auflösung nach dem Zelltod frei werden. Man dachte, daß sie an oder in der Zelle fixiert seien und nannte sie *Endo*toxine.

Heute steht fest, daß LPS als exponiert angeordnete Membrankomponenten in bestimmten Wachstumsphasen durch lebende Bakterien *freigesetzt* werden. Die Bezeichnung Endotoxin wurde weitgehend verlassen. Funktionell entspricht LPS den Zellwandteichinsäuren bei grampositiven Bakterien.

Chemisch handelt es sich um makromolekuläre Heteropolymere, die grob aus 2 Teilen bestehen: Einem Heteropolysaccharid, und einem kovalent gebundenen Lipid, das man als *Lipid A* bezeichnet (DALY u. Mitarb. 1980). Die Polysaccharidkomponente besteht aus 2 Regionen, den O- bzw. R-Polysacchariden. Die Sequenz der Zucker im O-PS, auch somatisches oder Oberflächenantigen genannt, variiert von Art zu Art und verleiht einer Species ihre Antigenspezifität. Das R-PS stellt die Hauptkette dar (Core-Polysaccharid) und ist mehr gruppen- als artspezifisch. In typischem LPS ist der PS-Hauptstrang über zwei für LPS charakteristische Zucker, Ketodeoxyoctonat (KDO) und/oder L-Glycero-D-Mannoheptose mit dem Lipid A verbunden.

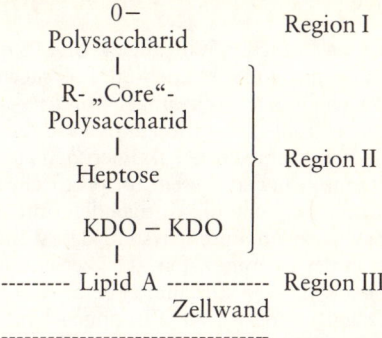

```
              0 —
        Polysaccharid          Region I
              |
        R- „Core"-
        Polysaccharid
              |                  ⎫
          Heptose               ⎬  Region II
              |                  ⎭
        KDO – KDO
              |
--------- Lipid A ------------- Region III
           Zellwand
```

Glucosaminphosphatreste im Lipid A mit daran gebundenen Fettsäuren betten das Lipid in die hydrophobe äußere Membran und binden damit das ganze LPS-Riesenmolekül an die Zellwand. Das Lipid A enthält auch noch eine proteinreiche Komponente (Lipid Associated Protein, LAP). Der Proteingehalt ist aber immer niedrig, was die Hitzebeständigkeit von LPS erklärt. Im Gegensatz zu *Fusobacterium*, *Veillonella* und anderen gramnegativen Bakterien enthalten Arten von *Bacteroides* kein typisches Lipid A und kein KDO. LPS von *Fusobacterium* enthält 23% Fettsäureester, 30% Kohlenhydrate, 6% Protein und 2% KDO; LPS von *Bacteroides* dagegen nur 6% Fettsäureester aber 58% Kohlenhydrate, 3% Protein und kein KDO. Auch *Leptotrichia* und *Capnocytophaga* haben kein oder wenig KDO, dafür aber Heptose; die Art der Verbindung zwischen PS und Lipid A kann die Aktivität beeinflussen (KILEY u. HOLT 1980). Unterschiedliche Strukturen bedingen unterschiedliche Wirkungsspektren. Ein gereinigtes, artspezifisches LPS von *Bacteroides gingivalis* ohne KDO und ohne Heptose stimuliert Knochenentkalkung und hemmt den Ca^{2+}-Membrantransport, besitzt aber nahezu keine mitogenen und pyrogenen Wirkungen (NAIR u. Mitarb. 1983).

Die LPS entfalten in vitro und in vivo ein weitgefächertes Spektrum biologischer Funktionen, die sich als Aktivierung, aber auch „toxisch" äußern können: Durch Anlagerung an Rezeptoren auf der Zellwand von B-Lymphozyten sind sie thymusunabhängige Antigene und Mitogene; auf Makrophagen und polymorphkernige neutrophile Granulozyten wirken sie aktivierend, d.h. sie aktivieren Komplement und sind dadurch indirekt Leukotaxine (eigentlich Leukotaxinogene: LPS-Aktivierung setzt das chemotaktische Fragment C5a frei [WILTON u. DE ALMEIDA 1980]). Durch diese Verstärkung der Phagozytose können sie unspezifisch die Widerstandsfähigkeit gegen Infektionen erhöhen, obgleich auch Überreaktionen möglich sind. Weiter aktivieren LPS das membranständige Adenylatcyclasesystem, und sie induzieren die Synthese von Prostaglandinen und Interferon. Die toxischen LPS-Effekte, die sich weniger an isolierten Zellen als im integralen tierischen Organismus zeigen können, sind Leukopenie, Knochenmark- und Tumornekrose, Absinken des Blutdrucks, Fieber, Shwartzman-Phänomen, Shock und Tod (JELJASZEWICZ u. WADSTRÖM 1978).

Der größere Teil der biologischen Wirkungen von LPS ist auf die Lipid-A-Fraktion zurückzuführen, doch ist auch die Polysaccharidkomponente hochaktiv. Eine der wichtigsten Wirkungen von LPS ist die Aktivierung von Komplement. Die Lipid-A-Fraktion aktiviert dabei den „klassischen Weg". Die Polysaccharidkomponente aktiviert den alternativen Weg der Komplementaktivierung; neben diesem unspezifischen Effekt trägt die Polysaccharidkomponente auch die Antigendeterminanten. Die spezifischen Antigene bewirken im Immunsystem des Wirtsorganismus eine klonale Proliferation der Lymphozyten; darüber hinaus wirken Lipid A und LAP als Mitogene, d.h. sie stimulieren beide eine polyklonale Proliferation von B-Zellen. Andere LPS-Wirkungen sind Stimulation von Makrophagen zur Sekretion von Kollagenase, Zytotoxizität und Knochenresorption in vitro. Die Knochenresorption wird nicht nur vom gesamten LPS, sondern auch durch Lipid A allein und durch die PS-Komponente allein bewirkt — bemerkenswerterweise durch das Polysaccharid sogar stärker als durch Lipid A (SVEEN u. SKAUG 1980). Das erklärt, warum LPS von *Bacteroides* den Knochenabbau stimuliert, obwohl es keine typische Lipid-A-Fraktion hat.

Es wäre denkbar, daß noch andere bis jetzt dem Lipid A allein zugeschriebene Eigenschaften auch der Heteropolysaccharidfraktion zukommen. Was die Wirkung auf das Immunsystem betrifft, kommt LPS keineswegs eine einmalige Stellung zu; so wurden z.B. die Heteropolysaccharide der Zellwand grampositiver Aktinomyzeten ebenfalls als B-Zellen-Mitogene erkannt (BURCKHARDT u. Mitarb. 1977 u. 1981, GUGGENHEIM 1980). Hierbei handelt es sich sicher nicht um LPS. Bei den obenerwähnten Präparaten aus gramnegativem *Fusobacterium nucleatum* (MANGAN u. Mitarb. 1983) und aus Spirochäten (MANGAN u. Mitarb. 1982) ist die Natur der mitogenen Komponente nicht bekannt.

Zytotoxine und Leukotoxine

Bakterielle Zellgifte reichen von einfachen unspezifisch wirkenden Stoffwechselprodukten wie Sauerstoffradikalen, Propionat, Butyrat und H_2S bis zu Proteinen bzw. Peptiden mit sehr spezifischer Wirkung. Ein Beispiel für letztere ist Staphylokokkenleukozidin, das aus den synergistisch wirkenden Proteinkomponenten F und S besteht; sie reagieren spezifisch nur mit den Membranen von Makrophagen und Leukozyten, deren Lipide sie für K^+ und Mg^{2+} durchlässig machen, so daß die Zellen sekundär irreversibel geschädigt werden (JELJASZEWICZ u. WADSTRÖM

1978). In den meisten Fällen sind die Mechanismen der Zellschädigung noch unbekannt, ebenso wie die exakte Natur des Toxins. Auf toxische Produkte von Treponemen schließt man, ohne Einzelheiten zu wissen, aus der Schädigung von Wirtszellen: bei Granulozyten keine Stimulierung der Chemotaxis, eher eine Funktionsbeeinträchtigung; bei Lymphozyten wird die Blastbildung unterdrückt; bei Fibroblasten wird die DNA-Synthese gehemmt (TAICHMAN u. Mitarb. 1982). Doch gibt es auf diesem Gebiet rasche Fortschritte. Über zwei Zellwandfraktionen an *Actinobacillus actinomycetumcomitans* wußte man 1983 nicht viel mehr, als daß es um (im Gegensatz zu Lipopolysaccharid) sehr hitzeempfindliche Verbindungen, Polypeptide mit einem Molekulargewicht von mehr als 10 000 Dalton ging, von denen die eine Fibroblasten und die andere Leukozyten hemmt; inzwischen hat man Zellen isoliert, die das Leukotoxin inaktivierten; man hat sie geklont und so monoklonale Antikörper gegen das Leukotoxin gewonnen (DiRIENZO u. Mitarb. 1985). Funktionsfähige Phagozyten sind für den Schutz oraler Gewebe sehr wichtig, und deshalb dürften derartige Antikörper, wenn zunächst auch nur in Forschung und Diagnostik, große Bedeutung erlangen.

Bacteriocine

Schon lange ist bekannt, daß bestimmte Bakterien durch verwandte Arten in ihrem Wachstum gehemmt werden können. Das Phänomen wurde erstmals am Antagonismus zwischen Stämmen von *Escherichia coli* eingehender studiert; die bakteriophagenähnlichen Stoffe, die bestimmte Stämme zu ihrem eigenen ökologischen Vorteil produzieren, nannte man daher Colicine. Sie werden auch von anderen Bakterien produziert und heute häufig allgemeiner Bacteriocine genannt. Die Synthese dieser Stoffe ist in den Bakterien extrachromosomal kodiert. Es handelt sich bei den Bacteriocinen um Proteine mit hochspezifischer Wirkung. Sie können bei verwandten Arten oder Stämmen die Nukleinsäuresynthese oder den Kohlenhydratstoffwechsel hemmen, oder zur Lyse der betreffenden Bakterienzelle führen. Bacteriocine wirken derartig streng spezifisch gegen bestimmte Bakterienstämme, daß sie ein empfindliches Test- und Typisierungsinstrument darstellen. Bacteriocine wurden im Fall des kariologisch interessanten *Streptococcus mutans* erfolgreich verwendet, um einzelne Stämme (innerhalb von Serotypen) zu typisieren und die Übertragung zwischen Mitgliedern von Familien zu studieren (ROGERS 1981).

Die Evolution der Bacteriocine wird durch den Selektionsdruck zwischen verwandten Bakterienarten erklärt (HARDY 1975); es ist offensichtlich, daß durch den ökologischen Vorteil von Bacteriocinproduzenten die Zusammensetzung der Darmflora und der Plaqueflora beeinflußt werden kann. Deswegen sind sie Gegenstand auch der zahnmedizinischen Forschung, doch muß sehr bezweifelt werden, ob sie verglichen mit wichtigen anderen Faktoren im ökologischen Kräftespiel wesentliche Veränderungen bewirken können (ROGERS 1984). So wurde z. B. an

Ratten gezeigt, daß *Streptococcus mutans* in der Konkurrenz mit anderen Plaque-bakterien von seiner Fähigkeit zur EPS-Synthese mehr Vorteile hat als von der Bacteriocinproduktion (HUIS IN 'T VELD u. Mitarb. 1981).

Die Mikroorganismen der Mundhöhle und der Zahnplaque

Die Mikroflora der Mundhöhle umfaßt über 300 verschiedene Arten (Species), von denen die Mehrzahl nicht eingehend untersucht ist. Ihre vollständige und systematische Beschreibung wird man selbst in ausführlichen Lehrbüchern vergebens suchen, und sie soll hier gar nicht versucht werden. Es geht hier nur darum, die wichtigsten Arten zu nennen und ihre potentiell pathogenen Eigenschaften zu diskutieren. Übersichtliche Gesamtdarstellungen der oralen Mikrobiologie haben MELVILLE u. RUSSELL (1981), BURNETT u. SCHUSTER (1978) und MARSH u. MARTIN (1984) publiziert.

Wissenschaftlich wie praktisch nützlich ist noch immer die herkömmliche Einteilung in die 4 großen Gruppen, die mit Hilfe von Gram-Färbung und Mikroskop vorgenommen werden kann und als Orientierungshilfe viel gebraucht wird (Tab. 5.**4**):

grampositive Kokken,
gramnegative Kokken,
grampositive Stäbchen und Filamente,
gramnegative Stäbchen und Filamente.

Grampositive Kokken

Das Genus *Streptococcus* ist eine der 5 Gattungen der Familie *Lactobacillaceae* und umfaßt etwa 30 Arten, von denen je nach Einteilung 5 bis 10 in der Mundhöhle heimisch sind. Streptokokken sind die größte Gruppe in der Mundhöhle und machen etwa die Hälfte aller Mikroorganismen im Speichel und auf dem Zungenrücken, sowie ein Viertel der Flora in Plaque und im gingivalen Sulkus aus. In den letzten Jahren wurden verschiedene Neueinteilungen voreingenommen. Sie gehen großenteils auf die Untersuchungen von GUGGENHEIM (1968) und CARLSSON (1968) zurück, die 86 bzw. 89 Stämme eingehend untersuchten. Streptokokken vergären die meisten Zucker der menschlichen Nahrung, und viele können damit die Zahnplaque so stark ansäuern, daß die Zahnhartsubstanzen entkalkt werden. Die Streptokokken sind weitgehend sauerstofftolerant; sie haben aber kein Zytochromsystem und gewinnen ihre Energie ausschließlich durch Glykolyse, was angesichts der anaeroben Verhältnisse in der Plaque auch angemessen ist. Alle Streptokokken in der Mundhöhle zeigen einen hohen Prozentsatz übereinstimmender Eigenschaften, und bei fortlaufender Gruppierung nach ihren unterschiedlichen biochemisch-physiologischen Leistungen ergibt sich

Tabelle 5.4   Die wichtigsten Mikroorganismen der Zahnbeläge

	Kokken aerobe bzw. aerotolerante	anaerobe	Stäbchen und Filamente aerobe bzw. aerotolerante	anaerobe
grampositive	Streptococcus Streptococcus-mutans-Gruppe[1] Streptococcus sanguis Streptococcus salivarius Streptococcus milleri Streptococcus mitis	Peptostrepto-coccus	Actinomyces Actinomyces viscosus[1,2] Actinomyces naeslundii Lactobacillus[1] Arachnia Corynebacterium Rothia (Nocardia) Bacterionema	Actinomyces israeli Propionibacte-rium Eubacterium
gramnegative	Neisseria	Veillonella	Actinobacillus[2] Capnocytophaga[2] Eikenella[2] Leptospira Haemophilus	Bacteroides Bacteroides gingivalis[2] Bacteroides in-termedius[2] Fusobacterium[2] Leptotrichia Campylobacter Treponema[2] Borrelia[2]

[1] = wichtigste kariogene Arten
[2] = wichtigste parodontopathogene Arten

eine kontinuierliche Folge (von den metabolisch aktivsten Mutans-Streptokokken bis zum am wenigsten aktiven *Streptococcus mitis*) ohne natürliche Grenzen. So ist es mehr oder weniger willkürlich, daß man im allgemeinen jetzt 5 Arten oraler Streptokokken unterscheidet (Tab. 5.**3**). *Streptococcus mitior* ist identisch mit *Streptococcus sanguis* Typ II (in der amerikanischen Literatur auch mit *Streptococcus mitis*); *S. mitis* und *S. mitor* zeigen Neuraminidaseaktivität (S. 28). Die in der Mundhöhle häufige Species *Streptococcus salivarius* hat ihren Standort auf der Zunge, doch fand GUGGENHEIM immerhin 11 Biotypen dieser Art in Plaque; einige sind kariogen. Unter den Arten *Streptococcus sanguis, Streptococcus mutans* und *Streptococcus mitis* gibt es Stämme, die an menschlicher Endokarditis beteiligt waren und im Tierversuch kariogen sind.

Was die Bildung extrazellulärer Polysaccharide betrifft, produziert *Streptococcus salivarius* aus Saccharose im allgemeinen nur Fructan (Lävan), einige Stämme auch Glucane. *Streptococcus sanguis* produziert massenweise Glucan vom Dextrantyp mit überwiegend α-(1→6-)Bindungen, aber kein Fructan. *Streptococcus mitis* bildet kein extrazelluläres Polysaccharid. Für Mutans-Streptokokken sind die besonders schwer hydrolysierbaren extrazellulären Glucane mit vorwiegend α-(1→3-)Bindungen („Mutan") (s. S. 139) charakteristisch. Während alle Streptokokken die bekannten Mono- und Disaccharide zu Säuren abbauen können, werden die Hexosealkohole Sorbit und Mannit nur von einigen Mutans-Arten abgebaut (Abbau und Säurebildung hieraus laufen aber relativ sehr langsam ab). Außer den genannten Stoffwechselleistungen sind beim Wachstum auf den selektiven Mitis-Salivarius-(MS-)Agarplatten charakteristische Kolonieformen zu beobachten, die durch die Art der verschiedenen extrazellulären Polysaccharide und ihr eigentümliches Wasserbindungsvermögen bedingt sind. Eine Identifikation allein aufgrund dieser Kolonieform wäre jedoch unsicher.

Streptokokken haben wegen ihrer sauren Zuckerabbauprodukte ursächliche Bedeutung in der kariösen Entkalkung der Zahnhartsubstanzen, wie MILLER 1889 bereits feststellte. Mutans-Streptokokken werden noch ausführlich behandelt (S. 206 ff.), weil manche Stämme extrem säuretolerant sind, und im Zusammenhang mit dieser Art seit 10 Jahren der Verdacht einer spezifischen Bedeutung im Kariesgeschehen diskutiert wird. Die zahlreichen Untersuchungen von Stämmen dieser Art und die Fülle der Ergebnisse hat sogar zum Vorschlag geführt, von *Streptococcus mutans* 4 Species als eigenständig zu erklären (COYKENDALL 1977, Tab. 5.**3**). Von ihnen ist der wenig säuretolerante *Streptococcus ferus* nicht kariogen. Der eigentliche *Streptococcus mutans* (Serotyp c) wird am häufigsten isoliert.

Im vertieften gingivalen Sulkus finden sich obligat anaerobe grampositive Peptostreptokokken, die zur parodontalen Pathogenität der Taschenflora beitragen könnten; hierüber liegen nur wenige Untersuchungen vor.

Als Staphylokokken-Mikrokokken bezeichnet man fakultativ aerobe, katalasepositive, grampositive Kugelbakterien, die Glucose abbauen und Nitrat reduzieren. Sie machen etwa 6% der Flora des Zungenrückens aus, und es handelt sich meist um *Micrococcus mucilagenosus*, den man als einzige Art dieser Gruppe der normalen Mundflora zurechnet. Die Organismen sind strikt aerob und haben einen oxidativen Stoffwechsel, wobei sie Zucker weitestgehend abbauen. Wegen ihrer Aerobie können sie sich weder im gingivalen Sulkus noch in supragingivaler Plaque halten.

Gramnegative Kokken

Wichtig sind in der Gruppe der gramnegativen Kokken die anaeroben Veillonella-Arten *Veillonella parvula* und *Veillonella atypica*. Sie sind interessant, weil sie keine Hexokinase besitzen und z.B. die Milchsäure kariogener Streptokokken abbauen.

Als fakultativ aerobe gramnegative Kokken müssen Arten des Genus *Neisseria* genannt werden. Frühere Angaben über die nicht geringen Anzahlen in der Mundhöhle müssen jedoch überprüft werden, da von den nichtpathogenen Arten *Nesseria catarrhalis* jetzt dem Genus *Mora-*

xella (Branhamella) zugerechnet wird, hauptsächlich weil ihre Vertreter aus Saccharose, Glucose und Maltose keine Säure bilden.

Grampositive Stäbchen und Filamente

Laktobazillen sind, historisch gesehen und wegen ihrer großen Säuretoleranz, eine der charakteristischsten Gruppen von Mikroorganismen in der Mundhöhle des Menschen, und wie heute auf Mutansstreptokokken, ruhte eine Forschergeneration früher auf ihnen der Verdacht, die spezifischen Erreger der Karies zu sein. Sie sind nichtverzweigte, unbewegliche Stäbchen, und es ist nicht einfach, sie einer der 27 homo- und heterofermentativen Species in der 8. Auflage von Bergey's „Manual of Determinative Bacteriology" zuzuordnen, während man früher geneigt war, die meisten Stämme wenig kritisch als *Lactobacillus acidophilus* zu klassifizieren. Am häufigsten sind *Lactobacillus casei* und *Lactobacillus fermentum*.

Verschiedenartige grampositive Stäbchen und Filamente sind überhaupt mit rund 20% fakultativ aeroben und etwa 20% obligat anaeroben Organismen in der Plaque sehr häufig. Wegen ihres wechselhaften Erscheinungsbildes, gelegentlicher Keulenform und manchmal rudimentär verzweigten Aussehens sowie winklig angeordneter Zusammenballung findet man diese Organismen in vielen Publikationen bequemlichkeitshalber unter der Bezeichnung „Diphtheroide" rubriziert. Diese Einstufung nach dem mikroskopischen Aussehen ist jedoch sehr ungenau. Nur ein Teil davon dürften aerobe Korynebakterien sein; die anaeroben müssen vielmehr unter die größere Gruppe *Propionibacterium* gerechnet werden. Viele der „Diphtheroiden" erweisen sich unter entsprechenden Kulturbedingungen als echt verzweigt wachsende Filamente, die zu der wichtigen Gruppe der Aktinomyzeten gehören.

Actinomyces viscosus und *Actinomyces naeslundii* können wie Laktobazillen aerob und anaerob wachsen und werden regelmäßig aus Plaque isoliert. Diese Organismen machen zusammen mit den Streptokokken den größten Teil der Mundbewohner aus.

Actinomyces viscosus kann aus Glucose EPS bilden, jedoch kein Glucan oder Fructan, sondern ein Heteropolysaccharid aus verschiedenen Zuckern. Bei saccharosefreier und glucosereicher Diät kann *Actinomyces viscosus* selektiv in der Mundhöhle stark überhandnehmen und große Mengen Plaque produzieren. Neben ihren Syntheseleistungen vergären die Actinomyces-Arten Glucose zu Lactat, Acetat, Formiat und Succinat. Sie benützen sparsame Wege der Energiegewinnung und können mit der gleichen Zuckermenge etwa doppelt so viel Zellmasse synthetisieren wie Streptokokken. Im Sulkus kommt bei Gingivitis neben den aeroben Arten der streng anaerobe *Actinomyces israelii* vor. Am Stoffwechsel von Actinomyces-Arten ist interessant, daß sie – ebenso wie manche Streptokokken und die Laktobazillen – gegen Fluorid relativ resistent sind. Untersuchungen von JORDAN u. Mitarb. (1982) haben gezeigt, daß auch *Actinomyces viscosus* und *Actinomyces naeslundii* neben F⁻-empfindlichen PEP-PT-Systemen zum Zuckertransport über alternative, wahrscheinlich protonengetriebene Transportmechanismen verfügen (S. 124).

Wie *Actinomyces* gehören noch weitere Genera zur Familie der *Actinomycetales*, die ebenfalls in supra- und subgingivalen Zahnbelägen gefunden werden: das Genus *Arachnia* mit dem einzigen Vertreter *Arachnia propionicus*; das Genus *Bacterionema* (fakultativ aerob und saccharolytisch) mit dem Vertreter *Bacterionema matruchotii*, und *Rothia*, repräsentiert durch *Rothia dentocariosa*. Als letztes Genus unter den grampositiven Stäbchen soll noch *Eubacterium* erwähnt werden; *Eubacterium nodatum* kommt neben Aktinomyzeten, *Propionibacterium* und *Arachnia* in der Sulkusflora bei Gingivitis vor (SLOTS u. Mitarb. 1978).

Gramnegative Stäbchen und Filamente

Die Familie *Bacteroidaceae* besteht aus anaeroben Stäbchen der Genera *Bacteroides, Fusobacterium* und *Leptotrichia*. Sie sind wie alle gramnegativen Stäbchen und Filamente wegen vermuteter oder gesicherter Bedeutung für die Entstehung von Gingivitis und Parodontitis in den letzten Jahren intensiv untersucht worden. Dies hat zu neuen Einsichten, aber auch zu verwirrender Um- und Neueinordnung in das Einteilungsschema geführt. Zum Teil ist diese Neuordnung noch in vollem Gang.

Von den obligaten anaeroben Bacteroides-Arten sind schwarz pigmentierte Species schon seit langem erforschte Organismen, da ihr Vorkommen auf den Schleimhäuten von Warmblütern und in subkutanen Wundmischinfektionen frühzeitig erkannt wurde. Etwa 60% aller bekannten oralen Arten von *Bacteroides* vergären keine Zucker. Sie kommen im gingivalen Sulkus vor, und Stämme dieser Art haben proteolytische Enzyme. Sie können natives Kollagen verdauen. Außer Proteasen wie Kollagenase und Fibrinolysin produzieren *Bacteroides* sp. eine ganze Reihe sicher bzw. möglicherweise toxischer Stoffe: Mitogene, Schwefelwasserstoff, Methylmercaptan, Indol, Ammoniak und eine Reihe von Fettsäuren.

Den Namen *Bacteroides melaninogenicus* verdankt die Art der Eigenschaft, Hämin (z.B. aus Blut) im Verlauf von 1–2 Wochen in ein schwarzes Pigment umzuwandeln. Neuerdings haben Untersuchungen dazu geführt, die Arten neu einzuteilen, wobei der Name *Bacteroides melaninogenicus* für orale Stämme nicht mehr benützt wird. Man unterschied vor einigen Jahren noch 2 Subspecies, *Bacteroides melaninogenicus* ss. *melaninogenicus* und *Bacteroides melaninogenicus* ss. *intermedius*; die frühere Subspecies der nichtzuckervergärenden Stämme wird als eigene Species *Bacteroides asaccharolyticus* betrachtet, und es hat sich von ihr eine verwandte neue Species *Bacteroides gingivalis* abgehoben, die sich durch Rosettenbildung mit Erythrozyten unterscheidet. Intensive Untersuchungen dieser Taschenbakterien führen ständig zu neuen Erkenntnissen und Umgruppierungen. Neu verzeichnet Bergey's Manual (KRIEG u. HOLT 1984) *Bacteroides oris, Bacteroides loeschei, Bacteroides oralis* und *Bacteroides denticola*. Weiter wurde die frühere Species *Bacteroides corrodens* einem neuen Genus zugeteilt und heißt jetzt

Eikenella corrodens. Eine weitere Abspaltung aus dem Genus *Bacteroides* betrifft einen „bacteroides-ähnlichen" neuen Organismus „Y4", der inzwischen als eine neue Species *Actinobacillus actinomycetemcomitans* dem Haemophilus nahestehenden Genus *Actinobacillus* zugeordnet wurde. Diese Species erhielt ihren Namen, weil sie in größerer Zahl als Begleiter von Aktinomyzeten bei juveniler Parodontitis in den Taschen gefunden wird. Andere, ähnliche Taschenorganismen haben ebenfalls schon ihre definitive neue Einordnung erfahren: *Bacteroides ochraceus* wird jetzt als *Capnocytophaga ochracea* geführt.

Etwas Verbindendes von großer Wichtigkeit behält die Bacteroides-Gruppe trotz taxonomischer Abtrennung von *Actinobacillus* und *Capnocytophaga*: Hinsichtlich Stoffwechselleistungen, die sie ausgesprochen parodontopathogen machen, weisen sie große Ähnlichkeit auf. Es sind nicht nur die obengenannten allgemein giftigen Stoffe, die Wirtsgewebe schädigen können. Vielmehr fällt auf, daß bei der Bacteroides-Gruppe die pathogenen Eigenschaften zusammenfallen mit – und verstärkt werden durch – Möglichkeiten, die Abwehr des Wirtsorganismus auszuschalten. Die Gegenabwehr dieser Mikroorganismen hemmt dabei unspezifische Abwehr und spezifische Immunität gleichermaßen: Leukotoxine schädigen die Granulozyten und Makrophagen, und proteolytische Enzyme bauen spezifische Immunglobuline ab, so daß die Inaktivierung von Toxinen und die Opsonisierung unmöglich werden.

Fusobakterien sind dünne, spindelförmige, gerade oder leicht gekrümmte Stäbchen und gramnegativ (mit grampositiven Granula). Wie die Bacteroides-Arten gehören die Fusobakterien zur Familie der *Bacteroidaceae* und sind wie diese obligat anaerob. Einige Stämme sind sehr anspruchsvoll in bezug auf Nährstoffe. Sie bauen Glucose zu Buttersäure, andere zu Essig- und Milchsäure ab.

Auch ihre Nomenklatur änderte sich im Lauf der Jahrzehnte. Die frühere typische Species *Fusobacterium fusiforme* war schon länger der Art *Fusobacterium nucleatum* gewichen. Seit 1984 ist auch die andere orale Art, das bewegliche *Fusobacterium plauti-vincentii*, in der Art *Fusobacterium nucleatum* aufgegangen. Die akute nekrotisierende ulzeröse Gingivitis (ANUG oder NUG) wurde früher als spezifische übertragbare Fuso-Spirochäten-Infektion verstanden. Daran wird heute wieder gezweifelt, denn der Nachweis im Tierversuch (3. Postulat von Koch) gelingt bei gleichzeitiger Inokulation der beiden Organismen nicht; Fusobakterien und Spirochäten könnten auch Begleitbakterien sein, die bei einer bestimmten Gingivitis- oder Parodontitisbesiedlung des Sulkus bzw. der Tasche besonders günstige Bedingungen vorfinden, sich dann vermehren und schließlich mit ihren lytischen Enzymen Bindegewebszerstörung und die charakteristischen Krater in den Zahnfleischpapillen herbeiführen (S. 216 f.).

Leptotrichien wurden schon in der Frühzeit der Bakteriologie beschrieben und wegen ihrer Ähnlichkeit (im Mikroskop) mit einem dünnen Haar so genannt. Aussehen und Vorkommen in der Mundhöhle waren dann lange Anlaß, alle oralen Filamente als *Leptotrichia buccalis* einzuordnen. Bergey's Manual strich 1948 *Leptotrichia* als anerkanntes Genus, was aber in der folgenden 7. Aufl. von 1957 zu Verwechslung zwischen der alten *Leptotrichia buccalis*, *Bacillus fusifor-*

mis und *Fusobacterium plauti-vincentii* führte. Zusätzliche Verwirrung entstand durch gelegentliche Beschreibung als grampositiv und Zuordnung zu den Laktobazillen. In der 8. Aufl. von Bergey's Manual ist *Leptotrichia* als Genus (mit *Leptotrichia buccalis* als einziger anerkannter Species) wieder aufgenommen, und ein ähnlicher Organismus erhielt als *Bacterionema matruchoitii* den Status einer eigenen Species in der Familie *Actinomycetaceae*. Es handelt sich bei *Leptotrichia buccalis* um nichtverzweigte, unbewegliche nichtsporenbildende gerade oder leicht gebogene Stäbchen, 1,0–1,5 µm dick und 6–15 µm lang, in älteren Kulturen Filamente bis 200 µm lang. In sehr jungen Kulturen (bis 6 Stunden) reagieren sie grampositiv, nach 24 Stunden sind sie deutlich gramnegativ mit einigen grampositiven Granula. *Leptotrichia buccalis* ist anaerob, und ihre Möglichkeiten im Kohlenhydratabbau ähneln stark denen der homofermentativen Laktobazillen, mit hauptsächlich Milchsäure-, aber ohne Gasbildung.

Beweglich sind die kommaähnlichen Stäbchen und spiralförmigen Mikroorganismen, die seit dem vorigen Jahrhundert als Vibrionen und Spirillen bekannt sind. Sie bewegen sich durch Geißeln, und nicht wie die Spirochäten durch schraubenförmige Drehung. Aus parodontalen Taschen hat man aus dieser Gruppe in letzter Zeit *Campylobacter* (früher *Vibrio*) *sputorum* und *Selenomonas sputigena* (früher *Spirillum sputigenum*) untersucht. *Selenomonas* ist strikt anaerob, *Campylobacter* dagegen eine echt mirkoaerophile Art, die etwas Sauerstoff braucht, aber bereits gehemmt wird, wenn die O_2-Spannung 5 % übersteigt. Pathogenität wird wegen ihres Vorkommens bei Parodontits vermutet, obwohl kein Nachweis im Tierversuch erbracht ist. Das Gleiche gilt für die oben erwähnten gramnegativen anaeroben *Eikenella*- und *Capnocytophaga*-Arten, sowie *Actinobacillus actinomycetemcomitans*, die bei juveniler Parodontitis isoliert wurden.

Zu den aeroben Gramnegativen gehört auch noch das Genus *Haemophilus*, unbewegliche, sehr kleine Stäbchen, die auch Fadenform annehmen können. Sie können nur in Symbiose mit Lieferanten von Zytochromen, Katalase, Peroxidase und NAD oder NAPD gedeihen und finden sich unter der Mikroflora der Mundschleimhäute. Eine evtl. pathogene Rolle in der Mundhöhle ist noch nicht gesichert. An anderen Organen scheinen sie pathogen: Sie treten bei Konjunktivitis, Meningitis, Bronchitis und subakuter Endokarditis sowie Perikarditis vermehrt in Erscheinung.

In Plaque kommt vor allem *Haemophilus segnis* vor; was die Stoffwechselleistungen von *Haemophilus*-Arten in Plaque betrifft zeigen sie Ähnlichkeiten mit *Actinomyces actinomycetemcomitans* und *Eikenella corrodens* ("Haemophilusgruppe"; KILIAN u. SCHIOTT 1975).

Spirochäten

Den gramnegativen anaeroben Stäbchen und Vibrionen stehen die Spirochäten nahe. Sie stellen so hohe Ansprüche an ihren Lebensraum, daß erst in jüngster Zeit Anfangserfolge bei der Züchtung von Spirochäten im Laboratorium erzielt werden konnten. Als erforscht kann man sie keineswegs bezeichnen, obwohl der Verdacht der Pathogenität dringend Aufklärung erfordert. Spirochäten werden häufig im Zahnfleischsulkus und interdental gefunden. In den frühesten Beschreibungen sprach Koch von *Treponema buccale* und *Treponema dentium*, W. D. Miller von *Spirochaeta dentium*. Die 7. Aufl. von Bergey's Manual verzeichnete die 4 Arten *Treponema microdentium*, *Treponema mucosum*, *Borrelia buccalis* und *Borrelia vincentii*, die 8. Aufl. anerkannte nur noch *Treponema*-Arten; in der Neufassung von 1984 bestehen *Treponema*, *Borrelia* und *Leptospira* nebeneinander weiter, aber von den bekannten Namen oraler Spirochäten sind nur *Treponema vincenti* und *Treponema denticola* übriggeblieben. Die Treponemen sind Schraubenorganismen, die beweglich sind und unter streng anaeroben Bedingungen isoliert und gezüchtet werden müssen. Sie brauchen Kohlenhydrat als Energiequelle, und einige Stämme sind schwach proteolytisch. An der exakten Klassifizierung der Treponemen ist erst begonnen worden. Die Spirochäten sind invasiv, und aus ungeklärten Gründen dringen sie bei nekrotisierender ulzerativer Gingivitis (NUG) nicht durch bestehende Ulzera, sondern durch intaktes Epithel ins Gewebe ein (Mikx u. Mitarb. 1984).

Andere Mikroorganismen in der Mundhöhle

Als Eingangspforte des Verdauungstraktes weist die Mundhöhle außer den genannten Mikroorganismen noch zahlreiche andere Arten auf. Viele von ihnen werden nur vorübergehend angetroffen; nachdem sie mit der Nahrung eingedrungen sind, finden sie in der Mundhöhle trotz relativ günstiger Bedingungen doch kein Habitat. Andere werden zwar in vielen Mundhöhlen unzweifelhaft fest etabliert gefunden, siedeln aber nicht am intakten Zahn und haben nach herrschender Auffassung ursächlich weder mit Karies noch mit Gingivitis und Parodontitis etwas zu tun. Ein Beispiel hierfür ist die Hefe *Candida albicans*, ein Sproßpilz mit der Fähigkeit zur Myzelbildung. *Candida* findet sich hauptsächlich auf der hinteren Hälfte des Zungenrückens. Arendorf u. Walker (1980) fanden *Candida* bei 44% der Menschen in einer Gruppe gesunder Individuen mit bezahnten Kiefern. Eine Beziehung des Vorkommens von *Candida albicans* zum Kariesindex, zum Russel-Parodontalindex, zum Plaqueindex und zum Alter wurde in dieser Untersuchung an allgemein gesunden Individuen nicht gefunden. Dagegen spielt *Candida albicans* eine ursächliche Rolle in akuten und chronischen Schleimhauterkrankungen, die bei Individuen mit schwächenden Allgemeinerkrankungen, Unterernährung, Immundefizienz und bei Prothesenträgern auftreten können. Gefährdet sind dabei vor allem ältere Menschen. Akut kann sich die Kandidose in einer geröteten, „brennenden" Zunge, oder chronisch in leukoplakieähnlichen Schleimhautveränderungen sowie hyperplastischer Entzündung unter Prothesen äußern. Auf Wechselwirkungen zwischen *Candida* und Mundbakterien weist die Häufigkeit einer Kandidose unter Behandlung mit Antibiotika. Die Pathogenität der Hefen hängt wahrscheinlich damit zusammen, daß die normalerweise anwesenden, harmlosen ovoiden Candidasproßzellen durch orale Bakterien gehemmt werden, ein Myzel zu bilden (MELVILLE u. RUSSELL 1981). Unter den normalen Mundbakterien zeigen Laktobazillen diesen hemmenden Effekt nicht – im Gegenteil, es kann sich ein symbiotisches Verhältnis ausbilden.

Laktobazillen profitieren von den Vitaminen der Hefe. Hefen der Gattung *Candida* sind auch weitgehend säuretolerant. Im Sinne dieser Zusammenhänge haben WETZEL u. Mitarb. (1984) mit dem Befund hoher Candidazahlen in tief kariösen Milchmolaren einen interessanten Beitrag geliefert. Man kann mit diesen Autoren von einem „Einfluß im multikausalen Kariesgeschehen bei Nahrungsüberzuckerung" sprechen, muß hierbei allerdings berücksichtigen, daß eine Verkettung von Ereignissen in der Mundhöhle vorliegt, in der die Kandidose weniger als Anfangs- oder Zwischenglied, sondern als nicht ursächliches Schlußglied anzusehen ist.

Orale Mikroorganismen im ökologischen Verband der Zahnplaque

Bis hierher wurden die Mikroorganismen der Mundhöhle mit ihren Merkmalen vorwiegend als Reinkulturen betrachtet. In der Folge sollen sie im ökologischen Zusammenhang als Zahnplaque im oralen Milieu betrachtet werden. Sie treten dabei in Wechselwirkung mit ihrer festen Unterlage und mit dem umgebende Medium Mundflüssigkeit. Die Plaque nimmt dabei verschiedene Stoffe auf, und sie gibt Stoffwechselprodukte an die Umgebung ab. Zum Nettoprodukt aller Stoffwechselleistungen der Plaque leisten viele verschiedene Arten von Mikroorganismen, in Kolonien neben-, über-, unter- und durcheinander wechselnde Beiträge. Wechselnde Schichtdicke und Zugänglichkeit führen zu jeweils wechselnden Bedingungen, so daß sich die Häufigkeit des Vorkommens der vielen Arten mit ihren verschiedenen Bedürfnissen und Beschränkungen laufend ändert, vor allem in den ersten Tagen nach dem Beginn der Belagbildung. Eine entscheidende Rolle spielt hierbei der Standort (z.B. Glattfläche oder Fissur, supra- oder subgingivale Lokalisation), sowie damit zusammenhängend Substratangebot und pH, Sauerstoffspannung und Redoxpotential, CO_2-Spannung und viele andere Faktoren.

Ein illustratives Beispiel ist das Aufkommen von Candida-Arten, das im vorangehenden Abschnitt als Schlußglied einer Kette von lokalen Veränderungen der Flora bezeichnet wurde. Hefezellen finden sich, wenn sie in einer Mundhöhle Fuß gefaßt haben, meist nur auf der Schleimhaut und kolonisieren Zahnoberflächen nicht. Hat sich bereits Plaque gebildet, ist damit noch lange kein Boden für Hefe geschaffen – er ist auch noch nicht einmal günstig genug für den starken Säurebildner *Streptococcus mutans*, der sich erst durch die Primärkolonisatoren *Actinomyces viscosus*, *Streptococcus mitis* und *Streptococcus sanguis* günstige Voraussetzungen schaffen lassen muß. Nehmen wir an, daß nicht oder ungenügend gereinigt wird, und die Plaquedicke nimmt zu. Häufiges Auftreten hoher Zuckerkonzentrationen begünstigt das und führt dabei zu einem ökologischen Vorteil für stark säurebildende und zugleich sehr säuretolerante Streptokokken (u. a. *Streptococcus mutans*); erleichtert wird diese Selektion an Stellen, die eine verlängerte Retention von zuckerhaltigen Nahrungsresten gewährleisten, wie die Fissuren der Molaren, die nach klinischer Erfahrung innerhalb weniger Monate nach dem Zahndurchbruch bereits kariös entkalkt sein können. Ist dieses Werk der Streptokokken bis zur Kavitation fortgeschritten, herrschen meist auch so langdauernd saure Verhältnisse, daß der Standort für die azidophilen Laktobazillen genügend Vorteile bietet, um hier die Vorherrschaft anzutreten und die weniger säuretoleranten Streptokokken zurückzudrängen. Nun erst wird Platz für Candida, die durch Laktobazillen nicht antibiotisch gehemmt werden, auch genügend säuretolerant sind und am Ort Vitamine produzieren, die für Laktobazillen vorteilhaft sind: Die Symbiose kann spätestens im Stadium der Caries profunda etabliert sein und bis zur Eröffnung der Pulpakammer andauern.

Die Besiedlung der Mundhöhle verläuft beim Neugeborenen und bei der Plaquebildung auf einer sauberen oder frisch gereinigten Zahnoberfläche gleich:

1. Beschichtung mit Speichelglykoproteinen (Pellicle),
2. Inokulation, Übertragung oder Anschwemmung von Mikroorganismen,
3. Haftung oder Elimination,
4. Etablierung einer Primärflora,
5. Entwicklung einer selektiven Folgeflora,
6. Reifung zur Plaque: Klimaxflora (s. S. 173 ff.).

Die Beschreibung der Plaque im einzelnen mit allen Phasen ihrer Bildung geht von der frisch gereinigten, bakterienfreien Zahnoberfläche aus. Es fragt sich allerdings, ob das praktisch gesehen eine häufige Ausgangslage ist. Natürlicherweise ist ein Zahn nur sporadisch bakterienfrei: Erstens in den jeweils während des Durchbruchs neu exponierten Abschnitten für kurze Zeit, und zweitens gelegentlich auf bestimmten mechanisch beanspruchten Teilen der Oberfläche. Von einem adsorbierten Film aus Speichelbestandteilen ist der Zahn sowieso immer bedeckt. Die Pellicle wird beim Zähneputzen nicht entfernt, und auch von der Plaque bleiben zumindest stellenweise Inseln und dünne Lagen zurück. Mehr und mehr werden aber in der zahnärztlichen Praxis durch professionelle Reinigung die Zahnoberflächen gesäubert; was danach geschieht, ist theoretisch und praktisch gleichermaßen interessant. Überdies ist es aus prinzipiellen Überlegungen angebracht, die bakterienfreie Zahnoberfläche bei der Besprechung der Plaquebildung als Ausgangspunkt zu wählen; experimentelle Untersuchungen zur Plaquebildung in vivo gehen meist von sauberem Schmelz bzw. von sauberen Kunststoffolien aus.

Bevor die Primärbesiedlung und anschließende Differenzierung der Bakterienflora zur ausgereiften, pathogenen Plaque eingehender besprochen wird, muß noch die Frage behandelt werden, wie es überhaupt zur Haftung von Bakterien auf Zahnflächen kommen kann. Diese Frage ist präventiv gesehen von größter Bedeutung: Könnte man in den Vorgang der primären Anlagerung hemmend eingreifen, ließe sich so wahrscheinlich auch die Entwicklung pathogener Plaquemassen verhindern – die Voraussetzungen für die Entstehung von kariösen Läsionen und parodontalen Entzündungen wären dann gar nicht gegeben.

Man kann in der Mundhöhle 3 Arten von Unterlagen unterscheiden, die für Beschichtung und Besiedlung in Frage kommen:

1. die Deckepithelien der Weichgewebe mit starker Neigung zur Selbstreinigung durch ständiges Abschilfern;
2. Hartgewebsoberflächen der Zähne und Oberflächen von Ersatzmaterialien;
3. Oberflächen freier und abgesetzter Mikroorganismen – die letzteren sind wichtig für die Kolonisation solcher Arten, die primär nicht am Zahn haften.

Die erste Art von Unterlagen soll uns nicht weiter beschäftigen, denn die ständige Erneuerung der Deckschicht läßt im allgemeinen keine voluminösen Bakterienansammlungen entstehen, im Gegensatz zu den Oberflächen und vor allem Retentionsstellen des Gebisses.

Prinzip und Voraussetzungen der Plaquebildung auf Zahnoberflächen

Ein bekannter Mikrobiologe (APPLETON 1950) hat die Mundhöhle mit einem Flußbett verglichen. Die Drüsen sind die Quellen, aus denen reiner Speichel entspringt. Er umspült in der Folge alle Oberflächen im Munde, passiert viele Nischen mit buntem mikrobiellem Leben und wird dabei mit Keimen und Abfall beladen, bevor er als „Mundflüssigkeit" verseucht und verschmutzt die Mundhöhle verläßt. Manches stimmt nicht in diesem Vergleich, aber er enthält einen wahren Kern. Wie auf Kieseln im Flußbett und wie auf Steinen und Glaswänden in einem Aquarium wird auf Zahnoberflächen organisches Material abgesetzt; wenig später haften dort auch Bakterien, siedeln und vermehren sich. Neuere Untersuchungen zur Technologie von Wärmeaustauschern haben gezeigt, daß der biologischen Bildung von Oberflächenfilmen unter den verschiedensten Bedingungen das gleiche Prinzip zu Grunde liegt (BAIER 1980).

Glas, Fels und Schmelz werden auf die gleiche Weise „urbar": Auf trockenen und fast rein anorganischen Oberflächen kolonisiert und wächst nichts; erst die zufällige Anschwemmung, Anziehung und Anreicherung von spärlichem organischem Material aus der umspülenden Flüssigkeit macht eine Oberfläche bewohnbar. Auf dem Zahnschmelz wird die dünne Schicht von organischen Makromolekülen, die aus der Mundflüssigkeit adsorbiert wird, Pellicle genannt. Im Anfangsstadium besteht der Film aus dreidimensional gefächerten, aufnahmefähigen

Strukturen, die passiv wie ein Netz Teilchen aus der Strömung fischen und wie ein Schwamm Nährstoffe speichern können. Die Anlagerung und Konzentration von Makromolekülen auf Oberflächen ist Voraussetzung für Bakterienwachstum. Das geht manchmal langsam, z.B. im Meer, aber Filmbildung und Besiedlung sind doch auch hier so stark, daß die neue Technologie der Energiegewinnung in subtropischen Gewässern eingehendes Studium des Phänomens Bioadhäsion notwendig gemacht hat. Die grundsätzlichen Vorgänge sind auch bei der Beschichtung von künstlichen Herzklappen und Hüftgelenken, intrauterinen Spiralen und subperiostalen Implantaten, Schmelz, Füllungen, Kronen und Prothesen die gleichen; in der Mundhöhle bleibt es nicht bei der Pellicle-Bildung, sondern unter dem herrschenden Nährstoffüberfluß und bei der stark wachstumsfördernden Körpertemperatur beginnen schon nach einigen Stunden die ersten Bakterienkolonien zu wachsen. Nach wenigen Tagen kann man bereits (falls die Entwicklung nicht durch Einwirkung von Kaukräften, bzw. Zahnbürste und andere Mundpflegemittel gestört wird) von einer ausgereiften Plaque sprechen.

Zur Nomenklatur der verschiedenen Zahnbeläge ist hier noch ein Wort der Erklärung angesichts verschiedener Auffassungen angebracht. Für den Glykoproteinfilm wurden lange die Ausdrücke Cuticula dentis oder (sekundäres) „Schmelzoberhäutchen" gebraucht. SCHÜLE (1962) hat dem Thema eine verdienstvolle Untersuchung gewidmet und zeigte, daß der Film für Calcium- und Phosphationen sowie für einfache Zucker und Milchsäure permeabel ist. Dennoch: Die alten Namen sind historisch mit Undeutlichkeiten belastet. Daher wird für das exogene amorphe Häutchen aus Makromolekülen des Speichels durchgehend der von MECKEL (1965) eingeführte Ausdruck „pellicle" gebraucht. Das von Pellicula abgeleitete englische Wort ist breit in die Fachliteratur eingeführt und neben dem angloamerikanischen auch im romanischen Sprachraum verständlich.

Was die auf der Pellicle aufbauenden Beläge betrifft, die hauptsächlich aus Bakterien und Polysaccharid bestehen, wird durchweg der Ausdruck „Plaque" benützt, obwohl bei gewissen lockeren, nicht fest haftenden Erscheinungsformen die Bezeichnungen „materia alba" für supragingivale und „Bakterienansammlung" für subgingivale Beläge Berechtigung haben. Die Gründe sind zweifach: Erstens haben sich in der Literatur die genannten Differenzierungen nicht durchgesetzt; zweitens haben Beläge auf dem Zahn und im Sulkus bzw. der Tasche immer eine variable Zusammensetzung, die sich an der gleichen Stelle mit der Zeit und auch von Stelle zu Stelle ändert.

Nach dieser globalen Übersicht sollen getrennt die 2 Prozesse Pellicle-Reifung und bakterielle Besiedlung der Zahnoberfläche näher beschrieben werden.

Adsorption an den Schmelz und Pellicle-Reifung

Von 2 gesicherten Tatsachen kann man ausgehen:

1. Entgegen früheren Auffassungen einer *gleichzeitigen* Adsorption von Molekülen aus dem Speichel und Mikroorganismen an eine frisch gerei-

nigte Schmelzoberfläche haben wir es zunächst nur mit Moleküladsorption zu tun, die sich in Sekundenschnelle vollzieht.

2. Die Benetzung mit Mundflüssigkeit und den darin gelösten Glykoproteinen geht so schnell, daß dabei primär von Selektivität nicht oder nur sehr begrenzt die Rede sein kann (GLANTZ 1980).

In der Mundflüssigkeit kommen vor allem 3 Grundtypen von Makromolekülen vor: 1. Proteine und 2. Glykoproteine aus Speichelsekreten sowie 3. verzweigte Kohlenhydrate hauptsächlich bakterieller Abkunft. Proteine in einer wäßrigen Lösung neigen stärker zur Adsorption als Kohlenhydratmoleküle (-teile) mit ihren hydrophilen Ketten, die durch ihren Wassermantel sozusagen Abstand halten. Hydrophobe Proteine haben wenig Neigung, von Oberflächen und komplementär strukturierten Kettenteilen durch Wasser getrennt zu bleiben. Bindungen in Pellicle und Plaque ähneln darum denen, die im Zusammenhang mit der Tertiärstruktur von Proteinen die Haarnadelarme einer Peptidkette verbinden: Wasserstoffbrücken, Disulfidbindungen, Ionenbeziehungen und hydrophobe Bindungen (KARLSON 1980, Abb. 5.7). Die letzteren zeichnen sich dadurch aus, daß im Zuge der Anlagerung der Ketten aneinander die Wassermoleküle aus diesem Bereich herausgedrängt werden, grob vergleichbar mit der Vereinigung zweier in Wasser schwimmender Öltropfen zu einem größeren. Hochmolekulare Stoffe zeigen wegen ihrer multiplen Verzweigungen mit entsprechend vielen Bindungsmöglichkeiten

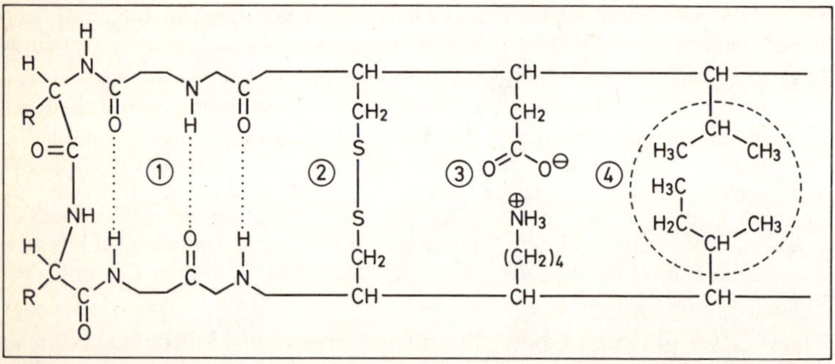

Abb. 5.7   Bindungen zwischen verschiedenen Abschnitten einer Peptidkette, die auch die Bindungen in Pellicle und Plaque charakterisieren. 1. Wasserstoffbrückenbindung zwischen Peptidgruppen; 2. Disulfidbindungen zwischen zwei Cys-Resten; 3. Ionenbeziehung zwischen Asp- und Lys-Seitenketten; 4. Hydrophobe Bindungen zwischen einem Valin- und einem Isoleucinrest. Die punktierte Linie soll die Sphäre andeuten, aus der das Wasser verdrängt ist (aus *Karlson*, P.: Kurzes Lehrbuch der Biochemie für Mediziner und Naturwissenschaftler, 11. Aufl. Thieme, Stuttgart 1980 [45])

eine stärkere Tendenz zur Adsorption als niedermolekulare (Abb. 5.8).
Makromoleküle können nach ihrer Adsorption nur schwer wieder von
der Unterlage gelöst werden: Es ist statistisch unwahrscheinlich, daß all
ihre Seitenketten gleichzeitig wieder desorbiert werden, und praktisch
können sie höchstens durch noch größere Makromoleküle mit entsprechend noch größerer Bindungsenergie verdrängt werden. Welche der
mindestens 40 verschiedenen Arten von polyanionischen und polykatio-
nischen Makromolekülen adsorbiert werden, wird außer durch Zufall
durch die relative Menge Anionen und Kationen von niedrigem Molekulargewicht bestimmt, weil letztere mit den polyionischen Glykoproteinen
um die Bindungen an den Kristalloberflächen konkurrieren. Anionische
(saure) Proteine können mit ihrer Überzahl an negativ geladenen Gruppen an die Schmelzoberfläche zunächst nur indirekt gebunden werden.
Die Schmelzoberfläche ist nämlich ebenfalls negativ geladen. Die Ursache hierfür liegt darin, daß bei schwerlöslichen kristallinen Festkörpern
eine Ionenspezies größere Neigung zeigt als andere, aus dem Kristallgitter
in die umgebende wäßrige Phase einzutreten. Im Fall von Apatit ist Ca^{2+}
das „locker" gebundene Ion; wie schon auf den S. 60 ff. dargestellt,
dissoziiert Ca^{2+} vor allem bei Protonisierung im sauren Milieu aus dem
Schmelz in die Umgebung. Jedenfalls ist als Folge dieser Phänomene

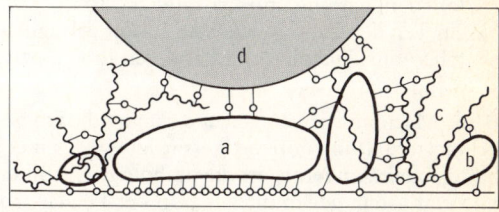

Abb. 5.8   Die Speichelproteine werden rasch an Zahnoberflächen adsorbiert
und bilden in einem Schritt eine monomolekuläre Schicht. Die Moleküle sind
dabei mit Seitenketten absorbiert. Die größte Wahrscheinlichkeit absorbiert zu
werden haben große (Glyko-)Proteinmoleküle, die mit ziemlich starrer räumli-
cher Struktur und vielen reagiblen Seitenketten relativ schnell einen festen Platz
finden (a), während kleinere Proteine (b) und gestreckte flexible Ketten (c) sich
dazwischen orientieren. Während die großen Moleküle über viele Ketten und
Valenzen festsitzen, können sich kleine Peptide, Bruchstücke und endständig gebundene Ketten desorbiert, d. h. freigesetzt und ausgewechselt werden, bis im
Verlauf von Tagen eine „reife Pellicle" vorliegt. Noch während dieser Veränderungen, schon in den ersten Stunden, bleiben einzelne Bakterien auf der Pellicle
liegen (d) und finden günstige Bedingungen, besonders wenn sie die Oligosaccharidseitenketten der Glykoproteine hydrolysieren, und die freigesetzten Zukker sowie kleine Peptide als Substrate umsetzen können. Im Verhältnis zur
angeschnittenen Bakterienzelle sind die Speichelproteine übertrieben groß dargestellt (~ Peptid[seiten]ketten, -o- neutralisierende [divalente] Ionen) (nach
Juriaanse u. Mitarb. 1981; *Juriaanse* 1983)

Schmelz an der Grenzschicht zur umgebenden flüssigen Phase negativ geladen und calciumdefizient, auch wenn Ca^{2+}-Ionen in der Umgebung im Sättigungsbereich konzentriert sind. Als Folge ist die Schmelzoberfläche vor allem mit Phosphatgruppen besetzt. Die Bindung von negativen Proteinen an den negativen Schmelz kann durch doppelt positive Brücken, z.B. Ca^{2+}, oder durch Gruppensubstitution von Phosphat im Schmelz erfolgen (JURIAANSE u. Mitarb. 1981). Ein möglicher Mechanismus im ersten Falle wäre, daß Carboxylgruppen saurer Proteine sich ein Calciumion mit Schmelz teilen können:

Speichelprotein $-COO^-$ . . . . $^+Ca^+$ . . . . $^-$-Schmelz (Abb. 5.**9**a).

Der Schmelz muß zum Ausgleich seiner negativen Ladungen diese positiven Ionen (in der adsorbierten Flüssigkeitsschicht) ja ebenfalls in seiner Nähe behalten. Hiermit steht in Einklang, daß Affinität zu Apatit bei den gleichen Proteinen beobachtet wird, die wie Statherin im Speichel aufgrund ihrer benachbarten Phosphoserin- und Glutaminsäurereste Calciumionen locker, d.h. unter Erhaltung des Ionencharakters binden können (S. 29f.). Im Speichel und im Biofilm Pellicle stabilisieren diese Proteine das reagible Calcium auf zweierlei Weise:

a) Durch ihre große Affinität lagern sich die Proteine an die Oberfläche von Kristallkeimen im Speichel an und hemmen dadurch kompetitiv Ionenanlagerung und Kristallwachstum;
b) ein Teil der Ca^{2+}-Ionen wird locker gebunden und dadurch am Ausfällen mit Phosphat- und anderen Ionen, bzw. am Auskristallisieren gehindert.

Beide Mechanismen tragen entscheidend dazu bei, daß einerseits die zur Schmelzerhaltung nötige Übersättigung in seiner Umgebung aufrechterhalten bleibt, andererseits die pathologische Bildung von Speichelsteinen und Zahnstein gehemmt wird. In der Pellicle (soweit sie nicht zu stark besiedelt, bakteriell-enzymatisch angegriffen und zur Plaque umgewandelt wird) setzen so die stabilisierenden Proteine des Speichels ihre Funktion fort.

Die Diffusion von Ca^{2+}-, Phosphat- und anderen Ionen in der Grenzschicht wird durch die lockere Bindung an die Pellicle-Proteine je nach Ionenart und Ladung gebremst. Diese Pellicle-Funktion äußert sich auch als selektive Durchlässigkeit, die eine Entkalkung von Schmelz hemmen kann, besonders wenn die Pellicle eine Woche Zeit zu Stabilisierung und Ausreifung gehabt hat.

Unter der Einwirkung geeigneter mechanischer Scherkräfte wird die Pellicle nicht, oder nur in Form kleiner Inseln und mit wenigen Lagen von Bakterien bewachsen. Sie kann dann, etwa im koronalen Teil der Glattflächen zu einem wirksamen Schutzfilm ausreifen. Er bewahrt die Zahnhartsubstanzen vor abrasiven Nebenwirkungen beim Gebrauch von Zahnbürste und -paste sowie vor ätzenden und erosiven Einflüssen

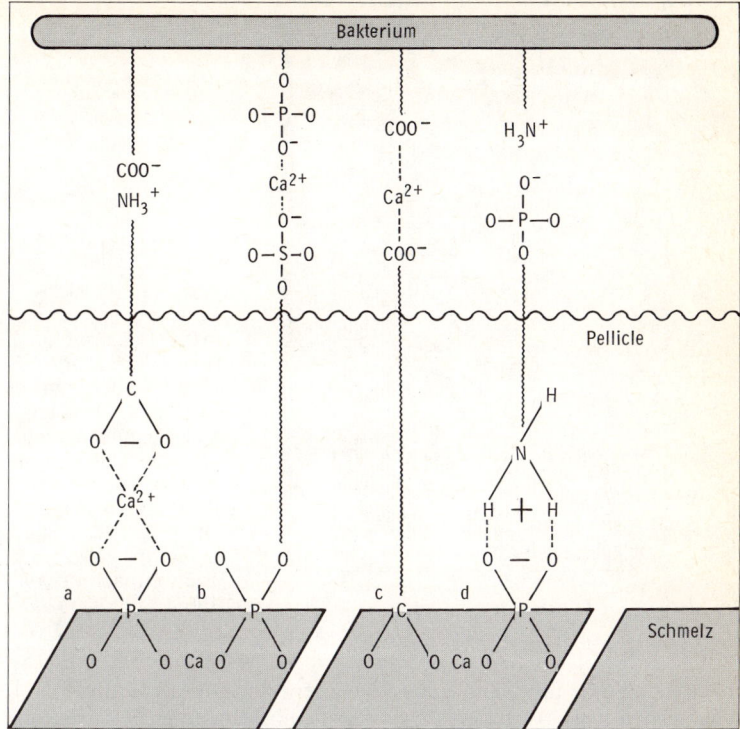

Abb. 5.**9** Zu Beginn der Glykoproteinadsorption können verschiedene Bindungsmechanismen nebeneinander wirksam sein, aber charakteristisch für die Pellicle-Reifung ist Bindung durch Gruppensubstitution. Wenn Phosphoproteine absorbiert sind, werden bei dieser Substitution Phosphatgruppen in der Oberfläche des Schmelzapatitkristalls durch Protein-Phosphatgruppen ersetzt (b), manche auch durch Protein-Carboxylgruppen (c). Die Adsorption basischer Peptide und Proteine ist wahrscheinlich weniger kompliziert. Allgemein herrschen an der Schmelzoberfläche negativ geladene Phosphatgruppen vor. Die ionische Bindung mit der endständigen Aminogruppe einer positiven Proteinseitenkette ist naheliegend (d). Sowohl bei der Adsorption Pellicle-Protein-Schmelz wie auch der von Bakterien an Pellicle können Calciumbrücken eine Rolle spielen (a), wahrscheinlich aber weniger häufig als früher angenommen (*Juriaanse* 1983)

schwacher freier Säuren (Abb. 5.**10**), wird allerdings von starken Säuren unterminiert und abgehoben.

In der unausgereiften, 2 Stunden alten Pellicle zeichnen sich schon die ersten Beziehungen zu Mikroorganismen ab. Im allgemeinen haften zwar

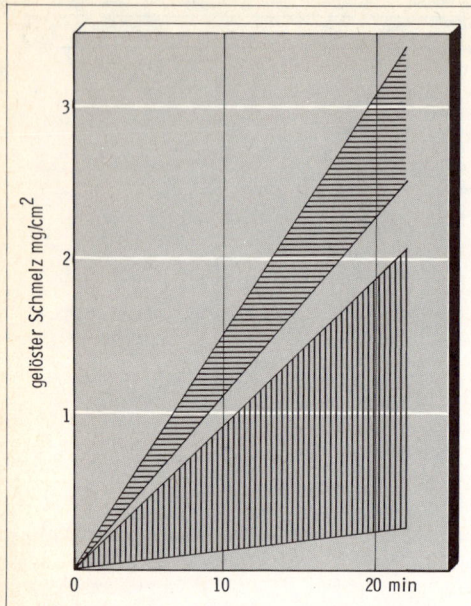

Abb. 5.**10** Löslich-keitsrate von Schmelz in 0,1 N Milchsäure, pH 4,0. Gefächerte Streuungsbereiche bei 4 zweimal getesteten Individuen; waagrecht schraffiert: frisch polier-te Oberflächen ohne Pellicle; senkrecht schraffiert: Schmelz-proben mit Pellicle, 8 Tage alt (nach *Meckel* 1968)

noch keine oder nur wenige Bakterien, bei Pellicle-Analyse fanden sich aber neben den erwarteten (Glyko-)Proteinbestandteilen relativ große Glucosemengen (SÖNJU u. RÖLLA 1973). Sie könnten im Sinne der Sub-stratadsorption und -akkumulation aus der Mundflüssigkeit gespeichert sein; vielleicht stammen sie aber auch aus bakteriellen extrazellulären Polysacchariden oder Wandbestandteilen, die von vorbeistreichenden Bakterien „verloren" und durch die Pellicle adsorbiert wurden. So wirft die bakterielle Besiedlung des Biofilms schon früh ihre Schatten voraus.

Wenige Stunden nachdem die Berührung der angefrischten Schmelzober-fläche mit dem Speichelstrom begonnen hat, nimmt die Pellicle schon nicht mehr weiter an Dicke zu. Die Schicht übersteigt selten die Stärke von einigen Zehntelmikrometern (max. 0,7–1,0 μm).

Klinisch betrachtet kann man von der Pellicle-Bildung sagen, daß sie erstens praktisch unvermeidlich, und zweitens – wenn es dabei bleibt – zum Schutz der Zahnhartsubstanzen nützlich, also erwünscht ist.

Die Plaque hingegen ist nur bis zu einem Alter von wenigen Tagen nicht pathogen; danach verursacht sie Gingivitis und bei längerer Verweildau-er nimmt je nach Lokalisation und Ernährungsgewohnheiten das Karies-risiko zu. Klinisch ist daher folgendes wichtig:

1. Die Pellicle sollte im Idealfall nur dünn bakteriell besiedelt werden;
2. Plaque sollte regelmäßig in frühen Entwicklungsstadien am Dickenwachstum und an einer Differenzierung mit Selektion stark pathogener Mikroorganismen gehindert werden.

Fehlen ausreichende Scherkräfte (keine genügende Reinigung und/oder Selbstreinigung), wird die junge Pellicle bereits in wenigen Tagen überwuchert. Von den Plaquebakterien wird sie schließlich als Substrat umgesetzt und damit zum Verschwinden gebracht.

Bakterielle Primärbesiedlung von Zahnoberflächen

In den ersten Stunden nach der spontanen Bildung der Glykoprotein-Pellicle kann man wie erwähnt schon die ersten Mikroorganismen auf dem Zahn nachweisen. Anlagerung bedeutet dabei noch nicht definitive Haftung und Besiedlung der Zahnoberfläche. Auch in diesen Vorgängen kennzeichnen zufällige Anschwemmung und sekundäre Selektivität einen dynamischen Prozeß (Abb. 5.**11**).

Der Verlauf von der Pellicle- zur Plaqueentwicklung ist klinisch an der Zunahme der Dicke, bakteriologisch an Verschiebungen im Spektrum der Mikroflora erkennbar sowie unter bestimmten Umständen (Zuckerzufuhr) an der vermehrten Bildung extrazellulärer bakterieller Polysaccharide.

Diese spätere Plaqueentwicklung ist klinisch wichtiger als die initiale Phase; präventiv ist sie mindestens genauso wichtig. Die größere Bedeutung für die Klinik bekommt daher, daß die initiale Plaque bis zu einem Alter von 2–3 Tagen praktisch nicht pathogen ist (Löe u. Theilade 1965; s. S. 211 f.). Erst danach wird mit dem Zunehmen gramnegativer Mikroorganismen eine chronische Gingivitis eingeleitet. Vom präventiven Standpunkt aus ist man geneigt, der totalen Plaquehemmung von den allerersten Anfängen an im Prinzip größeres Interesse entgegenzubringen, obwohl theoretisch wahrscheinlich ist, daß sich in einem ökologisch dermaßen günstigen Milieu wie der Mundhöhle (spontane Benetzung und Adsorption von Speichelkomponenten, optimale Temperatur mit ideal zusammengesetzter flüssiger Phase und reichlichem Substratangebot für Bakterien) eine zumindest geringe Film- und Plaquebildung niemals verhindern lassen wird. Deswegen verdient die weitere Entwicklung der Frühstadien von Zahnbelägen so große Beachtung und ausführliche Besprechung.

Im Prinzip sind nach der Frühphase, bestehend aus Adsorption von Glykoproteinen und Adhäsion der ersten Lage von Mikroorganismen, 3 Mechanismen der Weiterentwicklung möglich:

1. Die Pionierkolonisatoren der ersten Stunde vermehren sich;
2. Dickenzunahme erfolgt durch ständig fortgesetzte Adsorption weite-

rer Mikroorganismen aus der daran reichen Mundflüssigkeit und damit Sekundärbesiedlung durch Bakterien, die entweder aus einem benachbarten Habitat, einer benachbarten Nische oder aus der Nahrung stammen;

3. Kombination der Möglichkeiten 1 und 2.

Die meisten Beobachtungen früher Plaqueentwicklung sprechen für Möglichkeit 1. Das schließt nicht aus, daß jederzeit im Laufe der längeren Verweildauer von Plaque, wenn sie nämlich nicht regelmäßig mechanisch entfernt wird, neue Arten von Mikroorganismen adsorbiert werden und günstige Wachstumsbedingungen finden, die auf einer nur von Pellicle bedeckten Zahnfläche noch nicht vorhanden waren. Was diese Primärbesiedlung betrifft, könnte man aus der Literatur bei unkritischem Lesen auf eine große Bedeutung aggregierender und spezifisch agglutinierender Reaktionen schließen. Die Untersuchungen der Bindungsmechanismen Bakterien-Speichelglykoproteine-Bakterien und Bakterien-Pellicle (bzw. Schmelzoberfläche) sind aber vor allem *in vitro* an *ruhenden* Systemen ausgeführt worden. Dabei wurden besonders am Anfang spezifische Aggregations- und Agglutinationsvorgänge als wichtig erachtet. NYVAD (1983) und NYVAD u. FEJERSKOV (1983) schlossen aus eingehenden licht- und elektronenmikroskopischen Untersuchungen, daß mechanische Retention eine wesentlich wichtigere Rolle zu Beginn der Zahnbesiedlung spielt als spezifisch-chemische Bindungen; auch sie fanden, daß die Bakterien als Einzelzellen hafteten: auf Schmelz bevorzugt in Vertiefungen wie Lamellen und Perikymatien, auf freien Wurzeloberflächen mehr zufällig verteilt, aber mit Tendenz zum Eindringen in die dünne Lage kollagener Fasern, die das Zement aufweist.

Tatsächlich zeigen zahlreiche (elektronen)mikroskopische Bilder der beginnenden Plaqueentwicklung stets Anlagerung von *einzelnen* Bakterien oder einfache Lagen, genauso wie auch Kunstharzkugeln mit Kokkendurchmesser (0,7 µm), die keine chemisch reagiblen Oberflächenmakromoleküle besitzen, einschichtige Adhäsionslagen bilden (GLANTZ 1980). Wie man sich in der Mundhöhle die Verhältnisse vorstellen muß, lassen kolloidchemische Untersuchungen unter hydrodynamischen Einflüssen vermuten. Die Kräfte, die an einem angelagerten Teilchen zerren, nehmen mit dem Teilchendurchmesser sehr stark zu, und über einem Mikron erreichen sie die kritische Schwelle, die zur Ablösung von der Unterlage führt (DAHNEKE 1975). Einzelne Kokken mit einem Durchmesser von 0,7–1 µm haben demnach eine Chance haften zu bleiben, vor allem in Vertiefungen und Schmelzlamellen (Abb. 5.**11**). Andererseits bieten Bakterienhaufen (Aggregationsverbände) eine so große Angriffsfläche, daß sie hinweggefegt werden – nicht nur von Kau- und anderen mechanischen Scherkräften in der Mundhöhle, sondern auch schon unter den Strömungsbedingungen in der Mundflüssigkeit. Aggregation und Agglutination wirken sich demzufolge in erster Linie hemmend auf die primäre Bakterienhaftung und Plaquebildung aus; schnelle Aggregation unter Einfluß von Ruhespeichel läuft parallel mit langsamer Bildung von Plaquekolonien am Zahnschmelz in vivo (MAGNUSSON u. Mitarb. 1976).

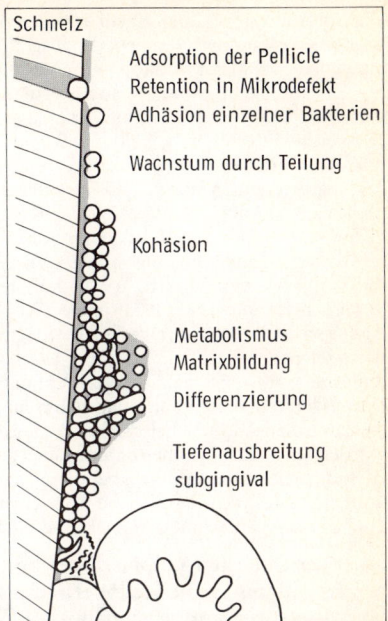

Schmelz

Adsorption der Pellicle
Retention in Mikrodefekt
Adhäsion einzelner Bakterien

Wachstum durch Teilung

Kohäsion

Metabolismus
Matrixbildung

Differenzierung

Tiefenausbreitung
subgingival

Abb. 5.11 Zeitlicher Ablauf (von oben nach unten) bei der Belagbildung auf dem Schmelz

Es war naheliegend, bei der Untersuchung der aggregierenden Faktoren im Speichel in erster Linie nach Beteiligung von Immunglobulinen, vor allem sekretorischem IgA (sIgA) zu suchen. Es kann mit Glykoproteinagglutininen unter Beteiligung von Ca^{++} Komplexe bilden, eine Eigenschaft, die auch Serumproteine besitzen. Ihre Konzentration im Speichel ist sehr niedrig, relativ hoch dagegen im Sulkusexsudat. Theoretisch könnte man sich vorstellen, daß deswegen gerade am Zahnhals die Speichelagglutinine weitgehend gehemmt werden, so daß ihre aggregierende und damit adhäsionshemmende Wirkung auf Bakterien ausbleibt. Wahrscheinlich aber ist im Gingivalbereich der Schutz vor Scherkräften der viel wichtigere Grund, warum sich dort am schnellsten Plaque bildet. Agglutination bzw. Aggregation kann auch durch Bindungsmechanismen erfolgen, die für Lectine charakteristisch sind. Diese pflanzlichen Glykoproteine wie Phythämagglutinin, Weizenkeimagglutinin und Concanavalin A dienten ursprünglich zur Strukturaufklärung von Kohlenhydratseitenketten an Makromolekülen. Sie besitzen Bindungsstellen, die eine Spezifität gegen Kohlenhydratreste (meist Monosaccharide) aufweisen (KOCH u. UHLENBRUCK 1983).

Die Spezifität gegenüber einem einzigen Monosaccharid(rest) unterscheidet die Lectine von Immunglobulinen, die ausgedehntere Paratope als „Schloß" zu einem antigenen „Schlüssel"-Epitop enthalten, das nicht nur aus dem immundominanten Zucker allein, sondern auch dazu noch aus der Konfiguration in seiner Nachbarschaft besteht. Lectine könnten mit der Aggregation von Mundbakterien im Speichel interferieren, weil sie z. B. auch mit den endständigen Fucose-, N-Acetylglucosamin- und anderen Zuckerrestgruppen der Oligosaccharidseitenketten von aggregierenden Speichelglykoproteinen reagieren und sie dadurch (reversibel) inaktivieren können. Andererseits weiß man schon länger, daß manche Bakterien Lectine („Adhäsine") auf Ausläufern der Zellwand tragen, mit denen sie sich z. B. an Glykoproteine von menschlichen Wirtszellen binden (KOCH u. UHLENBRUCK 1983). NAGATA u. Mitarb. (1980) konnten auf der Zelloberfläche eines oralen *Streptococcus sanguis* Substanzen mit Zuckerspezifität nachweisen, die als Lectine angesehen werden. Befunde zur Koaggregation von Streptokokken mit Aktinomyzeten von CISAR u. Mitarb. (1979) weisen ebenfalls auf einen Lectinbindungsmechanismus, denn die Verklumpung ließ sich durch Lactose wieder lösen. Daraus kann man schließen, daß sich wenigstens bei einem Teil der Aggregationsmechanismen im Speichel direkte Agglutinationen vom Lectintyp ereignen. Sie wurden auch als möglicher Bindungsmechanismus für Streptokokken an Pellicle-Glykoproteine interpretiert, aber diese Deutung hat viel von ihrer Überzeugungskraft eingebüßt, seitdem sich die Anzeichen für das Vorherrschen von Proteinbindungen zwischen Schmelz, Pellicle und Bakterien mehren.

Einer der frühesten Kolonisatoren beschichteter Zahnflächen ist *Streptococcus sanguis*. Seine Zelloberfläche besitzt Eigenschaften, die mit der Hypothese der vorwiegend unspezifischen Haftung über hydrophobe Bindungen in Einklang stehen (STAAT u. PEYTON 1984). Erstens weist er ein Oberflächenprotein auf, das Neuraminsäurereste der Kohlenhydratseitenketten von Speichelmuzinen binden kann (ihr Proteinkern haftet am Schmelz – Abb. 5.**8** –, die Kohlenhydratseitenketten stehen ab). Behandlung der Streptococcus-sanguis-Zellen mit Protease führt zum Verlust der Haftfähigkeit. Zweitens weist die Zellwand Aminosäuren mit hydrophoben Seitenketten auf (z. B. Valin- und Isoleucinreste); Behandlung mit Li^+- oder SCN^--Ionen, die hydrophobe Bindungen aufbrechen, hemmt ebenfalls die Haftung. Vielleicht wird auch mechanisch die Haftung von *Streptococcus sanguis* nicht bedroht wegen seiner Unfähigkeit, zusammenballende unlösliche extrazelluläre Polysaccharide zu bilden.

Wie wenig im übrigen faden- oder fimbrienartige Anhanggebilde der Zellwand und extrazelluläre Polysaccharide (EPS) die Adhäsion von Bakterien am Zahn beeinflussen, ist erst nach langwierigem Testen gegenteiliger Hypothesen deutlich geworden, obwohl sich schon länger abzeichnete, daß die primäre Kolonisationsfähigkeit eines Bakteriums von EPS und von seinen Kohlenhydrathüllen unabhängig ist. Die haftenden Plastik-Mikrokugeln wurden schon erwähnt, aber es gab noch mehr Hinweise. So fanden SCHACHTELE u. Mitarb. (1976) zwar eine verbesserte Adhäsion von *Streptococcus mutans*, nachdem die Zellen mit Saccharose in der Nährlösung gewachsen waren, aber die Adhäsion betrug noch immer erst 1/12 derjenigen von *Streptococcus sanguis*! Andererseits: Vergleichende Monoinokulation von *Streptococcus mutans* C67–1 bzw. seiner EPS-defizienten Mutante

C67–25 bei keimfreien Ratten ergab keine erkennbaren Nachteile bei der Besiede-lung durch den letzteren Stamm (DE STOPPELAAR u. Mitarb. 1971). Daß die Mutante *langfristig weniger kariogen* war, steht auf einem anderen Blatt: Dies erklärt sich aus dem geringeren Plaquevolumen und schlechtem Zusammenhalt (Kohäsion) der EPS-defizienten Mutante. Wie konnte der Irrtum von der EPS-Rolle in der primären Adhäsion sich so lange halten? Wahrscheinlich, weil so viele Plausibilitätserklärungen für diesen Mechanismus sprechen. Eindrucksvolle Be-obachtungen in zahlreichen Laboratoriumsversuchen hatten gezeigt, daß EPS-Bildner flauschige Kolonien an Glasstäben und Drähten bilden. Jahrzehntelang haben diese Erscheinungen und andere Indizien das Vorurteil genährt, EPS-Bil-dung habe ursächlich mit der primären Adhäsion von Bakterien am Zahn zu tun. In der Standortbestimmung von DOYLE u. CIARDI (1983) untermauert jedoch GIBBONS mit 8 triftigen Argumenten endgültig das Fehlen eines ursächlichen Zusammenhangs.

Neuere Untersuchungen zeigen, daß Bakterien (auch typische EPS-Bild-ner wie *Streptococcus mutans*) aufgrund von Proteinbindungen an der Zahnoberfläche haften; die theoretische Erklärung ist die gleiche, die oben für die Proteinhaftung bei der Pellicle-Bildung gegeben wurde. Mit der neuen Auffassung ist das Interesse an polymeren Kohlenhydraten, Lectinbindungen, Antikörpern gegen Glucosyltransferasen und ver-wandten Zweigen der Forschung abgeflaut – vielleicht zu Unrecht. Zwar ist sicher anfangs die schwache Bindung zwischen Bakterienzelle und Zahn mehr mechanisch als chemisch, hat Aggregation überwiegend hem-menden Einfluß auf Haftung und Kolonisation, aber dennoch: Für den inneren Zusammenhalt, das Volumen der Plaque, sekundäre Einnistung angeschwemmter Bakterien in junge Plaque spielen Kohlenhydratbin-dungen und Vernetzung durch EPS ohne Zweifel eine Rolle. Diese Ma-trixcharakteristika sind neben ökologischen Wechselwirkungen aus-schlaggebend für die definitive Besiedelung von Zahnflächen mit einer differenzierten pathogenen Plaque.

Von der Primärflora zur Klimaxflora der pathogenen Plaque – Speichel als Substratquelle und ökologische Interaktionen

Nach der Anlagerung und Adsorption der ersten einzelnen Bakterien in Schmelzvertiefungen und Schlupfwinkeln häufen sich in den strömungs-geschützten kleinen Räumen zwischen ihnen Stoffe an, die dem Stoff-wechsel der Mikroorganismen und ihrer Vermehrung dienstbar gemacht werden können. In den ersten Stunden (von dem Zeitpunkt an gerechnet, zu dem eine saubere, unbesiedelte Zahnoberfläche dem Mundmilieu ausgesetzt wird) finden bereits deutliche dynamische Verschiebungen in den Proportionen der Bakterien statt, die haften und sich vermehren können.

NYVAD (1983) exponierte 3 x 5 mm große Stücke von nicht durchgebrochenen dritten Molaren mit Schmelz- und Wurzeloberfläche. Sie wurden von Probanden 4, 8, 12, 24 bzw. 48 Stunden mit Hilfe von Bügeln in Zahnhalsnähe getragen.

Danach wurden die Auflagerungen quantitativ und morphologisch untersucht. Die Ergebnisse der ersten 24 Stunden zeigt Tab. 5.5. *Streptococcus salivarius* stieg bis 24 Stunden deutlich, obwohl er in etwas älterer Plaque praktisch keine Rolle mehr spielt. Aktinomyzeten zeigten sich als unerwartet vorherrschende Initialkolonisatoren, mußten aber schon nach 4 Stunden ihren Platz auf dem Schmelz verschiedenen Streptokokken, vor allem *Streptococcus mitis*, Platz machen. Allerdings war den Aktinomyzeten bereits nach 12 und 24 Stunden ihr bekanntermaßen prominenter Platz in der Plaque wieder gesichert. Ein wichtiger Befund aus diesen bakteriologischen Studien der frühesten Phasen der Plaquebildung ist auch, daß deutlich die Mikroorganismen *einzeln* und nicht aggregiert adsorbiert gefunden wurden. Nach der initialen Haftung verbreiteten sich einschichtige Bakterienlagen, zugleich aber bildeten sich um bestimmte Frühkolonisatoren herum schon Mikrokolonien mit mehrschichtigem Wachstum. Diese Beobachtungen bestätigen die früheren Befunde von BJÖRN u. CARLSSON (1964). Nach 12–24 Stunden fand NYVAD (1983) bereits eine gleichmäßige dicke, mehrschichtige Kokkenlage, aus der einzelne Stäbchen und Filamente herausragten. Die früh angesiedelten Aktinomyzeten hatten übrigens im Rasterelektronenmikroskop das Aussehen von Kokken, und erst etwas später entwickelten sie filamentöses Wachstum. Das erklärt die Befunde aus früheren, weniger eingehenden Studien, in denen die frühe Plaque allgemein aus grampositiven Kokken bestehend beschrieben wird. Auf die Möglichkeit kokkoiden Wachstums bei *Actinomyces viscosus* und *Actinomyces naeslundii* war allerdings schon früher hingewiesen worden (VAN DER HOEVEN 1974, LISTGARTEN 1976).

Eine Erscheinung wie die sehr früh auftretende Adsorption von Aktinomyzeten an sauberen, gerade glykoproteinbeschichteten Schmelz, und ihr spektakuläres, beinahe völliges Zurücktreten wenige Stunden später, erfordert ökologische Betrachtungen zum Mechanismus der frühen Plaquebildung. Das gleiche gilt für die Verschiebungen zwischen den Streptokokkenarten.

Bei den Streptokokken der Plaque handelt es sich um Arten, die nahe miteinander verwandt sind. Daß sie nebeneinander und nacheinander vorkommen, beruht auf geringfügigen Unterschieden ihrer Fähigkeit, die angebotenen Substrate umzusetzen, von ihnen einen jeweils optimalen Gebrauch zu machen und sich so – oft zeitweise – eine ökologische

Tabelle 5.5 Zusammensetzung der Mikroflora (prozentuale Anteile) während der frühen Stadien der Plaquebildung auf Schmelz und Zement in vivo (nach *Nyvad* 1983)

	Schmelz Stunden				Zement Stunden			
	4	8	12	24	4	8	12	24
Streptococcus salivarius	8	17	10	35	34	30	16	10
Streptococcus mitis	25	52	36	31	30	32	42	29
Streptococcus sanguis	4	15	2	4	13	22	10	33
Andere Streptokokken	2	0	22	6	4	4	22	21
Aktinomyzeten	39	4	14	10	9	2	4	2
Andere Genera	23	12	16	15	9	10	7	7

Nische zu sichern. Wird kein Substrat mit der Nahrung des Wirts herangeführt, so daß Kohlenstoff- und andere Energiequellen die wachstums-
begrenzenden Faktoren sind, müssen die Kolonisatoren in erster Linie
um die vorhandenen spärlichen Kohlenhydrate konkurrieren. Daneben
ist wahrscheinlich Arginin eine wichtige zusätzlich verfügbare Energiequelle. Einige Plaquestreptokokken können Arginin umsetzen, was *als
Tatsache* lange bekannt ist und in Testreihen als physiologisches Unter-
scheidungsmerkmal ausgenützt wird (s. Tab. 5.**3**). Die *ökologische Bedeutung* der Fähigkeit des Argininabbaus wird dagegen erst seit kurzem
erforscht (VAN DER HOEVEN u. Mitarb. 1984). Der Abbauweg verläuft
über eine Umkehrung des Harnstoffzyklus, wobei Ornithin, Ammoniak,
CO_2 und ATP gebildet werden; von *Streptococcus sanguis* und *Streptococcus milleri* ist gesichert, daß dieser Weg zur Synthese von Biomassen
beschritten wird, so daß *Streptococcus sanguis* neben *Streptococcus
mutans* bestehen kann, der seinerseits bei hohen Konzentrationen von
Zuckern in der Nahrung des Wirts besondere Vorteile nützen kann. Die
Koexistenz von Streptokokken und *Actonimyces viscosus* in Plaque beruht offenbar ebenfalls auf der Fähigkeit dieser Organismen, alternierende ökologische Vorteile aus dem Abbau von Zuckern bzw. Arginin zu
ziehen.

In den oben beschriebenen Untersuchungen Nyvads zur Primärbesiedlung und Plaqueentwicklung wechselte die Zusammensetzung der Arten
spontan. Die äußeren und plaqueinternen Variablen, die dabei wirksam
werden, wurden schon mehrfach erwähnt und sind im Schema –
Abb. 5.**12** – systematisch geordnet.

Bis in alle Einzelheiten erforscht sind sie noch nicht, und ihre Vielzahl macht die
Analyse ihres komplexen Zusammenwirkens schwierig. Interessant ist, daß nach
Abschluß der Entwicklung zur Klimaxflora die prozentuale Zusammensetzung
nach den großen Gruppen von Bakterien in vielen Nischen ungefähr gleich ist
(Abb. 5.**13**). Dieser Zustand einer Art von Homöostase und Stabilität wird erst
nach Tagen und auch nicht ganz geradlinig erreicht; schon lange vor NYVAD
(1983; Tab. 5.**5**) hatte RITZ 1967; Abb. 5.14) diese Entwicklung zu ergründen
versucht. Eine deutliche Abweichung vom allgemeinen Muster der Plaquezusammenstellung ist in den Bakterienproportionen der subgingivalen Standorte zu
erkennen: Der hohe Anteil grampositiver Kokken nimmt von 8 Stunden alter
Primärflora an einem völlig gesunden Gingivalsaum über einen gingivitischen
Sulkus bis zur Taschenflora bei Parodontitis relativ stark ab, während gramnegative Stäbchen relativ entsprechend zunehmen (Abb. 5.**13**). Diese Flora entwickelt
sich auf der Basis einer per continuitatem von supragingivalen Bereichen langsam
apikalwärts wachsenden Kokkenlage (SCHROEDER u. ATTSTRÖM 1980). Auf diesem Boden gedeihen die strikt anaeroben gramnegativen Stäbchen, und der außer-
ordentliche Nährstoffreichtum des Sulkus- bzw. Taschenexsudats läßt neben
ihnen sogar die besonders anspruchsvollen Spirochäten gedeihen. Eine andere
apikale Verschiebung zwischen primärem Kokkenbelag und komplexer subgingivaler Flora betrifft das Redoxpotential.

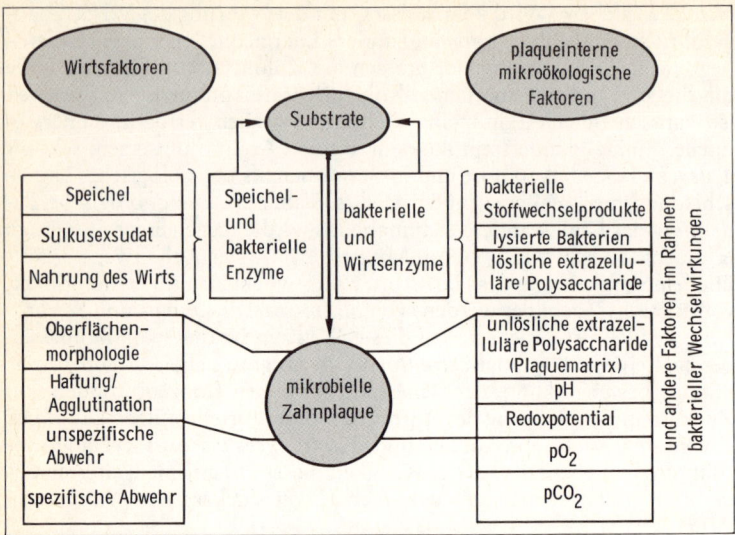

Abb. 5.**12** In Hinblick auf die Plaqueökologie verfeinertes Schema der Beziehungen Wirt-Mikroorganismen-Substrat(-Zeit); s. auch Abb. 3.**1** u. 3.**2** (erweitert nach *van der Hoeven* u. *de Jong* 1986)

Das Redoxpotential ist ein quantitatives Maß für die Tendenz von Verbindungen oder Elementen, Elektronen abzugeben. Mit seiner Messung bestimmt man den Gleichgewichtszustand zwischen reduzierten und oxydierten Ionen in einem Oxidations-Reduktions-System, z.B. Milchsäure ⇌ Brenztraubensäure. In einer komplexen Reaktionskette läßt sich natürlich nicht das Potential eines einzelnen Systems messen, aber das Gesamtpotential in einer Kultur aerober Bakterien ist oxidativ und damit positiv (etwa $+300$ mV). Von einer primären Kokkenflora ($+200$ mV) nimmt es in einer komplexen Plaqueflora bis -200 mV ab, und diese stark reduzierte Umgebung ist für das Wachstum der strikten Anaerobier sehr günstig (Nord 1980).

Wegen der (nicht nur subgingival) durchwegs niedrigen Sauerstoffspannung in Plaque und ihrer Bedeutung als mikroökologischer Faktor wird der Anaerobie bei oralen Bakterien ein eigener Abschnitt (S. 179 f.) gewidmet. Als weitere wichtige Variablen aus dem Schema Abb. 5.**12** sollen noch Kohlenhydrat der Nahrung und EPS-Bildung (S. 182 f.) sowie die Säurebildung in Plaque (S. 184 f. u. 193 f.) eingehender behandelt werden.

Die Sauerstoffempfindlichkeit oraler Mikroorganismen

Das Verhältnis von Mikroorganismen zu Sauerstoff ist relativ kompliziert und noch nicht völlig erforscht. Vor allem gilt das für anaerobe und

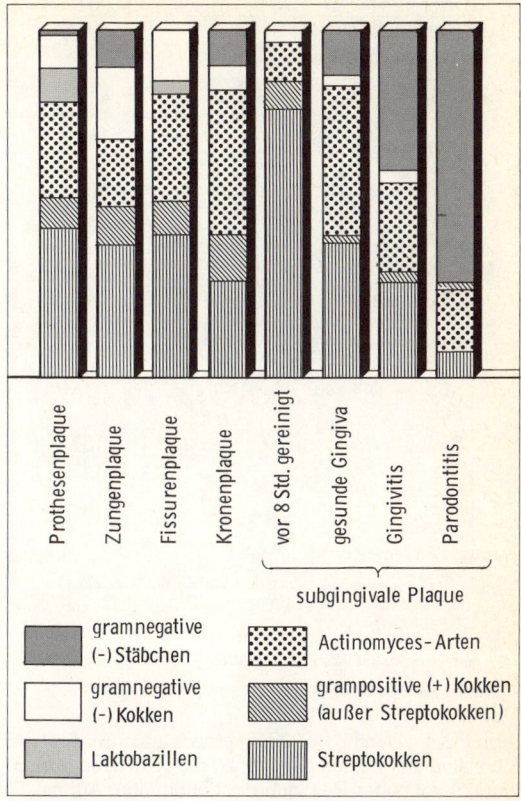

Abb. 5.13 Die durchschnittliche prozentuale Zusammensetzung der Flora an verschiedenen Standorten der Mundhöhle. Bemerkenswert ist die weitgehende Übereinstimmung an allen offen zugänglichen Standorten (Säulen 1–4); subgingival (Säulen 5–8) nimmt mit zunehmender Schwere der parodontalen Erkrankung der Anteil der anaeroben gramnegativen Stäbchen und Spirochäten zu. Mit Ausnahme der 8-Stunden-Plaque von einem völlig gesunden Zahnfleischsaum (Säule 5) handelt es sich jeweils um die Klimaxflora (aus *Theilade*, E. und J. *Theilade*: Scand. J. dent. Res. 93 [1985] 90)

mikroaerotolerante Bakterien, die in vielen Standorten in der Mundhöhle vorherrschen. Zahlreiche sauerstoffempfindliche Bakterien der Plaque, und noch mehr die Flora parodontaler Taschen, wurden erst in den letzten Jahren untersucht und als potentiell pathogen erkannt; sie sind in der Mehrzahl strikt anaerob und tolerieren außerhalb ihres natürlichen Standorts entweder überhaupt keinen Sauerstoff oder sind mikro-

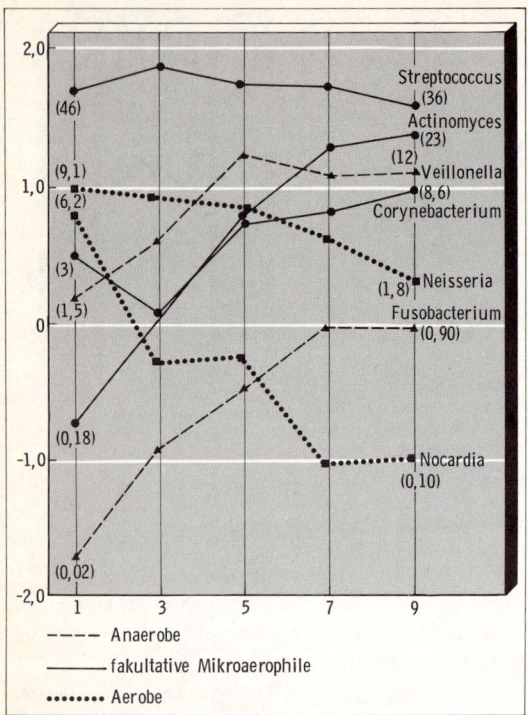

Abb. 5.14 Durchschnittliche prozentuale Zusammensetzung der Plaque von den labialen Flächen der Frontzähne. Die Proben wurden 1, 3, 5, 7 und 9 Tage nach sorgfältiger Reinigung abgenommen. Auf die Ordinate ist logarithmisch der Prozentsatz (von 0,01 bis 100%) aufgetragen; die Zahlen in Klammern zeigen numerisch den Prozentsatz der betreffenden Mirkoorganismen in einen Tag alter und 9 Tage alter Plaque. Anaerobe *Veillonella*- und *Fusobacterium*-Arten nehmen schon in den ersten Tagen zu, während die aeroben *Nocardia* und *Neisseria* abnehmen. Daß hier die Prozentsätze der Streptokokken verglichen mit neueren Befunden relativ hoch erscheinen, tut dieser historisch bedeutsamen Untersuchung keinen Abbruch, zumal bei häufiger Zuckeraufnahme (n. B. Saugerflaschenkaries s. Kap. 8) solche und noch höhere Werte auch mit modernen Methoden bestätigt wurden (nach *Ritz* 1967)

aerophil bzw. mikroaerotolerant in so engen Grenzen, daß noch nicht einmal die Entwicklung angemessener Methoden zu ihrer Isolation und Züchtung abgeschlossen ist.

In einem neueren Lehrbuch (Stanier u. Mitarb. 1984) wird das Verhältnis von Bakterien zu Sauerstoff etwa folgendermaßen beschrieben: Aerobier sind von O_2

abhängig; fakultativ anaerobe Organismen gebrauchen O_2 wenn verfügbar, aber sie können auch ohne Sauerstoff wachsen; die anaeroben können keinen Sauerstoff gebrauchen. Dabei gibt es 2 Arten von Anaerobiern: die obligat-anaeroben, für die Sauerstoff toxisch ist, und die aerotoleranten Anaerobier, die durch Sauerstoffzufuhr nicht abgetötet werden. Obgleich die Toxizität von Sauerstoff sich am deutlichsten durch ihre Wirkung auf obligate Anaerobier zu erkennen gibt, ist Sauerstoff, wenigstens in höherer Konzentration, doch sogar für aerobe Mikroorganismen toxisch. Aerobier, die nur bei sehr niedriger Sauerstoffkonzentration wachsen, nennt man mikroaerophil. STOUTHAMER u. Mitarb. (1979) haben an dieser Darstellung Kritik geübt. Einmal gibt es nämlich Aerobier, die auch ohne Sauerstoff metabolisieren und zwar indem sie statt O_2 einen anderen terminalen H-Akzeptor gebrauchen (z.B. Nitrat). Aerobier sollte man daher als Bakterien definieren, die unter Sauerstoff atmen können, unfähig sind, ohne einen externen H-Akzeptor zu wachsen und schließlich unfähig sind, die für ihr Wachstum nötige Energie allein durch Gärungsreaktionen zu gewinnen. Als zweiter Punkt ist zu der Definition von STANIER u. Mitarb. (1984) nachzutragen, daß viele anaerobe Mikroorganismen Sauerstoff gebrauchen (STOUTHAMER u. Mitarb. 1979; s. unten). Ein dritter Nachtrag: Gewisse mikroaerophile Bakterien, z.B. *Campylobacter sputorum*, können unter anaeroben Verhältnissen wachsen, wenn Nitrat und Fumarat zur Verfügung stehen; mikroaerophile Bakterien sollten daher definiert werden als aerobe oder fakultativ anaerobe Organismen, die unter aeroben Verhältnissen O_2 als H-Akzeptor am Ende der Atmungskette gebrauchen und optimal bei niedriger Sauerstoffspannung wachsen (pO_2 nicht größer als 1–2%; KUENEN u. Mitarb. 1979).

Wenn man das Verhältnis der Mikroorganismen zum Sauerstoff entwicklungsgeschichtlich betrachtet, steht am Beginn der anaerobe Stoffwechsel, der über verschiedene Stufen der Toleranz gegenüber Sauerstoff zum aeroben Stoffwechsel evoluierte. Die urgeschichtliche Entwicklung des mikrobiellen Lebens auf der Erde begann zu einer Zeit, als die Atmosphäre noch keinen Sauerstoff enthielt. Der Stoffwechsel der Mikroorganismen war naturgemäß strikt anaerob und an den sehr reaktionsfähigen Sauerstoff noch nicht angepaßt. Wahrscheinlich wurden schon sehr früh kleine Mengen durch Photolyse von Wasser freigesetzt, ehe die ersten grünen Algen und Pflanzen im Zuge ihrer Photosynthese Sauerstoff in größeren Mengen zu produzieren begannen (KUENEN u. Mitarb. 1979). Damit war einerseits die Möglichkeit zu höherer Energieausbeute aus Kohlenhydrat auf dem Wege der Atmung eröffnet. Andererseits stellte sich aber das Problem, die toxischen Zwischenprodukte der Reduktion zu entgiften, die entstehen, wenn Sauerstoff am Ende der Atmungskette als H-Akzeptor benützt wird: Durch eine Ein-Elektron-Übertragung auf O_2 entsteht das außerordentlich reaktionsfähige und dadurch toxische Superoxid-Radikal O_2^-. Eines der Enzyme, das die aeroben und aerotoleranten Mikroorganismen kennzeichnet, ist die Superoxid-Dismutase (SOD), die 2 Radikale mit Wasserstoffionen in Wasserstoffperoxid und O_2 umwandeln kann:

$$O_2^- + O_2^- + 2H^+ \rightarrow O_2 + H_2O_2$$

Aerobier haben neben SOD auch Hämine (Zytochrome und Katalase) entwickelt, die H_2O_2 in Wasser und Sauerstoff spalten und damit entschärfen. Solange aber das Superoxid-Radikal O_2^- und H_2O_2 gleichzeitig vorhanden sind, können sie miteinander reagieren, wobei das am stärksten toxische und oft letale Hydroxyl-Radikal OH˙ entsteht („biologische Haber-Weiss-Reaktion"; KUENEN u. Mitarb. 1979; STOUTHAMER u. Mitarb. 1979; Abb. 5.**15**). Wasserstoffperoxid kann auch durch Peroxidase (PER) entfernt werden, wobei Wasser und ein oxidiertes Substrat entsteht. So fand CARLSSON (1980), daß der Stoffwechsel von strikten Anaerobiern durch das Lactoperoxidase-Thiocyanat-System (obwohl es selbst unter bestimmten Bedingungen bakterizid wirken kann) gegen die bakterizide Wirkung von Wasserstoffperoxid geschützt wird. Anaerobe Mikroorganismen verfügen selbst meist nicht über die beschriebenen Enzyme und damit Schutzmechanismen. Sie leben aber wie überall in einem natürlichen Habitat auch in der Mundhöhle nicht in Reinkultur, sondern mit vielen anderen Arten in einem ökologischen Verband eng zusammen. Das bedeutet, daß auch die eine Art die Stoffwechselprodukte einer anderen als Nährstoff benützen und als Substrat für eigene

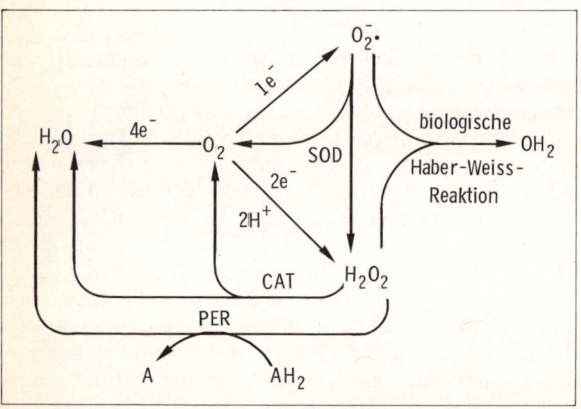

Abb. 5.**15**   Links oben die direkte, explosive Wasserstoffverbrennung (Knallgasreaktion; $2H_2 + O_2 \rightarrow 2H_2O$) und daneben die biochemische Alternative. Sie macht einen großen Teil der Energie in Form von ATP biologisch verfügbar; problematisch bleiben aber hier die toxischen Radikale und ihre Entgiftung, für die Anaerobier nicht ausgerüstet sind. Sie können Energie nur in der Substratkettenphosphorylierung gewinnen, und viele – nicht Streptokokken – haben sogar schon Schwierigkeiten, sich des zwangsläufig dabei in Form von $NADH_2$ auftretenden Wasserstoffs zu entledigen (aus *Kuenen*, J. G.: Oxygen Toxicity Group Report. In *Shilo*, M.: Strategies of Microbial Life in Extreme Environments. Dahlem Konferenz, Berlin 1979 [p. 223])

Enzyme weiter metabolisieren kann (z.B. Veillonellen, die selbst keine Hexokinase besitzen, bauen die Produkte der Glykolyse anderer Organismen ab). Analoge Verhältnisse findet man bezüglich gelöster Gase. So war z.B. von vielen Mikroorganismen ihre CO_2-Abhängigkeit lange nicht aufgefallen, weil Spuren, und oft mehr als Spuren überall vorkommen, und vor allem in Symbiose CO_2 beim Abbau organischer Substanzen durch andere Bakterien entsteht. Umgekehrt kann ein toxischer Faktor, wie Sauerstoffradikale für Anaerobier, durch die Systeme sauerstofftoleranter und atmender Mikroorganismen weggeräumt bzw. entgiftet werden. Dadurch können sauerstoffempfindliche Organismen auch in *nicht*anaerobem Milieu vor einer Schädigung geschützt werden. Doch nicht nur mikrobielle Symbionten sind in dieser Beziehung hilfreich: Auch der Wirtsorganismus trägt mit der im Sulkusexsudat reichlich vorhandenen Katalase zur Entgiftung des Milieus für Anaerobier bei. Solche Schutzmechanismen erklären in vielen Situationen das Überleben strikt anaerober Bakterien, z.B. beim Übergang von einer Nische zur anderen, etwa aus einem Tal zwischen Papillen des Zungenrückens auf eine freie Zahnfläche, wobei schon während der Wanderschaft und evtl. auch am neuen Standort ein höherer Sauerstoffpartialdruck herrscht als für den ausgeschwemmten Organismus erträglich ist. So überleben extrem sauerstoffempfindliche Bakterien die Wanderung von einem Standort zum anderen innerhalb der Mundhöhle, oder von einem Nahrungsmittel zu einer Nische in der Mundhöhle, aber häufig nicht die Isolation aus der Mundhöhle und die Trennung des Zellverbandes durch Ultraschall vor der Züchtung im Laboratorium. Am wenigsten empfindlich gegen Wechsel der O_2-Spannung und andere Veränderungen sind die Streptokokken.

Darum sind sie wohl auch die Gruppe, die in fast allen Standorten und Entwicklungsphasen der Plaque durch große Anzahl hervorsticht. Was ihr Verhältnis zum Sauerstoff betrifft, gehören sie zu den aerotoleranten Anaerobiern: Sie gewinnen ihre Energie im Prinzip auch dann aus anaerober Gärung, wenn Sauerstoff verfügbar ist. Interessant ist allerdings, daß Streptokokken bei Überschuß von Zuckern trotz ihres prinzipiell gesehen anaeroben Stoffwechsels zur Regeneration ihres Transportmetaboliten NAD^+ auch Sauerstoff aufnehmen:

$$O_2 + NADH + H^+ \xrightarrow{\text{NADH-Oxidase}} NAD^+ + H_2O_2 \; ;$$

das Wasserstoffsuperoxid, dessen Mengen wegen der niedrigen O_2-Spannung im Speichel begrenzt bleiben, wird jedoch rasch wieder umgesetzt (VAN DER HOEVEN u. DE JONG 1986):

$$H_2O_2 + NADH + H^+ \xrightarrow{\text{NADH-Peroxidase}} NAD^+ + 2H_2O$$

Da Streptokokken in der Plaque zahlreich vorhanden sind, entsteht durch hohe glykolytische Aktivität darin bald ein extrem sauerstoffarmes Milieu, das das Vorkommen der vielen Anaerobier erklärt.

Mit Dickerwerden und zunehmendem Alter der Plaque beginnen auf Sauerstoff angewiesene Mikroorganismen zu verschwinden, fakultative dagegen und sehr sauerstoffempfindliche finden günstige Bedingungen. Alle profitieren von einer immer bunter werdenden Plaqueflora mit den verschiedensten Stoffwechsel- und Zerfallsprodukten. Eine Erscheinung der Symbiose zwischen verschiedenen Bakterienarten, wobei übrigens Streptokokken beteiligt sind, erkennt man morphologisch an „Maiskolben"- und „Flaschenputzer"-Anordnungen verschiedener Mikroorganismen in der Plaque. Dabei sind zirkulär meist Kokken oder kurze Stäbchen um filamentöse Mikroorganismen als Achse angeordnet (GUGGENHEIM 1976, LISTGARTEN 1976).

Diese Formen des Wachstums findet man vor allem an der Oberfläche von zumindest mehrere Tage alter Plaque supra- und subgingival, wobei klinisch bereits Gingivitis, eventuell sogar Taschenbildung vorliegt. LANCY u. Mitarb. (1980) untersuchten die diesen Symbiosen zugrundeliegenden Interaktionen zwischen 5 Stämmen des fakultaitv aeroben *Bacterionema matruchotii* und einigen Stämmen von *Streptococcus sanguis*. Nach den Ergebnissen dieser Untersuchung scheinen nicht nur Nährstoffabhängigkeit und Vermittlung von Speichelglykoproteinen beim Zusammenhalt der kolbenförmigen Aggregate eine Rolle zu spielen, sondern auch Bindungen zwischen Makromolekülen der Zellwände über Ca^{++}-Brücken. APPELBAUM u. Mitarb. (1981) fanden, daß die beteiligten Streptokokken außergewöhnlich aerotolerant sein müssen. Vielleicht sind unter hoher Sauerstoffspannung die Vorteile der Symbiose besonders ausgeprägt, denn die Maiskolbenbildung blieb unter anaeroben Bedingungen weitgehend aus.

Eine weitere wichtige Variable in der Plaqueentwicklung ist die Art des Nahrungskohlenhydrates, das als Substrat unter besonderen Umständen die bakterielle Zusammensetzung der Plaque selektiv beeinflussen kann. Diese Erscheinung wird im nächsten Abschnitt besprochen.

Substrat aus der Nahrung und Plaquebildung

Vom biochemischen Standpunkt aus wurde sowohl der Abbau der Zukker (S. 118 ff.) wie die Synthese extrazellulärer Polysaccharide (EPS, S. 135 ff.) ausführlich behandelt. Beide Prozesse haben aber auch ökologisch Folgen für die Plaque, ihre Zusammensetzung, ihren Stoffwechsel und damit ihre Pathogenität. Die große Bedeutung plaqueinterner ökologischer Faktoren und Substrate bakterieller Herkunft (Abb. 5.**12** rechts) darf die Aufmerksamkeit nicht davon ablenken, daß auch Substrate aus der Nahrung des Wirts – vor allem verschiedene Zucker – eine große Rolle spielen, soweit es supragingivale Plaque betrifft. Die Eigengesetzlichkeiten der Plaqueentwicklung und die weitgehende Übereinstimmung der Klimaxflora verschiedener Standorte (Abb. 5.**13**) könnten ebenfalls den Eindruck erwecken, als ob sich die Plaquebildung von allen Ernährungsbedingungen unabhängig immer nach dem gleichen Muster vollziehen würde. Tatsächlich vollzieht sich unter dem Einfluß einer gemischten Diät, wie sie in hochentwickelten Ländern üblich ist, die

Plaquebildung weitgehend einheitlich. Auch unter Mangelernährung bildet sich Plaque, und sogar bei Menschen auf „Nulldiät" liefern der Speichel und zelluläre Bestandteile der Mundflüssigkeit genug Substrat, um eine Plaqueflora zu unterhalten, wenn sie auch keinen sehr regen KH-Stoffwechsel aufweist. Andererseits treten bei experimentell kontrollierter einseitiger Ernährung charakteristische Eigentümlichkeiten der Plaquebildung auf. Sie sind nicht nur grundlegend interessant, sondern zeigen auch präventive Anwendungsmöglichkeiten.

Im Rahmen ihrer bahnbrechenden Arbeiten zur Plaquebildung veranlaßten CARLSSON u. EGELBERG (1965) ihre Probanden, 2mal je eine Woche lang nicht die Zähne zu putzen. Zu Beginn der Versuchsperioden waren sie professionell sorgfältig gereinigt worden. Während einer Woche kohlenhydratfreier Ernährung war die Plaquebildung minimal. In der anderen Woche sorgte der Auftrag, tagsüber jede Stunde ein Stück Zucker zu essen, für häufiges Saccharoseangebot. Die dicken Plaqueansammlungen am Ende dieser „Zuckerwoche" unterschieden sich eindrucksvoll von den beinahe unsichtbar dünnen Belägen der zuckerfreien Woche. Im Vergleich zur stark plaquefördernden Saccharosediät begünstigten Glucose und Fructose die Plaquebildung relativ wenig, wenigstens kurzfristig.

Während alle hier untersuchten Zucker in gleichem Ausmaß Säurebildung durch die Mikroorganismen auslösen, förderte offenbar die Saccharose die Bildung von unlöslichen extrazellulären Polysacchariden besonders stark; daß dicke Plaque im Prinzip kariogener ist als sehr dünne erscheint plausibel und wird auf den S. 190 f. ausführlich erörtert. Auf jeden Fall führten u. a. diese Beobachtungen NEWBRUN (1967) dazu, die Saccharose als den „Erzschurken" im Kariesgeschehen anzuprangern – ein zu wenig differenziertes Urteil, wie sich noch zeigen wird.

In der Tat ist extrazelluläre Polysaccharidsynthese aus Saccharose eine relativ einfache Leistung, die viele Plaquemikroorganismen, vor allem Streptokokken, vollbringen können (s. Tab. 5.1). Grund ist die große, zur Polymerisation ausreichende Menge Energie, die bei der Hydrolyse von Saccharose frei wird. Bildung von Schleim mit dem gleichen Effekt, nämlich Entstehung einer voluminösen Plaquematrix, ist aber auch aus anderen Zuckern möglich, wobei das Substrat nicht die nötige Energie mitbringt. Arten mit entsprechenden Leistungen haben dann einen ökologischen Vorteil gegenüber Plaquestreptokokken, die sich nur bei Saccharoseangebot eine schützende Plaquematrix schaffen können. Dadurch kommt es zu einer Selektion in der Plaqueflora. Das konnte VAN DER HOEVEN (1974) zum ersten Mal experimentell zeigen, nachdem schon die trügerische Hoffnung aufgekommen war, man bräuchte nur die Saccharose in der menschlichen Ernährung durch Monosaccharide zu ersetzen und hätte damit das Plaque- und Kariesproblem gelöst.

In diesem Tierversuch wurden Ratten mit einer Diät gefüttert, in der Zucker allein in Form von Glucose vorkam. Anfänglich bildeten die oralen Mikroorganismen der Ratten tatsächlich keine sichtbare Plaque. Nach mehreren Tagen traten aber doch noch dicke Beläge auf; die Untersuchung der bakteriellen Zusammensetzung zeigte sehr große Unterschiede der Plaqueflora im Vergleich mit einer Kontrollgruppe, die bei sonst gleichen Bedingungen eine entsprechende saccharosehaltige Diät erhalten hatte. Während auf Saccharosediät gebildete Plaque im Mittel 40% (Streuungsbereich 30–65%) Streptokokken und kaum Aktinomyzeten enthielt, wurden in der Plaque nach Glucosefütterung 60% (Bereich 35–85%) Aktinomyzeten gefunden. Daraus wurde ein *Actinomyces viscosus* gezüchtet, der unter der Typenbezeichnung Ny1 seitdem durch viele Forschergruppen experimentell bearbeitet wurde und dem repräsentativen Stamm ATCC 15987 ähnelt. Eine solche Selektion von Aktinomyzeten zur vorherrschenden Bakterienart in Zahnplaque scheint sich nur bei Zuckerzufuhr *ausschließlich* in Form von Glucose zu entwickeln; bei abwechselndem Zuckergehalt, wobei neben Monosacchariden auch immer wieder Saccharose verfügbar ist (wie in normalen Ernährungsformen beim Menschen), werden in supragingivaler Plaque stets Streptokokken dominieren.

Selektionsphänomene wie das hier als Beispiel beschriebene werden auch in späteren Abschnitten noch diskutiert werden. Anlaß dazu bilden die Themen Säurebildung und Selektion auf Säuretoleranz bei häufiger Zuckeraufnahme, sowie die Diskussion der Streitfrage spezifische Infektion oder Selektion in der ätiologischen Rolle von Mutans-Streptokokken.

Azidität als ökologischer Faktor

Aufgrund ihrer Membranstruktur und Anpassungsfähigkeit muß man bestimmte Gärer in der Plaque, wie die meisten Mutans-Streptokokken und die Laktobazillen, als sehr säuretolerant und azidophil bezeichnen. Der Grund ist ihre Fähigkeit der Energiegewinnung auch noch aus einem glykolytischen Protonengefälle von einer Stärke, die auf viele andere Bakterien bereits hemmend wirkt. Werden häufig Zucker in konzentrierter Form angeboten, profitieren davon zunächst alle Gärer, und sie tragen auch sämtlich zur Ansäuerung der Plaque bei. Nach einiger Zeit führt jedoch das häufig stark saure Milieu – eventuell standortgebunden – zur Selektion derjenigen, die starke Säurebildung mit einem energetischen Vorteil verbinden und entsprechend säuretolerant sind: Zunächst Streptokokken der Mutansgruppe (mit Ausnahme der Art *Streptococcus ferus*; FREEDMAN u. Mitarb. 1982) und später Laktobazillen. Will man Säuretoleranz von oralen Mikroorganismen definieren, so sind 3 Eigenschaften kennzeichnend:

1. die Fähigkeit, den Endwert des pH einer Kultur auf 4,5–4,0 zu senken;
2. die Fähigkeit, bei pH 5,5 oder niedriger noch Syntheseleistungen und Wachstum zu zeigen;
3. die Fähigkeit zusätzlicher Säureproduktion bei bereits niedrigem pH.

Lactobacillus casei ist in diesem Sinne noch azidophiler als *Streptococcus mutans*; das Wachstum einer bei pH 5,0 angesetzten Kultur von *Lactobacillus casei* wurde fast noch so stark gefunden wie beim Start bei pH 5,5 oder 7,0. Dagegen führten die Syntheseleistungen von *Streptococcus mutans* beim Start der Kultur bei pH 5,0 zur Hälfte der Zellzahlen verglichen mit dem Start bei 5,5 und nur noch zu einem Viertel der Zahlen, wenn man die Zellvermehrung von pH 7,0 aus dagegen hält. *Streptococcus sanguis*, *Streptococcus salivarius*, *Streptococcus mitis* und *Actinomyces viscosus* vermehren sich kaum noch, wenn man eine Kultur bei pH 5,0 ansetzt (HARPER u. LOESCHE 1984). Dadurch ist zu erklären, warum bei häufiger Zuckerzufuhr und entsprechend vielen Episoden starker Säurebildung *Streptococcus mutans*, Laktobazillen und schlußendlich Candida-Arten sich selektiv stark vermehren können. Tierexperimentell wurde bei häufiger Fütterung von Saccharose eine Zunahme von *Streptococcus mutans* auf Kosten der Anzahlen von *Streptococcus sanguis* und *Actinomyces viscosus* beobachtet, es wurde mehr Milchsäure gebildet und die Kariesaktivität nahm zu (VAN DER HOEVEN u. FRANKEN 1982).

Entscheidende Voraussetzung für die veränderte Zusammensetzung und Kariogenität der Plaque ist nicht so sehr die Inokulation (nach amerikanischen und skandinavischen Autoren „Infektion") mit säuretoleranten Bakterien, sondern vielmehr die Frequenz der Zuckerimpulse, die den eigentlichen Selektionsdruck auslöst.

In einer klinisch-bakteriologischen Studie wurde Patienten mit hoher Kariesaktivität eine extrem kohlenhydratarme Diät verordnet (JAY 1948). Die Laktobazillenzahlen gingen zurück und nach 1–2 Wochen wurden wieder Kohlenhydrate (zumindest in Form der Stärken und Zucker in Gemüsen) erlaubt, ohne daß die Zahl wieder anstieg. Man muß allerdings hier anmerken, daß schon allein durch Herstellung hygienischer Mundverhältnisse bei einem Patienten (Exavation großer Kavitäten und provisorische Füllung, Zahnsteinentfernung und Zahnputzinstruktion) die vorbereitende azidogene Streptokokkenflora ebenfalls reduziert wird und dadurch allein schon die Laktobazillenzahl schlagartig zurückgeht, ohne daß einer der Patienten völlige Zuckerenthaltsamkeit übt. Die Reduktion oder Beseitigung einer bestehenden Flora ist übrigens genauso ein Eingriff in die Plaqueökologie wie die Substratbeschränkung, und beide senken die Azidogenität der Plaque. Man könnte sich vorstellen, daß dieser Rückgang in der Anzahl der starken Säurebildner bei Substratbeschränkung nur für Laktobazillen gilt, die vor allem in einer sehr stark sauren Umgebung gute Lebensbedingungen finden. Was besser anpassungsfähige Mikroorganismen wie Streptokokken betrifft, könnte es auch sein, daß durch Substratbeschränkung ihre Stoffwechsellage sich längerfristig phänotypisch verändert; man beobachtet nämlich bei kariesfreien Individuen mit hereditärer Fructose-Intoleranz (HFI; s. Kap. 6) und Menschen auf Nulldiät, daß die bei ihnen entnommene Plaque auf Zuckerlösungen mit einer nur schwachen Säurebildung reagiert. Diese Hypothese wurde von VAN HOUTE u. RUSSO (1985) an Ratten geprüft, die mit Streptokokken inokuliert worden waren. Es zeigte sich, daß Entzug der Nahrungszucker weder die Gesamtzahl der Plaquebakterien pro Volumeneinheit, noch ihr Säurebildungsvermögen in vitro reduziert.

Man muß vielmehr schließen, daß Fasten zu einer Abnahme der Zahl stark säurebildender Mutans-Streptokokken und einer Zunahme von *Streptococcus sanguis* führte. Die Ergebnisse dieses Versuches sind ein weiterer Hinweis darauf, daß das Substratangebot die relativen Anteile verschiedener Arten in der Plaqueflora selektiv beeinflußt.

Plaquebildung und Standorte (Prädilektionsstellen)

Wenn man vom vielschichtigen Aufbau aus zahlreichen Lagen von Mikroorganismen übereinander absieht, kann man Zahnplaque recht gut mit einer Weise von wildwachsenden Gräsern und Pflanzen vergleichen. Nicht ohne Grund wird daher häufig von „Bakterienrasen" gesprochen. Hierbei sind lokalisationsabhängige Unterschiede in 2 Größenordnungen zu unterscheiden; einmal Inseln besonderer Pflanzen wie Löwenzahn, Klatschmohn oder Breitwegerich in einer sonst einheitlichen Grasfläche, zum anderen großflächige Unterschiede wie saftiges dichtes Gras im sonnigen Wiesental, gegenüber – vom Moos fast verdrängten – spärlichen Grashalmen auf einer Waldlichtung. Analoge Arten von Unterschieden zeigt je nach Standort auch die Plaqueflora. Dabei interessieren uns hier nicht nur die sporadisch wechselnden Mikrokolonien, sondern wegen ihrer pathogenetischen Bedeutung die prinzipiellen Unterschiede der Zusammensetzung in folgenden Regionen der Zahnoberflächen:

1. freie Glattflächen:	a) supragingival b) im Sulkusbereich	Unterlage Schmelz
	c) im Bereich von Rezessionen und parodontitischen Taschen	Unterlage Zement
2. interdentale Glattflächen:	Unterlage teils Schmelz, teils Zement,	
3. Fissuren:	Unterlage Schmelz.	

Die genannten typischen Vorzugsstellen für Plaque, an denen kariöse Läsionen fast ausschließlich auftreten, sind Stellen der Zahnkronen, die von der natürlichen Selbstreinigung während des Kauens harter Nahrung nicht oder nicht genügend sauber gehalten werden. Ihnen entsprechen 3 Arten von Kariesprädilektionsstellen:

1. zahnfleischnächstes (gingivales) Drittel der Zungenflächen und der Wangen- bzw. Lippenflächen der Zahnkronen („linguale und bukkale labiale Glattflächenkaries" sowie „Wurzelkaries"),
2. Nachbarflächen unterhalb des Kontaktpunktes zwischen 2 Zähnen („Approximalkaries"),
3. Grübchen und Fissuren im Schmelzrelief („Fissurenkaries").

Die Nachbarschaft der Bakterienbeläge an den beiden erstgenannten Stellen mit dem parodontalen Gewebe bedingt Entzündungsreaktionen:

1. entlang den Zahnfleischrändern („Gingivitis") und
2. im Bereich der interdentalen Papillen („Papillitis").

Exponierte Partien der Zahnkronen, die durch die Kaufunktion sauber bleiben oder mit künstlichen Mundpflegemitteln sauber gehalten werden, bleiben von kariöser Zerstörung verschont, plaquefreie Zahnfleischränder und Papillen bleiben entzündungsfrei.

Der Besprechung der Plaque auf Glattflächen (S. 199 f.) und in Fissuren (S. 202 f.) sollen einige quantitative Angaben zur Plaquezusammenstellung, -dicke und -säurebildung vorausgeschickt werden.

Quantitative Aspekte der Plaquezusammensetzung

Plaques sind voluminöse Ansammlungen großer Massen von Bakterien. „Plaquefrei" im klinischen Sinn bedeutet nicht absolut bakterienfrei; das ist ein Zustand, den es in einer Mundhöhle nicht gibt, außer kurz nach professioneller Reinigung mit rotierenden Bürsten und Abrasivpasten an Glattflächen und Schliffacetten der Zähne. Klinisch plaquefrei bedeutet, daß durch Anfärben kein Belag sichtbar gemacht werden kann. Nach DARWISH u. Mitarb. (1978) sind dann immer noch 10^4 Mikroorganismen pro mm^2 Zahnoberfläche vorhanden. Das entspricht einer noch nicht geschlossenen einschichtigen Lage, oder in Wirklichkeit vielmehr kleinen Kolonien in einigem Abstand voneinander, wenn man bedenkt, daß die Fläche von 1 mm^2, in die nächstkleinere Einheit umgerechnet, 1 000 000 μm^2 entspricht. Darauf könnten 10 000 Kokken von knapp 1 μm Durchmesser einschichtig mit größeren Zwischenräumen voneinander liegen. Ein solcher Grad der Besiedlung ist so wenig massiv, daß keine Kariesgefährdung und auch kein Gingivitisrisiko besteht. Die Stoffwechselaktivität ist geringfügig, und der Abtransport eventuell entstehender Noxen ist nicht behindert. Als „normale" (supragingivale), noch nicht pathogene Plaque haben SOCRANSKY u. CRAWFORD (1977) einen Bakterienrasen definiert, der sogar bis zu 20 Zellen dick ist und hauptsächlich grampositive Kokken enthält – genauer gesagt *Streptococcus sanguis, Streptococcus mitis, Staphylococcus epidermidis, Actinomyces viscosus, Actinomyces naeslundii, Rothia dentocariosa* und *Veillonella*-Arten. SLOTS (1977) definierte die Flora eines „normalen" gingivalen Sulkus (er kommt anatomisch ideal beim erwachsenen Menschen so gut wie nicht vor) als hauptsächlich bestehend aus Aktinomyzeten, Streptokokken und relativ wenigen gramnegativen Stäbchen. Es ist bemerkenswert, daß viele (wenn nicht alle) der hier in Verbindung mit „normaler" nichtpathogener Plaque genannten Mikroorganismen auch bei Karies, Gingivitis und Parodontitis angetroffen werden, dann allerdings in großer Anzahl.

Zwischen Schichtdicke und Bakterienzahl in der „normalen" Plaque und
dem Volumen ausgewachsener (weil nicht regelmäßig entfernter) pathogener Plaque bestehen große Unterschiede. Wie gesagt ist ein normaler,
nichtpathogener Bakterienrasen unsichtbar, die eigentliche Plaque dagegen mindestens 1/10 mm, meistens sogar mehrere Zehntelmillimeter
dick.

Die Keimzahlen in Plaque liegen immer sehr hoch. Man kann sie auf 2 Arten
ermitteln: 1. durch direktes Auszählen eines Ausstrichs unter dem Mikroskop,
und 2. durch Homogenisieren von Proben durch Ultraschall (mit dem Zweck,
Bakterienklumpen in den einzelnen Organismen zu zerteilen) und Ausgießen von
Verdünnungen auf Nährböden, die anschließend bebrütet werden. Probengewin-
nung, Verarbeitung und Inkubation finden erst seit wenigen Jahren unter streng
kontrollierten Bedingungen statt: Die beiden ersten methodischen Schritte strikt
anaerob in einem Gemisch von 95% Stickstoff und 5% Kohlendioxid, die Bebrü-
tung schließlich teils aerob, teils anaerob. Diese Methoden sind sehr aufwendig;
für Isolation und Verarbeitung von Proben aus kleinen Laboratoriumstieren
verwendet man Isolatoren mit Gasschleuse. Wegen der kleinen Zahl zuverlässiger
neuer, und der großen Zahl noch zitierter älterer mikrobiologischer Untersuchungen muß auf die früheren technischen Schwierigkeiten (die noch nicht alle und
besonders noch nicht in allen Laboratorien überwunden sind) kurz eingegangen
werden. Interessant sind dabei auch frühe grundlegende Untersuchungen mit
Auszählen der Mikroorganismen. STRALFORS (1950) fand durch direktes Auszählen $4,1 \times 10^{11}$ Zellen pro Gramm Plaque, wobei naturgemäß die kultivierbaren wie
auch die bereits abgestorbenen Organismen erfaßt wurden. Andere Untersuchungen ergaben bei direkter Auszählung $2,5 \times 10^{11}$ Mikroorganismen pro Gramm,
und aufgrund der Kulturen der Verdünnungsreihe $4,6 \times 10^{10}$ anaerobe und
$2,5 \times 10^{10}$ aerobe Organismen pro Gramm Plaque. Der Unterschied zwischen
Auszählung unter dem Mikroskop und auf Nährböden beruht nur zum Teil auf
der Anwesenheit toter Zellen – er erklärt sich vielmehr 1. aus einer gewissen
Selektivität, d.h. der Unfähigkeit auch „universaler" Nährböden, *allen* Arten von
Mikroorganismen Wachstum zu ermöglichen; 2. aus unvollkommener Trennung
verklumpter Organismen, was zu erniedrigter Kolonienzahl auf der Nährboden-
platte führt (da man annehmen kann, daß jede Kolonie von einem Mikroorganismus bzw. von einem Klumpen abstammt). In der Mehrzahl sind die Plaqueorganismen anaerob bzw. fakultativ, und obligat aerobe sind selten oder fehlen. Die
gefundenen Zahlen auf Platten kultivierbarer anaerober und aerober Organismen
entstehen zum Teil durch Doppelzählung und können nicht einfach addiert werden. Sie erklären sich dadurch, daß die „aerobe" Zählung aerotolerante Organismen wie Streptokokken einschließt, und daß unter anaeroben Bedingungen nicht
nur die obligat anaeroben, sondern auch die zahlreichen O_2-toleranten anaeroben
Mikroorganismen wachsen. In einer neueren Arbeit von NORD (1980; Tab. 5.**6**),
die auch das Verhältnis aerob : anaerob berücksichtigt, wurden nur Resultate von
Züchtungen gemeldet; die tatsächlichen Zahlen liegen also noch etwa eine Zehnerpotenz höher. Nach NORD zeigt supragingivale Plaque von der Zahnkrone
Konzentrationen von 10^9 bis 10^{10} koloniebildende Bakterien/ml, Proben aus dem
gingivalen Bereich (Zahnfleischrand und Sulkus) 10^{11} und 10^{12} Bakterien/ml.

Die Bakterienkonzentration in Plaque ist übrigens auch substratabhän-
gig. Das weiß man seit der Entdeckung der Funktion der extrazellulären
Polysaccharide als Plaquematrix. Sie wird unter Volumenzunahme bei

Tabelle 5.6   Konzentrationen von Mikroorganismen in verschiedenen Lokalisationen beim Menschen (nach *Nord* 1980)

Lokalisation	Bakterienkonzentration (koloniebildende Einheiten/ml oder g)	Verhältnis von Anaerobiern zu Aerobiern
Nase (Spülung)	$10^3 - 10^4$	5 : 1
Speichel	$10^8 - 10^9$	10 : 1
Plaque auf Zahnoberflächen	$10^{10} - 10^{11}$	100 : 1
Plaque am Gingivalrand	$10^{11} - 10^{12}$	1000 : 1
Magen	$10^2 - 10^5$	1 : 1
Zwölffingerdarm	$10^2 - 10^4$	10 : 1
Dünndarm	$10^4 - 10^7$	100 : 1
Dickdarm	$10^{11} - 10^{12}$	1000 : 1

Zufuhr von Nahrungszucker gebildet; dabei entsteht vor allem auch viel Säure, aber Synthesestoffwechsel und Wachstum (Teilung) von Bakterien werden nicht stimuliert: die relative Bakteriendichte pro Volumeneinheit nimmt ab.

CARLSSON (1967) untersuchte die Bakteriendichte in junger (3 Tage alter) Plaque und in Speichel unter dem Einfluß von halbstündlichen Spülungen mit 25%iger Saccharoselösung, in einer zweiten Versuchsreihe mit 25%iger Glucoselösung. Er berechnete die Zahl der kultivierbaren Mikroorganismen von Koloniezählungen auf anaerob inkubierten Blutagarplatten und fand unter Glucoseeinfluß gemittelt $3,2 \times 10^{10}$ Organismen/cm^3 Plaque, unter Saccharoseeinfluß hingegen wesentlich mehr Plaquevolumen und dafür geringere relative Bakteriendichte; im Durchschnitt $1,4 \times 10^{10}$ Organismen/cm^3. Dieser Unterschied ist auf Vergrößerung des Plaquematrixvolumens durch Synthese extrazellulärer Polysaccharide unter Saccharosezufuhr zurückzuführen. Mehr als die Hälfte dieser Mikroorganismen zeigten Charakteristika von *Streptococcus sanguis;* der Anteil von *Streptococcus mutans* und *Streptococcus salivarius* war relativ gering. Die Bakteriendichte im Speichel war mit $0,9 \times 10^9$ Organismen/cm^3 mehr als eine Zehnerpotenz geringer als in Plaque und unter Einfluß beider Substrate gleich.

In Kronenplaque überwiegen nach neueren Ergebnissen die anaeroben Mikroorganismen stärker als lange angenommen worden war, doch nicht so stark wie im Sulkus, wo 1000mal so viele Anaerobier wie Aerobier gezüchtet werden können. Dieses Ergebnis ist auf die neuen anaeroben Methoden zurückzuführen, die auch zur Entdeckung nicht oder kaum bekannter Mikroorganismen in Zahnfleischtaschen geführt haben.

Dieser Exkurs in die Methodik mikrobiologischer Untersuchungen, ihre Schwierigkeiten und Streuungsquellen macht dies deutlich: Die Besiedelung verschiedener Zahnflächen kann qualitativ wie quantitativ nur mit ungefähren Angaben beschrieben werden.

Sehr viele Plaqueuntersuchungen sind, anfangs mit großem Optimismus, mit dem Elektronenmikroskop ausgeführt worden (SCHROEDER u. DE BOEVER 1970, LISTGARTEN 1976). Diese Methode hat aber ebenfalls große Nachteile. Man erkennt zwar meist den Unterschied zwischen gramnegativ und grampositiv an der Zellwandstruktur der Bakterien, und charakteristisch geformte Organismen wie Spirochäten sind auszumachen. Von einer zuverlässigen Identifikation kann jedoch keine Rede sein. Dies gilt, obgleich elektronenmikroskopische Studien, ergänzt durch bakteriologische Untersuchungsmethoden (THEILADE u. THEILADE 1970) und verfeinerte histochemische Methoden (SCHROEDER u. DE BOEVER 1970, SCHROEDER 1977, NEWMAN 1977) aufschlußreiche Ergebnisse liefern können.

Volumen und Dicke der Kariesplaque

Mit der biochemisch spezifischen Pathogenität der Kariesplaque (aufgrund von Säure- und EPS-Bildung) hängen auch die physikochemischen Aspekte des pathogenen Mechanismus zusammen. Die Kariesplaque hat zahnschädigende Funktionen, die man unter 2 Gesichtspunkten betrachten kann:

1. Sie beherbergt Mikroorganismen, Substrat und die durch Glykolyse entstandenen Säuren;
2. sie schneidet den kariöser Demineralisation ausgesetzten Zahn von seiner natürlichen zahnhaltenden Umgebung ab, dem (re)mineralisierenden und neutralisierenden Speichel.

Der 1. Punkt ist unumstritten ursächlich wichtig, der 2. zweifelhaft, und es erhebt sich die Frage, wie weit Zunahme von Volumen und Dicke des Belags nicht allein wegen *höherer Bakterienzahlen* die Gefahr für den Zahn vergrößert.

Die Dicke und die „leimartige" Beschaffenheit der Plaque erschien bereits J. L. WILLIAMS (1897) als der Grund, warum die gebildeten Säuren nicht durch den Speichel ausgewaschen wurden, sondern im Sinne einer Entkalkung auf den Zahn einwirken konnten. Die Säureproduktions-Diffusions-Theorie von STRALFORS (1950) war der erste Versuch, die Bedingungen in exakte Beziehung zu setzen, unter denen ein Ansteigen der Wasserstoffionenkonzentration in der Tiefe der Plaque als Resultat des bakteriellen Kohlenhydratabbaus stattfindet. Die Theorie ist in der Formel

$$u_o = \frac{QH^2}{2D}$$

ausgedrückt, wobei u_o die Säurekonzentration an der Schmelzoberfläche darstellt, die proportional zur Säurebildungsrate durch die Bakterien (Q) und proportional zum Quadrat der Belagdicke (H) ansteigt und sich zum Diffusionskoeffizienten (D) der Säure in der Plaque umgekehrt proportional verhält. CRITCHLEY (1970) hat die kariogenen und protektiven Faktoren in der Plaque auf eine Formel gebracht, die auch andere Einflüsse als die von STRALFORS in Beziehung gesetzten Diffusionsfaktoren berücksichtigt. Die Läsionenentstehung (L) ist danach abhängig von folgenden Variablen:

$$L \sim s \cdot t \cdot \{c \cdot K_a - K_n \left(\frac{1}{K_d} + [Ca] \cdot [P] + mK_b \right)\}$$

Dabei bedeuten:

s   Zuckerkonzentration im Mikrovolumen der Plaque,
t   Dicke der Plaque,
c   Zahl der säurebildenden Mikroorganismen,
K_a Säurebildungsrate pro Zelle,
K_n Neutralisationsrate,
K_d Diffusionsrate für Ionen durch die Plaque,
$[Ca] \cdot [P]$ Konzentration von verfügbarem Calcium und Phosphat in der Plaque,
m   Zahl der basenproduzierenden Mikroorganismen,
K_b Basenbildungsrate pro Zelle.

Beide Formeln sind nur Beispiele dafür, wie man versucht hat, das Kariesrisiko zu quantifizieren. Beide Versuche sind lückenhaft. Unerwähnt geblieben, aber für die Läsionenentstehung (L) wichtig sind:

1. die *Länge der Zeit, während der Zucker* als Substrat *zur Verfügung steht* (Entkalkungszeit);
2. komplementär dazu Speichelvolumen und die *Länge der Zeit*, während der *Remineralisation* stattfinden kann;
3. die *Konzentration von* remineralisationsbeschleunigendem *Fluorid* in der wäßrigen Phase *um die Schmelzkristalliten*.

Die Gesamtzeit für remineralisierende Vorgänge (2), die Remineralisationsgeschwindigkeit (3) und dazu noch die Sequenz alternierender De- und Remineralisationsabläufe (TEN CATE u. DUIJSTERS 1982) bestimmen entscheidend, ob es zu einer negativen (→ Karies) oder zu einer positiven Bilanz im Mineralaustausch kommt (S. 61 ff.).

In beiden Formeln kommt die Dicke der Plaque als ursächlicher Faktor vor, und STRALFORS hat die Behinderung, die nach seiner Ansicht dem Ausdiffundieren der in der Tiefe der Plaque entstehenden Säuren entgegensteht, dadurch ausgedrückt, daß er die Plaquedicke als quadratischen Faktor angab. Das erweckt den Anschein, als ob mit zunehmender Dicke ein Bakterienbelag auf dem Zahn immer gefährlicher würde. Tatsächlich kann das *Parodont* stärker geschädigt werden, wenn neben den qualitativen Veränderungen der Flora durch Dickerwerden der Plaque am Zahnhals der Sulcus gingivae auch mechanisch verlegt wird. Entzündungsfördernde bakterielle Antigene und Toxine sowie lysosomale Enzyme zerfallender Leukozyten können sich stauen, die Gingivitis kann zunehmen (ATTSTRÖM 1975). Was aber die *kariogenen* Eigenschaften von Plaque betrifft, gibt es Anzeichen, daß sie bei Dickenzunahme über ein gewisses Maß hinaus wieder abnehmen. Ein solches Anzeichen ist die Lage des Hauptangriffs im plaquegefüllten spitzwinkligen Trichter einer Fissur. Dieser Angriffspunkt ist vor allem bei sehr dünn in die Tiefe auslaufenden Fissuren meist nicht der tiefste Punkt, sondern er findet sich in einem gewissen Abstand von der Plaqueoberfläche (KÖNIG 1963, s. auch Kap. 8). Als Erklärung dafür muß man annehmen, daß das Substrat auf seinem Diffusionsweg in die Tiefe, sozusagen unterwegs, bereits vergoren wird und daß es jenseits einer gewissen Tiefe einfach verbraucht ist, so daß dort keine Säure mehr entsteht.

Die praktische Bedeutung dieser Tatsache ist leider gering, da die Dickenzunahme von Plaque praktisch überall durch Scheuerwirkung von Schleimhaut oder vorbeistreichender Nahrung einmal ihre Begrenzung findet, und da auch bei „zu dicker" Plaque, wie nicht selten in Fissuren, irgendwo im Randbezirk einmal eine Zone mit maximal kariogener Dicke vorkommen muß. Am kleinsten ist das Risiko für Karies und Gingivitis, wenn keine eigentliche Plaque vorhanden ist, d. h. die Bakterienbesiedlung die normale 20-Zellagen-Dicke nicht überschreitet (SOCRANSKY u. CRAWFORD 1977).

Jedenfalls zeigen mehrere neuere Studien, daß die Hypothese vom „Diffusionshindernis Plaque" revidiert werden muß (DIBDIN 1984). Saccharose, Essig- und Milchsäure sowie Natriumfluorid diffundieren in Plaque beinahe gleich schnell, d. h. 2- bis 3mal langsamer als in Wasser. EPS wirken entgegen früheren Annahmen ebenfalls nicht diffusionsbehindernd, im Gegenteil: Wegen ihres großen Wasserbindungsvermögens und damit größerer Wasservolumina in EPS-reicher Plaque nähert sich die Diffusionsrate derjenigen in Wasser. Dennoch gibt es eine Anzahl von Faktoren, die den Transport gelöster Stoffe durch den Belag verlangsamen können: Dicht gepackte Bakterienkolonien, Umwege um die Zellen, die mechanisch den direkten, kürzesten Diffusionsweg verlegen, sowie Reaktionen und Interaktionen mit ungeladenen und noch mehr mit geladenen Stoffen in der Plaque.

DAWES u. DIBDIN (1986) fanden, daß (außer bei sehr dicker Plaque) die höchste H^+-Konzentration an der Plaque-Schmelz-Grenzschicht auftrat, und daß diese Ansäuerung *mit der Dauer der Zuckereinwirkung zunahm.*

Das relativ lange Bestehenbleiben eines sauren Milieus in Plaque z. B. nach Spülen mit Zuckerlösung kann man schon deswegen nicht einer Diffusionsbehinderung zuschreiben, weil die Gärungssäuren durch die Plaque nicht langsamer, sondern etwas *schneller* diffundieren als Zucker; lang bestehende tiefe pH-Werte sind nur durch *lang andauernde Säureproduktion* nach Zuckeraufnahme zu erklären (GEDDES 1981). So scheint die größere Zahl säurebildender Bakterien in dicker Plaque der wichtigste Grund für eventuelle höhere Kariogenität zu sein; damit hängt zusammen, daß Säuren in dicker Schicht durch den in Ruhe nur dünnen Film bicarbonathaltigen Speichels nicht vollständig abgepuffert werden können, wohl aber durch Stimulation beim Kauen oder Spülen mit einer neutralen Lösung (S. 196ff.). Wenn die Plaque auch kein eigentliches Diffusionshindernis ist, bremst sie doch auf jeden Fall den turbulenten Austausch von Stoffen an der Zahnoberfläche. Man kann das vor allem daran erkennen, daß an chronisch plaquebedeckten Stellen die Einwirkung konzentrierter freier Säure nicht zu Erosionen führt.

Zu allem, was hier über die Dicke der Plaque und ihre Pathogenität gesagt wird, muß man relativierende Einschränkungen machen: Es gibt keine Untersuchung, in der die Dicke der Plaque zusammen mit den davon abhängigen klinischen Zuständen gemessen worden wäre. Alle gebräuchlichen Plaqueindizes (beschrieben bei MÜHLEMANN 1974) registrieren allein die Flächenausdehnung der Beläge. Eine Methode zur Dickenmessung der Plaque fehlt; bis sie entwickelt ist, bleiben alle Hypothesen zur klinischen Bedeutung der Belagdicke ungeprüft.

Kariogene Säurebildung und -messung der Plaque

In der ersten, inzwischen schon klassisch gewordenen direkten pH-Messungen am Zahn hatten STEPHAN u. MILLER (1943) nachweisen können, daß die kariesauslösende Säurebildung an die Plaque gebunden ist und ausbleibt, wenn der Zahn von Belag frei ist. An homologen Zähnen rechts und links wurde vor und während einer Stunde nach Spülen mit 10%iger Glucoselösung das pH gemessen. Es fiel innerhalb weniger Minuten steil ab, um allmählich wieder zum Ausgangswert zurückzukehren. Dann wurde die linke Meßstelle durch Putzen mit der Zahnbürste von der Plaque gereinigt, und die Glucosespülung und die Messungen wiederholt. Während sich auf der ungeputzten rechten Seite der Zucker-Säure-Impuls wiederholte, blieb der pH-Abfall auf der plaquefreien Seite aus (es trat sogar vorübergehend durch die Anregung der Speichelsekre-

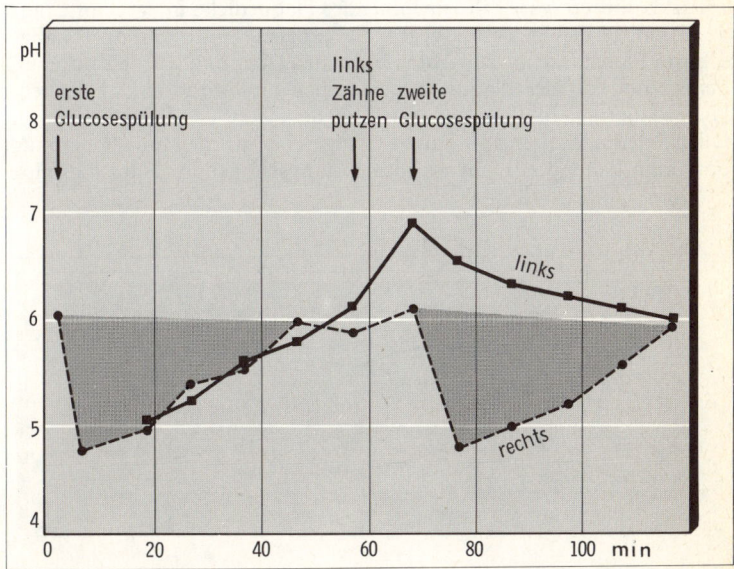

Abb. 5.**16** Säurebildung in Plaque nach jeder Spülung mit einer 10%igen Glucoselösung; nachdem die linke Meßstelle von Plaque befreit worden war, blieb dort die Säurebildung aus (nach *Stephan* u. *Miller* 1943)

tion während des Putzens ein pH-Anstieg auf), wie aus Abb. 5.**16** ersichtlich ist. Viele spätere Untersuchungen haben diesen Befund bestätigt.

Hier verdient eine neuere, von GRAF u. MÜHLEMANN (1966) und GRAF (1969) entwickelte Methode besonderes Interesse, weil diese Autoren nicht unter Durchbohren und damit Störung der Plaquestruktur, sondern mit einer Miniaturglaselektrode von der Zahnseite her direkt in der tiefsten Plaquelage die Messungen vornahmen, die (direkt oder telemetrisch) über lange Zeit fortgesetzt werden konnten. Mit dieser Methode konnte gezeigt werden, daß die Gefährdung für den Zahn mit dem Alter der Plaque zunimmt: Bei 2 Tage alter Plaque fiel das pH nicht unter 5; 3 bis 5 Tage alte Plaque erreichte pH 4,5; erst 6 Tage alte Plaque erreichte ein pH von 4 (IMFELD u. LUTZ 1980).

Je dicker und differenzierter also die Plaque ist, desto stärker wird in ihr Säure aus Zuckern gebildet. Andererseits werden parallel mit dieser Entwicklung auch erosive freie Säuren von außen besser abgeschirmt.

Telemetrische Messung der Einwirkung eines Apfels zeigt deutlich diesen Unterschied zwischen kariogenem und erosivem Entkalkungsrisiko (Abb. 5.**17**). Bei Messungen mit der Mikroelektrode im Interdentalraum wurde beim Essen eines halben Apfels direkt nach Einsetzen der Versuchsapparatur, also *vor* Plaquebildung ein sofortiger starker pH-Abfall festgestellt, der nur kurz dauerte und auf (erosive) freie Säure im Apfel zurückzuführen war. Mit zunehmender Plaquedicke im Verlauf einiger Tage wurde die Elektrode gegen die exogene Säure des Apfels abgeschirmt (der starke initiale Abfall blieb aus), aber nun wurde Zucker aus dem Apfel von der Plaque aufgenommen und vergoren, so daß eine längerdauernde Bildung von Säure in der Tiefe des Belags registriert wurde, deren Wirkung als kariogen angesehen werden muß. Überhaupt darf man den Apfel nicht als ideales zahnschonendes Nahrungsmittel

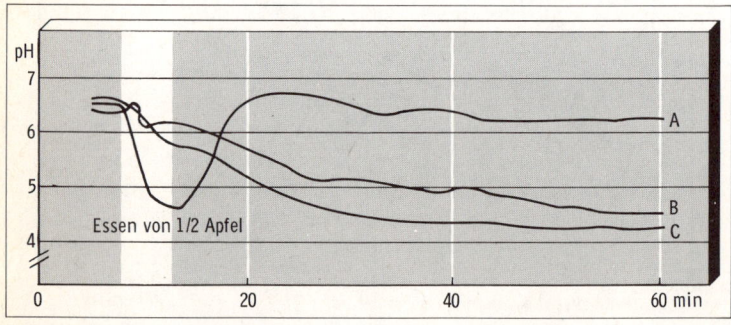

Abb. 5.**17**   pH-Veränderungen im plaquefreien Interdentalraum (A), mit 1 Tag (B) und 4 Tage (C) alter interdentaler Plaque nach Essen eines halben Apfels (nach *Graf* 1969; s. auch Text)

ansehen und auch kaum als die „Zahnbürste der Natur". Während die harte Frucht auf die exponierten (sowieso fast immer sauberen) Zahnpartien sehr wohl einen scheuernden Effekt ausübt, wird die Plaque gingival und interdental in einem so kleinen Ausmaß entfernt, daß man nicht von einer reinigenden Wirkung sprechen darf. Dies geht aus den genauen Untersuchungen von 3 unabhängigen Autoren zurück (ARNIM 1963 in den USA, MARTHALER 1968 in der Schweiz, und WADE 1971 in England). Die stundenlange Säurebildung in interdentaler Plaque nach Essen eines Apfels vor dem Zubettgehen, ohne vorheriges Zähneputzen mit der Bürste, spricht für sich (Abb. 5.18). Immerhin muß zugunsten des Apfels erwähnt werden, daß er, wenn auch nicht Plaque, so doch Reste

Abb. 5.18   pH-Verlauf in 4 Tage alter interdentaler Plaque nach Essen eines halben Apfels, ohne Zähne zu putzen, unmittelbar vor dem Zubettgehen. Stundenlang kann die Entkalkung andauern, weil im Schlaf die Speichelsekretion praktisch völlig versiegt, und der dünne Speichelfilm die in voluminöser Plaque über lange Zeit gebildete Säure unmöglich neutralisieren kann (nach *Graf* 1969)

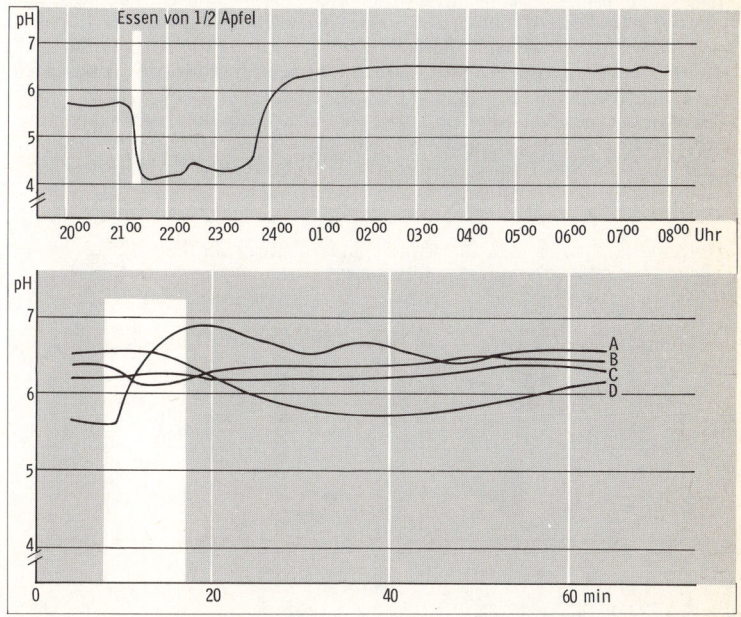

Abb. 5.19   pH-Veränderungen der 3–5 Tage alten interdentalen Plaque nach dem Essen von 1 Scheibe Schinken (A), 5 Walnüssen (B), 20 g Käse (C) und von 1 mittelgroßen rohen Karotte (D). Es wird keine Säure gebildet, mit Ausnahme aus der Karotte, doch ist dieser pH-Abfall kaum unter 6 praktisch völlig ungefährlich (nach *Graf* 1969)

weicher und klebriger Mahlzeiten entfernt, wenn er zum Abschluß gegessen wird. Und wenn auch von den Zuckern im Apfel etwas zurückbleibt, was zur kariogenen Säurebildung in Plaque Anlaß gibt, so ist dies doch sehr wenig im Vergleich zu anderen zuckerhaltigen Nahrungsmitteln. Trotzdem kann der Apfel nicht konkurrieren mit zuckerfreien Zwischenmahlzeiten wie Nüssen, Käse, Wurst und ähnlichen, aus denen praktisch gar keine Säure gebildet wird (Abb. 5.**19**). In ähnlichem Ausmaß ist auch nach Aufnahme von Zuckerersatzstoffen die Säurebildung in Plaque begrenzt, so daß das „kritische" pH von ungefähr 5,5 nicht unterschritten wird, wie Abb. 5.**20** zeigt. Diese pH Kurven zeigen auch, daß Kauen, in diesem Fall von Paraffin als neutralem Stimulator der Speichelsekretion, durch eine große Menge von pufferndem Sekret die Neutralisation der Mundhöhle und der Plaque ebenso stark beschleunigt wie Spülen mit Harnstofflösung von pH 7 (s. Kap. 7; SWENANDER LANKE 1957, EDGAR 1982).

Manche Untersuchungsberichte zur Säurebildung in Plaque machen anstelle des pH als Meßgröße von der nichttransformierten Protonenkonzentration Gebrauch (ZIESENITZ u. Mitarb. 1985). Die vergleichende Darstellung beider Kurven in Abb. 5.**21** illustriert deutlich, daß der pH-Wert den negativen Logarithmus der H^+-Ionenkonzentration bedeutet, daß also die Schritte in der pH-Skala, fallend mit zunehmendem Säuregrad, nicht linear verlaufen. Vom Neutralpunkt pH 7 ausgehend bedeutet ein Abfall auf pH 6 eine 10fach erhöhte Protonenkonzentration, eine Erniedrigung des pH-Werts von 7 nach 5 aber 100mal mehr und von 7 nach 4 sogar 1000mal mehr Protonen. Dieser Sachverhalt zeigt, daß es irreführend

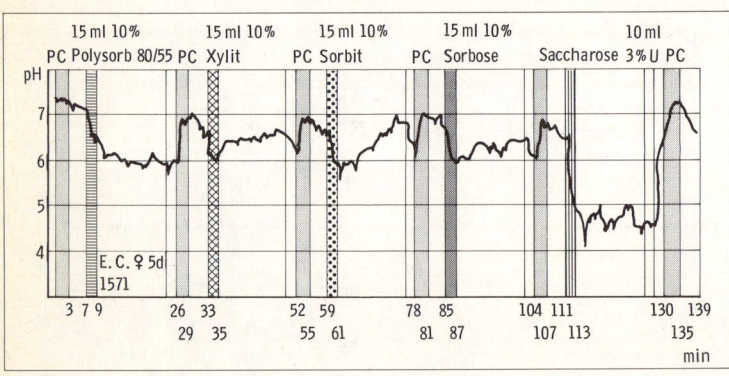

Abb. 5.**20**   Telemetrisch registrierte Säureproduktion in 5 Tage alter Plaque während und nach Spülen mit 10%igen Lösungen von Lycasin (= Polysorb) 80/55, Xylit, Sorbit, Sorbose und Saccharose. PC = Kauen von Paraffin; U = Spülung mit 3%iger Harnstofflösung (pH 7) (aus *Imfeld*, T., H. R. *Mühlemann*: J. prev. Dent. 4 [1977] 12)

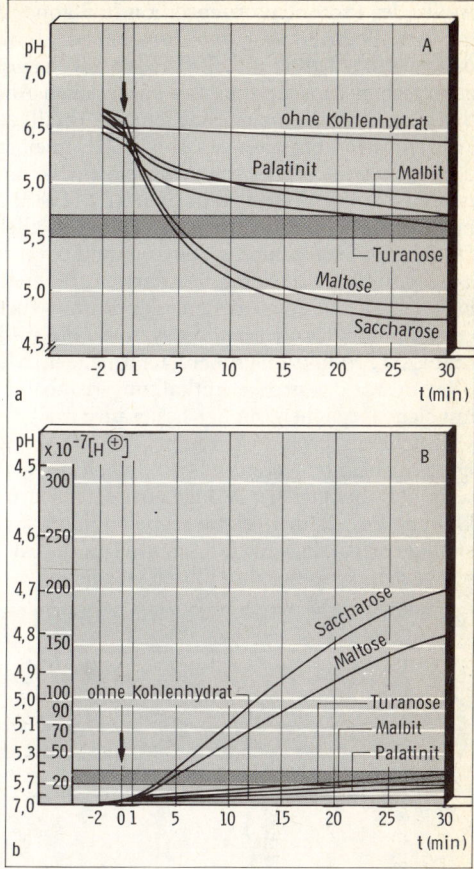

Abb. 5.**21** Verlauf von in Plaque gemessenen pH-Werten (A) mit der entsprechenden berechneten Protonenkonzentration (H+; B) an Beispielen von Säurebildung aus verschiedenen 10%igen Kohlenhydratlösungen. Neben den Zukkern Saccharose und Maltose wurden mehrere „zahnschonende" Zuckeraustauschstoffe getestet, von denen Palatinit auf den S. 133 f. erwähnt wurde. Malbit enthält Maltit, Sorbit und Maltotriit; Turanose ist Glucosyl-α(1→3-)fructose (nach *Ziesenitz*, Susanne C., G. *Siebert*: pers. Mitt. 1984 [unveröffentlicht])

wäre, bakterielle Säurebildung in Plaque als eine Differenz zwischen Anfangs- und End-pH in pH-„Einheiten" anzugeben, die gar keine gleichen Schritte bedeuten; relevant ist allein der tiefste erreichte pH-Wert, also die maximal erreichte Protonenkonzentration.

Außer der Protonenkonzentration in Plaque ist auch die Konzentration der verschiedenen Säure*anionen* von Bedeutung (GEDDES 1975, DISTLER u. KRÖNCKE 1986, s. S. 39). Hohe Saccharosekonzentrationen führen zur raschen Umschaltung des bakteriellen Abbauweges auf Lactatproduktion, die von einem schnellen pH-Abfall, d. h. Anstieg der Protonenkonzentration begleitet ist (Abb. 5.**22**). In einem Experiment an Ratten, die nur wenige definierte Arten von Mikroorganismen beherbergten, fanden VAN DER HOEVEN u. FRANKEN (1982) nach Zuckerzufuhr ebenfalls deutliche Umschaltung auf Lactat in allen Fällen; sie war in einer Plaque aus *Actinomyces viscosus* und *Streptococcus sanguis* weniger ausgeprägt als bei Tieren, die dazu noch Mutans-Streptokokken beherbergten. Da die mutanstragenden Ratten auch mehr kariöse Läsionen entwickelten, assoziierten die Autoren die stärkere Kariogenität mit der schnellen Produktion großer Lactatmengen. Milchsäure bringt mit einem pK von 3,9 das größte Entkalkungsrisiko für die Zahnhartsubstanzen mit sich, verglichen mit der Essigsäure (pK = 4,76) und der noch etwas schwächeren Propionsäure (pK = 4,9) (NEWBRUN 1983, s. S. 39 f.). Diese Zahlen bedeuten praktisch nach der bisher herrschenden Auffassung, daß bei gleicher Menge gebildeter Gärungssäure die kariöse Entkalkung des Zahnes relativ schnell abläuft, wenn die starke Milchsäure gebildet wird, dagegen langsam, wenn der Abbau etwa zur Bildung der schwachen Propionsäure führen würde.

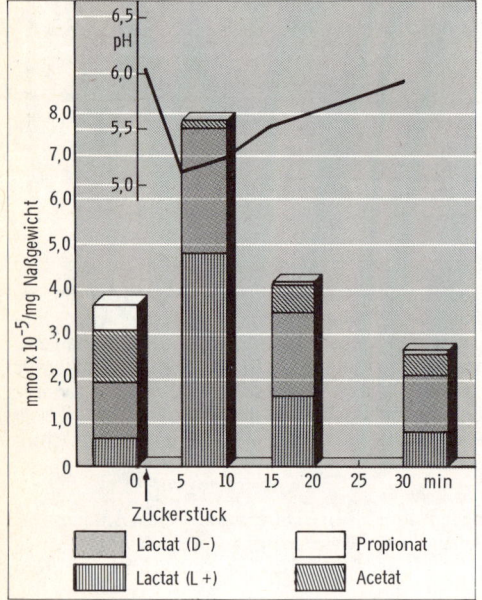

Abb. 5.**22**   Verlauf der Bildung verschiedener Säuren und pH-Kurve in Plaque nach Auflösung eines Zuckerstücks im Mund (aus *Geddes*, D. A. M.: Caries Res. 9 [1975] 98)

Was den Beitrag der „schwächeren" Säuren zum Kariesgeschehen betrifft, haben FEATHERSTONE u. Mitarb. (1979) neuere Beobachtungen zu einer ergänzenden Hypothese der Entkalkung verarbeitet. Trotz des großen Protonisierungs- und damit Entkalkungspotentials der Milchsäure wäre es demnach falsch, die übrigen bakteriellen Abbauprodukte als unwichtig zu betrachten. Dies gilt vor allem für die schwach dissoziierte Essigsäure, die nach den Experimenten von FAETHER-STONE u. RODGERS (1981) in vitro mit Milchsäure zusammen zu stärkerer artifiziell-kariöser Tiefenentkalkung führt als ausschließlich Milchsäure unter gleichen Bedingungen. Das hängt damit zusammen, daß kariöse Entkalkung klinisch wegen der austauschhemmenden Plaque nie eine stürmische Oberflächenätzung (wie etwa die Erosion; S. 54 f.), sondern immer eine Tiefenentkalkung ist. Sie ist deswegen auch von der Diffusionsgeschwindigkeit der Säuren in die tieferen Schmelzschichten abhängig, und am schnellsten diffundiert eine Säure in ihrer undissoziierten Form in den Schmelz. Nehmen wir an, daß die Säurekonzentration 0,1 mol/l beträgt. Bei pH 4,5 wäre dann im Fall der Milchsäure 0,02 mol/l nicht ionisiert, wenn Essigsäure vorliegt dagegen 3mal so viel, nämlich 0,06 mol/l. Bei diesem pH, das unter kariogenen Bedingungen herrschen kann, wird also (wenn man absieht von dem Anteil, der dissoziiert als H^+ und Säurerest diffundiert) 3mal soviel Essigsäure wie Milchsäure in den Schmelz eindringen. So kann, obwohl Milchsäure die stärkere Säure ist, Essigsäure dennoch effektiver entkalken. Liegt ein Gemisch von Säuren vor, wie in Plaque, stellen sich je nach Dissoziationskonstanten Gleichgewichte ein, wobei die stark dissoziierten Säuren (Milchsäure, Ameisensäure) die schwachen wie Essigsäure und Propionsäure in ihre nichtionisierte Form drängen. Dies hat einerseits den günstigen Effekt einer Pufferung der stärkeren Säuren durch die schwächeren (S. 39 f.), andererseits aber auch die ungünstige Wirkung, daß damit die schwache Essigsäure undissoziiert in der Form vorliegt, in der sie leicht in den Schmelz diffundieren kann. Während der Wanderung durch den Schmelz dissoziieren dann die schwachen Säuren kontinuierlich in Wasserstoffionen und den anionischen Säurerest. Dabei können Protonen wie auch Anionen die Apatitkristalle des Schmelzes desintegrieren. Entscheidend ist aber schlußendlich die *Gesamt*konzentration der Protonen an der Plaque-Schmelz-Grenzschicht und die „innere Protonenkonzentration" im Schmelz.

Übrigens muß in diesem Zusammenhang nochmals daran erinnert werden, daß das Entkalkungspotential angesäuerter Plaque nicht nur vom Gehalt an Säure bestimmt wird. Wichtiger ist der Sättigungsgrad der flüssigen Phase in der Zahnumgebung in bezug auf Apatit (S. 49 f. u. S. 61 ff.). Dennoch bleibt der einfach meßbare pH-Wert wichtig, denn die Wahrscheinlichkeit auf Untersättigung wird um so größer, je höher die H^+-Konzentration ansteigt, d. h. je tiefer der pH-Wert abfällt.

Plaque auf freien und interdentalen Glattflächen

Die Besiedelung beginnt in den ersten Stunden mit einzelnen Bakterien. In den ersten Tagen der Plaquebildung auf einer gereinigten Zahnfläche (und etwas langsamer auch auf Kunststoffolien) formieren sich Kokken und kokkenähnliche Mikroorganismen, die viele Lagen, oft auch Stränge bilden und sich allmählich durch Wachstum verdichten. Bis zu ungefähr 14 Tagen geht in der inneren kondensierten Kokkenschicht die Zellteilung weiter. Die Flora wird zudem bunter, und mit zunehmendem Wachstum kann die Plaque schon nach 7 Tagen eine Dicke von 250 bis 300 µm erreicht haben (SCHROEDER u. DE BOEVER 1970). Nach 2–3 Wochen wird, vor allem gingival, die äußere Plaqueschicht von langen, senkrecht zur Schmelzoberfläche orientierten Filamenten bewachsen, so daß das Bild im Lichtmikroskop einem wogenden Kornfeld ähnelt. Es gibt auch supragingivale Plaque auf Glattflächen, die von Filamenten weitgehend frei bleibt; das ist aber mehr interdental als supragingival auf Glattflächen der Fall. Mit zunehmendem Alter der Plaque wird der Pellicle-Untergrund schmaler, bis die Kokken direkt den Schmelzkristallen aufzuliegen scheinen; mit zunehmend erschwerter Diffusion großer Moleküle bauen die Bakterien in der Tiefe die Pellicle-Proteine ab. Der Mangel einzelner Nährstoffkomponenten drückt sich auch in verdickten Zellwänden aus. Die kleinmolekulären Zucker diffundieren aber weiter fast ungehindert, und deswegen kann der Gehalt der Plaque an extrazellulären (Matrix-)Polysacchariden und intrazellulären Speicherpolysacchariden u. U., vor allem bei häufiger Zuckerzufuhr, sehr hoch sein (S. 135 ff. u. 134 f.). Die elektronenmikroskopischen Bilder zeigen nach etwa 3 Wochen Liegedauer in der Tiefe der Plaque auch viele Zellen in Lyse und leere Zellhüllen, und nur noch wenige Bakterien in Teilung (THEILADE u. THEILADE 1970). Vor allem in der Nähe der Ausführungsgänge der großen Speicheldrüsen kann supragingivale Plaque auf Glattflächen schon innerhalb der ersten Tage beginnen zu verkalken, ohne daß zunächst die Mikroorganismen in ihren Lebensfunktionen beeinträchtigt würden; damit beginnt die Zahnsteinbildung.

Wichtiger als die Morphologie sind die Stoffwechselvorgänge und ihre Produkte in der Plaque, die von der bakteriellen Zusammensetzung abhängig sind. Als einer der ersten hat RITZ (1967, Abb. 5.**14**) die Veränderungen über die Zeit nach professioneller Reinigung auf supragingivalen Labialflächen von Frontzähnen untersucht. Die Frühveränderungen der ersten Stunden, wie sie NYVAD (1983) beschrieb, wurden dabei noch nicht erfaßt.

Die Ergebnisse von LISTGARTEN 1976) zeigten, daß die kokkenreiche supragingivale Plaque sich zunächst per continuitatem apikalwärts in subgingivale Bereiche ausbreitet (*adhärente Taschenplaque*) und erst später sekundär von gramnegativen beweglichen Organismen lose überwachsen wird (*nichtadhärente Taschenplaque*). Die Situation und die pathomorphologischen Verhältnisse am Zahnfleischsaum und in der Sulkusregion hat SCHROEDER (1970) als erster genau beschrieben. Die „Plaque-Sulkus-Beziehung I" kommt offenbar nur bei Kindern und Jugendlichen kurz nach dem Zahndurchbruch und bei sehr guter Mundhygiene vor und ist dadurch gekennzeichnet, daß die Zahnhalsplaque dünn (20 µm) und rein supragingival bleibt, nämlich 0,2–0,3 mm kronenwärts vom Gingivalrand aufhört, was bei einer normalen, oder besser gesagt idealen Sulkustiefe von 0,5 mm einen Abstand von 0,7 mm zwischen

Plaque und Sulkusboden bzw. Saumepithel bedeutet (Abb. 5.**23**a). Auch Schroeders „Plaque-Sulkus-Beziehung II", gekennzeichnet durch Plaque *im* Sulkus, liegt, wenn man sie schon als pathologisch ansehen will, noch sehr nahe an der Grenze zum Gesunden, selbst wenn dabei das Saumepithel schon stark verändert ist und sein Volumen zu mehr als 50% aus Granulozyten besteht. Gekennzeichnet ist diese Situation dadurch, daß die Plaque subgingival vorgedrungen ist und sich stark dem Sulkusboden genähert hat (Abb. 5.**23**b). Koronal vom Zahnfleischrand findet sich eine typische Glattflächenplaque mit einer kompakten tiefen Kokkenschicht. Sie setzt sich in den oberen Sulkusbereich fort. Die dickere Schicht darüber ist viel weniger dicht und läßt mit zunehmender apikaler Ausbreitung immer mehr die kompakte Kokkenunterlage vermissen. Die freie Oberfläche der Bakterienansammlung im Sulkus kommt bis auf 0,1 mm (= 100 μm) an das Saumepithel heran; die Zwischenlage besteht aus Granulozyten, die zum Teil Zeichen phagozytärer Aktivität erkennen lassen und manchmal auch entlang der Plaqueoberfläche nach außen zu kriechen scheinen.

LISTGARTEN (1976) hat die Taschenflora aufgrund elektronenmikroskopischer Bilder als „relativ dünn" beschrieben, nämlich im Vergleich zur supragingivalen Plaque. Dort, auf freien Zahnoberflächen, sind die Mikroorganismen durch die ganze Dicke des Belages in die Matrix aus Polysacchariden eingebettet, die für die Plaque so charakteristisch sind. In der Tasche hingegen fand LISTGARTEN (1976) 2 Schichten: Der Zementoberfläche aufliegend eine dünnere Schicht hauptsächlich von Kokken mit einer Matrix ähnlich der supragingivalen, in die jedoch keine größeren Filamente wie auf freien Oberflächen eingebettet lagen. Vielmehr wies bei der Taschenplaque die Deckschicht keine strukturierte Matrix mehr auf, sondern bestand aus locker geschichteten Organismen: Kürzeren Filamenten mit symbiotisch radial angelagerten dünnen Mikroorganismen, die wegen ihrer Abmessungen nicht wie supragingival als „Maiskolben" (S. 182 f.) sondern als „Reagenzglasbürsten"-Formationen beschrieben sind; ferner bewegliche gekrümmte Stäbchen mit gramnegativer Zellwandstruktur und Spirochäten (RATEITSCHAK u. Mitarb. 1984, Abb. 5.**23**c). PAGE u. SCHROEDER (1982) fassen die Literatur über tierexperimentelle Befunde dahingehend zusammen, daß Spirochäten nicht in allen parodontalen Taschen gefunden werden; von den gramnegativen Organismen kommen regelmäßig *Bacteroides gingivalis, Fusobacterium nucleatum* und *Capnocytophaga* vor, von denen die 2 erstgenannten einen deutlichen Zusammenhang mit Ulzerationen und der Schwere der Parodontitis zeigen.

Die lockere Schichtung und das Fehlen einer verbindenden Matrix in den (vom Zahn hergesehen peripheren) Lagen mit Gewebekontakt veranlaßte LISTGARTEN (1976), den Namen „subgingivale Mikroflora" im Gegensatz zur koronalen „Plaque" vorzuschlagen. RATEITSCHAK u. Mitarb. (1984) sprechen von nichtadhärenter Plaque im Gegensatz zur adhärenten oder haftenden Plaque. Ein Wasserstrahl, der einer matrixhaltigen Plaque nichts anhaben kann, vermag evtl. die lockere Schicht der beweglichen gramnegativen Bakterien, die hier den Großteil der parodontopathogenen Stoffe liefern, unter günstigen Bedingungen wegzuspülen. Die

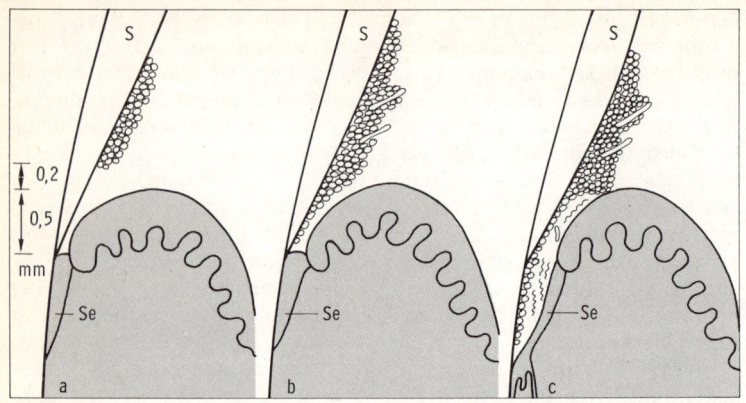

Abb. 5.23 Die 3 aufeinander folgenden Stadien der kontinuierlichen Plaque-ausbreitung in der Problemzone am Zahnfleischsaum. Gelingt es, subgingivale Ausbreitung (b) zu verhindern, kommt es nicht zu Stadium c, das u. U. Schübe parodontitischen Abbaus auslösen kann.
a) Plaque-Sulkus-Beziehung I und unschädliche Kokkenplaque von 20 μm Dicke ausschließlich supragingival: weder karies- noch parodontalpathoge-ner Zustand.
b) Plaque-Sulkus-Beziehung II, supra- *und sub*gingival adhärente Plaque, Gra-nulozyten vermehrt zu verstärkter Abwehr: Gingivitis.
c) Beginnende Tasche, subgingival haftende Plaque überlagert von gramne-gativen, anaeroben parodontopathogenen Massen beweglicher Bakterien (nicht adhärente Plaque).
S = Schmelz; Se = Saumepithel

präventive Bedeutung dieser Tatsache wird durch die Gefahr der Injek-tion von Keimen ins Gewebe eingeschränkt. Wichtiger ist präventiv gesehen eine schon erwähnte andere Tatsache: Die pathogenen Massen beweglicher Anaerobier in Sulkus bzw. Tasche gedeihen nur auf einer haftenden subgingivalen Kokkenlage auf Zahn- und Wurzeloberfläche; diese Grundlage wiederum wächst nur als Verlängerung eines chronisch bestehenden *supra*gingivalen Bakterienbelags. Die präventive Schlußfol-gerung aus dieser Tatsache, nämlich regelmäßige Entfernung der supra-gingivalen Plaque, wird im Kap. 8 näher besprochen.

Plaque in Fissuren

Lamellen, Sprünge, rachitische Defekte im Schmelz und andere Reten-tionsstellen sind die bevorzugten Ausgangspunkte für Plaquewachstum auf Glattflächen.

Im Vergleich damit sind Fissuren noch viel retentiver und überdies der direkten Einwirkung des Kaudrucks nicht im Sinne der Selbstreinigung, sondern der Einkeilung ausgesetzt. Trotzdem zeigte sich, daß Fissuren nicht in erster Linie passiv impaktierte Bakterienmassen enthalten. Auch hier beginnt zumindest bei der Ratte (deren Fissurenabmessungen in der gleichen Größenordnung wie der bei Menschen liegen) die Kolonisation mit Inseln an den Fissurenwänden, die sich langsam ausbreiten und schließlich konfluieren (Kalberer u. Mitarb. 1971).

Löe u. Mitarb. (1973) ließen Probanden 1–21 Tage an der Stelle einer Kauflächenfüllung künstliche Fissuren tragen. Sie untersuchten daran den Inhalt und die Besiedelung dieser Retentionsstellen. Einkauen von Speiseresten spielte hier offensichtlich eine Rolle, denn Bakterien machten den kleineren Teil des Inhalts aus. Das Material dazwischen erwies sich mikroskopisch als Reste pflanzlicher und tierischer Gewebe. Die meisten Mikroorganismen waren grampositive Kokken. Filamente und Spirochäten wurden nicht gefunden.

Die stärkste Bakterienkonzentration wurde in der Nähe der Fissureneingänge gefunden, wo ein trichterförmiger Querschnitt für größeres Plaquevolumen Raum bot. Diese Tatsache ist für die Kariesanfälligkeit von Fissuren klinisch sehr wichtig.

Besondere pathogenetische Bedeutung hat man der Besiedelung von Fissuren mit *Streptococcus mutans* zugeschrieben, nachdem diese säurefesten Säurebildner mit der typischen Fähigkeit zur Synthese extrazellulärer Polysaccharide aus Fissurenplaque isoliert werden konnten. Einer der ersten Stämme war *Streptococcus mutans* OMZ 61, der aus der Zentralfissur eines ersten Rattenmolaren isoliert wurde (Guggenheim u. Mitarb. 1965). Später richtete die scheinbar maximale Konzentration potentiell kariogener Eigenschaften in *Streptococcus mutans* (Säurebildung, Säuretoleranz und Bildung unlöslicher EPS) das Interesse der Forscher speziell auf diese Species. Überraschenderweise zeigte sich bei näherer Untersuchung, daß Glattflächen sowie Fissuren nicht ohne weiteres durch *Streptococcus mutans* kolonisiert werden. Küssen oder Kontakt mit kontaminierter Zahnbürste und Sonde genügen nicht. Selbstverständlich kann eine Übertragung mit konzentrierten Aufschwemmungen zum vorübergehenden – meist tagelangen – Verbleib der inokulierten Art in der Mundhöhle führen. Aber es gibt gerade für Mutans-Streptokokken neben der Inokulation noch eine wichtigere Voraussetzung, wenn es zu dauerhafter Kolonisation kommen soll: Häufiges Angebot konzentrierter Nahrungszucker, das dann (übrigens auch dann noch begrenzt und an einzelne Standorte gebunden) zu selektiver Vermehrung und eventuell zu Überwucherung führen kann (S. 184 ff.). Drucker u. Mitarb. (1984) fanden, daß zahlreiche Stämme von *Streptococcus salivarius* in Fissuren die Stelle von *Streptococcus mutans* einnehmen können und dort starke Kariogenität entfalten. Für Fissuren charakteristisch ist das starke Dominieren säurebildender grampositiver Kokken und Stäbchen, wobei *Streptococcus sanguis* in Fissuren zwar weniger stark vertreten ist als auf Glattflächen, aber viel stärker als in Speichelproben. In der Untersuchung von Theilade u. Mitarb. (1974) konnte nach 7 Tagen bei menschlichen Probanden nur in 2 von 11 Fissuren *Streptococcus mutans* nachgewiesen werden. *Streptococcus mutans* macht meist weniger als 1% der lebensfähigen Bakterien aus. Auch Laktobazillen sind in nichtkariösen Fissuren selten. Kennzeichnend für die azidogene, potentiell kariogene Fissurenflora fanden die Untersucher das

Fehlen von gramnegativen Fusiformen, Filamenten, Spirillen und Spirochäten. Im Gegensatz zur Fissur sind in Zahnhalsplaque Fusiforme und Filamente nach 3 Tagen und Spirillen und Spirochäten nach 4–9 Tagen schon stark im Zunehmen begriffen.

Plaquebildung auf atypischen Oberflächen: Wurzelzement, Kunststoff und Edelmetall

Zwischen der Plaquebildung auf Schmelz und der auf atypischen Oberflächen in der Mundhöhle bestehen keine prinzipiellen Unterschiede. Die wichtigsten dieser Oberflächen, die wie Schmelz nicht desquamieren, sind das freie Wurzelzement nach Rezession des Parodonts und Füllungsmaterialien, die aus Edelmetallen oder Kunststoffen bestehen.

Was Zement gegenüber Schmelz betrifft, ergaben die Untersuchungen von NYVAD (1983) nur einen einzigen Unterschied in der frühesten Phase der Plaquebildung: Auf Schmelz zeigen Lamellen und Sprünge die Neigung, Haftung einzelner Bakterienzellen zu begünstigen, so daß die Plaquebildung häufig von linear-vertikalen Prädilektionsstellen ausgeht; auf Zement, ohne Sprünge und mit diffus verteilten Unregelmäßigkeiten der Oberfläche, sind die ersten Plaqueinseln zufällig-gleichförmig verteilt. Pionier- und Folgeflora sind die gleichen wie auf Schmelz. Die Klimaxflora wurde nicht selten von Aktinomyzeten beherrscht gefunden, so daß einige Autoren an eine spezifische Rolle dieser Mikroorganismen in der Entstehung kariöser Wurzelläsionen dachten, allerdings ohne unvoreingenommen das ganze Spektrum der Wurzelflora untersucht zu haben (WAGG 1984). Neuere Untersuchungen haben gezeigt, daß Plaque über kariösen Entkalkungen der Wurzeln häufig erhöhte Anteile von Mutans-Streptokokken und Laktobazillen aufweist (KELTJENS u. Mitarb. 1985): Das gleiche Bild wie bei der Schmelzkaries mit häufig vorherrschenden säuretoleranten kariogenen Arten, ohne daß dies als Beweis für bakteriologische Spezifität angesehen werden könnte. Die prinzipiell gleiche Ätiologie erhellt auch aus der starken Korrelation zwischen dem Auftreten von Kronen- und Wurzelkaries (BANTING u. Mitarb. 1980).

Kunststoffe sind in auspolymerisiertem Zustand gewebe- und bakterienfreundlich. Folien und Fäden aus diesen Materialien werden wegen der ungehinderten bakteriellen Besiedelung seit Jahrzehnten als Testoberflächen für Plaquestudien in Untersuchungen an menschlichen Probanden verwendet (BRECX u. Mitarb. 1980). Die Oberflächen von Sealants und Füllungen aus Acrylaten und Kompositen werden in gleicher Weise von Plaque besiedelt wie natürliche Zahnflächen.

Das gleiche gilt für Goldlegierungen und Amalgam. Auch sie hemmen das Plaquewachstum nicht. An den Rändern von Kronen und Füllungen wird sogar durch Stufenbildung die Plaqueentwicklung begünstigt. Erhöhtes Risiko auf Sekundärkaries und erhöhte parodontopathogene Reize sind die Folge.

Zahnstein = verkalkte Plaque

Zahnstein entsteht klinisch generell auf dem Boden der bakteriellen Plaque, und zwar an Stellen, die hohen Calcium-, Phosphat- und Pufferkonzentrationen ausgesetzt sind. Dies sind die lingualen Flächen der unteren Frontzähne und die bukkalen der oberen Molaren, in der Nähe der Ausführungsgänge der großen Speicheldrüsen. Die Verkalkung wird durch Bisphosphonate und Speichelpeptide vom Statherintyp gehemmt (S. 29 f.); die stabilisierenden Peptide werden allerdings durch bakterielle Enzyme rasch abgebaut. Die Zahnsteinbildung wird auch in azidogener Plaque durch häufige Zuckerzufuhr, Säurebildung und entsprechende Untersättigung in bezug auf kristalline Calciumphosphate verhindert. Bei Übersättigung kann die Ausfällung bzw. Kristallbildung (meist in Form von Brushit) zwischen den Bakterien schon wenige Tage nach Beginn der Plaquebildung beginnen, und schließlich verkalken auch die Bakterienzellen. Da Übersättigung zur Verkalkung der Plaque führt, ist es logisch, daß unter einer Zahnfläche mit „Zahnsteinplaque" das Risiko auf kariöse Läsionen minimal ist. Es wurde daher auch bereits untersucht, ob sich künstliche Übersättigung und Verkalkung von Plaque nicht eventuell kariespräventiv nutzen ließe.

Bezüglich der Auswirkungen auf das Parodont kann man sagen, daß Zahnstein an sich nicht pathogen ist. Er wirkt aber evtl. indirekt risikoerhöhend, nämlich als (aufgepfropfter) Teil der Zahnoberfläche mit Eigenschaften wie Porosität und Rauhigkeit, die Plaqueretention begünstigen (SCHROEDER 1965, LANGE 1981, LINDHE 1983).

Unspezifische und spezifische Entstehungshypothese der Karies

Mikroorganismen in der Mundhöhle sind primär normale Bewohner. Sie sind daher nur in größeren Ansammlungen pathogen. Zudem müssen Organismen in einer solchen Ansammlung, die immer ein reichlich buntes Spektrum mit Dutzenden von Arten umfaßt, bestimmte charakteristische Stoffwechselleistungen vollbringen können; für „Kariesplaque" sind dies Säurebildung und Synthese extrazellulärer Polysaccharide, und viele Arten von Mundbakterien sind zu diesen Leistungen befähigt.

Klinisch am Menschen wie auch im Tierexperiment konnte man beobachten, daß trotz Vorhandensein der genannten Voraussetzungen gelegentlich die erwartete Kariesaktivität ausblieb. An sich kann man eine derartige Inaktivität in den meisten Fällen hinreichend damit erklären, daß zwar die erforderliche Mikroflora vorhanden ist, nicht jedoch das erforderliche Substrat, zumindest nicht häufig genug, um über genügend lange Zeit die schädlichen Stoffwechselprodukte zu liefern.

Andererseits konnte KEYES (1962) in Versuchen an Ratten und Hamstern beobachten, daß durch Unterbringen solcher kariesinaktiven Tiere mit kariesaktiven Artgenossen im gleichen Käfig auch die bis dahin kariesinaktiven Tiere nun kariöse Läsionen entwickelten: Könnte Karies eine ansteckende Krankheit sein?

KEYES dachte, daß in diesen Fällen bestimmte kariogene Organismen in der Plaqueflora fehlten, die durch engen Kontakt der Tiere übertragen werden könnten. Dafür gibt es tatsächlich Beispiele, aber auch Gegenbeispiele. So konnte überraschend und abweichend von Keyes' Theorie, im Fall der NIH-Black-Ratten konkret nachgewiesen werden, daß ihre Kariesinaktivität auf ihrem rassenspezifischen Merkmal beruht, seltener als andere Ratten Nahrung aufzunehmen (KÖNIG u. GUGGENHEIM 1968). Werden sie mit häufig fressenden Ratten im gleichen Käfig untergebracht, können sie deren Verhalten und als Folge höhere Kariesaktivität annehmen.

Wie dem auch sei: Nachdenken über diese Erscheinungen hat zu Untersuchungen Anlaß gegeben, zu welcher Zeit nach der Geburt sich eine kariogene Flora entwickelt, welche Genera von Mikroorganismen sie minimal enthalten muß, und wie man mit präventiven Zielsetzungen eine Mundflora manipulieren könnte.

KEYES' (1962) Beschreibung der Karies als einer „übertragbaren" Krankheit (transmissible disease) stellt keine neue Kariestheorie oder grundlegend neue Auffassung dar, sondern belichtet die Grundvoraussetzungen unter einem neuen Aspekt. Unglücklicherweise wurde aber die Auffassung von der Übertragbarkeit der Anlaß, vor allem in amerikanischen Forscherkreisen immer häufiger von der Karies als einer „infektiösen Erkrankung" zu sprechen. Damit war auch der Gedanke an eine spezifische Infektionskrankheit naheliegend. Mit dem Mitte der 60er Jahre wiederentdeckten *Streptococcus mutans* (CLARKE 1924) war dann aufgrund von Säurebildungsvermögen, Säuretoleranz und Fähigkeit zur Bildung unlöslicher extrazellulärer Polysaccharide eine Art gefunden, die als spezifischer Erreger in Frage kam.

Ist *Streptococcus mutans* der spezifische Erreger der Karies?

Es ist nicht so, daß die spezifische Monoinfektionstheorie eine Neuerfindung der 70er Jahre wäre: Nachdem einmal die Bedeutung der bakteriellen Säurebildung für die kariöse Entkalkung erkannt war, lag es auf der Hand, den starken Säurebildnern und den säuretoleranten Bakterien der Plaque besondere Aufmerksamkeit zu schenken. So kam man auf die Laktobazillen, die beide Eigenschaften besitzen und eine besonders starke Ansäuerung bewirken können, was man für die Entkalkung als wichtig erkannt hatte.

Es war bekannt, daß Streptokokken bereits im neutralen Bereich sich vermehren, Kohlenhydrate abbauen und dadurch das Milieu ansäuern. So stellen sich für die Milchsäurestäbchen, die sich nur langsam vermehren und erst in pH-Bereichen um 5 einfache Zucker abbauen, optimale Wachstumsbedingungen ein. Um 1940 waren viele Forscher der Ansicht, mit den Laktobazillen den Erreger der Karies eingekreist zu haben. Damals gelang es JAY (1947) mit drastischer Beschränkung der freien und verborgenen Zucker in der Nahrung, die Laktobazillenzahlen zu reduzieren, und man arbeitete intensiv an der Entwicklung eines Impfstoffes gegen Laktobazillen. Einen Schlußstrich zogen hier die Ergebnisse der Arbeiten von STRALFORS (1950). Quantitativ machen Laktobazillen nur 0,2–2% der Gesamtflora und weniger als 1‰ der starken Säurebildner in der Mundhöhle aus; sie sind nur für einen kleinen Teil der bakteriellen Säuren in der Mundhöhle verantwortlich. STRALFORS (1950) schätzte aufgrund dieser Berechnungen und seiner Untersuchungen die kariesätiologische Bedeutung der Laktobazillen gering ein. Der Tatsache, daß sie an einzelnen Standorten, nämlich in kariösen Läsionen gehäuft vorkommen, maß er – wahrscheinlich zu unrecht – wenig Bedeutung bei. Nach seiner Ansicht waren die statistischen Beziehungen zwischen dem klinischen Vorkommen von Zahnkaries und Laktobazillen kein Beweis für die ursächliche Bedeutung dieser Bakterien. Die Erklärung des Phänomens könne genausogut darin zu finden sein, daß die Laktobazillen sich unter den Bedingungen in einer Mundhöhle mit großen kariösen Höhlen stärker vermehren als unter normalen Bedingungen. Tatsächlich findet man, daß allein durch Herstellung hygienischer Mundverhältnisse (Exkavation von Kavitäten und provisorische Füllung, Entfernung von Zahnstein usw.) die Laktobazillenzahl schlagartig zurückgeht. COX (1952) faßte gegen Ende der Laktobazillenära die Schlußfolgerungen seiner Generation folgendermaßen zusammen:

„Es liegt kein schlüssiger Nachweis vor, daß eine einzige Bakterienart als kariogenes Agens angesehen werden muß, vielmehr ist es wahrscheinlich, daß die Entstehung kariöser Kavitäten auf die Aktivität aller Mikroorganismen zurückgeführt werden muß, die Säuren bilden …".

Seit Untersuchungen an Tieren mit einer bekannten und beschränkten Mikroflora möglich sind, weiß man, daß sehr viele Bakterien bei Monokontamination, d.h. für sich allein kariogen sind. Dennoch konzentrierte sich das Interesse seit Ende der 60er Jahre stark auf *Streptococcus mutans*.

Im vorliegenden Zusammenhang sind vor allem longitudinale epidemiologisch-bakteriologische Untersuchungen interessant, in denen die Zusammensetzung der Plaqueflora und die eventuelle Entwicklung kariöser Läsionen an bestimmten Kariesprädilektionsstellen über längere Zeit genau verfolgt wurde. Die wichtigste derartige Studie wurde von einer Forschergruppe des britischen Medical Research Council am London Hospital an 100 Approximalflächen oberer erster Prämolaren von 50 Schulkindern ausgeführt (HARDIE u. Mitarb. 1977). Von jeder Fläche wurden, über einen Zeitraum von $3\frac{1}{2}$ Jahren verteilt, in Abständen von jeweils etwa 4 Monaten insgesamt 10 Plaqueproben entnommen. Neben der ausgedehnten bakteriologischen Untersuchung der Plaquezusammensetzung wurden jeweils Bißflügelröntgenbilder zur Kariesdiagnose aufgenommen. Als echter Anstieg einer bestimmten Art auf einer Fläche wurde gewertet, wenn eine gegenüber früheren Zählungen mindestens 100fach erhöhte Anzahl lebensfähiger Organismen in 2 aufeinanderfolgenden Proben gefunden worden war. Jeder „Anstieg" wurde je nach Dauer der Erhöhung entweder als „vorübergehend" oder als „stabil" eingestuft. Stabile Erhöhungen konnten zur Feststellung führen, daß eine bestimmte Bakterienart „prominent" oder gar „dominant" geworden war. *Streptococcus mutans* zeigte mit „Anstieg" auf 59% der Flächen die höchste Quote. Auch andere Arten zeigten Anstiege an über 30% der untersuchten Flächen, aber nur *Streptococcus mutans* verzeichnete auf einem hohen Prozentsatz von Flächen (22%) einen *stabilen* Anstieg und wurde prominent. Auf 6 von 14 Flächen, die von *Streptococcus mutans* stabil und prominent besiedelt waren, war der *Streptococcus-mutans*-Anteil an der Gesamtbakterienzahl höher als 15%. Die Autoren schlossen, daß ein Anstig von *Streptococcus mutans* entscheidend ist und einen gewissen Schwellenwert überschreiten muß, um die Entstehung einer Läsion auszulösen. Allerdings zeigte sich deutlich, daß *Streptococcus mutans* auch bei „Prominenz" immer nur einen kleinen Teil der Plaqueflora ausmacht und auch bei stabiler Präsenz in seinem Anteil noch starken Schwankungen unterworfen ist; er war niemals als einziger azidogener Organismus mit dem Auftreten einer kariösen Läsion verbunden. Was die Schwankungen betrifft, muß man allerdings auch bedenken, daß es initial-progrediente, initial-statische, arretierte und remineralisierende Phasen in der Entwicklung kariöser Läsionen gibt; diese Zustände könnten außer mit dem Substratangebot, der Stärke des Säureangriffs und dem Mineral- und Fluoridangebot auch mit der Zusammensetzung der Plaqueflora zusammenhängen. Interessant ist, daß ein stabiler Anstieg von *Streptococcus mutans* oft mit einer fortschreitenden Schmelzläsion der betreffenden Fläche einherging, obwohl auch − selten − Progression ohne hohe Anteile bzw. in Abwesenheit von *Streptococcus mutans* beobachtet werden konnte. Man sollte auch nie vergessen, daß bei gnotobiotischen Ratten, die ausgehend vom keimfreien Zustand mit einer Reinkultur eines nicht zur *Streptococcus-mutans*-Gruppe gehörenden Säurebildners beimpft und damit strikt monokontaminiert worden waren, kariöse Läsionen in gleichem Ausmaß wie durch *Streptococcus mutans* hervorgerufen werden konnten. Dieser Nachweis wurde für mehrere Stämme der Arten *Streptococcus salivarius* und *Streptococcus milleri* (DRUCKER u. GREEN 1981) sowie für etwa ein Dutzend Laktobazillenstämme erbracht (FITZGERALD u. Mitarb. 1981). Auch *Actinomyces* sp. sind kariogen, besonders nach parodontalen Rezessionen im Bereich der Zahnwurzeln (GUGGENHEIM u. LUTZ 1985).

Nach einer sorgfältigen longitudinalen Studie in Kanada mit regelmäßigen klinisch-röntgenologischen und bakteriologischen Untersuchungen an Kindern zwischen 4 und 9 Jahren kam der Senior des englischen Forscherteams (G. Bowden) zu anderen Schlüssen. Er folgerte aus der kanadischen Studie, daß die Kolonisation einer Approximalfläche mit Mutans-Streptokokken (und übrigens auch Laktobazillen) nicht in charakteristischer Weise mit der Frühentwicklung kariöser Entkalkungen, sondern mit ihrer *Progression zur kariösen Kavität* verbunden war. Auch *Actinomyces odontolyticus* und *Veillonella* nahmen bei Progression zu, während *Actinomyces naeslundii*, *Actinomyces viscosus* und *Streptococcus mitior* parallel dazu abnahmen (BOYAR u. BOWDEN 1985). Diese

Befunde weisen nicht auf eine wichtige ursächliche Rolle von *Streptococcus mutans* und schon gar nicht auf eine *spezifisch* ursächliche; zwar können Mutans-Streptokokken als Indikator einer fortschreitenden Läsion angesehen werden, doch diskriminierte in dieser Hinsicht der Nachweis von Laktobazillen zuverlässiger, da sie nie auf stationären Frühentkalkungen zu finden waren.

In einer longitudinalen niederländischen Studie über die Verteilung von *Streptococcus mutans* in Plaque von kariesfreien und kariesaktiven Rekruten fanden HUIS IN 'T VELD u. Mitarb. (1979) bei 71% der Approximalflächen mit einer fortschreitenden Läsion den hohen Anteil von mehr als 10% *Streptococcus mutans* auf den betreffenden Flächen. Im Gegensatz dazu zeigten von den Flächen ohne fortschreitende Läsionen nur 8% eine Prominenz von *Streptococcus mutans*. In dieser Studie wurde auch nach Serotypen bzw. Arten innerhalb der Gruppe der Mutans-Streptokokken differenziert. Während Stämme des in Europa am weitesten verbreiteten Serotyps c (*Streptococcus mutans*) bei allen Probanden sehr häufig vorkamen, kam Typ d (*Streptococcus sobrinus*) bei Kariesaktiven in 54% der Fälle vor, verglichen mit nur 7% bei Kariesfreien. Bei den gleichen Probanden wurden auch andere Prädilektionsstellen als die üblichen Approximalflächen untersucht, und es zeigte sich, daß von den Molarenfissuren der *kariesfreien* Probanden mehr als zwei Drittel Mutans-Streptokokken beherbergten.

Aus den Ergebnissen der englischen Studie schlossen die Autoren über den Zusammenhang zwischen *Streptococcus mutans* und Karies folgendes (HARDIE u. Mitarb. 1977):

„Die bakterielle Zusammensetzung der Plaqueproben von kariesfreien Flächen und von kariösen Flächen vor und nach Röntgendiagnose der Läsionen war im großen und ganzen die gleiche;

zahlenmäßige Dominanz bestimmter Prädilektionsstellen durch *Streptococcus mutans* vor Manifestwerden der Läsion an diesen Stellen *kann* vorkommen, wurde jedoch bis jetzt nur in 2 von 15 Flächen beobachtet; Daten von Prädilektionsstellen, an denen sich Läsionen entwickelten, zeigen nach dem Manifestwerden dieser Läsionen einen Anstieg in der Isolationshäufigkeit und den Mittelwerten von *Streptococcus mutans* ... Ähnliche Beobachtungen wurden mit Laktobazillen gemacht;

an 2 von 15 Stellen, wo Läsionen auftraten, wurde *Streptococcus mutans* nicht isoliert;

nach dem heutigen Stand der Erkenntnisse scheint keine einzelne Bakterienart ausschließlich an der Kariesinitiation beteiligt zu sein."

Schlußfolgerungen zur Frage der Spezifität von Plaqueorganismen in der Ätiologie von Karies und Parodontopathien werden auf den S. 217 ff. gezogen.

Substratabhängige Selektion von *Streptococcus mutans*

Die Versuche von Jay fanden ihre moderne Parallele in den Untersuchungen von DE STOPPELAAR u. Mitarb. (1970), die die Auswirkungen rigoroser Kohlenhydratrestriktion auf den Anteil von *Streptococcus mutans* und *Streptococcus sanguis* an der bukkalen und approximalen Plaque menschlicher Probanden studierten. Unter zuckerfreier Ernährung fielen die Anteile von *Streptococcus mutans* innerhalb 3 Tagen von 8,5 auf 0,4% ab, während der prozentuale Anteil von *Streptococcus sanguis* von 5,4 auf 11,9% signifikant anstieg. Während des ganzen Beobachtungszeitraums war ein komplementäres Verhalten in den Anteilen der beiden Streptokokkenarten festzustellen; nach Rückkehr zu zuckerhaltiger Nahrung stellte sich die vorexperimentelle Überzahl von *Streptococcus mutans* rasch wieder her. Eine Frage ist daher, ob die in der Londoner Studie gefundenen Schwankungen der Flora, und besonders ein „stabiler Anstieg" von *Streptococcus mutans* tatsächlich eine längerfristige Konstanz in der Zusammensetzung der Plaqueflora und nicht viel eher kurzfristig und direkt die momentanen Ernährungsgewohnheiten widerspiegeln. HAYES u. Mitarb. (1983) kamen zu dieser Schlußfolgerung aufgrund ihrer eingehenden klinischen und bakteriologischen Untersuchungen an Jugendlichen und Adoleszenten: keine konsistente Beziehung der Zahl der azidogenen Bakterien zum Kariesbefund, wohl aber zur Häufigkeit der Zuckeraufnahme.

Soweit Untersuchungen einen Zusammenhang zwischen Mutans-Häufigkeit und Kariesaktivität zeigten, wäre die Interpretation dann nicht „Mutans-Infektion" und Kolonisationstendenz dieser Art azidogener und säuretoleranter Bakterien, sondern vorherrschender Einfluß des Substratangebots bzw. -überangebots, das zu Selektion und vorübergehender Dominanz oder Prominenz führt, solange eine an Zuckern reiche Ernährung den Mutans-Arten und Laktobazillen gegenüber anderen Plaquebakterien Vorteile verschafft.

Unspezifische und spezifische Ursachenhypothese der Parodontopathien

Innerhalb weniger Jahrzehnte haben sich die Auffassungen vom Wesen der Parodontopathien einschneidend gewandelt. Seit 1965 H. LÖE und seine Schule der modernen parodontologischen Forschung neue entscheidende Impulse gaben, haben sich folgende Erkenntnisse herauskristallisiert:

1. Die primäre Ursache der Parodontopathien liegt in der bakteriellen Plaque;
2. Retentions- und Reizstellen, Zahnstein, okklusales Trauma, Funktionsstörungen, Allgemeinerkrankungen, Stoffwechselstörungen und Resistenzminderung haben nur als evtl. fördernde Faktoren Bedeutung (RATEITSCHAK u. Mitarb. 1984, RENGGLI u. Mitarb. 1984, LANGE 1981);

3. Die Parodontitiden entwickeln sich ausschließlich auf dem Boden der chronischen Gingivitis.

Gegenstand wissenschaftlicher Kontroversen ist noch die Frage, wie weit in der Verursachung vor allem der Parodontitis und ihrer verschiedenen Formen eine bakteriologische Spezifität vorliegt. Diese Frage ist vorwiegend für das Verständnis der pathogenetischen Mechanismen von Belang, dagegen kaum für klinisch-praktische, präventive und therapeutische Überlegungen (LÖE 1979): Zentral steht „plaque control", d.h. Beschränkung der Plaqueentwicklung, vor allem mit mechanischen Mitteln.

Klinik und Bakteriologie der Gingivitis

Der Beweis für die bakterielle Ursache der Gingivitis wurde durch einige einfache klinische Experimente erbracht, die nicht nur für die Erklärung der Pathogenese, sondern auch für die Verhütung außerordentlich wichtig sind. LÖE u. Mitarb. (1965) veranlaßten 12 gingival gesunde Probanden, mit ihrer sonst sehr guten Mundhygiene vorübergehend aufzuhören. Das führte zur Ansammlung von Plaque und danach zur Gingivitis. Darauf wurde die Gewohnheit der sorgfältigen Mundhygiene wieder aufgenommen, und innerhalb einer Woche war die Entzündung der Gingiva wieder abgeheilt.

In einer Wiederholung des Versuches an 11 männlichen Studenten der Zahnmedizin im Alter zwischen 21 und 27 Jahren wurden auch die bakteriologischen Veränderungen in der Plaque genauer untersucht (THEILADE u. Mitarb. 1966). Wieder ging man – klinisch gesehen – vom Zustand völliger Plaque- und Entzündungsfreiheit aus. Nach Aussetzen der Mundhygiene bildeten sich Plaque und Entzündung nach dem Ablauf, der für einen Probanden in Abb. 5.**24** dargestellt ist. Die Geschwindigkeit des Verlaufs war nicht bei allen gleich, verlief aber stets nach dem gleichen Muster. 3 Probanden bekamen Gingivitis nach 9–13 Tagen, 5 Individuen nach 15 Tagen, und 3 nach 17–21 Tagen. Die letzten entwickelten auch die verursachende Plaque langsamer als diejenigen, die schnell mit der Entzündung reagierten. Am höchsten war der Plaque-Index und auch der Entzündungsgrad in allen Fällen interdental.

Die Zusammensetzung der Plaque veränderte sich in typischer Weise. Umwandlung von der Kokken- zur Stäbchen- und Filamentflora begann im Mittel 2 Tage nachdem die Probanden mit Zähneputzen aufgehört hatten (Bereich: 1–4 Tage). Spirillen und Spirochäten wurden nach etwa 7 Tagen beobachtet (Bereich: 4–9 Tage). Klinisch manifestierte sich die Gingivitis im allgemeinen am gleichen Tag, an dem auch die Differenzierung der Plaqueflora abgeschlossen war.

Als die Reinigung wiederaufgenommen wurde, setzte rasch die Wiederherstellung ein. In 9 von den 11 Fällen verschwanden die Spirillen und Spirochäten innerhalb von 24 Stunden nach Einsetzen der Bürsthygiene, bei 7 der 11 Probanden verschwanden Fusobakterien und Filamente (*Leptotrichia*) innerhalb von 48 Stunden. Mit Ausnahme eines Probanden bestand danach die „Flora der sauberen Zähne" wieder ausschließlich aus (hauptsächlich grampositiven) Kokken und

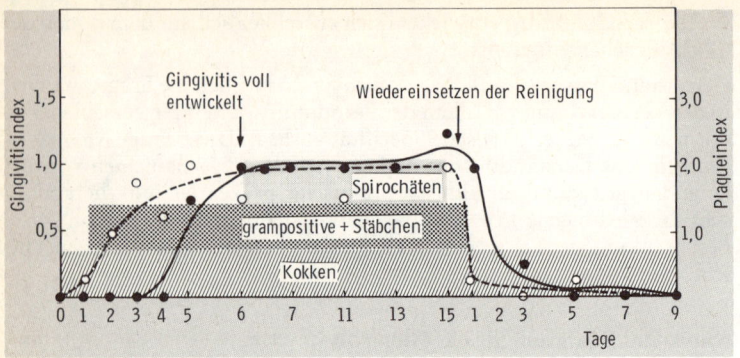

Abb. 5.**24** Veränderungen der Plaquedicke und -ausdehnung (Plaque-Index), der bakteriellen Zusammensetzung und des Entzündungsgrades (Gingivitis-Index) während 15 Tagen ohne Mundhygiene und einer darauf folgenden Periode mit guter Mundhygiene. Wenn sich nach 7 Tagen eine komplexe Mischflora aus Kokken, grampositiven Stäbchen und Spirochäten ausgebildet hat, kann man auch klinisch eine deutliche Zahnfleischentzündung diagnostizieren (Gingivitis-Index 1,0). Nach Wiederbeginn sorgfältiger Mundreinigung geht die Gingivitis innerhalb von 24 Stunden wieder zurück (aus *Theilade*, E., W. H. *Wright*, S. B. *Jensen*, H. *Löe*: J. periodont. Res. 1 [1966] 1)

Stäbchen. An Stellen, die bei der Reinigung zunächst übersehen worden waren, blieb die „Gingivitisflora" bis zur endgültigen, wieder regelmäßigen Säuberung bestehen.

Die Abdruckpräparate wurden auch auf Leukozyten im Sulkus untersucht. Sie nahmen mit der Ansammlung von Plaque zu, und es handelte sich größtenteils um polymorphkernige Granulozyten. Phagozytose von Mikroorganismen wurde gelegentlich beobachtet.

Die kennzeichnenden Unterschiede zwischen normaler Sulkusflora und der Flora bei Gingivitis und Parodontitis sind seit dieser klassischen Untersuchung von vielen Autoren eingehend studiert worden. Wegen methodischer Eigenheiten lassen sich am besten Ergebnisse aus einer Schule vergleichen. Slots (1977a, 1977b) und Slots u. Mitarb. (1978) fanden, daß vom gesunden Sulkus über den gingivitischen Sulkus zur Tasche bei Parodontitis die grampositiven fakultativen Mikroorganismen, hauptsächlich Streptokokken und Aktinomyzeten, abnehmen (prozentual, nicht absolut). Ebenso deutlich nehmen parallel die Anaerobier zu; am genauesten ist das bezüglich der gramnegativen Stäbchen untersucht. Sie fehlen im normalen Sulkus fast ganz, bei Gingivitis sind sie mit 7,6% noch immer niedrig (und vor allem als Bacteroides vorhanden), während sie in Taschen bei Parodontitis 75% der Flora ausmachen und zwar hauptsächlich als Bacteroides-Arten und Fusobakterien. Neben der

Verschiebung (fakultativ) aerob → anaerob findet also auch eine Verschiebung azidogener → proteolytischer Stoffwechsel statt.

SLOTS (1977a) verweist ausdrücklich auf die Tatsache, daß mit Aktinomyzeten und Streptokokken die gleichen Mikroorganismen schon im klinisch normalen Sulkus vorkommen, die im Tierversuch unter gnotobiotischen Verhältnissen ausgesprochen parodontalpathogene Wirkungen entfalten.

Eine Erklärung für die fehlende Pathogenität der Aktinomyzeten und Streptokokken bei gesundem Sulkusbereich sieht SLOTS (1977a) in der niedrigen Keimzahl. Nicht so sehr die *Art* der (potentiell offenbar sämtlich parodontalpathogenen) Mikroorganismen, sondern ihre *Quantität* scheint ausschlaggebend. Mit der aufkommenden Parodontitis (= Taschenbildung) verschiebt sich die Flora in Richtung höherer Anteile gramnegativer Stäbchen; ob sie primär durch ihre Zunahme den parodontalen Abbau verursachen oder sekundär wegen der Taschenbildung und des günstigeren Milieus überhandnehmen, läßt SLOTS (1977a) offen. In der späteren Publikation (SLOTS u. Mitarb. 1978) denken die Autoren – „one might speculate" – daß evtl. „unterschiedliche Infektionsprozesse" von der Gingivitis zur Parodontitis führen könnten; die Parodontitis müsse nicht unbedingt die natürliche Fortsetzung der Vorgänge sein, die zur Gingivitis geführt haben.

Nach Ansicht E. THEILADES (1980) ist aber wenig wahrscheinlich, daß der Übergang von der Gingivitis zur Parodontitis durch spezifische Erreger verursacht wird. Die Enzyme, Antigene und Toxine, die zunächst jahrelang die Gingivitis und in der Folge die Parodontitis in Gang halten, würden demnach qualitativ derselben, wenn auch anteilmäßig veränderten Mischflora zu entstammen.

Bakterielle Enzyme, Mitogene und Toxine als parodontale Pathogene

Die Besiedelung subgingivaler Gebiete von Zahnoberflächen mit zunächst adhärenter Plaque und danach ihrer Überlagerung mit nichtadhärenten gramnegativen Bakterienmassen (s. Abb. 5.**23**) sind Voraussetzungen für parodontale Entzündungen. Im Stadium der Gingivitis hat der Wirtsorganismus wegen der verstärkten Auswanderung von Granulozyten („Leukozytenwall") und damit erhöhter Bereitschaft zur Phagozytose die Möglichkeit, die Menge bakterieller Pathogene in Grenzen zu halten; chemotaktische bakterielle Substanzen, die Granulozyten anlokken, gehören daher nicht zu den pathogenen Stoffen, sondern aktivieren die körpereigene unspezifische Abwehr und halten lange Zeit das ökologische Gleichgewicht zwischen Mikroorganismen und Wirt aufrecht. Ein pathogenes Ungleichgewicht entsteht durch quantitative Faktoren, d. h. zunehmende Plaquemenge, sowie qualitative Faktoren. Letztere bestehen in selektiver Zunahme virulenter Bakterien, die bestimmte Enyzme,

Antigene, Mitogene und Toxine produzieren, aber z. T. auch gewebsinvasive Eigenschaften besitzen. Unterstützt wird die Penetration eventuell durch bakterielle Hyaluronidasen, z. B. von *Streptococcus mitis*, und Chondroitinasen, die das Epithel auflockern (VAN PALENSTEIN HELDERMAN u. HOOGEVEEN 1976). Es ist nachgewiesen, daß natürliche Plaqueantigene und definierte Glukane mit einem Molekulargewicht bis 50000 Dalton ohne weiteres durch das Epithel ins Bindegewebe diffundieren. Nach GAFFAR u. Mitarb. (1981) lockert bakterielle Hyaluronidase sogar keratinisiertes Gingivaepithel so weit auf, daß unlösliches, hochverzweigtes EPS von *Streptococcus mutans* mit α-(1→3-)Bindungen und einem Molekulargewicht von 1 Million hindurchwandert und Infiltration und Gewebsveränderungen einleiten kann. Lipopolysaccharide besitzen Lipidaffinität, die eine Durchdringung des Gewebes erleichtert (SIEGEL u. IZUTSU 1980). Neben Auflockerung durch Hyaluronidasen und Chondroitinasen muß man auch mit Bindegewebsschädigung durch bakterielle Kollagenasen denken. Ob diese bakteriellen Enzyme primär eine ursächliche Rolle spielen, ist keineswegs sicher, da aufgrund bakteriell-chemotaktischer Reize das Wirtsgewebe sehr rasch mit verstärkter Granulozytenauswanderung reagiert und dazu selbst für entsprechende Auflockerung des Saumepithels von innen heraus sorgen muß.

Bei der Suche nach den wirklich wichtigen parodontopathogenen Faktoren und Mechanismen konzentriert sich seit einigen Jahren von der Seite der biochemisch-immunologisch geschulten Forscher das Interesse auf die Schädigung der Granulozytenabwehr des Wirts, die durch die Leukotoxine von *Actinobacillus actinomycetemcomitans* und wahrscheinlich auch von *Treponema denticola* ausgelöst wird (BAEHNI u. Mitarb. 1979, DiRIENZO u. Mitarb. 1985, TAICHMAN u. Mitarb. 1982). Diesem Angriff auf die Abwehr ist jedoch noch ein schwererwiegender, ebenfalls bakterieller pathogener Mechanismus übergeordnet: Leukotoxine würden nämlich normalerweise durch wirtseigene Antikörper, IgA oder IgG im Sulkusexsudat gebunden und unschädlich gemacht werden, wenn diese Immunglobuline nicht durch bestimmte proteolytische Enzyme von subgingivalen Plaquebakterien wie *Bacteroides*- und *Capnocytophaga*-Arten abgebaut werden könnten (KILIAN 1981). Die Ig-spaltenden Proteasen machen dem Wirtsorganismus nicht nur unmöglich, Leukotoxine zu neutralisieren – der proteolytische Abbau der Immunglobuline im Parodontalbereich schaltet lokal eventuell die ganze spezifische Abwehr gegen alle Schadstoffe von Plaquebakterien aus: Antikörper gegen ihre Zellwandantigene, ihre Glucosyltransferasen, ihre gewebeauflockernden Chondroitinasen und viele andere Proteine mit pathogener Wirkung. Ig-Proteasen sind damit nicht nur ein Virulenzfaktor für die Bakterien, die solche Enzyme selbst produzieren, sondern sie erhöhen die Virulenz *aller* Plaquebakterien.

Der natürliche Verlauf der Gingivitis zur Parodontitis beim Menschen und bei Versuchstieren

Langfristige Beobachtungen an Menschen und Versuchstieren haben gezeigt, daß Plaque am Zahnhals innerhalb von Tagen Gingivitis verursacht, die nach jahrelangem bis jahrzehntelangem Bestehen zur Parodontitis führt – ein Prozeß, der durch Säuberung und Freihalten von Plaque zu jedem Zeitpunkt zum Stehen gebracht werden kann (LÖE u. Mitarb. 1965, LINDHE u. Mitarb. 1975, WAERHAUG 1978, LÖE 1980).

Vor allem zwischen der frühen Kindheit (die entgegen weitverbreiteter Meinungen bereits durch hohe Gingivitishäufigkeit gekennzeichnet ist) und dem Ende des 3. Lebensjahrzehnts ist die Progressionsneigung zur Parodontitis gering. Da sich die Plaque bei der Parodontitis des Erwachsenen qualitativ nicht wesentlich von der Gingivitisplaque unterscheidet (LISTGARTEN 1976, THEILADE 1980), muß man zum einen der Masse der Bakterien und zum anderen ihrer Einwirkungsdauer große Bedeutung beimessen. Die Anzahl der gramnegativen Bakterien in einem gingivitischen Sulkus ist erhöht, und die Schwere der Gingivitis ist dabei offenbar mit der Plaquemenge bzw. Pathogenmenge korreliert, obwohl daneben auch die Reizbeantwortung durch den Wirtsorganismus die Art und das Ausmaß der Gewebsveränderungen mitbestimmt. Noch stärker potenzieren sich Invasion von Taschenbakterien in die parodontalen Gewebe und die dortige Entzündungsreaktion; wahrscheinlich ist diese Interaktion kennzeichnend für den Übergang zur Parodontitis.

Früher hatte man angenommen, daß die Parodontitis kontinuierlich verläuft, wenn einmal die Taschenbildung begonnen hat. Langzeitbeobachtungen (LINDHE 1983) zeigten aber einen Verlauf in Schüben mit dazwischenliegenden langen Remissionen (S. 103 ff.). Ein solcher Verlauf läßt sich mit gelegentlicher quantitativer Zunahme der Taschenflora und evtl. auch mit Invasion von Mikroorganismen erklären. Auf jeden Fall bestätigt auch diese Verlaufsform, daß es sich bei den Parodontopathien nicht um Allgemeinerkrankungen, sondern um lokale Prozesse bakterieller Ätiologie an einzelnen Parodontien handelt.

In Tierexperimenten konnte belegt werden, daß eine größere Zahl von Bakterienarten in Monokontamination für sich allein Gingivitis und Parodontitis hervorrufen kann. Die Skala reicht von Aktinomyzeten und *Streptococcus mutans* (CRAWFORD u. Mitarb. 1978, GUGGENHEIM 1980) bis zu Arten von *Bacteroides* und *Eikenella* (IRVING u. Mitarb. 1978, JOHNSON u. Mitarb. 1978, WYSS u. GUGGENHEIM 1984).

Bei Versuchstieren ist die Latenzperiode zwischen Beginn der Gingivitis und Beginn der Parodontitis kürzer als beim Menschen. Dies schränkt die Beweiskraft von Tierversuchen ein, aber es bedeutet nicht, daß die Parodontopathien bei Hund und Ratte im Prinzip anders verlaufen würden als beim Menschen.

Sonderformen der Parodontitis und Spezifität

Was die Gingivitis betrifft, schließen sich heute die meisten Forscher der Auffassung von der unspezifischen, quantitativen Verursachung durch gramnegative anaerobe Organismen an. Die Hypothese von der unspezifischen einheitlichen Verursachung von Gingivitis *und Parodontitis* wird von amerikanischen Autoren in Zweifel gezogen; sie denken nicht nur bei einigen Sonderformen, sondern schon bei der Parodontitis des Erwachsenen an einen bakteriologisch spezifischen Ursprung.

Eine bei etwa einem von tausend Patienten auftretende Sonderform ist die juvenile Parodontitis, soweit sie nicht eine Allgemeinerkrankung begleitet (Leukämien, zyklische Neutropenie, Panmyelopathie) oder als Komplikation von Stoffwechselstörungen auftritt (juveniler Diabetes, Hyperthyreoidismus, Osteoporose usw.). Ein als spezifisch-ursächlich verdächtiger Organismus ist *Actinobacillus actinomycetemcomitans* (S. 157). Er kommt zu 10–30% in der Taschenmischflora dieser jugendlichen Parodontitisfälle vor. Gegen Stamm Y4 dieser Art fand man bei den Patienten erhöhte Antikörpertiter, die bei Kontrollprobanden fehlten (SOCRANSKY 1979). Allerdings fehlen beweiskräftige Beobachtungen und vor allem die Erfüllung der 4 klassischen Postulate von Robert Koch (S. 218 f.). Die sehr selten auftretende Parodontitisform hat ihre Lokalisation bevorzugt im Bereich der Schneidezähne und ersten bleibenden Molaren. RENGGLI u. Mitarb. (1984) und SAXÉN (1980) neigen dazu, die juvenile Parodontitis nicht als Erkrankung *sui generis* anzusehen. ROITT u. LEHNER (1980) führen sie auf kleine Abweichungen im Immunsystem der betreffenden Individuen zurück, wie herabgesetzte Aktivierbarkeit der Lymphozyten und gestörte Granulozyten-Chemotaxis. Auffällig ist, daß die Phagozyten nur in den parodontitischen Taschen in ihren Funktionen beeinträchtigt zu sein scheinen. Das deutet auf lokal-bakterielle Verursachung (Leukotoxine, Proteasen; LARJAVA u. Mitarb. 1984), aber nicht unbedingt auf bakteriologische Spezifität. Im übrigen paßt die juvenile Parodontitis in das Bild von der viel häufigeren Erkrankung des Erwachsenen, und läßt sich entsprechend klinisch beherrschen (RAETZKE 1982).

Die *Gingivoparodontitis ulcerosa* ist die zweite Sonderform der Parodontitis, die hier von der Frage der Spezifität her behandelt werden soll. Es könnte sich um eine spezifische Infektion handeln, da Spirochäten in das Gingivagewebe eindringen (COURTOIS u. Mitarb. 1983, MIKX u. Mitarb. 1984). Obwohl das bakteriologische Bild der Plaque von fusiformen Bakterien und Spirochäten geprägt wird, handelt es sich doch auch hier um eine Mischflora, die keine wesentlichen Unterschiede zur Sulkusflora bei einer Gingivitis simplex aufweist. Seit die Suche nach Spirochäten technisch verfeinert und erfolgreicher ist, mehren sich die Hinweise, daß die Zahl der Spirochäten eng mit Taschentiefe und Schwere der Parodontitis korreliert ist, und zwar nicht nur bei der ulzerösen, sondern bei allen Formen (ARMITAGE u. Mitarb. 1982, SAVITT u. SOCRANSKY 1984). Die ulzeröse Form wird durch akuten Ausbruch (fast immer auf dem Boden einer chronischen Gingivitis) mit schmerzhaften Papillenulzera und Nekrosen gekennzeichnet; im englischen Sprachgebrauch findet man deshalb die Bezeichnung *n*ekrotisierende *u*lzerative Gingivitis (NUG). Immunologische Untersuchungen haben im Vergleich mit Gesunden eine erhöhte Stimulierbarkeit der Lymphozyten gezeigt, aber diese Veränderung ist derjenigen bei Parodontitis sehr ähnlich. In der Erholungsphase nach dem akuten Schub bleibt eine signifikante Erhöhung des Antikörpertiters gegen die als Erreger in Frage kommenden Mikroorganismen aus; dies spricht gegen die Erklärung als primäre Infektion mit Spirochäten oder Fusobakterien. Das histologische Bild ist das einer typischen, nichtspezifischen akuten nekrotisierenden Entzündung. Die lokale Papillennekrose könnte eine durch Lipopolysaccharid (LPS, Endotoxin) lokal ausgelöste Sanarelli-Shwartzman-Reaktion sein, wofür die Gefäßthrombosen sprechen. Abgesehen vom eventuellen spezifischen Charakter ist die NUG in jedem Fall eine Sekundärinfektion, die auf dem Boden einer banalen Gingivitis simplex entsteht und die wie dieser Primärzustand durch gute Mundhygiene verhütet werden kann.

Der Nachweis spezifischer Parodontitiserreger ist nicht erbracht

Argumente für bzw. gegen eine „spezifische Infektion" (LOESCHE 1976) als Auslöser der typischen parodontitischen Erkrankungsformen hat SOCRANSKY (1979) angetragen; namhafte Autoren wie GUGGENHEIM (1981) und BAER (1985) haben sich hierzu kritisch geäußert.

Bevor wir uns der Frage zuwenden, ob sie spezifisch ist, noch etwas zum Begriff der Infektion an sich: In der klassischen Pathologie ist das Eindringen der Erreger in den Wirtsorganismus und ein obligat parasitäres Verhältnis zu ihm ein wichtiges Kennzeichen der Infektion. Man spricht bei Besiedelung einer Körperoberfläche durch Bakterien, die dort ihr natürliches Habitat haben, nicht von einer „Infektion": Die Besiedelung des Darmes mit *Escherichia coli* ist, wenn auch in Maßen, keine *Escherichia-coli*-Infektion, genausowenig wie die Vermehrung von normalen Mundhöhlenbewohnern zur Plaque. Strenggenommen ist auch Inokulation und Adhärenz selbst nichtnormaler Bakterien noch keine Infektion. Von Infektion kann man erst nach Passieren der Oberflächenschutzmechanismen und Eindringen in die Körpergewebe des Wirts mit anschließender parasitärer und pathogener Vermehrung sprechen (DRUTZ u. MILLS 1980, RATEITSCHAK u. Mitarb. 1984).

Die quantitative Zunahme bestimmter Arten von Mundbakterien in der Plaque ist also an sich noch keine Infektion, es sei denn, daß man darunter ungebräuchlicherweise Besiedelung bzw. überhandnehmende Besiedelung versteht. Der Begriff wird von LOESCHE (1980) so gebraucht; er nennt diese Infektion aber immerhin atypisch.

Zum Begriff der Spezifität schreibt SOCRANSKY (1979) einleitend: „Meines Wissens ist niemals nur ein mikrobielles Agens für alle pathologischen Folgezustände in einem Organsystem des Körpers verantwortlich." Wer seine Begriffswelt am Verständnis von Tuberkulose, Pocken und Poliomyelitis orientiert, kann nur annehmen, daß Socransky und andere Anhänger der spezifischen Infektionshypothese unter spezifischen Infektionen etwas anderes verstehen als orthodoxe Mikrobiologen und Kliniker. Dennoch nennt Socransky die klassischen Kochschen Postulate als Instrument zur Bestimmung der ätiologischen Bedeutung bestimmter Mikroorganismen bei Infektionskrankheiten. Sie lauten:

1. der als spezifisch verdächtigte Mikroorganismus muß regelmäßig am Ort der Läsionen zu finden und zu isolieren sein;
2. der fragliche Organismus muß auf Nährböden in Reinkultur züchtbar sein;
3. Inokulation dieser Kultur führt im Tierversuch zu einer analogen Erkrankung mit ähnlichen Läsionen;
4. aus den Läsionen dieser Tiere muß sich der Organismus wieder rückisolieren lassen.

An diese Forderungen von Robert Koch haben sich bis jetzt Forscher in aller Welt und aller Disziplinen gehalten, und die Postulate haben 100 Jahre lang zuverlässige Dienste bei der Erforschung der Infektionskrankheiten geleistet. Als ersten Grund, warum der Forscher auf zahnärztlichem Gebiet mit diesen Regeln der Kunst Schwierigkeiten hat, nennt Socransky die Tatsache, „daß *viele* Organismen aus kariösen Läsionen und gingivalen Lokalisationen die Postulate erfüllen". Eigentlich sollte man erwarten, Socransky ziehe nun hieraus den Schluß, sowohl Karies als auch Parodontopathien seien unspezifische Erkrankungen (MACDONALD 1962; s. S. 220). SOCRANSKY (1979) tut diesen konsequenten Schritt nicht, obwohl man sagen kann, daß er bis hierher einen logischen und lückenlosen Beweis für den *nicht*spezifischen Charakter der plaquebedingten Krankheiten geführt hat.

Socransky führt vielmehr seine Argumentation überraschend anders weiter: Er bemängelt an den Postulaten Kochs, sie seien, weil so viele Mundmikroorganismen sie erfüllen, „nicht diskriminierend genug". Um diesem Mangel abzuhelfen, präsentiert er 5 alternative Postulate (Tab. 5.7).

Das 1. ist in Abwandlung des 1. Postulats von Koch die „Assoziation mit der Krankheit" und bedeutet, daß der Organismus in Läsionen angereichert sein muß und in gesunden Zahnfleischfurchen oder nicht pathologisch tiefen Taschen verhältnismäßig weniger häufig oder gar nicht vorkommt. Diese vorsichtige Abschwächung des 1. klassischen Postulates scheint im Grunde eher geeignet, den *un*spezifischen als den spezifischen Charakter zu beweisen. Das 2. Postulat von Socransky ist prinzipiell noch anfechtbarer als sein erstes: Er hält zu 30% für bewiesen, daß

Spezifität vorliegt, „wenn nach Elimination des Organismus aus der Läsion, oder seiner Unterdrückung durch mechanisches Säubern oder Chemotherapie das Fortschreiten der aktiven Läsion zum Stillstand kommt". Es ist offensichtlich, daß sogar Begleitbakterien in der Flora einer gewöhnlichen sekundären Superinfektion die ersten 2 Postulate erfüllen können. Seinen Anforderungen 1 und 2 mißt Socransky zusammen 60% Beweiskraft zu, dem für Koch entscheidenden Tierversuch dagegen nur 10%, wie aus der vollständigen Liste der alternativen Postulate hervorgeht (mit Stellenwert oder relativem Gewicht für die Beweisführung dahinter in Zehntel; Tab. 5.**7**):

Tabelle 5.**7**   Socranskys Postulate

Postulat	Gewichtung
1. Assoziation mit der Krankheit	0,3
2. Elimination beendet Fortschreiten	0,3
3. Immunantwort des Wirtsorganismus	0,2
4. Pathogenität im Tierversuch	0,1
5. Stoffwechselleistungen passen in Mechanismus der Pathogenese (z. B. Säurebildung-Karies)	0,1

Die ersten beiden Postulate sind schon ausführlich besprochen; am 5. ist (wie schon zum 4. angemerkt) allein auffällig, daß der relative Stellenwert so niedrig angesetzt wurde. Allgemein ist zu bemerken, daß auch die potentiell pathogenen Bakterien normale Mitglieder der Plaqueflora sind: KILIAN u. SCHIOTT (1975) konnten zeigen, daß sogar typische Taschenbewohner (Hämophilusarten, *Eikenella corrodens* und *Actinobacillus actinomycetemcomitans*) regelmäßig unter den Frühkolonisatoren der Zahnoberflächen anzutreffen sind. Allerdings können sie bei Gingivitis und Parodontitis vermehrt auftreten. Besonders merkwürdig an der Sicherheit, mit der Anhänger der Spezifitätstheorie z. B. *Actinobacillus actinomycetemcomitans* oder *Bacteroides gingivalis* Spezifität beimessen, ist die Tatsache, daß die zahlenmäßig besonders gut mit dem Erkrankungsgrad korrelierten Spirochäten eigentlich als Hauptverdächtige an erster Stelle der schwarzen Liste stehen müßten. Sie werden ganz einfach ignoriert, weil man sie noch nicht züchten, zählen und differenzieren kann. In einer solchen Situation sollte man nicht bequemer identifizierbare Bakterien voreilig spezifische Krankheitserreger nennen, sondern mit Hypothesen der Spezifität zumindest warten, bis alle Arten der bunten Sulkus- und Taschenflora gleich gründlich untersucht sind.

Biochemische Spezifität

„Der Kariesprozeß ist im biochemischen Sinn spezifisch und im bakteriologischen Sinn unspezifisch" – mit dieser Feststellung schloß J. MACDONALD seine zu den klassischen Arbeiten zählende Übersicht über die Mikrobiologie der Karies aus dem Jahre 1962.

Konkret und auf den neusten Stand des Wissens gebracht bedeutet dies, daß Karies nicht spezifisch durch *Streptococcus mutans* verursacht wird.

Kariöse Läsionen werden durch die gesamte säurebildende und säuretolerante Plaqueflora verursacht, sowie durch Bakterien mit Glucosyltransferasen, die Synthese unlöslicher extrazellulärer Polysaccharide (EPS) katalysieren.

Analog kann man für die Ätiologie der Parodontopathien diese Theorie der biochemischen Spezifität wie folgt formulieren:

Parodontopathogen sind alle Mikroorganismen, die einen oder mehrere der folgenden Stoffe abscheiden: Leukotoxine, die die unspezifische Abwehr hemmen; Proteasen, die spezifische Antikörper abbauen; Faktoren von Systemen, die zur Invasion intakter Gewebe befähigen.

Antigene und Mitogene aus der Zellwand von Bakterien sind hier nicht als pathogen aufgeführt, weil alle Mikroorganismen sowie viele Nahrungskomponenten antigene Komponenten aufweisen. Antigene Reize und eine (leichte) Entzündungsreaktion der gingivalen Gewebe als Reizantwort des Wirts müssen als normal angesehen werden. Immunpathologische Überreaktionen können gelegentlich destruktiv wirken, müssen jedoch als sekundäre Prozesse und nicht als primär pathogen eingestuft werden.

6 Die Nahrung und ihre pathogenen oralen Nebenwirkungen

Über 99% der Nahrungszucker, die wir aufnehmen, passieren die Mundhöhle und werden verschluckt. Nur ganz wenig haftet (zumindest vorübergehend) an Schleimhäuten und in Nischen des Gebisses. Die Zucker werden durch Mundbakterien teils zu Säuren vergoren, teils zu Bestandteilen der Bakterienzellwände und zu extrazellulären Polysacchariden (EPS) aufgebaut; unter Umständen wird ein Teil des Substrats als intrazelluläres Polysaccharid gespeichert (S. 120 f. und 134 f.). Diese Umsetzungen führen zu Nebenwirkungen, von denen vor allem die pathogenen eingehend analysiert werden müssen.

Die Nahrung als Substratquelle für kariogene Plaquemikroorganismen und andere Nahrungsfaktoren

Zusammensetzung und Qualität der Nahrung und Häufigkeit der Nahrungsaufnahme wirken sich nicht nur auf Stoffwechselvorgänge in Darm und Körpersäften (systemisch) aus, sondern sie verursachen auch lokale Nebenwirkungen in der Mundhöhle. Aus zahnärztlicher Sicht sind diese lokalen Nebenwirkungen viel wichtiger als die systemischen Ernährungseinflüsse, obgleich vollwertige Ernährung und besonders optimale Fluoridzufuhr für die Entwicklung und Gesunderhaltung des Gebisses bedeutsam sind (s. Kap. 8). Der schützende Schmelzmantel der Zähne steht nur die wenigen Jahre seiner Bildungsphase – bis zum Zahndurchbruch – unter systemischen Einflüssen. Lokalen, vor allem destruktiven Kräften dagegen ist der Zahnschmelz wie auch der ganze Zahn während des ganzen Lebens ausgesetzt. Diese Kräfte sind zum größten Teil lokale Nebenwirkungen der Nahrung in der Mundhöhle. Man kann sie einteilen in:

a) Einflüsse über bakteriell-chemische Prozesse *in den Bakterienbelägen* an der Zahnoberfläche und
b) mechanisch-physikalische und chemische Einflüsse auf die *exponierten, plaquefreien Teile* der Zahnhartsubstanzen.

Zu a):
1. Die bakteriell-chemischen Wirkungen über die Plaque sind indirekt. Eine ungünstige unter diesen Wirkungen ist sehr häufig: Die kariöse

Entkalkung der Zähne. Sie findet statt, so oft Nahrung mit Kohlenhydraten (Zuckern) aufgenommen und von den Plaquemikroorganismen zu Säuren vergoren wird. Der Tatsachenkomplex um diesen
Punkt ist das Hauptthema des vorliegenden Kapitels.

2. Ein günstiger indirekter Einfluß auf bakteriell-chemische Prozesse in
der Plaque geht vom Fett unserer Nahrung aus, soweit es Stärketeil-
chen mit einem hydrophoben Schutzfilm gegen enzymatischen Abbau
einhüllt.

Zu b):

1. Günstige indirekte physikalisch-chemische Wirkung auf die posteruptive Mineralisation vom Schmelz hat Nahrung, die kräftige Kau-
arbeit erfordert und durch Stimulation und Sekretion auch das Ionen-
angebot und damit die physiologische Schutzwirkung des Speichels
erhöht. Direkt wirkt Einlagerung von Fluorid der Nahrung (z.B. Tee,
Trinkwasser) in porösen Schmelz. Fettgehalt der Nahrung verleiht
temporär dem Zahnschmelz einen schützenden Film, der auch Nah-
rungspartikel einhüllt, und ihren Abtransport beschleunigt.

2. Eine ungünstige direkte physikalisch-chemische Wirkung besteht, bei
exzessivem Genuß saurer Früchte und Getränke, in der Oberflächenätzung der belagfreien Zahnhartsubstanzen durch freie Säuren (Erosion, S. 53 f.).

Kohlenhydraternährung und Zahngesundheit im Krieg und in Mangelgebieten

Die Kohlenhydrate unserer Nahrung spielen für unsere Ernährung eine
sehr wichtige Rolle, und beiläufig liefern sie auch das Substrat für die
kariogenen Plaquemikroorganismen. Der große Kariesanstieg, der im
Verlauf der letzten 100 Jahre zu verzeichnen war, fiel zusammen mit 2
wesentlichen Veränderungen am Kohlenhydratanteil in der menschlichen Ernährung: 1. langsame, stetige Abnahme des Verbrauchs an Stärkeprodukten (Kartoffeln, Brot, Reis, Teigwaren), 2. gleichzeitige Zunahme des Zuckerkonsums und des Konsums technisch-industriell aufberei-
teter Produkte.

Für die Kariesätiologie wie auch für die Prophylaxe ist es wichtig heraus-
zukristallisieren, was diese beiden Variablen in der Kohlenhydraternährung mit dem Kariesbefall zu tun haben.

Während des 2. Weltkrieges, vor allem im letzten Kriegsjahr und auch
noch in den Wirren des ersten Nachkriegsjahres herrschte in allen Ländern Europas Mangel an Nahrungsmitteln und mehr noch an Genußmit-
teln aller Art einschließlich der Süßigkeiten. Auch in der Schweiz, in der
eine ausreichende Ernährung immer gesichert war, herrschte gegen
Kriegsende Mangel an Zucker. Gegenüber dem Vorkriegsverbrauch von
44 kg/Kopf im Jahr 1938 (= 120 g/Tag) ging die verfügbare Menge auf

knapp 15 kg (= 40 g/Tag) zurück. Die auffälligste Veränderung im Gesundheitszustand, die mit diesem Nahrungsmangel einherging, war der Rückgang der Karies bei der Schweizer Jugend. Von durchschnittlich 2 kariösen bleibenden Zähnen pro Kind (im Alter von 6 3/4 Jahren) in den Jahren zwischen 1932–1941 ging die Zahl auf durchschnittlich 0,85 kariöse Zähne pro Kind im Jahre 1947 zurück, um 1948 bereits wieder auf 1,33 anzusteigen (s. Abb. 8.**10**). Neben Zucker, Süßigkeiten und Süßgebäck waren auch noch Weißmehl, Fleisch und Fett Mangelware; erhöht war dafür der Konsum an Gemüse, Kartoffeln, Früchten und Vollkornmehl. Nicht wenige Fachleute vertraten die Ansicht, daß nicht der Rückgang des Zuckerkonsums, sondern der erhöhte Konsum von Vollkornmehl den Kariesrückgang verursacht habe.

In Norwegen, wo die Auswirkungen der Kriegsernährung am genauesten untersucht wurden, herrschte ebenfalls vor allem Mangel an Zucker (zwischen 1942 und 1947; 34–41 g/Tag) und Zuckerwaren (1942–1944 nicht zu haben), sowie Fett und Fleisch. Dieser Mangel wurde durch Konsum von Fisch, Lebertran, Gemüse, Kartoffeln und Vollkornmehl ausgeglichen. Der auffälligste Kariesrückgang gegen Kriegsende wurde vielfach so interpretiert, daß die veränderte Ernährung während des Krieges sich vor allem auf die *Entwicklung* der Zähne im Sinn einer besseren Matrixbildung und Mineralisation des Schmelzes ausgewirkt habe. MARTHALER (1967) hat die Untersuchungsergebnisse genau analysiert und ist zu dem zwingenden Schluß gelangt, daß die Zähne in ein günstigeres, *weniger kariogenes lokales Mundhöhlemilieu* durchgebrochen sein mußten; die 1949 bei 7jährigen Kindern untersuchten Molaren (Tab. 6.**1**), die ab 1942 unter dem Einfluß der Kriegsernährung gebildet wurden, hätten sonst gegenüber dem Zustand von 1946 nicht einen solch dramatischen Anstieg des Kariesbefalls aufweisen dürfen. Es ist auffallend, daß in der Zeit der niedrigen Kariesaktivität der Zuckerkonsum sehr niedrig war, daß aber gleichzeitig der gesamte Kohlenhydratkonsum durch den um 50% erhöhten Verbrauch an Stärkeprodukten *höher* war als vor und nach dem Krieg.

Daß ein hoher Anteil an Stärke in der Nahrung durchaus keine große kariogene Wirkung besitzen muß, ist auch aus den Untersuchungen in Gebieten mit Eiweiß-Vitamin-Mangelernährung abzuleiten.

In der Provinz Hunan in Zentralchina bestand die Kost von 3349 untersuchten 14- bis 27jährigen Schülern und Studenten vor allem aus Reis, Kohl und einigen anderen Gemüsen. Die Fleischration betrug im Durchschnitt 10 bis 30 Gramm täglich. Milch und Milchprodukte fehlten fast ganz. Drei Hauptmahlzeiten waren die Regel, Zwischenmahlzeiten waren nicht üblich. Zucker fehlte entweder ganz, oder er wurde nur in geringen Mengen gegessen. 75% dieser Studenten waren ganz kariesfrei, von den übrigen hatten 90% 4 oder weniger kariöse Zähne (AFONSKY 1951).

Untersuchungen der dreißiger Jahre im Kangra-Tal in Pakistan (damals Nordindien) wurden direkt durch den hochgradigen Mangel an Vitaminen A, C, D.

Tabelle 6.1   Zahl der kariösen und gefüllten (DF) Zahnflächen, ausschließlich der okklusalen, pro 100 bleibende Molaren in den Jahren 1941, 1946 und 1949. Die Expositionszeit in der Mundhöhle für die ersten Molaren bei den 7jährigen und für die zweiten Molaren bei den 13jährigen Kindern betrug 1−3 Jahre. Zum Vergleich der Zuckerkonsum und der Konsum an Stärkeprodukten (Brot, Mehl, Kartoffeln) für die Zeit der Exposition dieser Zähne in der Mundhöhle

DF-Zahnflächen	1941	1946	1949
Oberkiefer			
erste Molaren, Alter 7 Jahre	29,1	8,0	19,0
zweite Molaren, Alter 13 Jahre	17,8	3,2	12,5
Unterkiefer			
erste Molaren, Alter 7 Jahre	46,7	14,0	26,3
zweite Molaren, Alter 13 Jahre	35,5	7,2	19,7
	1939−1941	1944−1946	1947−1949
Zuckerkonsum/Kopf/Tag	72 g	37 g	64 g
	1936−1937	1942−1945	1947−1948
Stärkekonsum/Familie/Tag	619 g	948 g	685 g

Calcium, Fett und Eiweiß bei einseitiger Reis-, Mais-, Weizenernährung angeregt. 200 Kinder im Alter zwischen 13 und 17 Jahren wurden aufgrund klinischer Befunde in eine schwer rachitische, eine leicht rachitische und eine symptomfreie Gruppe eingeteilt. Bei den 113 symptomfreien Kindern waren durchschnittlich nur 1,52 Kavitäten vorhanden. Es zeigte sich, daß die Kinder mit leichten wie auch mit schweren rachitischen Symptomen nicht mehr Kavitäten aufwiesen, im Durchschnitt 1,70 und 1,39 (DAY 1944a).

Aus dem Distrikt Hissar wurde seit 1900 wiederholt über dürrebedingte Hungersnöte berichtet. Zur Linderung der Not wurde der dortigen Bevölkerung durch die Regierung Reis zugeteilt. Dem Kalorienmangel wurde dadurch begegnet, doch war beim Fehlen von Milchprodukten, Früchten und tierischem Eiweiß die Versorgung mit essentiellen Aminosäuren, Vitaminen und Mineralien ganz ungenügend. Das evtl. im Trinkwasser vorhandene Fluorid muß berücksichtigt werden, doch erreichte die Anzahl erkrankter Zähne bei diesen Kindern nicht ein Zehntel derjenigen, die bei Gleichaltrigen in USA nach lebenslänglichem Genuß von fluoridiertem Trinkwasser gefunden wird. Drei Viertel der 314 untersuchten 11- bis 13jährigen Kinder in Hissar waren kariesfrei (DAY 1944b; Tab. 6.2).

Eine amerikanische Forschergruppe untersuchte 1085 Personen aller Altersstufen in Äthiopien. Im Durchschnitt war weniger als ein Zahn pro Person erkrankt (bei den 5- bis 29jährigen 0,1–0,4). Die Nahrung war arm an Kalorien und knapp an Eiweiß. Nur ein geringer Anteil des hohen Kohlenhydratgehaltes war als Zucker vorhanden (RUSSEL 1963).

Aufgrund der Gesamtergebnisse seiner sehr viel umfassenderen Studien an 21 599 Personen in 8 Ländern kommt RUSSELL (1963) zu einer sehr deutlichen allgemeinen Aussage: Der Kariesbefall ist um so niedriger, je stärker Nahrungsmangel und damit verbundene Mangelerscheinungen herrschen.

Tabelle 6.**2**   Kariesbefunde aus der Zeit vor der Fluoridierung des Trinkwassers: an gut und reichlich ernährten Kindern einer Mittelschicht in der Kodakstadt Rochester/N.Y., an relativ gut ernährten Kinder einer entsprechenden Schicht in der Stadt Lahore in Pakistan und im chronischen Hungergebiet von Hissar an Kindern mit schwerem Eiweiß-, Calcium-, Vitamin-A-, Vitamin-C- und Vitamin-D-Mangel

Gebiet	Anzahl Kinder	Durch- schnittsalter (Jahre)	% Kinder mit Karies	Kavitäten/ Kind
Rochester/N.Y. (USA)	433	12,9	99,8	21,8
Lahore, Pakistan	756	13,6	94,0	5,7
Hissar, Pakistan	314	11,9	25,8	0,6

In letzter Zeit hat noch einmal ein alterfahrener Epidemiologe aufgrund seiner Untersuchungsergebnisse in vielen Bevölkerungsgruppen mehrerer Kontinente bestätigt, daß einseitige Fehl- und Mangelernährung zwar mit ernsten Schäden für die allgemeine Gesundheit, aber immer auch mit Kariesfreiheit einhergeht (NEUMANN 1980).

Faßt man die Ergebnisse dieser Beobachtungen zusammen, so läßt sich feststellen, daß der Kariesbefall trotz Mineral- und Vitaminmangel sehr niedrig sein kann, wenn Kohlenhydrate in Form von Stärke vorliegen; das gemeinsame Merkmal aller Kostformen, die in den beschriebenen epidemiologischen Erhebungen nur wenig Karies verursachen, ist völliges oder fast völliges Fehlen von Zucker und seltene Nahrungsaufnahme.

Stärkeprodukte sind weniger kariogen als zuckerhaltige Nahrung

Den niedrigen Kariesbefall in Mangelgebieten könnte man mit seltener Nahrungsaufnahme allein durchaus erklären. Andererseits zeigt aber die Zusammensetzung der Kriegsernährung, die insgesamt mehr Kohlenhydrat enthielt als vor und nach dem Kriege (Tab. 6.**1**), daß trotz hohem Stärkekonsum niedriger Kariesbefall vorkommen kann, wenn nur der Zuckerkonsum extrem niedrig ist. Auch andere klinische und experimentelle Beobachtungen haben die Wissenschaft in den letzten Jahrzehnten zu dem zwingenden Schluß geführt, daß Stärkeprodukte sehr viel weniger kariogen sind als Nahrungsmittel, die Saccharose, andere Disaccharide oder Monosaccharide enthalten (KÖNIG 1966, 1967a, 1967b; MARTHALER u. FROESCH 1967; NEWBRUN 1983; WEGNER 1980). Diese Schlußfolgerung wurde erst spät gezogen, da Experimente *in vitro* verwirrende Indizien lieferten, als ob Stärke und Mehl sogar kariogener sein könnten als die niedermolekularen Kohlenhydrate: Wenn säurebildende Bakterien aus der Mundflüssigkeit aufgeschwemmt inkubiert werden, so wird mit Stärke eher rascher und mehr Säure gebildet als mit Saccharose (MILLER 1889). Aber eine Suspension im Reagenzglas bildet kein Diffu-

sionshindernis, und überdies muß man wegen des relativ niedrigen Keim-
gehaltes von Mundflüssigkeit (im Vergleich zu Plaque) mehrere Stunden
bebrüten, bis überhaupt nennenswerte Säurebildung eintritt (STRALFORS
1950).

Während dieser Stunden verwischt der Unterschied zwischen Stärke und niedermolekularen Zuckern als Substrat deswegen, weil in dieser langen Zeit vor Einsetzen der Säureproduktion durch die Speichelamylase längst genügend Maltose aus
der Stärke entstanden ist, um ein gleich günstiges Substratangebot zu stellen, wie
es mit anderen Zuckern von vornherein vorlag. Die abweichenden Verhältnisse in
der nicht ohne weiteres permeablen natürlichen Plaque *in situ*, in die Zucker
diffundieren kann, während Stärke außen liegen bleibt, werden in Abb. **6.1** illustriert. Während die niedermolekularen Zucker schnell diffundieren und auch
rasch in die ungünstigen Stoffwechselprodukte umgesetzt werden, verhält es sich
anders mit den Stärkearten. Sie sind hochmolekulare Glucane mit hauptsächlich
α-(1$\rightarrow$4-)Bindungen. Ihre langkettige Helixstruktur und Vernetzung bewirkt, daß
sie zumindest gingival und approximal an der Plaqueoberfläche liegenbleiben (bei
Fissurenplaque ist Einpressen durch den Kaudruck möglich). Bevor Vergärung zu
Säure stattfinden kann, muß Stärke erst durch Speichelamylase zu Maltose hydrolysiert werden, die dabei in so kleinen Mengen pro Zeiteinheit frei wird, daß ihre
Vergärung zu Säure schon nahe der Plaqueoberfläche vollständig ablaufen könnte, wo eine Neutralisation von seiten der Puffersysteme des Speichels (Karbonat,
Phosphat) möglich ist. Die Diffusionsstudien von TATEVOSSIAN (1979) bestätigen

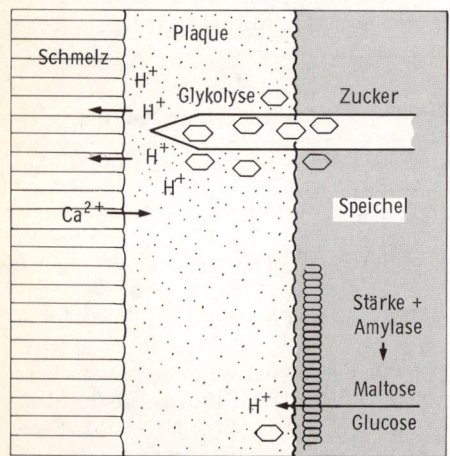

Abb. 6.1   Zucker lösen sich sofort und diffundieren in hohen Konzentrationen in
die Plaque, worauf an der Schmelzoberfläche rasch hohe entkalkende Säurekonzentrationen entstehen (oben). Stärkemoleküle (unten) diffundieren nicht;
die durch Hydrolyse freigesetzten kleinen Zuckermengen reichen nicht zu starker Ansäuerung der tiefen Plaqueschichten

diesen Erklärungsversuch (NEFF 1967, KÖNIG 1974) zur niedrigen Kariogenität:
Stärke diffundiert wegen der Größe der Moleküle viel langsamer als kleine Zuk-
kermoleküle von Stärke (TATEVOSSIAN 1979). So erklärt sich die niedrige klinische
Kariogenität, obwohl an der Außenseite der Plaque durch Speichelamylasen aus
Stärke relativ schnell vergärbare Zuckerbruchstücke (vor allem Maltose und
Maltodextrine) freigesetzt werden können (TATEVOSSIAN 1979, MÖRMANN 1979,
MÖRMANN u. MÜHLEMANN 1981). Tatsache ist jedenfalls, daß zuckerfreie Stärke-
produkte viel weniger kariogen wirken als Nahrung, die Saccharose enthält.

Der exakte Nachweis der niedrigen Kariogenität von Stärke wurde am
Menschen erst spät eindeutig erbracht. Er gelang am augenfälligsten
durch die Beobachtungen von Internisten an Individuen, denen ein bestimmtes Enzym fehlt, eine Fructose-1-phosphat spaltende Leberaldola-
se. Der relativ seltene Zustand ist erblich und wurde erst in den 60er
Jahren erkannt und „hereditäre Fructoseintoleranz" (HFI) benannt. Die
Individuen mit HFI vertragen keinen Zucker, da das Disaccharid Saccharose in einen Glucose- und einen Fructoserest gespalten wird. Stärke
hingegen wird in Maltose- und weiter in Glucosebausteine zerlegt. Es
wird keine Fructose frei, so daß Individuen mit HFI Teigwaren, Brot,
Reis und Kartoffeln in beliebigen Mengen vertragen. Sie fühlen sich völlig
gesund und wohl, solange sie keine zuckerhaltige Nahrung, also auch
keine Früchte essen. Sie kommen auch nicht auf den Gedanken, dies zu
tun, da sie eine starke Aversion gegen alles Süße einschließlich Obst
entwickeln – vorausgesetzt natürlich, daß sie in den ersten Lebensmona-
ten die Umstellung von der Muttermilch auf eine (üblicherweise zuckerhaltige) künstliche Säuglingsernährung überlebten. Daß die Unverträg-
lichkeit auf den Zucker zurückgeführt wurde, war lange vom Zufall
abhängig, während heutzutage mit dem Erkennen der Zusammenhänge
in 100% der Fälle der Zustand durch zuckerfreie Ernährung mühelos
beherrscht werden kann. Die stärkereich und zuckerfrei ernährten Menschen mit HFI weisen durchwegs einen sehr niedrigen Kariesbefall auf;
mehrere sind sogar völlig kariesfrei. Dieser Befund steht im Gegensatz zu
ihren „gesunden" Geschwistern ohne Enzymdefekt, die Fructose und
damit Zucker vertragen und auch in üblicher Häufigkeit und Menge
konsumieren – was zu dem „normalen" hohen Kariesbefall unserer
Durchschnittsbevölkerung führt (MARTHALER u. FROESCH 1967, WEG-
NER 1980, NEWBRUN 1983).

„Turku-Zucker-Studie": Xylit und Stärke bewirken zusammen 1/10 des zuckerbedingten Kariesbefalls

Der 2. experimentelle Nachweis der niedrigen Kariogenität von Stärkeprodukten wurde als ein Nebenbefund in den großangelegten „Turku
Sugar Studies" erbracht (SCHEININ u. MÄKINEN 1975). Diese longitudinale klinische Untersuchung an 125 freiwilligen Probanden dauerte 2
Jahre und diente in erster Linie dem Vergleich der Kariogenität von

Saccharose, Fructose und des „Zuckeralkohols" Xylit. In allen Nahrungsmitteln, denen normalerweise Saccharose zugesetzt wird, war dieser Zucker durch Fructose bzw. Xylit ersetzt. Stärkeprodukte wurden in normalem Umfang konsumiert; beinahe 80 Sorten Süßgebäck und Süßwaren wurden mit dem entsprechenden Zuckerersatzstoff bereitet. Ein imponierender Aufwand an wissenschaftlichen, organisatorischen und finanziellen Möglichkeiten verleiht dieser Studie eine Sonderstellung in bezug auf Eindeutigkeit und hohe Aussagekraft.

Die Individuen in der Saccharosegruppe entwickelten im Beobachtungszeitraum durchschnittlich über 10 neue DMF-Zahnflächen (kariös, extrahiert oder gefüllt). In der Fructosegruppe blieb die Karieszunahme erst im 2. Jahr hinter der Saccharosegruppe zurück, während der Karieszuwachs in der Xylitgruppe mit im Durchschnitt etwa einer neuen kariösen Fläche in 2 Jahren minimal genannt werden kann. Spätere Untersuchungen bestätigten diese Ergebnisse (SCHEININ 1985, HEFTI u. KANDELMANN 1986). Aus der Kombination der klinischen Langzeitergebnisse mit den Resultaten mikrobiologischer und biochemischer Laboratoriumsuntersuchungen lassen sich folgende Schlüsse ziehen:

1. Xylit ist ein praktisch nicht kariogener Zuckerersatzstoff;
2. Stärke besitzt (trotz ihres Säurebildungsvermögens im Reagenzglas) klinisch nur etwa 1/10 der kariserzeugenden Wirkung von Rohrzucker und Fruchtzucker, wenn man davon ausgeht, daß Xylit nicht kariogen ist;
3. wollte man annehmen, daß Xylit eine gewisse, sehr schwache Kariogenität aufweist, dann ist das kariogene Potential von Stärke und Xylit zusammengenommen nicht größer als etwa 1/10 der Kariogenität von Saccharose (bzw. Saccharose + Stärke).

Der Einfluß von Raffinationsgrad, Vitamingehalt und Fettgehalt auf die Kariogenität kohlenhydrathaltiger Nahrung

Die Ergebnisse aus Tierversuchen hatten schon länger darauf hingedeutet, daß Stärkeprodukte auch für den Menschen weniger kariogen sein könnten als Zucker. In Experimenten an Ratten wurde der Kariesbefall nach Verabreichung von Kohlenhydrat-Magermilch-Diäten untersucht (KÖNIG u. GRENBY 1965). Bestand der Kohlenhydratanteil von 2/3 der Diät ausschließlich aus Weizenmehl, so war der Kariesbefall mit durchschnittlich 1,2 und 1,5 Läsionen pro Ratte sehr niedrig (Tab. 6.**3**). Sehr hoch, 8,3 Läsionen, war er mit 2/3 Saccharoseanteil, fast gleich hoch mit 1/3 Mehl und 1/3 Saccharose. Obgleich nicht signifikant, muß man doch auf den kleinen Unterschied zwischen Weißmehl (Ausmahlungsgrad 70%) und Vollkornmehl hinweisen, wobei letzteres in beiden Gruppenvergleichen etwas mehr Läsionen ergab.

Tabelle 6.3 Kariogenität verschiedener Kohlenhydrate: durchschnittliche Zahl kariöser Fissuren pro Ratte bei Verabreichung von Diäten mit jeweils 1/3 Magermilchpulver und 2/3 Mehl oder Zucker (nach *König* u. *Grenby* 1965)

Variierter Anteil	Dentinläsionen
Weißmehl	1,2
Vollkornmehl	1,5
Zucker	8,3
Weißmehl und Zucker (je 1/3)	7,4
Vollmehl und Zucker (je 1/3)	7,6

In einem anderen Rattenexperiment (König 1966) wurde ein Weißbrot aus Weizenmehl mit einem Ausmahlungsgrad von 70% verglichen mit einem ganzkornhaltigen Vollkornbrot (Walliserbrot). Um auch den Einfluß der mechanischen Konsistenz untersuchen zu können und dennoch eine Selektion einzelner Bestandteile zu verhindern, wurden die Brote im Fleischwolf grob zerkleinert. Bei diesem Verfahren blieben ganze Körner intakt. Beide Brote wurden allein, sowie mit verschiedenen Aufstrichen vermischt an die Ratten gefüttert. Die Tab. des Kariesbefalls (Tab. 6.4) zeigt, daß allgemein wenig Läsionen auftraten, daß aber durchweg das Vollkornbrot etwas stärker kariogen war als das Weißbrot; der durchschnittliche Unterschied bei 3,1 kariösen Läsionen auf den Vollkornbrotdiäten gegenüber nur 2,2 Läsionen auf den Weißbrotdiäten war beim Vergleich von 50 gegen 50 Ratten statistisch gesichert ($P < 0,05$). Der Kariesbefall auf Brot mit Käse und Brot mit Käse + Butter war praktisch gleich Null. Dies weist auf die schützende Wirkung eines fetthaltigen Aufstrichs hin, die wohl darin besteht, daß die Stärkekörner und auch ganze Brotbrocken von einem hydrophoben Film eingehüllt werden und dadurch weniger schnell abgebaut werden können. Auch wird die Klebrigkeit verringert und dadurch die Zeit der Anwesenheit von Substrat für die azidogenen Mikroorganismen verkürzt; die sogenannte „oral sugar clearance" wird beschleunigt (Swenander Lanke 1957; s. auch S. 244f.). Edgar u.

Tabelle 6.4 Durchschnittliche Zahl kariöser Fissuren pro Ratte nach 20 Tagen Versuchszeit auf Weißbrot (W) und Walliser Ganzkornbrot (S) mit verschiedenen Aufstrichen (nach *König* 1966)

Brot	W	S
ohne Aufstrich (Kontrolle)	2,2	3,0
mit Butter	1,4	3,4
mit Gelee	3,4	5,4
mit Honig	4,0	5,0
mit Feinkristallzucker	3,4	5,2
mit Butter und Gelee	2,4	3,6
mit Butter und Honig	2,0	2,8
mit Butter und Zucker	3,4	2,4
mit Emmentaler Käse	0,2	0,0
mit Butter und Käse	0,0	0,0
Vergleich der durchschnittlichen Wirkungen der Brotsorten	2,2	3,1

Mitarb. (1981) bestätigten in Tierversuchen die karieshemmende Wirkung von Käse.

Eine Wiederholung des weiter oben beschriebenen Rattenexperiments (Tab. 6.5) schloß 2 Arten von Weizenmehlbrot ein, das eine von Mehl mit einem Ausmahlungsgrad von 70% (Halbweißbrot), das andere von 82% (Graubrot). Sie wurde wieder mit Walliser Vollkornbrot verglichen. Die Ergebnisse stimmten mit früheren Befunden überein: 1. Die Schädlichkeit aller 3 Brote, ohne Zusatz verabreicht, war sehr gering; 2. Zuckerzusatz verursachte einen um ein Vielfaches höheren Kariesbefall als Brot allein, wobei zwischen Zusatz von Rohzucker oder raffiniertem Zucker kein Unterschied bestand; 3. die an sich schon geringe Kariogenität von Brot ging durch Zusatz von Käse fast auf Null zurück. Als 4. bemerkenswerter Befund bestätigte sich, daß Brot aus Weißmehl mit dem niedrigsten Gehalt an Perikarp und Keim am wenigsten kariöse Läsionen induzierte, während sich mit zunehmender Vollwertigkeit die Kariogenität geringfügig, aber stetig erhöhte.

Es widerspricht herkömmlichen Anschauungen, daß die Entfernung von wertvollen Bestandteilen des Getreidekorns, d. h. ernährungsphysiologisch gesehen eine Wertminderung des Brotes, seine (an sich sehr geringfügige) Schädlichkeit *verringert*. Folgende Hypothese könnte dazu dienen, dieses Phänomen plausibel zu erklären. Die B-Vitamine, besonders B_6 (Pyridoxin) und andere biologisch aktiven Spurenstoffe im Vollkornbrot sind nicht nur ernährungsphysiologisch wertvoll für den menschlichen Organismus, sondern sie sind auch Wachstumsfaktoren für azidogene Mikroorganismen und intensivieren den Bakterienstoffwechsel (KOSER 1968). Ähnliches gilt auch für andere vollwertige Naturprodukte wie den Bienenhonig, der mindestens so kariogen ist wie Saccharose

Tabelle 6.5 Durchschnittliche Zahl kariöser Dentinläsionen pro Tier in 12 Gruppen von je 6 Osborne-Mendel-Ratten auf Diäten, bestehend aus 3 Brotsorten (aus Mehl mit verschiedenem Ausmahlungsgrad), ohne und mit Zusatz von Saccharose (nach *König* 1967a)

Zusätze	Weiß-brot 70%	Ruch-brot 82%	Ganz-korn-brot	Durchschnittliche Wirkung der Zusätze (N = 18)
Kein Zusatz	0,8	1,5	2,0	1,44
Emmentaler Käse	0,3	0,0	0,5	0,28
Rohzucker	4,8	5,7	6,7	5,72
Raffinierter Zucker	5,3	5,7	6,0	5,67
Durchschnittliche Wirkung der Brote (N = 24)	2,75	3,21	3,67	

N = Anzahl der Tiere

(Shannon u. Mitarb. 1979). Diese Hypothese wurde experimentell bestätigt. In einem Versuch an der Zürcher Kariesforschungsstation wurden 2 × 8 Ratten mit Weißbrot (Ausmahlungsgrad 50%) ohne und mit Zusatz von B-Vitaminen in Form von Becozym Rocke gefüttert. Der Kariesbefall war mit durchschnittlich 5,0 Läsionen pro Ratte auf Weißbrot mt B-Vitaminen höher als auf Weißbrot ohne Vitamine, das nur 3,4 Läsionen verursachte.

Getreidevollkornprodukte können bei einseitiger Ernährung wichtige Mineral-, Vitamin- und Spurenstoffträger darstellen. Darüber hinaus können Vollkornbrote lokal in der Mundhöhle insofern günstige Einflüsse ausüben, als sie bei entsprechenden geschmacklichen Qualitäten und guter physikalischer Konsistenz wie Härte und geringe Klebrigkeit die Kauintensität anregen und bis zu einem gewissen Grade belaghemmend wirken. Darum, und aus allgemeinen ernährungsphysiologischen Erwägungen ist also Vollkornbrot dem Weißbrot vorzuziehen. Andererseits wäre jedoch ein intensiver Kampf ausschließlich gegen das Weißbrot nicht gerechtfertigt. Er würde die Aufmerksamkeit von den ernährungsphysiologisch wie zahnärztlich gesehen sehr viel wichtigeren Bestrebungen gegen exzessiv hohen Zuckerkonsum ablenken. Zucker ist letzten Endes nicht nur kariogen, sondern er verdrängt auch vollwertige Nahrung.

Aus den in den Tab. 6.**4** und 6.**5** gezeigten Versuchsergebnissen war nicht nur zu ersehen, daß das Weißbrot aus raffiniertem Mehl nicht schädlicher war als das Vollkornbrot, sondern auch daß der unraffinierte Rohzucker nicht besser für die Zähne war als der raffinierte Zucker. Daß Rohzucker weniger schädlich sei als raffinierter Zucker, ist ein in Laienkreisen verbreiteter Irrtum; auch Tierversuche eines angesehenen Wissenschaftlers schienen darauf hinzudeuten, daß Rohzucker nur halb so viel Läsionen verursacht wie der raffinierte (Stralfors 1966). In diesem Versuch wurde aber *grob*körniger Rohzucker geprüft und mit *fein*körnigem raffiniertem Zucker verglichen. In einer Wiederholung dieses Versuches in Zürich (König u. Mühlemann 1967) ergab sich, daß im Vergleich mit feinpulverisiertem Zucker auch raffinierter Zucker bei Ratten weniger Kavitäten verursachen kann, wenn er gleich grobkristallin ist wie Stralfors Rohzucker – und zwar war die Karieshemmung dann wie im früheren Versuch ebenfalls etwa 50%. Nun läßt sich das Ergebnis auch des zunächst mißdeutenden ersten Versuches von Stralfors erklären: Nicht die Raffination macht den Zucker noch schädlicher, als er ohnehin schon ist, sondern das Pulverisieren, wodurch er für die Ratte, die als Nager die groben Kristalle zu zerkauen pflegt, jede Reinigungswirkung auf die Zähne einbüßt (Tab. 6.**6**).

Der Mineral- und Vitamingehalt des Rohzuckers, der ihm angeblich im Vergleich mit raffiniertem Zucker Überlegenheit in ernährungsphysiologischer Hinsicht verleihen soll, ist stets außerordentlich gering, so daß man ihn vernachlässigen kann. Dafür enthält Rohzucker Verunreinigungen, die den Wert für die menschliche Ernährung eher einschränken als erhöhen. Eine Überlegenheit des Rohzuckers wird daher auch von der wissenschaftlichen Ernährungsphysiologie nicht anerkannt.

Tabelle 6.**6**   Einfluß des Raffinierungsgrades und der Korngröße von Zucker (Saccharose) auf den Kariesbefall bei programmiert und *ad libitum* gefütterten Ratten (Durchschnittswerte von 12 Tieren pro Gruppe). Die Unterschiede zwischen körnigem Rohzucker und körnigem raffiniertem Zucker sind nicht signifikant (nach *König* u. *Mühlemann* 1967)

Geprüfter Zucker in der Diät (56%)	Anzahl kariöser Läsionen pro Tier
36 Mahlzeiten/Tag	
1. Rohzucker, körnig	5,3
2. Raffinierter Zucker, körnig	4,3
3. Raffinierter Zucker, fein	10,1
Ad-libitum-Fütterung	
4. Rohzucker, körnig	5,5
5. Raffinierter Zucker, körnig	5,2
6. Raffinierter Zucker, fein	12,0

Abgesehen davon, daß sich das Rad der Entwicklung nicht mehr zurückdrehen läßt, ist von Ersatz der „Industrieprodukte" in unserer Ernährung durch „Naturprodukte" keine ausreichende Senkung des Kariesrisikos zu erwarten, es sei denn, daß die Gewohnheit der häufigen süßen Zwischenmahlzeiten verlassen wird.

Die zitierten Tierversuche haben gezeigt, daß die untersuchten unraffinierten und physiologisch vollwertigen Nahrungsmittel keine spezifische zahnschützende bzw. karieshemmende Wirksamkeit zeigen. Andererseits sind sie auch, wie die Experimente mit verschiedenen Brotsorten gezeigt haben, nur schwach kariogen, wenn nicht Zucker zugefügt wird. Interessant ist in diesem Zusammenhang eine langjährige Beobachtung an Kindern, die in einem Heim in der Nähe von Sidney (Hopewood House) mit vegetarischen Nahrungsmitteln und Milchprodukten ernährt wurden (MARTHALER 1967). Die 5- bis 13jährigen Kinder wiesen im Durchschnitt nicht mehr als 1,1 erkrankte Zähne auf. Fortsetzung der Beobachtungen zeigten jedoch, daß die Kinder danach, wenn sie tagsüber höhere Schulen oder Lehrstellen in der nahen Großstadt frequentierten, von einem steilen Kariesanstieg heimgesucht wurden; nach Verlauf weniger Jahre waren die Läsionenzahlen denen der stark kariesaktiven Stadtkinder angenähert. Sie hatten nämlich wie diese nun Zugang zu süßen Zwischenmahlzeiten. Die Folgerungen sind eindeutig:

1. Ernährung mit naturbelassenen Nahrungsmitteln ist relativ wenig kariogen;
2. die unraffinierte Nahrung schützt nicht vor der stark kariogenen Wirkung häufigen Konsums von Nahrungsmitteln, denen Zucker zugesetzt sind.

Eine Analyse vegetarischer Diäten hat gezeigt, daß sie potentiell kariogene Komponenten enthalten (TIEGEN u. Mitarb. 1981). Als Erklärung für die niedrige Kariesaktivität der australischen Heimkinder müssen daher 2 Gründe angenommen werden:

1. Unter Heimbedingungen werden wenige, geregelte Mahlzeiten eingenommen, Zwischenmahlzeiten sind nicht üblich;
2. Naturprodukte enthalten zwar verschiedene Zucker und Stärke, aber die lokal in der Plaque verfügbaren Zuckerkonzentrationen sind nicht hoch.

Aus den Tatsachen über die Anpassungsfähigkeit der Bakterien (S. 116 ff.) war abzuleiten, daß Erhöhung der Zuckerkonzentration zu erhöhter Säureproduktion führt. Experimente von HEFTI u. SCHMID (1979) an Ratten zeigen eindeutig, daß mit zunehmender Zuckerkonzentration die Kariogenität der Nahrung zunimmt (Abb. 6.2). Der stärkste Anstieg des Kariesbefalls wurde beobachtet, wenn eine Konzentration von 20% Zucker überschritten wurde. Diese Grenze wird bei naturbelassenen Nahrungsmitteln selten erreicht (Ausnahme: Honig, Feigen, alle getrockneten Früchte, die 60–80% Zucker enthalten). Die Säurebildung in Plaque ist darum nach Genuß von Frischobst in vielen Fällen nicht maximal (IMFELD 1983, Ausnahme s. S. 195). So erklärt sich die niedrige Kariogenität einer vegetarischen Ernährung. Beitragen könnte schließlich noch, daß rohes Obst und Gemüse nicht klebt und beim Kauen, wenn auch beschränkt, Speisereste und ein Teil der Zahnbeläge entfernt werden (vgl. S. 195, 202 u. 238).

Die Art des Nahrungszuckers hat auf seine Kariogenität sehr wenig Einfluß, obwohl einige Tierexperimente darauf deuten, daß Maltose, Fructose und besonders Lactose etwas weniger kariogen sind als Saccharose (KÖNIG 1966, RUGG-GUNN u. EDGAR 1984). Als „zahnschonend" kann man jedoch auch Lactose sicher nicht bezeichnen; es häufen sich die Berichte über hohen Kariesbefall bei Kindern, die (zu) lange Brusternährung, allerdings auch meist noch mit hoher Frequenz, erhalten hatten (GARDNER u. Mitarb. 1977, HACKETT u. Mitarb. 1984). Trotz der besonderen Gefährlichkeit von zuckerhaltigem Kindertee ist also die „Zuckertee-Karies" (WETZEL 1982) nicht die einzige Bedrohung, der Gebisse auch bereits von Kleinkindern ausgesetzt sind. Im Prinzip sind, wie die biochemisch-mikrobiologischen Erörterungen im Kap. 5 schon gezeigt hatten, alle Mono- und Disaccharide direkt in hohen Konzentrationen verfügbare Substrate für Plaquebakterien und daher auch sämtlich stark kariogen. Die Anklage von NEWBRUN (1967) gegen die Saccharose als dem Hauptschuldigen („arch criminal"), wenn nicht gar Alleinschuldigen, mußte fallengelassen werden; sie gilt allerdings insofern, als rein praktisch die Saccharose (Rüben- und Rohrzucker) der weitaus häufigste Zucker ist, der in der Nahrung von hochentwickelten Ländern vorkommen.

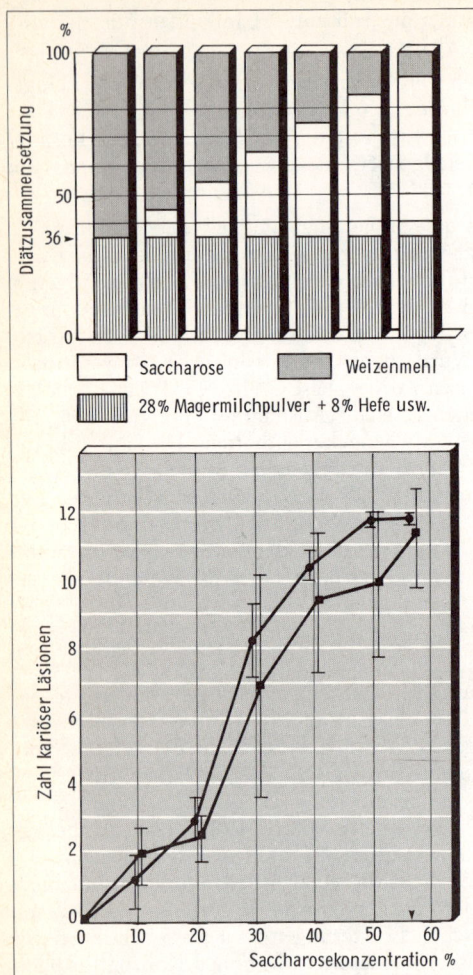

Abb. 6.**2**   Im Rattenexperiment wurde gefunden, daß nur Diäten mit unter 20% Saccharosegehalt (die übrigens sehr viel Stärke enthielten!) wenig kariogen sind; über 20% steigt die Kariogenität sprunghaft (rechts). Durchschnittliche Zahl der Fissurendentinläsionen (●) und der Glattflächenläsionen (■) ± Standardfehler (aus *Hefti*, A. u. R. *Schmid*): Caries Res. 13 [1979] 298)

Zuckerersatzstoffe und künstliche Süßstoffe

Eine der praktischen Möglichkeiten, die Häufigkeit der Aufnahme von Zuckern zu vermindern, liegt im Ersatz des Zuckeranteils durch Zuckerersatzstoffe und künstliche Süßstoffe. Die ersteren sind chemisch zuckerähnlich („Zuckeralkohole", Polyole; S. 132 f.), haben etwa gleichviel Brennwert wie gewöhnliche Zucker und geben Nahrungsmitteln das nötige Volumen. Die 2. sehr heterogene Gruppe ist chemisch den Zukkern ganz unähnlich; die meisten Süßstoffe werden nicht abgebaut, liefern also keine Energie und in Plaque keine Säure. Wegen der geringen zugesetzten Mengen (Süßstoffe sind zwischen 30- und 3000mal süßer als Saccharose) sind sie nicht volumengebend.

Polyole sind im allgemeinen für den Menschen in Mengen bis 40 g/Tag gut verträglich; wegen einer eventuellen osmotischen Diarrhoe, die bei höherem Konsum auftreten kann, eignen sich als Träger dafür besonders Süßigkeiten, die in kleinen Mengen konsumiert werden, wie z. B. Kaugummi und Pfefferminzpastillen. Telemetrische Untersuchungen *in vivo* zeigen, daß solche Produkte praktisch kein kariogenes Potential besitzen; die Säurebildung nach ihrem Genuß ist so gering, daß sie in der Schweiz die Bezeichnung „zahnschonend" führen dürfen (IMFELD 1983). Klinische Untersuchungen, die wegen der sehr abwechslungsreichen Ernährung des Menschen schwierig auszuführen und zu interpretieren sind, liegen außer der Turku-Studie nur vereinzelt vor. Eine 2 Jahre laufende Studie von MÖLLER u. POULSEN (1973) zeigte bei Kindern, die täglich Sorbitol-Kaugummi kauten, eine Tendenz zu niedrigerem Kariesbefall verglichen mit den Kontrollkindern. BIRKHED u. Mitarb. (1983) fanden signifikant weniger Plaque nach 4 Tagen auf sorbit- und xylithaltigem Kaugummi, verglichen mit einem Produkt, das lediglich Sorbit enthielt. Gegenüber Nichtkauern war auch durch Sorbit keinesfalls eine Erhöhung der Plaquebildung eingetreten, so wie sie bei zuckerhaltigen Produkten auftritt. Eine Anpassung und Selektion der Mundflora wäre durch Umstellung des bakteriellen Stoffwechsels auf Abbau von Polyolen im Prinzip möglich (S. 132 f.). In der oben erwähnten Turku-Studie wurde nach 2 Jahren Saccharoseersatz durch Xylit keine Selektion von „Xylitvergärern" gefunden. Sie ist auch nicht wahrscheinlich, weil bei praktisch allen Ernährungsformen immer wieder auch zuckerhaltige Nahrungsmittel die Mundhöhle passieren; so ergibt sich für die Bakterien keine Notwendigkeit, ihren Stoffwechsel auf die besonderen Abbauwege umzustellen, wie sie für Sorbit und Xylit erforderlich wären. Auch andere nachteilige Nebenwirkungen in der Mundhöhle konnten nicht nachgewiesen werden. Das gleiche gilt für die metabolischen Wirkungen auf den menschlichen Stoffwechsel; sie wurden besonders an Sorbit, das seit über 50 Jahren als Diabetikerzucker in Gebrauch ist, als auch für Xylit genau untersucht. Neuere Zuckerersatzstoffe wie Palatinit, Maltit, Polydextrose und viele mehr sind vielversprechend und seit Jahren im Test, aber noch nicht als Nahrungszusätze zugelassen.

Die Süßstoffe sind in dieser Hinsicht noch problematischer. An ihrer langen Vorgeschichte, wie z.B. der von Saccharin (1879 zum ersten Male synthetisiert), Cyclamat, Aspartylphenylalanin („Aspartame"), Dihydrochalcone, Glycyrrhizin und Monellin kann man ablesen, wie schwer Unschädlichkeit beweisbar ist und wie zögernd eine Zulassung nach den modernen strengen Maßstäben ausgesprochen wird (SHAW u. ROUSSOS 1978, Editorial Lancet 1980, SIEBERT 1980, MÜHLEMANN 1980, GEHRING 1981, NEWBRUN 1983).

Ernährung und Parodontalgesundheit

Der Zusammenhang zwischen Ernährungsweise und Gesundheitszustand des Parodonts wurde lange nicht im richtigen Licht gesehen. Unbewiesene Hypothesen wurden vertreten, solange man irrtümlicherweise annahm, Mangel- und Fehlernährung (vor allem in bezug auf Vitamine und Eiweiß) könnten unter den möglichen Ursachen der Parodontopathien eine wichtige Rolle spielen.

Zucker, Plaque und Parodontopathien

Die Erkenntnis der wahren Zusammenhänge basiert auf der fast gleichzeitigen Klärung von 2 wichtigen Fragen:

1. LÖE u. Mitarb. (1965) wiesen experimentell die ursächliche Beziehung zwischen Plaque und Gingivitis nach;
2. CARLSSON u. EGELBERG (1965) konnten zeigen, daß häufige Zuckeraufnahme die Plaquebildung und damit die Entwicklung einer Gingivitis beschleunigt.

Als 3. wichtiges Schlüsselexperiment zum Zusammenhang Ernährung – Parodontalzustand kann man den tierexperimentellen Nachweis von SAVOFF u. RATEITSCHAK (1980) ansehen, daß häufige Zuckeraufnahme nicht nur zu verstärkter Plaquebildung und Gingivitis, sondern auch zu verstärktem parodontitischem Knochenschwund führt. Positiv-präventiv kann man das Versuchsergebnis auch so betrachten: Beschränkung der normalerweise hohen Freßhäufigkeit von Nagetieren auf die (für Ratten niedrige) Zahl von 7 Saccharose-Stärke-„Mahlzeiten" führt zu signifikant weniger parodontitischem Knochenschwund. Auch wenn man diesem Rattenexperiment nur beschränkte Aussagekraft in bezug auf die Entwicklung der Parodontitis beim Menschen zubilligen wollte, ist es doch als Modell zur Erhellung der Ätiologie der Parodontitis von prinzipieller Wichtigkeit.

Mit diesem Modellversuch ist nämlich der Nachweis der Zusammenhänge in der Ursachenkette häufige Zuckerzufuhr → verstärkte Plaquebildung → Gingivitis → Parodontitis zum ersten Mal lückenlos innerhalb *eines Experiments* erbracht. Man muß sich hierbei jedoch vor Augen halten, daß der Zusammenhang vom Anfangs- bis zum Endglied der Kette nicht direkt genannt werden kann, denn für subgingivale parodontopathogene (vielfach asaccharolytische) Bakterien ist das Sulkusexsudat eine viel wichtigere Substratquelle als irgendwelche Nahrungszucker. Andererseits gedeiht subgingivale Plaque nur dann, wenn supragingivale Plaque üppig gedeiht und nicht regelmäßig entfernt wird – und supragingivale Plaque gedeiht üppig bei häufiger Zufuhr reichlicher Mengen von Zuckern.

Plaque und Parodontopathien bei zuckerarmer Ernährung

Trotz der grundsätzlichen Bedeutung des Rattenexperiments von SAVOFF u. RATEITSCHAK (1980) für das Verständnis von Ätiologie und Pathogenese der Parodontitis ist dennoch die praktische Bedeutung für die Prävention gering. Der wichtigste Grund ist, daß die Zucker aus unserer Nahrung nicht die einzige Substratquelle für Mikroorganismen in der Mundhöhle sind. CARLSSON u. EGELBERG (1965) fanden, daß auch experimentell kohlenhydratfrei ernährte Probanden supragingivale Plaque entwickelten, wenn auch langsamer und nicht so voluminös wie bei häufigen Zuckergaben. Das nötige minimale Substrat für den Energiestoffwechsel liefern in einem solchen extremen Fall Glykoproteine aus den Speichelsekreten und die Sulkusflüssigkeit. Daß Bakterien in der Mundhöhle „hungern" oder gar wegen Substratmangel stark dezimiert würden, muß man also nicht annehmen. Substratbeschränkung durch Wegfallen häufiger Zuckeraufnahme bewirkt nur 2 Veränderungen:

1. Die Plaquebakterien zeigen einen weniger intensiven Stoffwechsel, bilden weniger und weniger oft Säure;
2. ohne Überschuß an Zuckern wird weniger extrazelluläres Polysaccharid gebildet, was durch geringes Plaquevolumen in Erscheinung treten kann, ohne daß die Zahl der Bakterien stark vermindert sein muß.

Keine wesentliche Veränderung wird hinsichtlich der Reize durch Sulkus- oder Taschenbakterien bewirkt, wenn das Angebot an Nahrungszuckern gedrosselt wird. Aus den weiter oben genannten Gründen für das Überleben von Plaquebakterien erklärt sich, daß bei Nahrungsbeschränkung proteolytische parodontopathogene Bakterien bessere Chancen haben als die stoffwechselaktiven, auf lösliche und leicht ausspülbare Kohlenhydrate angewiesenen azidogenen Mikroorganismen. Durch zuckerarme Ernährung und seltene Nahrungsaufnahme wird deswegen nur Karies wirksam gehemmt.

Das sieht man gut am Gebißzustand der Teilnehmer an den 2jährigen Zuckerexperimenten in Turku. Wie auf den S. 227 f. beschrieben wurde, trat bei Ersatz aller Saccharose durch Xylit beinahe keine Karies mehr auf. Es wurde aber auch mehrmals bei jedem Teilnehmer die gebildete Plaquemenge gewogen und der Parodontalzustand registriert. Nach 2 Jahren zuckerfreier Ernährung war gegenüber den Ausgangswerten die Plaquemenge auf weniger als die Hälfte gesunken. Interessanterweise war diese Reduktion *nicht* von einem Rückgang der Gingivitis begleitet (PAUNIO u. Mitarb. 1975).

Vitaminmangel und Parodontopathien

Am gründlichsten wurde der Zusammenhang zwischen Ernährungs- und Parodontalzustand im Rahmen einer umfassenden internationalen Studie untersucht, die durch Teams von Ärzten, Zahnärzten, Ernährungswissenschaftlern, Biochemikern, Nahrungsmitteltechnologen und Landwirtschaftsexperten ausgeführt wurde (RUSSELL 1963, s. auch S. 224). 17 Bevölkerungsgruppen in Alaska, Äthiopien, Chile, Columbien, Ecuador, Libanon, Südvietnam und Thailand waren einbezogen; die Gesamtzahl der Untersuchten aller Altersgruppen betrug 21 559.

In dieser epidemiologischen Studie wurde wiederum bestätigt, daß der Kariesbefall um so niedriger ist, je stärker Nahrungsmangel und damit verbundene Mangelerscheinungen herrschen. Gingivitis und Parodontitis waren weit verbreitet, und dem möglichen Zusammenhang mit Mangelernährung wurde besonders gründlich nachgegangen. Das negative Ergebnis war für die Zeit, in der Russell diese Resultate veröffentlichte, durchaus noch überraschend; es ist jedoch so eindeutig, daß keine Zweifel mehr möglich sind.

Die zunächst global berechnete Korrelation der Prozentsätze mangelernährter Individuen pro Bevölkerungsgruppe mit dem Gruppendurchschnitt des Parodontal-Index (P.I.) gab Anlaß zu eingehenderer Analyse lediglich in bezug auf den Serumgehalt an Vitamin A (Korrelationskoeffizient $+0,69$); die Werte bezüglich Thiamin ($+0,13$) und Riboflavin ($+0,18$) im Urin sowie Vitamin C im Serum ($-0,16$) zeigten dagegen für diese 3 Stoffe eindeutig das Fehlen eines Zusammenhangs. Das Fehlen einer ursächlichen Rolle von Mangel an Vitamin C läßt annehmen, daß es sich beim klassischen Skorbut auf Segelschiffen vergangener Jahrhunderte eher um die Folge mangelnder Mundhygiene als um Mangel an Vitaminen gehandelt haben dürfte.

Um die eventuelle pathogenetische Rolle von manifestem Mangel an Vitamin A näher zu untersuchen, wurde für 762 Libanesen und Vietnamesen, bei denen alle biochemischen Untersuchungsergebnisse vorlagen, die individuelle Korrelation des Parodontal-Index mit Alter, Mundhygienezustand und Mangel an Vitamin A berechnet. Durch die Korrelations- und Varianzanalyse konnten 77% der Gesamtstreuung erklärt werden; quantitativ hatten die verschiedenen Einflüsse folgende Gewichtsverteilung:

zunehmendes Alter	12
schlechte Mundhygiene	66
Vitamin A	-1
	77.

Mangel an Vitamin A scheidet damit endgültig als möglicher ursächlicher Faktor in der Pathogenese der Gingivitis und Parodontitis aus. Anhand eines größeren Untersuchungsgutes ließen sich sogar über 90% der ursächlichen Faktoren von Parodontopathien mit altersbedingter Zunahme und schlechtem Mundhygienezustand erklären (RUSSELL 1963).

Diese Ergebnisse wurden in allen prinzipiellen Punkten durch eine 7jährige longitudinale Studie in Sri Lanka und Norwegen bestätigt. Hervorstechende Determinanten schlechter parodontaler Zustände waren auch hier schlechte Mundhygiene und Alter; bei der norwegischen Vergleichsbevölkerung nahm – im Zusammenhang mit guter Mundhygiene (meist nur dünne Plaque) – die relativ gute Parodontalgesundheit bis zum beobachteten Höchstalter von 40 Jahren kaum ab (Kap. 8).

Der unvollständige Reinigungseffekt harter Nahrung

Daß ein guter Mundhygienezustand für die Erhaltung des gesunden Parodonts unentbehrlich ist, hatte man schon aus der Veröffentlichung von RUSSELL (1963) eindeutig ableiten können. Die hier beobachtete mangelnde Mundhygiene war deutlich der Hauptfaktor, der zu Schäden am Parodont führte. Bei den wenig entwickelten Landbevölkerungen, die in die Studie einbezogen waren, ist die Nahrung wenig aufbereitet und arm an Zucker gewesen. Letzteres Merkmal hat dazu geführt, daß die Zähne von der Karies verschont blieben. Dagegen hat die wenig verfeinerte, nicht raffinierte Nahrung eine aktive, systematische Mundpflege mit der Zahnbürste offensichtlich nicht ersetzen können.

Nicht einmal der kernige Apfel, obwohl gelegentlich als „Zahnbürste der Natur" bezeichnet, kann das Gebiß säubern. Das Kauen von Möhren (Rüben) entfernt die Plaque ebensowenig quantitativ. Zu dieser Schlußfolgerung gelangten schon vor Jahrzehnten unabhängig voneinander zahlreiche Untersucher (ARNIM 1963, MARTHALER 1968, WADE 1971). Zwar werden die Reste weicher und klebriger Nahrungsmittel entfernt, wenn kerniges Obst oder Salat den Abschluß einer Mahlzeit bilden, aber die Flächenausdehnung der Plaque wird nicht reduziert. Zwar übt eine harte Frucht auf exponierte Zahnpartien zweifellos einen scheuernden und bis zu einem gewissen Grade reinigenden Effekt aus. Dort ist ein Zahn aber auch ohne besonders harte Nahrung nicht verschmutzt, solange er richtig in Funktion steht. An den kritischen Stellen, auf die es zur Verhütung von Gingivits ankommt, nämlich im gingivalen Drittel der Zahnkronen und vor allem interdental, wird Plaque auch durch Kauen noch so harter Nahrung niemals quantitativ entfernt. Ganz abwegig wäre es vollends, vom Kauen von Kaugummi zahnreinigende Wirkungen zu erwarten, wie durch einen Versuch im Weltraumkapsel-Simulator nachgewiesen wurde (McCALL u. Mitarb. 1964). Kaugummi mit Xylit und Sorbit statt Saccharose führte ebenfalls nicht zu einer Plaquehemmung, wenn im übrigen die Saccharose nicht aus der Diät weggelassen wurde (PLÜSS 1978, AINAMO u. Mitarb. 1979).

Die für die orale Gesundheit so bedeutsame Sauberkeit in der Mundhöhle kann niemals durch Ernährungslenkung allein erreicht werden, doch kommt richtiger Ernährung eine wichtige unterstützende Rolle zu. Die essentielle Bedeutung richtiger Ernährung für die allgemeine Gesundheit, sowie die Abstimmung zahnärztlicher und ärztlicher Ernährungsempfehlungen wird im Kap. 8 besprochen.

7 Der Faktor Zeit in der Ätiologie von Karies und Parodontopathien

Im Kap. 3 wurden einleitend die minimalen Voraussetzungen zur Entstehung kariöser Läsionen genannt. Ergänzend wurde in Abb. 3.1 dazu noch ein 4. Faktor symbolisch dargestellt, ohne den trotz Anwesenheit der ersten 3 eine Läsionenentwicklung nicht möglich ist: die Zeit, genauer eine minimale Einwirkungsdauer der Noxen.

Die Ergänzung des Kariesschemas durch den Zeitfaktor (KÖNIG 1971) erfolgte aufgrund der Ergebnisse der Vipeholm-Studie (GUSTAFSSON u. Mitarb. 1954) und aufgrund von Erfahrungen aus Kariesstudien an zeitprogrammiert gefütterten Ratten (KÖNIG u. Mitarb. 1968, NEWBRUN 1983).

Inzwischen gibt es analoge Beobachtungen und Gründe, auch die Entstehung parodontaler Läsionen durch entsprechende 4 Grundvoraussetzungen zu erklären (S. 15 ff., Abb. 3.2).

Verweildauer der mikrobiellen Plaque

In diesem Punkt besteht ein wichtiger Unterschied zwischen Karies und Parodontopathien.

Was die kariösen Entkalkungen betrifft, ist ein langes Verweilen eines Belages für sich allein noch kein direkt kariesförderndes Moment, wenn nicht häufig vergärbares Substrat zugeführt wird. In der Gegend der Ausführungsgänge der großen Speicheldrüsen, lingual an den unteren Schneidezähnen und bukkal an den oberen ersten Molaren verkalkt Plaque sehr rasch zu supragingivalem Zahnstein (SCHROEDER 1969), ohne daß der darunterliegende Schmelz kariös wird. Die seltene Substratzufuhr ist auch der Grund, warum bei Menschen in Hungergebieten (und manchmal auch bei Individuen unserer Zivilisation, wenn sie gewohnheitsmäßig selten essen) trotz fehlender Zahnbürsthygiene und Anwesenheit von Plaque keine kariösen Läsionen auftreten. Schon W. D. MILLER stellte fest: „...eine direkte Wirkung auf den normalen Schmelz üben die Spaltpilze nicht aus..." (1889).

Anders ist die Sachlage in der Pathogenese der Gingivitis und Parodontitis. Auch eine unter Substratmangel stehende oder verkalkte und damit nicht kariogene Plaque gefährdet die Gebißgesundheit außerordentlich, denn sie ist die Ursache chronischer Gingivitis und fortschreitender Parodontitis mit schließlichem Zahnverlust. Die Gründe wurden im Kap. 5 unter dem Blickwinkel des Substratangebots dargelegt: Auch wenn der Kohlenhydratstoffwechsel der (kariogenen) Säurebildner in der Plaque durch beschränkte Nahrungs- bzw. Substratzufuhr gedrosselt wird, bleiben die Bakterien am Zahnsaum im Kontakt mit dem Gewebe; dabei üben Zellwand- und Zerfallsprodukte auch der „hungernden" Plaque ständig Entzündungsreize aus. Die Parodontopathien sind deswegen trotz weitgehender Kariesfreiheit in den Hungergebieten Asiens mindestens gleichhäufig wie anderswo (S. 237 f.).

Ohne regelmäßige Plaqueentfernung kommt es nach Verlauf von einigen Tagen zur Gingivitis; die Zeit, während der chronische Gingivitis bestehen muß, bevor es zur fortschreitenden Parodontitis mit Taschenbildung und Knochenschwund kommt, muß man in Jahren und Jahrzehnten messen. Entzündete Papillen bei kleinen Kindern, die nicht ausheilen, sind sehr häufig. Trotzdem ist Parodontitis vor dem 3. Lebensjahrzehnt beim Menschen sehr selten (MAGNUSSON1981).

Der langdauernde Widerstand des Parodonts gegen die späteren Schübe von Gewebsabbau im Rahmen der chronischen Entzündungsprozesse ist parodontitispräventiv von größter Wichtigkeit: Jede chronische kindliche Gingivitis ist mindestens bis in die späte Adoleszenz hinein völlig reversibel (Abb. 7.1). Man kann also die Perfektionierung der bukkolingualen und vor allem interdentalen Zahnsaumreinigung u. U. aufschieben, bis die nötige manuelle Geschicklichkeit herangereift ist, und auch

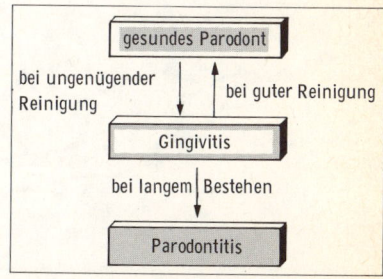

Abb. 7.1 Das gesunde Parodont wird bei ungenügender Reinigung des Zahnsaumbereichs schon nach einigen Tagen im Sinne der Gingivitis pathologisch verändert; bis in die Adoleszenz hinein ist aber bei wiedereinsetzender Reinigung jederzeit innerhalb weniger Tage eine Heilung möglich. Erst nach jahre- und jahrzehntelangem Bestehen der Gingivitis kommt es zur Parodontitis mit Knochenabbau. Haben sich aber parodontitische Taschen erst einmal gebildet, dann führt Wiedereinsetzen der Reinigung günstigenfalls zum Stillstand, kaum jemals zur echten Heilung der parodontalen Läsionen

die Motivierbarkeit für „saubere Zähne ohne Mundgeruch" beim jungen Menschen mit der beginnenden Partnersuche einen Höhepunkt erreicht hat.

Eingangs wurde gesagt, daß bei seltener Nahrungsaufnahme trotz Anwesenheit von Plaque das Kariesrisiko klein sei. Plaque, die nicht durch regelmäßiges Putzen immer wieder auf ein Minimum reduziert wird, ist trotzdem nicht nur für das Parodont, sondern auch den Zahn praktisch immer eine Gefahr, denn Menschen, die selten genug essen, um aus diesem Grund keine kariösen Läsionen zu entwickeln, gibt es in unseren Breiten nur wenige.

Die Untersuchungen von GRAF (1969) haben gezeigt, daß selbst im retentionsgefährdeten Zahnzwischenraum bei Fehlen von Plaque kaum ein pH-Abfall nach der Nahrungsaufnahme eintritt, während bei einem Plaquealter von 1 Tag bereits ein Abfall auf etwa pH 5 erfolgt, und bei 2 Tage alter Plaque die Säurebildung so stark ist, daß ein Abfall bis beinahe pH 4 auftritt (Abb. 7.2). Wird Plaque noch länger nicht durch Zähnebürsten entfernt, so tritt mit steigendem Alter des Belages eine zunehmend raschere Säureanhäufung in der Tiefe der Plaque und ein zunehmend tieferer pH-Abfall auf. HIRZEL (1969) hat dies mit der telemetrischen Meßmethode von GRAF (1969) über 13 Tage untersucht und von Tag zu Tag, bis zum Schluß des Experiments, zunehmend stärkere Säurebildung registriert. Dabei war vor allem die Zunahme der Schnelligkeit der Säurebildung auffällig. Untersuchungen von IMFELD (1983) bestätigten im wesentlichen diese Befunde. Ihre Ergebnisse zeigen, wie stark mit der Verweildauer oder dem „Alter" von Plaque nicht nur die Gefahr für das Parodont, sondern auch die Kariesgefährdung für den darunterliegenden Zahnschmelz zunimmt.

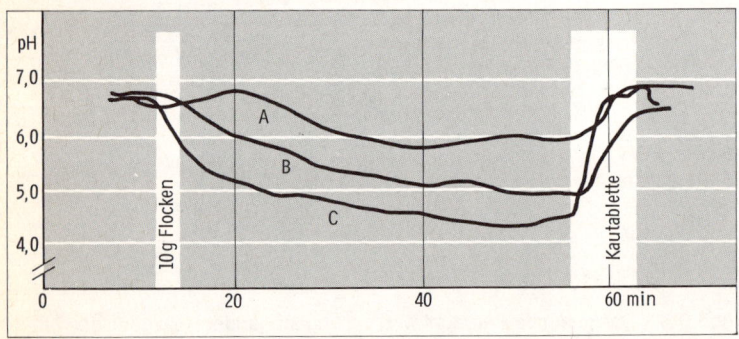

Abb. 7.2   Säurebildung nach dem Essen von je 10 g zuckerhaltiger Frühstücksflocken. Kauen einer indifferenten Kautablette 1 Stunde nach Meßbeginn bringt durch die starke Speichelstimulation und Bewegung der Trägerprothese mit den Elektroden das pH schnell wieder zurück zum Neutralpunkt. A = Elektrode plaquefrei; B = 1 Tag alte interdentale Plaque; C = 2 Tage alte interdentale Plaque (aus *Graf*, H.: Schweiz. Mschr. Zahnheilk. 79 [1969] 146)

Die Häufigkeit der Substratzufuhr

Nach den Untersuchungen von STEPHAN u. MILLER (1943), GRAF (1969) und IMFELD (1983) ruft jede Kohlenhydrataufnahme nur einen zeitlich begrenzten, etwa halbstündigen pH-Abfall an der plaquebedeckten Zahnoberfläche hervor; die Summe der Zeiten, zu denen Sättigung am Schmelz unterschritten ist, wächst mit der Häufigkeit der Nahrungsaufnahme. Die Vipeholm-Studie (GUSTAFSSON u. Mitarb. 1954) und die entsprechenden Zuckereliminationsstudien von LUNDQVIST (1952) am Menschen haben die klinische Bedeutung dieser Zusammenhänge experimentell überzeugend untermauert: Die Höhe des Kariesbefalls ist korreliert mit der Häufigkeit der Zuckeraufnahme und damit der Länge der Zeit, während der Zucker in der Mundhöhle verfügbar ist. In der Vipeholm-Studie wurde an 436 Anstaltsinsassen über 5 Jahre die kariogene Wirkung einer Anzahl zuckerhaltiger Kostformen untersucht. Das Hauptziel des Experiments lag im Vergleich der Kariogenität verschiedener Zuckermengen und verschiedener Häufigkeit der Zuckeraufnahme. Die wichtigsten Ergebnisse werden durch Abb. 7.3 illustriert. Es zeigt sich, daß extrem hohe Zuckermengen bis zu 330 g/Tag sehr wenige Läsionen verursachten und nicht kariogener waren als Mengen von 30

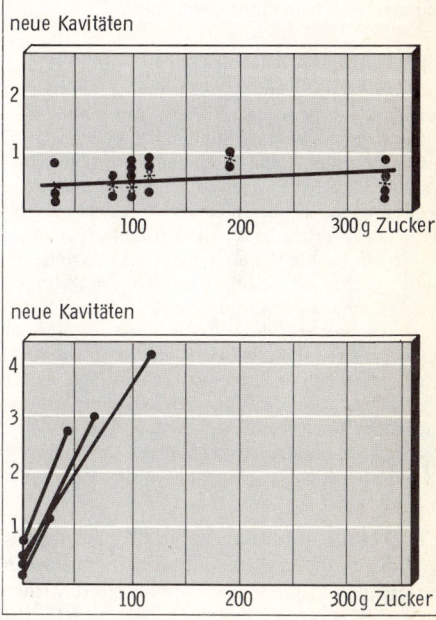

Abb. 7.**3** Beziehungen zwischen Zuckerkonsum (in g/Person/Tag) und Kariesaktivität. Oben: Zucker *zu* den Mahlzeiten führte bei Steigerung der Menge bis über 300 g/Tag kaum zu einer Erhöhung der Kariesaktivität; unten: Zucker *zwischen* den Mahlzeiten führte weitgehend unabhängig von der Menge bei häufiger Aufnahme zu starkem Kariesanstieg (nach *Gustafsson* u. Mitarb. 1954)

oder 100 g/Tag, *wenn dieser Zucker ausschließlich zu den Mahlzeiten genommen wurde.* Dagegen waren aber selbst Zuckermengen zwischen 30 und 100 g/Tag stark kariogen, wenn sie zwischen den Mahlzeiten in Form von 8–24 Bonbons genommen wurden.

Im Verlauf dieser Untersuchung hat LUNDQVIST (1952) bei Probanden aller Gruppen über den ganzen Tag die Zuckerkonzentration in der Mundflüssigkeit analytisch bestimmt. Diese Konzentration läßt Rückschlüsse darauf zu, wieviel Substrat den Mikroorganismen in der Zahnplaque jeweils zur Verfügung steht. Weil die Konzentration in der Mundhöhle wegen des Speichelflusses dazu neigt, nach der Aufnahme ständig abzunehmen, nannte Lundqvist seine Arbeit Untersuchungen zur „oral sugar clearance". Die Ergebnisse zeigen, warum häufige kleine und kleinste Mengen von Zucker und Süßigkeiten (ein Bonbon wog 8 g) so viel schädlicher sind als seltene große Mengen: eine Konzentration von 2,5% Zucker in der Mundflüssigkeit wurde nur selten und kurz überschritten, auch nach Einnahme großer Mengen, aber Konzentrationen zwischen 2 und 0,5% (wie sie für Bakterien zu maximaler Säurebildung ausreichend sind) wurden auch mit kleinen Zuckermengen erreicht und bei häufiger Einnahme praktisch über den ganzen Tag gehalten (Abb. 7.**4**).

Die indirekt klärenden Ergebnisse von Lundqvist werden durch direkte pH-Messungen in der Plaque nach Zuckeraufnahme zu den Mahlzeiten und in Form von Zwischenmahlzeiten ergänzt (GRAF 1969, IMFELD 1983, Abb. 7.**5**). Es zeigt sich, daß viele zuckerhaltige Zwischenmahlzeiten nicht nur beinahe während des ganzen Tages hohe Substratkonzentrationen in der Mundhöhle, sondern auch parallel eine beinahe ständige starke Säureproduktion in der Plaque zur Folge haben.

Die klinischen Ergebnisse der Vipeholm-Studie (Abb. 7.**3** und 7.**4**) werden durch eine Beobachtungsreihe von WEISS u. TRITHART (1960) an beinahe 1000 Kindern im Vorschulalter ergänzt. Diese Autoren befragten die Mutter, wie oft das betreffende Kind am Vortage Süßigkeiten oder Süßgetränke zwischen den Mahlzeiten zu sich genommen habe. Nach der Häufigkeit wurden die Kinder, deren Gebiß auch auf die Zahl der kariösen, gefüllten und extrahierten Milchzähne untersucht worden war, in Klassen eingeteilt. Sicher muß man annehmen, daß die angegebenen Häufigkeiten der Zwischenmahlzeiten unterschätzt waren; 1. weiß eine Mutter nichts von den Süßigkeiten und Naschereien, die ein Kind außer Haus, etwa beim Spielen mit Nachbarskindern erhält, und 2. hatte bestimmt ein großer Teil der Mütter vom Zusammenhang zwischen Schleckgewohnheit und Karies gehört und aus halbbewußter Erkenntnis der eigenen Schuld nur ein Teilgeständnis abgelegt. Die generelle Unterschätzung ändert jedoch in dieser Studie nichts an der Stichhaltigkeit der Ergebnisse, die in Abb. 7.**6** dargestellt sind: Es zeigte sich eine enge Korrelation zwischen der angegebenen Anzahl Zwischenmahlzeiten und der Höhe des Kariesbefalls im Milchgebiß. Auch experimentell konnte durch programmierte Fütterung von Ratten eine analoge Korrelation zwischen Häufigkeit der Zuckeraufnahme und Höhe des Kariesbefalls gefunden werden (KÖNIG u. Mitarb. 1968).

Viel weniger direkt als bei der Karies ist der Zusammenhang mit Häufigkeit der Nahrungsaufnahme bei den Parodontopathien. *Kariogene* Bakterien im Plaqueverband produzieren nur während befristeter Zuckersturzfluten die schädlichen Säurekonzentrationen; durch Beschränkung

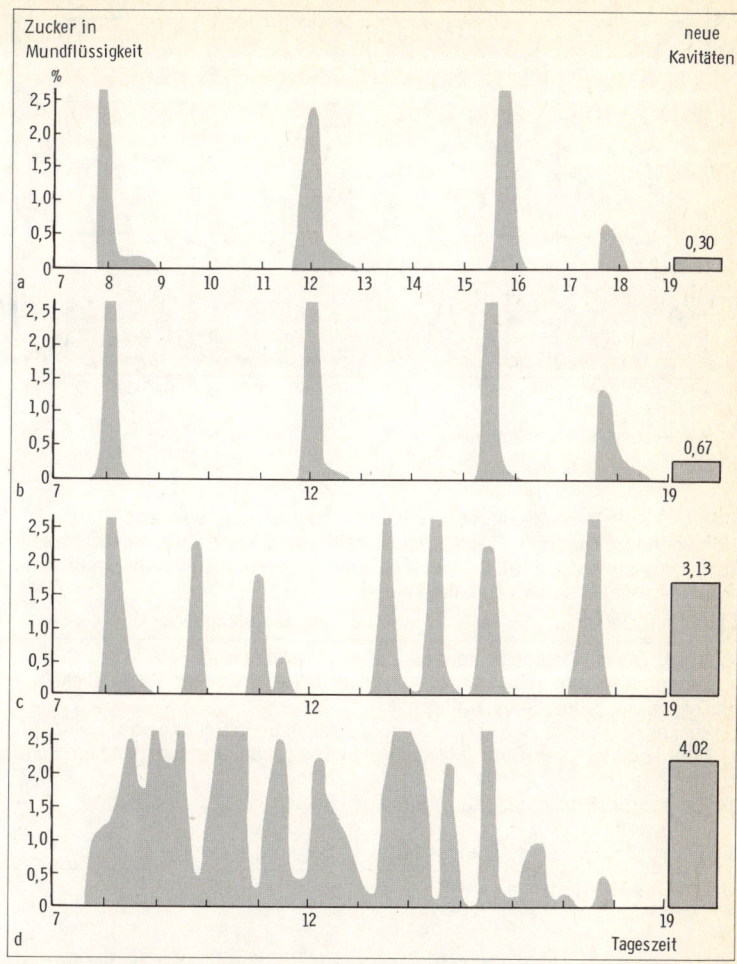

Abb. 7.**4** Tagesmessung der Zuckerwerte in der Mundflüssigkeit und (rechts) durchschnittliche Anzahl neu kariös befallener Zahnflächen pro Person und Jahr bei a) normaler Kost mit 4 Mahlzeiten, b) 300 g Zucker täglich mit den 4 Mahlzeiten, c) und d) normaler Kost und 8 bzw. 24 Toffees zwischen den Mahlzeiten (nach *Lundqvist* 1952)

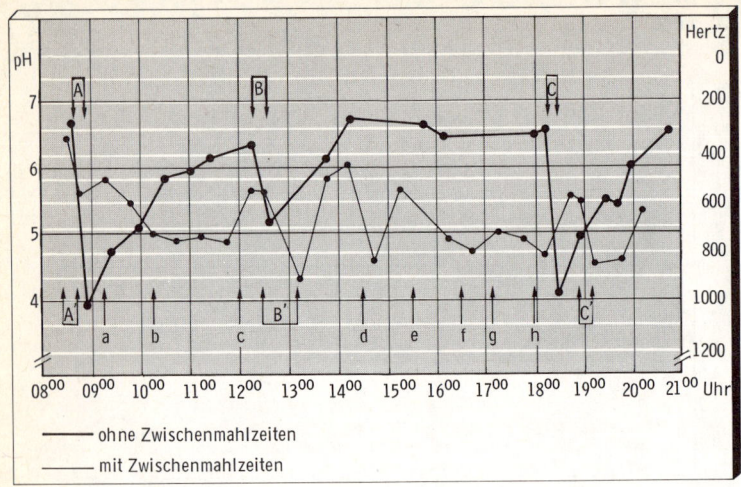

Abb. 7.**5** pH-Veränderungen der interdentalen Plaque während 2 aufeinanderfolgenden Tagen. 1. Tag: 3 Hauptmahlzeiten, keine Zwischenmahlzeiten (dick gezeichnete Kurve), 2. Tag: 3 Hauptmahlzeiten, mit Zwischenmahlzeiten (dünne Kurve). 3 und 4 Tage alte Plaque

Hauptmahlzeiten	Zwischenmahlzeiten
A und A′ Tee mit Zucker, Brötchen, Margarine, Konfitüre	a) Schokolade
B Teigwaren, Wurst, Salat, Kaffee mit Zucker	b) Kaffee mit Zucker, Feige, Biskuit
	c) Banane
C Brot, Tomate, Käse, Birne, Milchkaffee ohne Zucker	d) Mini-Lunch Schokolade
B′ Teigwaren, Bratwurst, Salat, Kaffee gezuckert	e) Tee gezuckert, Honigkuchen, Schokolade
	f) Feigen
C′ Gemüsesuppe, Brot, Orangensaft	g) Schokolade
	h) Banane

(nach *Graf* 1969)

der Häufigkeit kann die Zahl und damit die Gesamtdauer der Entkalkungsschübe begrenzt werden. Parodontopathogene Reize gehen dagegen ständig, Tag und Nacht, von allen Bakterien aus, die nahe dem Saumepithel liegen. Die subgingivalen Bakterienmassen sind wegen des reichen Angebots mit Sulkusflüssigkeit und Speichel von exogenem Substrat aus aufgenommener Nahrung unabhängig. Dennoch konnten SAVOFF u. RATEITSCHAK (1980) tierexperimentell nachweisen, daß bei Ratten häufige Zuckerfütterung zu verstärkter Bildung von Plaque und schließlich vermehrt zu Parodontitis und parodontalem Knochenschwund führte. Wahrscheinlich ist dieser Effekt eine indirekte Fol-

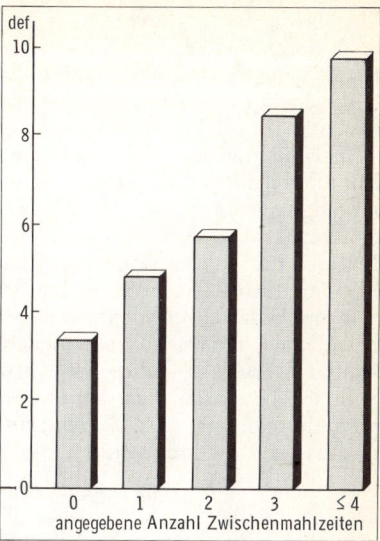

Abb. 7.**6**   Zwischenmahlzeiten und durchschnittlicher Kariesbefall im Milchgebiß 5- und 6jähriger Kinder. def = Zahl kariöser, verlorener und gefüllter Milchzähne (nach *Weiss* u. *Trithart* 1960). Klinische Erfahrungen lassen darauf schließen, daß der hier gefundene Kariesbefall erst bei viel häufigerem Zuckerkonsum als angegeben auftritt. Zur Korrektur der Unterschätzung (s. Text) wird vorgeschlagen zur „angegebenen Anzahl" 1 zu addieren und mit 4 zu multiplizieren; die Säulenunterschriften wären dann (v.l. nach r.) 4 statt 0, 8 statt 1, 12 statt 2 usw.

ge der wegen des häufigen Zuckers starken *supra*gingivalen Plaquebildung, die dann zur Ausbreitung nach subgingival führte und mit Sulkusblockade und vermehrter Exsudatbildung beschleunigt in einen Circulus vitiosus mündete.

Substratretention und Elimination als Determinanten des Faktors Zeit

Wird Zucker in gelöster Form aufgenommen (etwa als gesüßtes Erfrischungsgetränk, von denen die meisten etwa 10% Saccharose enthalten), so diffundieren relativ kleine Mengen in die Plaque oder werden von der Mund- und Zungenschleimhaut adsorbiert (CALDWELL 1970); der größte Teil wird dagegen sofort verschluckt oder innerhalb von Minuten durch Speichel verdünnt und ebenfalls eliminiert. Gelangt dagegen Zucker mit fester Nahrung in die Mundhöhle, so geht eine gewisse Menge in Lösung, die z.T. in die Beläge diffundiert, z.T. verschluckt wird. Die Hauptmenge der festen Nahrung wird nach der Zerkleinerung durch das Kauen eingespeichelt und ungelöst verschluckt. Bei fester Nahrung wird aber auch, je nach physikalischer Konsistenz (z.B. Klebrigkeit) ein Teil in Form kleinerer Partikel in Schlupfwinkeln der Mundhöhle retiniert, was insgesamt im allgemeinen zu längerer Verweildauer führt als flüssige Nahrung.

Plaque wird weder durch Kauen noch durch Spülwirkung von Speichel, noch durch Trinken und Spülen mit größeren Flüssigkeitsmengen entfernt. Wenigstens teilweise entfernt werden jedoch Partikel liegengebliebener, nicht eingekeilter Speisereste; würden sie nicht entfernt, könnten sie unter Umständen über Stunden Substrat liefern. Die entscheidende Zeitspanne, während der Substrat und damit ein kariesförderndes Mundhöhlenmilieu vorhanden ist, wird also durch Trinken und Kaubewegungen verkürzt. Auf den S. 229 f. wurde schon darauf hingewiesen, daß Fett und Käse die Verweildauer von Brot (und damit Stärke und Maltose) im Mund verkürzen und karieshemmend wirken. Es ist plausibel, daß auch Zähneputzen nach der Nahrungsaufnahme die gleichen Wirkungen hat. Wenn keine reinigenden Nahrungsmittel die Mahlzeit beschließen, und wenn keine Möglichkeit zum Zähnebürsten gegeben ist, kann Trinken oder Spülen mit Wasser nur zu einem geringen Grad die Ausschwemmung von Zucker und Säure beschleunigen (IMFELD 1983); besonders langsam geht die Neutralisation in den unbewegten Volumina von Fissuren und Interdentalräumen voran (GOULET u. Mitarb. 1985).

Hier kann die Entkalkung besonders lange dauern, da starke Säureproduktion noch bei niedrigen Konzentrationen (0,1% oder 3 mmol Zucker) stattfindet (KLEINBERG 1961, IMFELD 1983). JENKINS u. KLEINBERG(1956) untersuchten die Säurebildung in Zahnzwischenräumen während und nach dem Lutschen von Süßigkeiten und nach der Aufnahme stärkehaltiger Nahrungsmittel unter möglichst wirklichkeitsnahen Bedingungen. Parallele Messungen des pH im Speichel und von dessen Einfluß auf das pH in der Plaque wurden ebenfalls vorgenommen. Es zeigte sich, daß das pH in der Plaque *während* der Nahrungsaufnahme nur langsam fällt und erst nach dem Ende der Aufnahme ein Minimum erreicht. Die Ursache dieser Verzögerung der Säurebildung sahen die Autoren im Anstieg des Speichel-pH unter der verstärkten Sekretion, die durch den Reiz der Nahrungsaufnahme angeregt wird. Untersuchungen und Computersimulationsmodell von DAWES (1983) bestätigen, daß große Speichelvolumina kurz vor und kurz nach dem Schluckakt die „sugar clearance" stark beschleunigen.

Eine ältere Hypothese ging von der Tatsache aus, daß bei Konzentrationen von etwa 50% Zucker eine Hemmung des Bakterienstoffwechsels, also auch der Säureproduktion aufzutreten beginnt. Es könnten demnach während der Zuckeraufnahme zunächst kurzzeitig hohe, hemmende Konzentrationen in der Plaque entstehen. Diese Hypothese wurde von EGGERS LURA (1969) gegen die gängige Auffassung von der Kariesentstehung gekehrt. Nach seiner Hypothese, daß kariöse Demineralisierung nur durch Komplexbildung bei neutralem Plaque-pH stattfindet, sollten hierfür die Verhältnisse bei hohen, stoffwechselhemmenden Zuckerkonzentrationen über 20% günstig sein. Diese Auffassung ist inzwischen durch Messungen widerlegt. DE BOEVER u. Mitarb. (1969) konnten zeigen, daß nach Spülung mit 10-, 20-, 30-, 40- und 50%iger Zuckerlösung der pH-Abfall in der Plaque gleich rasch und gleich tief war und daß die Säurebildung auch immer gleich schnell auftrat. Hohe Zuckerkonzentrationen bestehen in der Mundhöhle naturgemäß wegen des Speichelflusses immer nur über kurze Zeit, und niedrige, noch optimale Konzentrationen können wegen der vielfältigen Retentionsmöglichkeiten in der Mundhöhle lang aufrechterhalten bleiben.

Aus mehreren der oben zitierten Untersuchungen weiß man, daß Kaufunktion, physikalische Eigenschaften des Speichels und der Nahrung sowie Bewegungsaktivität der Wangen und der Zunge neben dem Zuckergehalt der Nahrung eine wichtige Rolle spielen. Die Wangen- und Zungenbewegungen bei gleichzeitiger Stimulation größerer Speichelmengen sorgen dafür, daß Plaque und Schleimhaut (in Ruhe nur von einem 0,1 mm dicken Speichelfilm bedeckt) von größeren Volumina umspült werden. So wird das Wegschwemmen der Zucker und das Auswaschen bzw. Neutralisieren der Garungssäuren möglich, im Gegensatz zur Ruhe bei geschlossenem Mund, in dem ein 0,1 mm dicker Speichelfilm außerstande ist, die Säure in 0,3 mm dicker Plaque unschädlich zu machen. Bewegung der Mundweichteile verkürzt damit die Zeit des Säureangriffs, während sie z.B. durch Einschlafen unmittelbar nach der Nahrungsaufnahme auf mehrere Stunden verlängert werden kann.

Die wichtigste Schlußfolgerung aus diesem Kapitel ist, daß alle Faktoren Aufmerksamkeit verdienen, die die Verweildauer von gebißgefährdenden Stoffen in der Mundhöhle abkürzen können. Alle Möglichkeiten, die sich hieraus ableiten lassen, sollten klinisch-präventiv genützt werden.

8 Prophylaxe in der Praxis

Das übergeordnete Ziel ist die Erhaltung bzw. Verbesserung der Mundgesundheit durch

1. spezifische zahnärztliche Maßnahmen und
2. gesundheitsförderndes Verhalten der von Risiken bedrohten Personen.

Konkret hat KETTERL (1980) die erreichbaren Ziele der Prophylaxe folgendermaßen umschrieben:

„1. Reduzierung der Zahl neu auftretender kariöser Läsionen;
2. Verhinderung der Entstehung bzw. des Fortschreitens einer marginalen Parodontopathie;
3. Erfolgssicherung zahnärztlicher Sanierungsmaßnahmen."

In den folgenden Abschnitten wird besprochen, welche Maßnahmen im Prinzip ergriffen werden können, wer angesichts verschiedener Zielgruppen zu ihrer Ausführung aktiv werden muß und wie die auftretenden Probleme der Akzeptanz analysiert und beurteilt werden können. Eine thematisch geordnete Behandlung der einzelnen Maßnahmen und Methoden schließt sich an.

Zwischen primärer und sekundärer Prävention wird im Hinblick auf die Praxis kein Unterschied gemacht, weil immer neue kariöse und parodontale Läsionen auftreten können, deren Entstehung verhindert werden sollte, und weil dieses Risiko im Prinzip das ganze Leben bestehen bleibt. Primäre Prophylaxe betreibt man an Prädilektionsstellen, an denen (noch) keine Läsion vorliegt, sekundäre da, wo z. B. am Rande einer füllungsbehandelten Kariesläsion das Risiko der Sekundärkaries besteht. Die Methoden der primären und der sekundären Prophylaxe auf zahnärztlichem Gebiet unterscheiden sich im Prinzip nicht oder nur geringfügig: Sie richten sich

1. gegen bakterielle Plaque im weitesten Sinne,
2. gegen Bakterienwachstum und -stoffwechsel,
3. gegen Haftung bzw. Retention von Plaque und Speiseresten,
4. auf Verbesserung der Remineralisation der Hartgewebe,
5. auf Verbesserung der Abwehrlage der parodontalen Gewebe.

Möglichkeiten der Prophylaxe

Das Verständnis der Krankheitsursachen ist der Schlüssel zu einer wirksamen Prophylaxe.

Hat eine Krankheit eine einzige spezifische Ursache, wie z. B. die Pocken, kann durch systematische aktive Immunisierung gegen Pockenviren die Seuche buchstäblich aus der Welt geschafft werden. Anders liegt es bei Karies und Parodontopathien, denen eine Störung des Gleichgewichts zwischen Wirtsorganismus und Mikroorganismen zugrunde liegt. Das Gleichgewicht kann durch mehrere Faktoren gestört werden, die wir darum alle als ursächliche Faktoren ansehen müssen. *Völliges* Ausschalten *eines* der obligaten ursächlichen Faktoren würde zwar die Krankheit mit absoluter Sicherheit verhindern (vgl. Kap. 3), doch ist dies ohne Störung normaler Lebensumstände und Bedürfnisse unmöglich. So muß das pathogene Ungleichgewicht durch kleinere Korrekturen wieder ins Lot gebracht werden und zwar möglichst durch Korrekturen an mehreren ursächlichen Faktoren, um bestmögliche Stabilisierung des gesunden Gleichgewichts zu erreichen.

Wegen der Vielfalt der Faktoren und Teilfaktoren im Netzwerk der pathogenen Interaktionen war es notwendig, die Ursachenkomplexe in den vorangegangenen Kapiteln bis in kleine Einzelheiten darzustellen; die Kenntnis eines jeden Einzelgliedes in der Ursachenkette kann einen praktisch wichtigen neuen Ansatz zur Verbesserung unserer präventiven Möglichkeiten bieten. In diesem Sinne ist die Erweiterung der Abb. 3.**1** und 3.**2** zur Abb. 5.**12** zu verstehen.

Um eine Übersicht der prophylaktischen Möglichkeiten zu geben, sind den Hauptursachen in den Tab. 8.**1** und 8.**2** die Möglichkeiten prophylaktischen Eingreifens zur Seite gestellt.

Zahnarzt und Patient als Partner – Probleme der Gruppenprophylaxe

Die Mehrzahl der Wege, die man in den Tab. 8.**1** und 8.**2** angegeben findet, lassen sich nur teilweise durch zahnärztlich-professionelles Eingreifen beschreiten; für den Dauererfolg entscheidend ist bei fast allen Prophylaxemaßnahmen die Mitarbeit des Patienten selbst. Er muß begreifen, daß er z. B. seine Ernährungsgewohnheiten ändern muß; er muß motiviert werden, einige dieser oft liebgewordenen Gewohnheiten zu ändern. Hierbei hilft dem Patienten Verständnis der Gründe, aber auch das Gefühl, daß ihm der prophylaxebewußte Zahnarzt nicht als strenger Erzieher mit sadistischem Einschlag gegenübertritt, der ihm *alles* Süße rundweg verbiete und ihn zum Zähneputzen nach jedem Essen zwingt, sondern als verständnisvoll beratender Mitmensch, der seinem Patienten keine größeren Opfer abverlangt, als sie nach dem Stand der Dinge in der

Tabelle 8.1   Übersicht über die ursächlichen Faktoren im Kariesprozeß mit den entsprechenden Möglichkeiten, in die Vorgänge hemmend einzugreifen. In Klammern Hinweise auf vorausgehende und nachfolgende Seiten, auf denen die entsprechenden ätiologischen Faktoren bzw. Methoden zur Karieshemmung besprochen sind

Faktoren in der Entstehung der kariösen Läsion	Möglichkeiten der Karieshemmung
Substrat (S. 11, 42, 193 f. u. 243)	Substratentzug durch: – Einschränkung der Zuckeraufnahme auf wenige Hauptmahlzeiten – Reinigen der Zähne nach dem Essen – Kauen harter Nahrung – Verbesserung der Zahn- und Gebißmorphologie
für Belagbakterien (S. 160 ff.)	Hemmung der Belagbildung durch: – Kauen harter Nahrung – Bürsten der Zähne – Antiseptika, Antibiotika – Enzyme durch Abbau der Plaquematrix – Immunabwehr
unterhält Bakterienstoffwechsel (S. 116 f.)	Hemmung des Stoffwechsels durch: – Fluoridionen (S. 125 f.) – antienzymatische Wirkstoffe
und gefährdet dadurch Zähne (Kap. 4) mit retentionsbegünstigender Morphologie und Stellung	Beeinflussung der Zähne im Sinne: – optimaler (Re-)Mineralisation – Anreicherung mit Fluorid – wenig retentiver Form und Stellung

jeweiligen individuellen Mundhöhle notwendig erscheinen. Erst dadurch werden Zahnarzt und Patient zu echten „Partnern" (SEBASTIAN 1983, BÜTTNER 1983), daß beide in einer ausgewogenen Rollenverteilung jeweils angemessene Aufgaben und Verantwortlichkeiten auf sich nehmen.

Zu Recht hat MARXKORS (1983) mit aller Deutlichkeit den Umgang mit Erwachsenen in der Praxis nicht als eine rein didaktisch-agogische, sondern als *psychagogische* Aufgabe bezeichnet. Der Unterschied liegt nicht nur im Alter der Zielpersonen, sondern im völlig verschiedenen Stadium der Prägung und Ausprägung des Verständnisses von Gesundheit und Leben, das beim Kind noch weitgehend offen, spätestens von der Pubertät ab jedoch geformt oder verformt, jedenfalls weitgehend festgelegt ist. Wer beim Heranwachsenden und Erwachsenen noch spät gesundheitsgerichtetes Verhalten anregen will, steht vor einer schwierigen Aufgabe. Er muß nicht nur sachlich Informationen bzw. Instruktionen anbieten und Forderungen nach einem bestimmten Verhalten stellen, sondern verständnisvoll auf persönliche Wertvorstellungen und Verhaltensweisen

Tabelle 8.**2** Die obligaten Ursachen der Parodontitis und Möglichkeiten der Prävention

Faktoren, die zur Eskalation einer Gingivitis führen	Möglichkeiten der Reduzierung parodontaler Entzündungen
Substrat (S. 236 u. 175)	Substratbeschränkung durch Reduzierung von Sulkusflüssigkeit (Sulkusexsudat) mittels Entzündungshemmung; wichtig vor allem mechanische Reinigung
für *Sulkusbakterien* (S. 148 ff.)	Hemmung des Wachstums der *sub*gingivalen Flora durch *supra*gingivale Plaqueentfernung (Abb. 5.**23** u. S. 199 ff.) oder bakterizide Stoffe (S. 306)
unterhält *Bakterienstoffwechsel* (Abb. 5.**12** u. S. 175 f.)	Stoffwechselhemmung durch bakteriostatische Wirkstoffe (S. 306)
und gefährdet dadurch *Parodont* (S. 220 f.) besonders an Retentionsstellen	Reinigung aller Retentionsstellen nach vorbereitender Glättung, Beseitigung von Schlupfwinkeln, Engstand usw.

der Menschen eingehen, die sich ihm als Ratsuchende oder Patienten anvertrauen.

Die individuelle Betreuung und Beratung seiner Patienten ist dem modern denkenden Zahnarzt bei seiner Therapie ein selbstverständlicher Ausgangspunkt. Er bietet aufgrund der Diagnose einen wohldurchdachten Behandlungsvorschlag an, meist sogar 2 oder mehr mögliche Lösungen, die mit dem mündigen Patienten als gleichwertigem Gesprächspartner diskutiert werden.

Flexibilität und individuelle Abstimmung ist die Forderung der Zukunft auch auf dem Gebiet der präventiven Zahnheilkunde.

Bis hierher war nur von Prophylaxe für individuelle Erwachsene die Rede. Natürlich erhebt sich die Frage, warum man nicht alles, oder wenigstens den größten Teil des Potentials an prophylaktischen Fachkenntnissen, Möglichkeiten und Mitteln auf Vorbeugemaßnahmen richten sollte, die ganze Bevölkerungsteile („Populationsprophylaxe") oder zumindest größere und kleinere Gruppen erreichen („Gruppenprophylaxe"); dabei könnte auch größtmögliche Kontinuität der Maßnahme(n) und ein möglichst günstiges Kosten-Nutzen-Verhältnis (SCHICKE 1984) als zusätzliches Ziel ins Auge gefaßt werden (Tab. 8.**3**).

Bei populationsprophylaktischen Maßnahmen wäre vor allem an Fluoridierung des Trinkwassers und des Speisesalzes zu denken (GÜLZOW u. Mitarb. 1982, MARTHALER 1982). Eine Analyse der Geschichte dieser Maßnahmen zeigt allerdings, daß sie mit Ausnahme der Schweiz (wo die Schwierigkeiten bei der Einführung sehr groß waren) in Westeuropa nicht akzeptiert werden – trotz der Vorteile

Tabelle 8.3 Einteilung prophylaktischer Möglichkeiten nach Zielgruppen

Merkmale	Populationsprophylaxe	Gruppenprophylaxe	Individualprophylaxe
Art	technisch-organisatorisch	pädagogisch	zahnärztliche Betreuung und eigenverantwortliches Bemühen
Form	Fluoridierung von Trinkwasser und Speisesalz	gruppenweise Gesundheitserziehung und Instruktion in Mundhygiene, F⁻-Anwendung	Zahnreinigung, Instruktion betr. Mundhygiene und Ernährung, Fluoridanwendung
Verteiler	Wasserwerke, Salinen	1. Kindergärten und Schulen (Erzieher, beraten durch Zahnarzt) 2. Mütterberatung 3. Volkshochschule 4. Betriebe, Bundeswehr	Zahnärzte in freier Praxis und Jugendzahnpflege
Akzeptanz	sehr schlecht	mäßig	gut
Aussicht auf Verwirklichung	keine	begrenzt	sehr gut
Kosten	sehr niedrig	relativ niedrig	relativ hoch
Kontinuität	potentiell gut	mäßig	gut
Breitenwirkung	potentiell sehr groß	groß (1), klein (2, 3, 4)	gut ausbaufähig
Erzieherische Wirkung	fehlt	gut (1–3), zweifelhaft (4)	gut
Wirkung gegen: Karies Parodontitis	gut fehlt	gut potentiell gut	gut gut

wie sehr niedrige Kosten, Kontinuität, Unabhängigkeit von Einsicht und Motivation des Einzelnen und potentiell große Breitenwirkung. Allerdings fehlt jeder erzieherische Effekt sowie eine Wirksamkeit gegen Parodontopathien. In Tab. 8.**3** werden die Merkmale prophylaktischer Möglichkeiten nach Zielgruppen verglichen. Beim Vergleich fallen mehrere positive Aspekte der Gruppenprophylaxe vor allem in Kindergärten und Grundschulen auf: eine gute erzieherische Wirkung im Sinne gesundheitsbewußten Verhaltens, und zwar:

1. früh genug in der geistigen kindlichen Entwicklung, um sich noch prägend auf das spätere Leben auswirken zu können, und
2. somatisch gesehen früh genug, um sich noch primärprophylaktisch auswirken zu können.

Es mag auffallen, daß in der Tab. die Aussichten auf Verwirklichung der Gruppenprophylaxe in Kindergärten und Schulen als begrenzt, und die Akzeptanz als mäßig eingestuft werden. Universitäre Modellstudien in Heimen und Polikliniken waren zwar sehr erfolgreich (KRÜGER u. Mitarb. 1982, PIEPER u. KESSLER 1984, PRASUHN-UPHOFF u. SEICHTER 1985), und es kann auch keinem Zweifel unterliegen, daß sich die Architekten der präventiv orientierten „Jugendzahnpflege nach dem Obleute-/Patenschaftskonzept" in den Prophylaxeausschüssen des Freien Verbandes Deutscher Zahnärzte und des Bundesverbandes Deutscher Zahnärzte begeistert für die Sache einsetzen (BIEG 1983, BÖHME 1982, HELLWEGE 1985); auch von Pädagogen gehen richtungsweisende Impulse aus (BARTSCH 1982, PECHTOLD 1985).

Im Obleutekonzept werden 2 Berufsgruppen in einer ihnen zunächst berufsfremden Aufgabe zusammengeführt. Das erfolgreiche und befruchtende Miteinander in der Jugendzahnpflege steht und fällt dabei mit der Fähigkeit der Zahnärzte, die Erzieher, Eltern und Kinder für die Prophylaxe zu begeistern. Der Zahnarzt hat hier eine motivierende Schlüsselfunktion. Seine Anstöße und Informationen, sein Vorbild, seine fachliche Kompetenz und sein persönliches Engagement sind die entscheidenden Auslöser, um den Willen zur Mitarbeit bei allen Beteiligten zu wecken. Eine bedeutende Rolle spielen in diesem Zusammenhang die Jugendzahnpflegeseminare der Zahnärztekammern. Auf ihnen kommen die beiden Berufsgruppen in der Regel zum ersten Mal zusammen. Hier sollen die Erzieher zur Mitarbeit in der Gruppenprophylaxe gewonnen werden. Ihre spätere Einstellung und Bereitschaft zur Kooperation im Obleute-/Patenschaftskonzept wird entscheidend von der didaktischen Aufarbeitung, den Inhalten der Seminare und vom Eindruck, den der zahnärztliche Seminarleiter hinterläßt, bestimmt.

Unverkennbar trägt dieses Konzept auch Schwächen in sich, die sich in Bestandsaufnahmen widerspiegeln (RÖMER 1985): 1. Abhängigkeit von der Begeisterung und dem guten Willen aller Beteiligten; es gibt in den Bundesländern nicht einmal Verordnungen, die Erzieherinnen und Lehrer zum Gesundheitsunterricht verpflichten, wie das z. B. in den Niederlanden für Kindergarten und Grundschule der Fall ist; 2. über den mit Zeit freigebigen Kindergarten hinaus ist die Kontinuität über die Grundschuljahre nicht gewährleistet; 3. ein struktureller Inhalt der Programme ist Fluoridverabreichung, gegenüber der, vor allem in Tablettenform, wachsender Widerstand und zunehmende Unsicherheit in Laienkreisen um sich greifen; 4. Elternabende wie auch Praxisbesuche der Kinder im Rahmen des Programms können böswillig als unlautere Patientenwerbung ausgelegt werden; 5. die Zahngesundheitserziehung ist noch weit davon entfernt, in ein akzeptanzförderndes einheitliches Konzept allgemeiner Gesundheitserziehung integriert zu werden, wie dies in anderen Ländern schon weitgehend Gestalt angenommen hat (KÖNIG 1979, SARIS u. Mitarb. 1982).

Bei Abwägung der Machbarkeit von Gruppenprophylaxe bzw. organisierter Prophylaxe einerseits und individueller Prophylaxe andererseits soll kein Schwarzweißbild gezeichnet werden. Zwar sind Erzieher erfahrungsgemäß überlastet, zu Gesundheitsunterricht nicht verpflichtet, und auf diese Aufgabe von ihrer Ausbildung her fachlich nicht vorbereitet, aber es gibt doch viele, die sich mit Hingabe diesen neuen Zielen widmen; andererseits akzeptieren noch nicht alle praktizierenden Zahnärzte neben ihrer traditionellen kurativ-restaurativen Tätigkeit auch die Prophylaxe als neue Verpflichtung, aber die Beispiele der Schweiz, Skandinaviens und erfolgreiche Ansätze im Prophylaxeprogramm des FVDZ zeigen, daß der zahnärztliche Berufsstand in diese neue Aufgabe sehr schnell hineinzuwachsen im Stande ist und daß er bei entsprechender Fortbildung auch rasch volle Kompetenz erwerben kann; die Akademie „Praxis und Wissenschaft" der Deutschen Gesellschaft für Zahn-, Mund- und Kieferheilkunde (DGZMK), die Zahnärztekammern, die Zahnärzte im öffentlichen Gesundheitsdienst und der Verein für Zahnhygiene e. V. arbeiten seit langem erfolgreich in dieser Richtung.

Zwei weitere Gründe lassen die Waage schließlich stark zugunsten einer Entscheidung für *individuelle Prophylaxe in der Praxis als Schwerpunkt* ausschlagen:

1. Im Gegensatz zu Kindergarten, Schule usw. ist in der Gesamtheit der zahnärztlichen Praxen *strukturell und organisatorisch ein flächendeckendes*, größtenteils funktionsbereites *Verteilersystem vorhanden*, in dem alle Altersstufen (auch Kleinkinder [KRÜGER u. Mitarb. 1984]) erfolgreich prophylaktisch betreut werden können.

2. Mit einer Konzentration aller Mittel und Kräfte auf organisierte Gruppenprophylaxe für Kinder und Jugendliche (solange sie noch in Gruppen erreichbar und ansprechbar sind) würde man de facto z.B. in der Bundesrepublik Deutschland *50 Millionen Erwachsene hinsichtlich der Prophylaxe zur verlorenen Generation* erklären. Neue wissenschaftliche Erkenntnisse gerade auf dem Gebiet der Fluoridforschung zeigen immer deutlicher, daß nicht nur frühkindliches und kindliches Alter Aussicht auf Erfolg in der Vorbeugung bieten. Es ginge daher gegen das international festgeschriebene Menschenrecht jedes Einzelnen auf Gesundheit, wenn nicht alle Voraussetzungen geschaffen würden, die eine Intensivierung der Prophylaxe über die Praxen begünstigen. Eine kürzlich gehaltene Umfrage unter praktizierenden Zahnärzten in der Bundesrepublik Deutschland zeigt, daß nicht nur 41% der Befragten schon seit Jahren prophylaktisch tätig sind, sondern daß nahezu 50% in den Gruppen „unter 45 Jahre" und „Praxis mit 4 und mehr Angestellten" bereit sind, unter finanziellen Opfern Prophylaxe zu betreiben (KÖCHER 1983). Um so mehr ist zu

hoffen, daß das Bekenntnis zur Prophylaxe auch von den gesetzlichen Krankenkassen außer prinzipiellen Sympathieerklärungen die nötige strukturelle Verankerung und finanzielle Ausstattung in den Leistungskatalogen für die freie Praxis erhält.

Wenn zur Zeit auch die Aussichten auf Integration allgemeiner und gebißorientierter Gesundheitserziehung in Kindergarten und Schule noch vorsichtig und höchstens hoffnungsvoll beurteilt werden können, liegt hierin doch ein wichtiges mittelfristiges Ziel gesundheitspolitischer Bemühungen. Vor allem das erste Jahr im Kindergarten ist ein idealer Zeitpunkt für die Prägung der kindlichen geistigen Entwicklung, weil zum ersten Male eine Autorität von außerhalb der Familie in das Leben des Kindes tritt; was diese Autorität für maßgebend erklärt und vorlebt, kann Maßstab für den Rest des Lebens bleiben. Gesundheitsunterricht im Kindergarten ist daher besonders wichtig. Entsprechendes gilt für die ersten Klassen der Volksschule, wenn sich der Konkurrenzdruck wichtiger Lernfächer noch in Grenzen hält.

Gesundheitsgerichtete Erziehung der Kinder muß sehr früh beginnen. Ihr Erfolg ist abhängig von der Mitarbeit der Mutter, des Kinderarztes, der Schwester in der Mütterberatungsstelle, der Kindergärtnerin und des Lehrers. Das gesellschaftliche Umfeld des Menschen, des Kindes wie des Erwachsenen, schließt alle Gefahrenmomente wie Schutzfunktionen für die (Gebiß-)Gesundheit ein (Abb. 8.1). Aus den vielschichtigen Verflechtungen (Abb. 8.2) ist der Mensch auch nicht ohne Schwierigkeiten zu lösen; beim gegenwärtigen Stand im Spiel der gesellschaftlichen Strömungen und Kräfte scheint es, daß der Zahnarzt wie der Arzt als Berater und Vertrauensperson der Familie mit großer Wahrscheinlichkeit im Motivierungsprozeß in Richtung mehr Gesundheit eine besonders große Verantwortung trägt und auch eine wichtige Funktion zu erfüllen hat. Angesichts der Unsicherheit um Prophylaxeprogramme und Gesundheitserziehung über Kindergarten und Schule erscheinen die Erwachsenen in einer Familie, d. h. die Eltern als Schlüsselfiguren noch für längere Zeit die besten Garanten für zunehmend gesundheitsbewußtes Verhalten. Verstärkt wird es dadurch, daß jeder Zahnarzt seinen Patienten individuelle Sorge und Behandlung angedeihen läßt; daß er ihnen mit zweckdienlichen Maßnahmen und annehmbaren Ratschlägen die Gesundheit ihrer Gebisse sowie derjenigen ihrer Kinder sichern hilft.

Die Bereitwilligkeit, den zahnärztlichen Rat zu befolgen (Akzeptanz oder englisch „compliance" genannt), wird heute allgemein als entscheidend für den Erfolg angesehen (WIEDEMANN 1986, MAGRI 1986).

Beurteilung der Erfolgsaussichten der Prophylaxe

Die wissenschaftlich-theoretischen und technischen Probleme im Zusammenhang mit zahlreichen Möglichkeiten der Prophylaxe sind gelöst. Ebenso ist die Wirksamkeit im Prinzip nachgewiesen, und die Tatsachen sind den Fachleuten bekannt, die sie übrigens bei allen Gelegenheiten

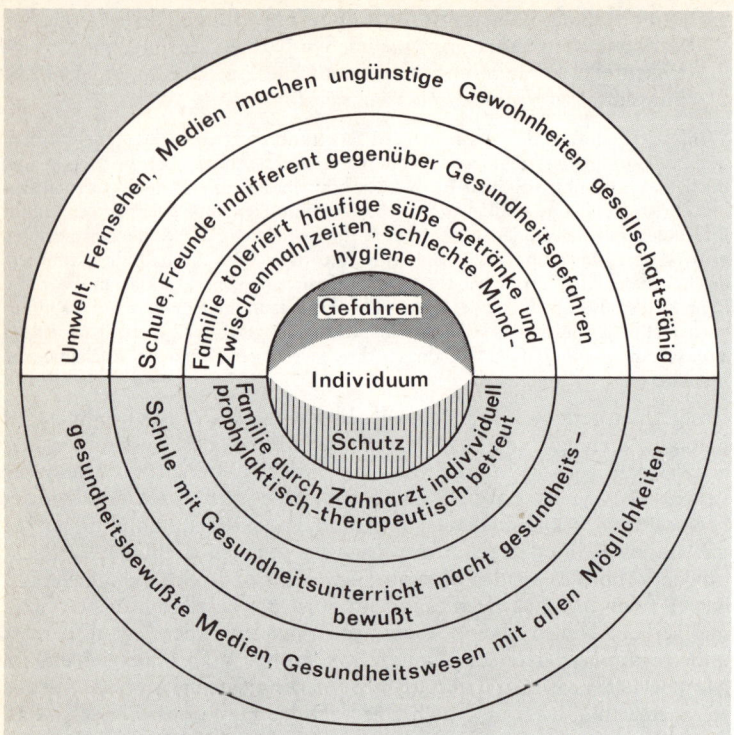

Abb. 8.1 Einflüsse auf das Individuum aus seinem gesellschaftlichen Umfeld, die sich auf die Gebißgesundheit auswirken: (von innen nach außen) Mikromilieu, Mesomilieu und Makromilieu. Der Familie und dem sie betreuenden Zahnarzt kommt höchste Bedeutung zu

austragen. Man weiß z. B., daß Wasser mit 1 mg Fluorid pro Liter Karies hemmt, ohne schädliche Nebenwirkungen zu entfalten (S. 75 f.). Man weiß, daß nach völliger Belagsentfernung um einen Zahn keine kariogenen Säuren mehr entstehen (Abb. 5.**16**) und daß mit Entfernung der Plaque auch der Entzündungsreiz auf das Parodont wegfällt (Abb. 5.**24**). Trotz dieser Erkenntnisse ist in Westeuropa beinahe nirgends das Trinkwasser fluoridiert, und beinahe alle Menschen leiden an Karies und Gingivitis. Der Weg von der Theorie und experimentellen Erprobung präventiver Maßnahmen zu breiter Einführung ist also offenbar nicht einfach.

Selbst in der prophylaxebewußten Schweiz wurde der Informationsgrad unter der Bevölkerung unzureichend gefunden (Grunder u. Mitarb. 1984). Die Befragung von 300 Personen in Bern, im Berner Oberland und in Zürich ergab folgendes:

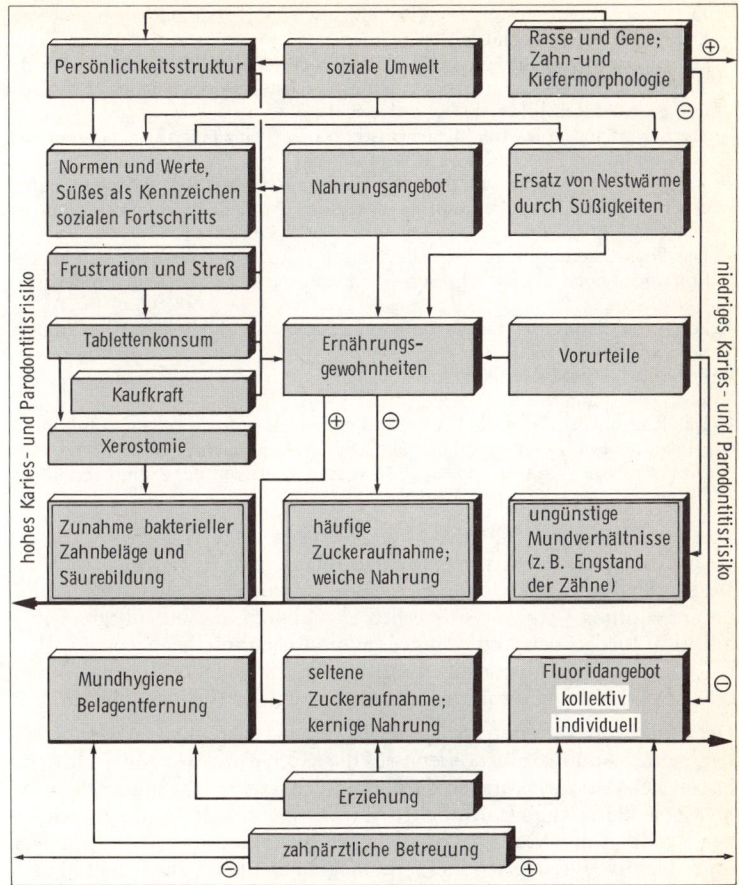

Abb. 8.2 Direkte Karies-Risikofaktoren (doppelt umrandet) mit ihren vor allem psychosozialen Determinanten (darüber); Möglichkeiten und Wege der Eindämmung des Kariesrisikos (darunter). Gesellschaftliche Normen und Werte mit ihrem starken Einfluß auf die Ernährungsgewohnheiten überwiegen dabei meist somatisch-individuelle Komponenten wie Engstand der Zähne

– Die überwältigende Mehrheit der Probanden war mit ihren Zahnärzten zufrieden, wünschte sich jedoch eine größere Kommunikationsbereitschaft von der Zahnärzteseite her.
– Parodontalprophylaktisch waren die meisten Befragten nur mangelhaft oder gar nicht informiert. Die allgemein schlechte Mundhygiene bestätigte diese Informationslücke.

- Obschon 9 von 10 Bürgern (89,3%!) ihre Zähne gesunderhalten möchten, hielten nur rund die Hälfte aller Befragten den empfohlenen jährlichen Zahnarztbesuch ein. – Zum Vergleich: in der Bundesrepublik konstatieren 53% der Zahnärzte eine gesteigerte Nachfrage nach Prophylaxe, doch haben erst 8% ein umfassendes Recall-System (KÖCHER1983).
- Die Bereitschaft, für Mundhygieneinstruktion privat zu bezahlen, lag zwischen 10% im Berner Oberland und 40% in Zürich.
- Lediglich 20% wurden von ihrem Zahnarzt mittels eines Recall-Systems aufgeboten, und 48% aller Probanden lehnen diese „Art der Bevormundung" immer noch ab.
- Das Postulat einer möglichst vollständigen Plaquekontrolle hatte sich bei den Probanden noch nicht durchgesetzt. Zähneputzen scheint eher ein kosmetischer Akt zu sein.
- So wurde die Interdentalreinigung nur gerade von 23% regelmäßig durchgeführt.
- Die Information betreffend Fluoridwirkungen wird nur von 50% der Befragten richtig verstanden.
- Der Patient, der sonst als kritischer Konsument auftritt, ist sich über die in seinem Munde geleisteten therapeutischen Maßnahmen nicht im klaren. Vor allem Leute der Altersgruppe über 40 wissen nicht, was der Zahnarzt in ihrem Mund ausführt.

Daß noch nicht jeder über das nötige Wissen verfügt, ist sicher nur *ein* Grund für diese nicht gerade rosige Bilanz. Der 2. ist, daß auch die Wissenden nur zum kleinen Teil die prophylaktisch notwendigen Veränderungen ihres Verhaltens innerlich akzeptieren und ausführen. Einem autoritär fordernden Arzt gelingt es nur in Ausnahmefällen, einen Patienten vom Rauchen abzubringen; dem Zahnarzt gelingt es ebenso selten, die Naschsucht mit autoritärem Auftreten aus der Welt zu schaffen.

Der Entschluß, Erkenntnisse in die Tat umzusetzen, muß in dem betreffenden Individuum selbst reifen; was die Motive und den Ablauf betrifft, haben sich die Auffassungen darüber in den letzten Jahren stark gewandelt. Das klassische Health-belief-Modell (BECKER 1974) ging noch davon aus, daß der Mensch vor allem aufgrund rationaler Überlegungen und objektiv zweckgerichteter Argumente beschließt, zur Erhaltung seiner Gesundheit etwas zu unternehmen. Die angenommenen Faktoren, die in dem Modell zentral stehen, sind im vereinfachten Schema Abb. 8.**3** wiedergegeben. Auf individuellem Niveau hängt von diesen Faktoren die Wahrscheinlichkeit ab, mit der das Individuum (präventives) Gesundheitsverhalten an den Tag legen wird. Bevor der Mensch aktiv wird, muß er das Gesundheitsproblem als solches erkannt haben. Das Ergebnis ist abhängig davon, ob das Individuum seine Anfälligkeit und den Ernst des Gesundheitsrisikos einerseits, und seine Aussichten auf Erreichen des Ziels (Gesundheit) andererseits positiv einschätzt und durch diese Einschätzung motiviert wird. Es handelt sich beim Health-belief-Modell im Grunde um eine Erwartungstheorie. Das Gesundheitsverhalten wird danach aktiviert durch die Erwartung, die Bedrohung zu vermindern, ver-

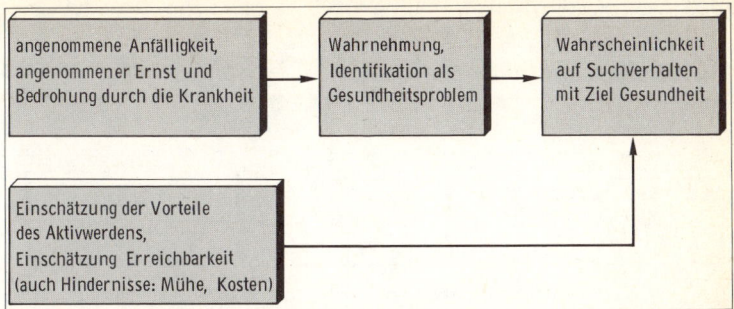

Abb. 8.3   Vereinfachtes Health-belief-Modell: Rationales zielgerichtetes Denken kann zu gesundheitsförderndem Verhalten führen

stärkt durch erwartete Vorteile bei tragbaren Mühen und Kosten. Von Bedeutung sind auch Umgebungsfaktoren, die von außen das Individuum geprägt und beeinflußt haben, lang bevor es ein eigenes bewußtes Gesundheitsverhalten entfaltet. Die Umgebung steht jedoch in diesem Modell nicht zentral. Experimentelle Prüfung des Health-belief-Modells an oralpräventivem Verhalten in Amerika hat gezeigt, daß die einzelnen individuellen Komponenten – Glaube an die eigene Anfälligkeit, Ernst der Krankheit und Glaube an den Nutzen prophylaktischer Maßnahmen – nur schwach oder gar nicht signifikant mit präventivem Handeln korreliert waren (HAEFNER 1974). Zwar scheinen sich bei Vorliegen aller 3 Überzeugungen die Chancen zum Handeln zu verstärken, aber methodologische Schwierigkeiten lassen auch hier keine eindeutigen Schlüsse zu.

Die neuere Theorie des durchdachten Handelns (Behavior-intention-Modell, AJZEN u. FISCHBEIN 1980) beruht hauptsächlich auf der Beobachtung, daß vor allem gesellschaftliche und subjektive Normen und Wertungen für das Verhalten des Menschen maßgebend sind (Abb. 8.4). Dieses Modell wird vielfach in der Marktforschung und in der Demoskopie verwendet, um Prognosen zu erstellen, hat sich jedoch auch in Amsterdam bei der Erklärung der Motivation zur Konsultation eines Zahnarztes bewährt (DE HAAN u. Mitarb. 1985). Diese Untersuchung an 329 Mitgliedern einer Ortskrankenkasse hat übrigens gezeigt, daß die Behandlungswilligkeit in keinem Zusammenhang mit Ausbildungsniveau und Beruf steht, während in Den Haag der Kariesbefall als Resultat präventiven Verhaltens ganz eindeutig mit dem sozial-ökonomischen Milieu korreliert gefunden wurde (vgl. Abb. 4.16): Kinder aus Wohngebieten des gehobenen Mittelstandes wiesen signifikant bessere Zahngesundheit auf als Kinder aus weniger wohlhabenden Schichten. Höhere Bildung, mehr Kenntnisse und stärkere Motivation waren hier offenbar

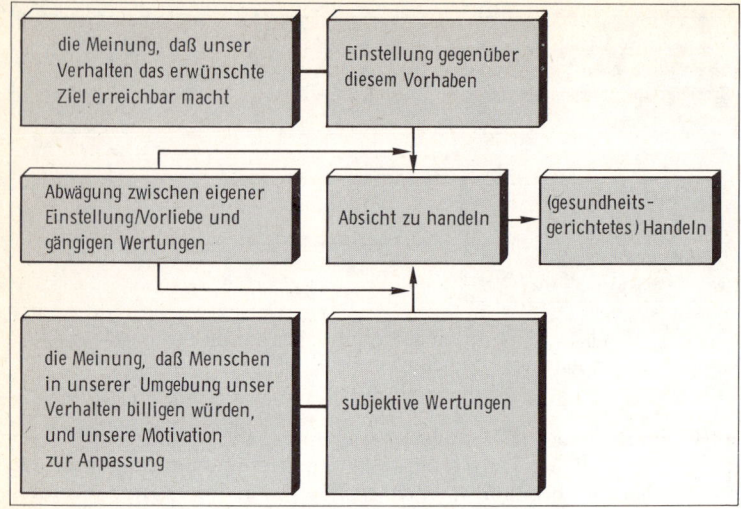

Abb. 8.4   Entwicklung zu gesundheitsgerichtetem Verhalten nach dem Behavior-intention-Modell (nach *Ajzen* u. *Fischbein* 1980)

der Grund, daß die Kinder in 53% der Familien Fluoridtabletten erhielten, gegenüber nur 11% in Arbeitervierteln.

Motivation zu präventivem Verhalten

Prophylaxe kann nicht ausschließlich aus manuellen zahnärztlichen Leistungen bestehen, im Gegensatz zu Therapie und Wiederherstellung der Gesundheit, in unserem Falle Restauration mit dem Ziel guter Kaufunktion und natürlicher Ästhetik. Dennoch sind Patienten im gewohnten Vertrauen auf die (zahn)ärztliche Kunstfertigkeit und Technik geneigt, alle Verantwortung für ihre Gesundheit dem Behandler zuzuschreiben – nicht selten bis zum Extrem wie im Beispiel der hochmütigen chinesischen Mandarine des Altertums, die ihren Ärzten regelmäßige Honorare zukommen ließen, solange sie sich gesund fühlten, aber mit der Honorierung aufhörten, sobald sie krank wurden. War die Therapie nicht erfolgreich, mußte der Arzt sogar darauf gefaßt sein, daß der hohe Herr ihm für sein Pflichtversäumnis als unmißverständliches Zeichen eine seidene Schnur zuschickte. Das alte, für den Arzt entwürdigende Mißverständnis von der ausschließlich ärztlichen Verantwortung macht jetzt allmählich besserer Einsicht Platz: Bei vielen Erkrankungen ist nicht eine schicksalhafte Infektion oder eine ebenso schicksalhafte Entgleisung der Natur die Ursache, sondern chronisches Fehlverhalten des Erkrankten. Viele Patienten sind aber noch nicht einsichtig oder nicht bereit, diese Tatsache mit allen Folgerungen zu akzeptieren; der Zahnarzt muß sie deshalb belehren und motivieren, und er braucht dazu Wissen, Einfühlungsvermögen, Überzeugungskraft und starke Motive.

Die Kenntnisse, die zum Verständnis der ursächlichen Faktoren bei Plaquekrankheiten dem Patienten vermittelt werden müssen, sind nicht kompliziert und stehen in jeder Aufklärungsbroschüre; schwer ist es hingegen für den Patienten, daraus die Konsequenzen zu akzeptieren. Deswegen werden im folgenden Argumente und Motive angetragen. Wichtig ist, daß sich der Zahnarzt auf seine Autorität (die der Patient sowieso keinen Moment anzweifelt) allein nicht verläßt. Motivieren ist mehr als die autoritäre Forderung an die Adresse des Patienten, diszipliniert zu Hause ein umfassendes Idealprogramm auszuführen. Die Motivation sollte vielmehr darauf abzielen, im Patienten einen Bewußtwerdungsprozeß in Gang zu setzen und damit in ihm innere Kräfte zu mobilisieren, die zur Überwindung der jedem angeborenen Neigung zur Bequemlichkeit führen können.

Motiv 1: Erhellung der Ursachen

In den Kap. 2 und 5 wurde deutlich gemacht, daß Karies und Parodontopathien trotz bakterieller Verursachung *keine spezifischen Infektionskrankheiten* sind, sondern daß durch *ungünstiges Ernährungsverhalten* und *mangelhafte Mundhygiene* eine allmähliche Selektion bestimmter Bakterienarten auftreten kann; die Aktivierung ihres Wachstums und Stoffwechsels führt lokal ein krankmachends *Ungleichgewicht* herbei. Denkt der Patient irrtümlich, daß er das Pech hatte, mit „dem spezifischen Erreger der Karies" infiziert worden zu sein, wird er wahrscheinlich schicksalergeben die Hände in den Schoß legen; dagegen traut er sich zu, ein Ungleichgewicht in seiner Mundhöhle selbst wieder ins Gleichgewicht zu bringen. Im Kap. 4 war gezeigt worden, daß das menschliche Gebiß kein rudimentäres und geschwächtes Organ oder eine Fehlkonstruktion der Natur ist, sondern daß es Zähne aus dem härtestmöglichen Material, einen ingeniösen Zahnhalteapparat und höchst effiziente Abwehr- bzw. Reparaturmechanismen aufweist. Würde der Patient an eine konstitutionelle Schwäche seiner Anlagen glauben, wäre das unabänderlich, und wieder wäre demotivierender Fatalismus die Folge. Wie in Kap. 7 ausgeführt, trifft auch eine eventuelle Kriegsernährung keine Schuld: Für die Zähne gibt es nichts Gesünderes als Mangel, nichts Gefährlicheres als Luxus und Überfluß.

Motivierendes Fazit für den Patienten aus der Erhellung der Ursachen: Es liegt nicht an unseren ererbten Schwächen oder an Keulenschlägen des Schicksals, daß die Gebisse zerstört werden, sondern an uns selbst, an unserem zuwenig gesundheitsbewußten Verhalten.

Motiv 2: Ungünstige Einflüsse sind allgegenwärtig, der Zahnarzt nicht

Karies und Parodontopathien sind plaquebedingte lokale Erkrankungen. Plaque mit ihren schädlichen Stoffwechselprodukten kann im extremen Fall pro Jahr 365 Tage 24 Stunden lang, also während 8760 Stunden im Jahr pathogene Einflüsse ausüben, denn Bakterien schlafen nicht; in der Obhut des Zahnarztes befindet sich der Patient davon im Durchschnitt nur etwas mehr als eine Stunde. Es wäre sehr unrealistisch, zu erwarten, daß der Zahnarzt *in einer Stunde* das Gebiß vollkommen gegen die chronischen Gefahren wappnen könne, die während der *übrigen 8759 Stunden* des Jahres drohen. (NB: Für einzelne geeignete Fissuren gelingt dies in der Tat durch Versiegelung; was Gingivitis/Parodontitis betrifft, besteht keine Chance.) Der Patient muß einsehen, daß der Zahnarzt in „seiner" Stunde zwar alles tut, um mit technischen Eingriffen und gutem Rat die Weichen richtig zu stellen und zu unterstützen: mit professioneller Reinigung, Optimalisierung der Verhältnisse in Retentionsstellen, Lokalapplikation von Fluorid und Instruktion betreffend gesundheitsförderndes Verhalten auf dem Gebiet von Mundhygiene und Ernährung einschließlich Motivation, Recall und Remotivation. Die Sorge für sein Gebiß während der restlichen 8759 Stunden des Jahres liegt nun beim Patienten – die Verantwortung hierfür muß jeder ebenso selbstverständlich akzeptieren wie die Verantwortung für seine berufliche Tätigkeit und alle anderen Bereiche seines persönlichen Lebens.

Motiv 3: Erfolgserlebnisse vermitteln

Bei einem Patienten mit schlechter Mundhygiene, der zum ersten Mal die Praxis besucht, würde man ziemlich sicher keinen zweiten Besuch erleben, wenn man sagen würde: „Putzen Sie sich erst einmal die Zähne, und kommen Sie dann wieder!" Es mag Überwindung kosten, und doch muß man diesem Unglücklichen Verständnis entgegenbringen; vielleicht sind neben seiner Unkenntnis der richtigen Reinigungstechnik auch Schmerzen schuld, die von Rezessionen oder einer akuten nekrotisierenden ulzerierenden Gingivitis (A)NUG herrühren. Vorwürfe schaffen Schuldgefühle beim Patienten oder beleidigen ihn; beides wirkt demotivierend. Motivierend wirkt dagegen, wenn man durch professionelle Reinigung eine günstige Ausgangsposition schafft, wenn man dabei Verfärbungen der Frontzähne entfernt, die den Patienten schon lange störten (im Spiegel zeigen!), wenn man als (teilweise) Erklärung auf einen eventuellen Engstand aufmerksam macht und den Patienten mittels Handspiegel auf die Problemstellen aufmerksam macht. Die Entfernung der Verfärbungen ist das erste wichtige Erfolgserlebnis. Kommt der Patient zum zweiten Male, ist häufig das Gebiß noch nicht sehr viel besser gereinigt als beim ersten Besuch; man könnte dann ehrlich-kritisch sagen: „Das ist noch lange nicht gut, das muß *viel* besser werden!", aber man kann noch den geringsten Teilerfolg zum Anlaß nehmen, zu sagen: „Es ist schon *recht* gut, Sie sind schon weit auf dem Weg zur Perfektion fortgeschritten, Sie sind schon reif für den letzten Schritt zur Perfektion, das Anfärben der Beläge!"

Anfärben kann man auch demotivierend einsetzen (was leider öfter geschieht als die beschriebene motivierende Anwendung), indem man sagt: „Sie denken, Sie hätten Ihre Zähne sauber geputzt; ich werde Ihnen jetzt durch Anfärben zeigen, daß Sie sich gründlich getäuscht haben, und daß fast alle Zahnflächen noch dicke Beläge aufweisen!" Das wäre alles andere als ein Erfolgserlebnis, das man durch die erstgenannte Reaktion in der gleichen Situation dem Patienten genausogut hätten verschaffen können. Falls übrigens der Patient tatsächlich beim ersten Mal mit NUG und Schmerzen gekommen sein sollte, empfiehlt es sich, nach der vor allem wichtigen professionellen Reinigung 2 oder 3 Tage lang nach dem Zähneputzen morgens und abends mit 10 ml einer 0,2%igen Lösung von Chlorhexidin-Digluconat spülen zu lassen (S. 306 ff.). Als Adjuvans kurzfristig zur Sicherung eines raschen Erfolgserlebnisses angewandt, eignet sich dieses Verfahren sehr gut, weil auch die Schmerzen rasch abklingen und der Patient ermutigt wird, selbst die Bürstreinigung aufzunehmen.

Motiv 4: Normative Verpflichtung, soziale Kontrolle und lernpsychologische Prinzipien

Auf gewisse Motive sprechen Patienten altersspezifisch besonders gut an. Kinder motiviert man wegen ihres mangelnden Problembewußtseins (auch gelegentliche Zahnschmerzen sind meist rasch wieder vergessen) am besten durch den Hinweis auf das gute Beispiel ihrer Eltern und vor allem befreundeter Altersgenossen (im Sinne der Lernpsychologie: positiv bewertete Bezugspersonen als *Verstärker*). Wiederum ist wichtig, gerade für Kinder, daß sie *Erfolgserlebnisse* haben, und man sollte von Fall zu Fall ein Schema mit Nahzielen aufstellen, in dem jeder erreichte sichtbare Teilerfolg (1. Frontzähne sauber; 2. Kauflächen sauber; 3. Molaren bukkal sauber usw.) registriert, mit dem eigenen Verhalten in Verbindung gebracht und mit Lob belohnt werden kann. Die oben erwähnten Eltern als Bezugspersonen sind übrigens auch ideale Helfer, wenn die übrigen Lernbedingungen – Gelegenheit zu *Beobachtung, Nachahmung* und zum *Üben* – erfüllt werden müssen. Zum Schluß: Auch eine Fotogalerie von Kindern mit gesunden Gebissen im Wartezimmer spornt den Ehrgeiz an, hierin aufgenommen zu werden.

Adoleszente kann man dadurch zu guter Pflege ihres Gebisses motivieren, daß man die Wichtigkeit eines reinen Atems für den beginnenden gesellschaftlichen Umgang und vor allem die Partnersuche und -bindung betont. Dieses Motiv spielt in höherem Alter noch eine Rolle. Bei Erwachsenen, deren Front prothetisch versorgt wurde, war meist die Ästhetik ein starkes Motiv, sich behandeln zu lassen. Es läßt sich auch sekundärprophylaktisch nutzen, indem man mit Nachdruck darauf hinweist, daß das erreichte gute Resultat nur bei sorgfältiger Pflege lange Zeit befriedigen wird. Kontrolle, Recall und Remotivation in regelmäßigen Abständen von einigen Monaten sind hierzu unabdingbar (*Marthaler* 1982).

Motiv 5: Erreichbare Nahziele

Betrachten wir nochmals die beiden Verhaltensmodelle, wie sie in Abb. 8.**3** und 8.**4** dargestellt sind. Ob nach dem ersten mehr verstandesmäßig, oder nach dem neueren mehr gefühlsbetont der Entschluß zu gesundheitsförderndem Verhalten gefaßt wird – die Autoren beider Modelle fanden als Voraussetzung für tatsächliches Handeln wichtig, daß die Änderung der Lebensgewohnheiten für den Patienten *keine zu große Mühe und Belastung* mit sich bringt, bzw. daß *keine zu eingreifende Anpassung* nötig ist. So wäre es unrealistisch anzunehmen, daß jemand, der sich überhaupt nicht die Zähne putzt (im Jahre 1973 immerhin noch 17 Millionen, d.h. 34% der Bundesbürger), in einem Schritt dazu gebracht werden kann, sich 3mal täglich die Zähne zu putzen (BERGLER 1982). Nicht nur bei Kindern und Jugendlichen, sondern auch bei Erwachsenen muß hier ein motivierender Stufenplan mit kleinen Schritten zu erreichbaren Zwischenzielen aufgestellt werden. Aber auch das Endziel, bzw. die Endziele betreffend Mundhygiene und Ernährungsverhalten müssen in schlußendlich erreichbar scheinender Nähe liegen; Maximalforderungen („keine Süßigkeiten und süßen Getränke zwischen den Mahlzeiten") schrecken ab und führen zu Mutlosigkeit und totaler Verweigerung.

Da prophylaktische Maßnahmen mit verschiedenen Ansatzpunkten komplementär sind und sich gegenseitig verstärken bzw. teilweise überflüssig machen, brauchen auch meist keine maximalen Anforderungen gestellt zu werden: Jemand, der zuckerhaltige Nahrung wenig schätzt, braucht nicht 3mal täglich die Zähne zu putzen; einem Patienten, der eine gute Mundhygiene hat und mindestens 2mal täglich mit einer Fluorzahnpaste putzt, braucht man nicht rigoros alle süßen Zwischenmahlzeiten zu verbieten – eine Einschränkung auf 2 oder 3 dürfte in den meisten Fällen genügen, wenn nicht andere Risikofaktoren mitberücksichtigt werden müssen.

Wenn man in dieser Weise von Maximalforderungen absieht, so vor allem, weil diese „individuellen Erleichterungen" die Chancen auf Akzeptanz stark erhöhen. Minimale Maßnahmen, die auch tatsächlich ergriffen werden, sind besser als Maximalforderungen, von denen praktisch keine erfüllt wird.

Bestimmung des Risikos als Grundlage einer Prophylaxe nach Maß

Abweichungen von maximalen Standardforderungen zugunsten individuell reduzierter Prophylaxeprogramme setzen allerdings eine möglichst zuverlässige Einschätzung des Risikos auf Parodontopathien und Karies voraus.

Kritiker, die an jeder Berechtigung zur Milderung gängiger prophylaktischer Forderungen zweifeln, sollten bedenken, daß die Diskrepanz zwischen dem tatsächlichen Mundhygienebewußtsein der Bevölkerung und dem Ideal sehr groß ist. BÜCHS (1980) hat berichtet, daß der Zahnpastenverbrauch in der Bundesrepublik Deutschland im Jahre 1978 nur 0,51 ml pro Tag und Person betrug, was im Durchschnitt für 1mal Zähneputzen alle 2 Tage ausreicht; ebenfalls 1978 wurden pro Kopf nur 0,5 Zahnbürsten gekauft (wenn man, wie empfohlen, alle 3 Monate eine neue anschaffen würde, müßte man auf einen 8mal höheren Verbrauch, nämlich 4 Zahnbürsten kommen). Der Umsatz der für eine Interdentalreinigung so wichtigen Zahnseide, Hölzchen und anderen Hilfsmittel war so niedrig, daß er anhand der Einkäufe eines Testpanels von 10 000 Haushalten, d.h. etwa 30 000 Personen noch nicht geschätzt werden konnte!

Keinesweges überraschend mußten PATZ u. NAUJOKS (1980) denn auch als Untersuchungsresultat der Arbeitsgruppe Epidemiologie der Fachwelt melden, daß in einer Stichprobe von 14 491 Personen nur 0,15% ein gesundes Gebiß hatten. Die Bundesrepublik Deutschland schneidet im internationalen Morbiditätsvergleich schlecht ab (GÜLZOW 1986), und eine Studie an Patienten in Köln und Bonn ergab, daß ein großer Teil der Befragten trotz jahrelanger zahnärztlicher Betreuung noch nie etwas über richtige Mundhygiene und den Zusammenhang zwischen Ernährung und Zahnkaries gehört hatte. Dieses realistische Bild der Lage ist nicht nur betrüblich, sondern es kann auch zu einer gewissen Hoffnung Anlaß geben. Ob die Hoffnung auf baldige Verbesserung des Gebißzustandes der deutschen Bevölkerung berechtigt ist, hängt von der Richtigkeit einer Hypothese ab, die sich wie folgt formulieren ließe: Der gegenwärtige schlechte Gesundheitszustand der Mundhöhlen wird durch nahezu völlige Vernachlässigung aller präventiven individuellen Maßnahmen bedingt; entscheidende Verbesserungen dieses Zustandes sind nicht nur von *perfekter* Mundhygiene, *idealer* Ernährung und *optimalem* Fluoridangebot zu erwarten, sondern bereits von *relativer* Verbesserung hinsichtlich Mundhygiene, Ernährungsgewohnheiten und Fluoridanwendung.

Prüfen läßt sich diese Hypothese nicht durch streng überwachte kurzfristige Modellversuche; vielmehr sollen hierzu langdauernde epidemiologische Beobachtungen herangezogen werden.

Unter Leitung von H. LÖE *(1982) wurde 1969 in Oslo eine semilongitudinale Studie an 565 Personen zwischen 17 und 35 Jahren gestartet. Sie standen alle unter guter zahnärztlicher Betreuung. Diese Untersuchung hat inzwischen durch Kombination der Resultate in den einzelnen Altersklassen interessante Ergebnisse gezeitigt.*
Im Alter von 17 Jahren waren von 28 gezählten Zähnen 27,4 vorhanden; bei den 40jährigen waren es noch 27,1.
Der Verlust an parodontalem Stützgewebe betrug bis zum 40. Lebensjahr 10%, gemessen an der Zahnwurzellänge.

Die Stichprobe männlicher Personen aus einer mittelständischen sozialen Schicht von gehobenem Bildungsniveau war nicht für eine europäische Durchschnittsbevölkerung repräsentativ, andererseits auch nicht extrem intensiv betreut gewesen. 90% der Personen standen die ersten 2 Lebensjahrzehnte unter Kontrolle und Behandlung der öffentlichen Städtischen Gesundheitsdienste, danach wurden sie in Privatpraxen weiterbetreut. Keiner der Teilnehmer war plaquefrei; dem optimistischen Befund, daß 70% aller Zahnflächen keine sichtbare Plaque aufwiesen, kann man den komplementären Gegenbefund zur Seite stellen, daß immerhin noch *30% der Zahnflächen sichtbare Beläge aufwiesen.* Trotzdem zeigten weniger als 10% aller Gingivaeinheiten eine Gingivitis mit Blutung beim Sondieren. Und, nochmals, der parodontale Zustand mit 40 Jahren kann außerordentlich günstig genannt werden, obwohl zwar gewisse, aber zu keinem Zeitpunkt optimale präventive Maßnahmen ausgeführt werden.

Ein zweites Beispiel soll der Gebißzustand von Kindern in den Niederlanden und besonders die Veränderungen in dieser Population seit 1969 diskutiert werden. Im Jahre 1969 war die Situation derjenigen in der BRD im Jahre 1978 sehr ähnlich: Die Zahl kariesfreier Erwachsener ließ sich nicht mehr in Prozenten, sondern höchstens in Promillen ausdrücken. Auch bei Schulkindern war der Kariesbefall hoch, besonders in den sozialökonomisch schwächeren Schichten der Bevölkerung.

Zum Beispiel zeigte sich dies bei Untersuchungen an 5-, 7-, 9- und 11jährigen Kindern in Den Haag in den Jahren 1969 bis 1984 (Abb. 4.**16**). Abgesehen von dem ständigen Kariesrückgang im Lauf der Zeit war auffällig, daß schon zu Beginn des Untersuchungszeitraumes, 1969, der Kariesbefall bei Kindern der besseren Wohngegenden viel niedriger war als in Arbeiterwohngebieten. Höher gebildete Eltern haben heute in den Niederlanden großenteils kariesfreie Kinder, und über alle Gruppierungen war die Tendenz mit jedem jüngeren Jahrgang weiter fallend. Es kann kaum Zweifel bestehen, daß die Zahngesundheit mit dem Bildungsstand und der Kenntnis prophylaktischer Maßnahmen zusammenhängt.

Entsprechende Unterschiede im mundhygienischen Zustand sind ebenfalls quantifizierbar (Tab. 8.4 und 8.5). Diese Unterschiede, in der jüngsten Zeit stark verbesserter Mundgesundheit beobachtet, lassen sich noch anschaulicher durch eine praktisch-klinische Beobachtung illustrieren: Zu Beginn der Untersuchungen an den Kindern in Den Haag, 1969, waren bei einem derart hohen Prozentsatz der Schüler die Zähne so massiv von Plaque bedeckt, daß eine Kariesdiagnose unmöglich war, wenn nicht vorher eine systematische überwachte Bürstreinigung stattfand. Bei den letzten Untersuchungsterminen 1978, 1981 und 1984 dagegen war dies nur noch in einzelnen Ausnahmefällen nötig. Bemerkenswert ist, daß zwischen 1969 und 1984 der Zuckerkonsum in den Niederlanden nicht gesunken ist; mit 50 kg/Kopf/Jahr, also etwa 1 kg/Woche oder 140 g/Tag ist er noch immer sehr hoch. Allerdings wurden in den letzten Jahren immer mehr zuckerhaltige Süßigkeiten (vor allem Kaugummi und Lakritzpastillen) durch entsprechende zuckerfreie Produkte ersetzt. Der Verkauf von Fluorzahnpasten hat auf 90% Marktanteil zugenommen.

In der Bundesrepublik Deutschland wurde der Plaque- und der Gingivitisbefund altersabhängig und durch Mundhygieneinstruktionen beeinflußbar gefunden, wobei der Erfolg stark von der Motivierbarkeit abhängig zu sein schien (KÖNIG u. LAMERS 1982). Der Papillenblutungsindex war bei Kindern unter 12 Jahren am höchsten, Jugendliche zwischen 12 und 16 Jahren zeigten einen deutlich besseren Zustand, am besten war er bei über 16jährigen. Über eine Beeinflussungs- und (longitudinale) Beobachtungsperiode von 2 Jahren verbesserte sich durch Instruktion bei den unter 12jährigen der Zustand kaum, andererseits machten aber die instruierten Kinder die in der Kontrollgruppe über 2 Jahre beobachtete Verschlechterung nicht mit; bei den anfangs über 16jährigen trat von selbst im Lauf der 2 Beobachtungsjahre eine Abnahme der Gingivitis auf, was durch Instruktion noch verbessert wurde.

Tabelle 8.4   Planimetrischer Plaque-Index 5- bis 11jähriger Kinder aus Wohngebieten mit verschiedenem sozialökonomischem Status im Jahr 1975

Sozialökonomischer Status	hoch	mittel	niedrig
	6,7	8,2	10,2

Tabelle 8.5   Prozentsatz gingivitisfreier 7jähriger Kinder in Den Haag 1981

Sozialökonomischer Status	niedrig	mittel
Einheimische Kinder	24	39
Gastarbeiterkinder	20	39

Man könnte vorsichtig die Schlußfolgerung ziehen, daß nach der völligen Ahnungs- und Sorglosigkeit der 60er Jahre ein gewisses Zahnbewußtsein und eine begrenzte Anwendung individueller prophylaktischer Maßnahmen genügt zu haben scheint, beträchtliche Verbesserungen der Gebißgesundheit zu bewirken. Wir sind zu der Hoffnung berechtigt, daß einfühlende Patientenerziehung und Motivation zu einer „Prophylaxe in kleinen Schritten" erfolgreicher sein könnte als die bisherigen, viele Menschen abschreckenden Maximalforderungen.

Risiko auf Parodontopathien

Vernachlässigen der Mundhygiene führt praktisch immer zu Plaqueansammlungen an allen Stellen, die nicht starken direkten Scheuerwirkungen beim Kauen ausgesetzt sind; wo Plaque länger als einige Tage liegenbleibt, kommt es beim Erwachsenen immer, beim Kind häufig zur Gingivitis (S. 211 f.). Im Gegensatz zum beinahe 100%igen Gingivitisrisiko ist das Risiko der Entwicklung parodontitischer Läsionen sehr viel geringer. Beim Kind ist die Gingivitis bis in die Adoleszenz hinein durch Reinigung ohne weiteres reversibel; eine juvenile Parodontitis kommt bis zum Alter von 17 Jahren nur bei einem von tausend Individuen vor, und zwar im Bereich der oberen mittleren Inzisiven und der ersten Molaren. Auch beim Erwachsenen ist, soweit er unter zahnärztlicher Betreuung steht und Mundhygiene auf einem gewissen Niveau betreibt, das Risiko auf Parodontitis nicht groß (vgl. die Oslo-Studie, S. 267). Klinische Beobachtungen zeigen eindeutig, daß parodontitische Läsionen vor allem interdental auftreten. Die *Problemzone* hat sich damit, seitdem wenigstens in einigem Ausmaß Mundhygiene ausgeübt wird, vom *Zahnfleischsaum* ganz allgemein auf den *Interdentalbereich* verlagert, was auch zum Ersatz des Sulkusblutungstests durch den Papillenblutungstest geführt hat (MÜHLEMANN 1977, SAXER u. Mitarb. 1977). Approximalflächen mit erhöhter Plaqueretention durch kariöse Kavitäten oder Füllungs- und Kronenränder erfordern erhöhte Aufmerksamkeit, obwohl – oder gerade weil – sie bei regelmäßiger Reinigung nicht risikoerhöhend wirken (RAETZKE 1985). Quelle des Risikos ist die differenzierte subgingivale, anaerobe gramnegative Plaque (Abb. 5.**23**). Zahlreiche Untersuchungen galten daher, vor allem im Rahmen der Suche nach möglicherweise spezifischen Parodontitiserregern, einer dominierenden Art von Mikroorganismen, die zugleich einen Hinweis auf besondere Gefährdung einer bestimmten Region geben könnten. Die Studien in dieser Richtung haben keine Resultate gezeigt, die eine individuelle Prognose des Parodontitisrisikos mit Sicherheit stellen ließen. Wie auf den S. 104 und 215 dargestellt, muß grundsätzlich die Parodontitis nicht als langsam kontinuierlich verlaufender Prozeß verstanden werden; sie ist vielmehr durch zufällig an irgendeiner Plaquestagnationsstelle im Gebiß auftretende, kurzzeitig aktive parodontitische Einbrüche charakterisiert. Nur 1 von

10 tiefen Taschen wird mit großer Wahrscheinlichkeit erneut akut auf-
flammen und zu weiterem Gewebsabbau führen (DZINK u. Mitarb. 1985,
s. S. 215). Die Flora, die diese tiefen Taschen kennzeichnet, ist kaum
spezifisch zu nennen, und *Bacteroides gingivalis* und *Bacteroides intermedius*, die häufig die Parodontitis des Erwachsenen begleiten, werden
schon im gingivitischen Sulkus gefunden, wenn auch mit geringeren
Anteilen. Selbst aufwendige Laboratoriumszüchtung des ganzen gramnegativen Spektrums läßt keine zuverlässige Prognose bezüglich Par-
odontitisgefährdung entzündeter Parodontien zu (SLOTS u. DAHLÉN
1985). Ergebnisse von WILSON u. Mitarb. (1985) bestätigen aber frühere
Befunde, daß starke Blutung beim Sondieren und Nachweis von Spirochäten im Phasenkonstrastmikroskop als Kriterien eines gewissen Risikos auf Parodontitis brauchbar sind. Es ist ein Vorteil, daß beide Anzeichen in der Praxis sichtbar gemacht werden können; die eindrucksvolle
Blutung haben schon MÜHLEMANN (1977) und SAXER u. Mitarb. (1977)
neben ihrer diagnostischen Bedeutung als stark motivierend für den
Patienten beschrieben, und LANG (1980), LANGE (1981) wie auch KEYES
(1985) betrachten das Dunkelfeld- und Phasenkontrastmikroskop als
das „Stethoskop" des modernen Zahnarztes, dem – verbunden mit einem
Bildschirm – bei der Instruktion und Motivation des Patienten große
Bedeutung zukommt. Blutung und Spirochäten signalisieren also objektiv ein Risiko, und subjektiv kann der Patient sich mit dem Ziel identifizieren, beide Erscheinungen zum Verschwinden zu bringen. Die Unsicherheit hinsichtlich der Wahrscheinlichkeit, mit der Parodontitis auftreten könnte, wird umgekehrt wettgemacht durch die *absolute Sicherheit,
daß bei regelmäßiger Plaqueentfernung und fehlender Blutungsneigung
keine Parodontitis auftreten wird.*

Kariesrisiko

Im Vergleich mit der meist spät einsetzenden und jahrzehntelang nur
mäßig destruktiven Parodontitis kann die ebenfalls als chronisch rubri-
zierte Karies vor allem bei Kindern einen geradezu stürmisch-destrukti-
ven Verlauf nehmen. Dieses Risiko ist generell am größten, wenn kurz
nach dem Zahndurchbruch der Schmelz noch relativ porös ist und zugleich häufige hohe Zuckerkonzentrationen im Mund die azidogene
Flora stark zur Bildung dicker Beläge und entkalkender Säuren stimulieren. Kinder sind deshalb bis in die Adoleszenz hinein eine Risikogruppe;
individuell ist das Risiko um so kleiner, je besser häufige Fluoridzufuhr
die Mineralisation fördert, je weniger häufig Süßes gegessen und getrun-
ken wird und je besser die Plaque entfernt wird. Im Prinzip gilt dies auch
für Erwachsene, die aber generell als Gruppe ein geringeres Kariesrisiko
auszeichnet, und zwar aus folgenden Gründen: Die Mundhygiene ist
meist besser und die Zuckeraufnahmefrequenz niedriger als bei Kindern
und Jugendlichen; mit zunehmender Zahl gefüllter und überkronter

Zahnflächen nimmt die Zahl der Flächen mit (Primär-)Kariesrisiko entsprechend ab; gesund gebliebene Hartsubstanzen sind unter dem Auf und Ab von De- und Remineralisation über viele Jahre stärker mineralisiert als je zuvor. In den meisten Fällen beruht niedrige oder fehlende Kariesaktivität allerdings auf Schwächung der kariogenen Angriffsfaktoren, wodurch Resistenz vorgetäuscht wird (Tab. 4.1). Nicht selten liegen Resistenzerhöhung und Abschwächung der Angriffsfaktoren zugleich vor. Altersveränderungen im Schmelz führen beispielsweise nicht nur zu säurefesterer Zahnhartsubstanz, sondern mit der altersbedingten Abkauung der Zähne und der allmählichen Verflachung der Fissuren verschwinden auch Schlupfwinkel, in denen Substrat haften könnte; die physiologische Zahnbeweglichkeit kann sich erhöhen, wodurch die interdentale protektive Speicheldiffusion erhöht wird. Andererseits kann sich durch Restaurationen, festsitzenden wie herausnehmbaren partiellen Zahnersatz, wenn seine Formgebung und vor allem Randgestaltung die Retention von Speiseresten und Plaque begünstigt, das Kariesrisiko eines Erwachsenen wieder erhöhen (RAETZKE 1985); das gleiche geschieht, wenn seelische Spannungen durch sehr häufige Nahrungsaufnahme oder viele Tassen gezuckerten Kaffees und Tees abreagiert werden.

Die Aufzählung zeigt, daß die Kariesaktivität bzw. das Kariesrisiko hauptsächlich durch Eß- und andere Gewohnheiten bestimmt wird. Sie sind schwer objektiv zu eruieren, interaktieren komplex, z.T. wie die Häufigkeiten von Zucker- und Fluoridexposition gegenläufig und lassen nur ungenaue Einschätzungen zu. Man sollte daher nach möglichst deutlichen Anzeichen und Befunden in der Mundhöhle streben, die prognostisch aussagekräftig sind. Eine möglichst gute Prognose ist für die zahnärztliche Behandlungsstrategie und -planung sehr wichtig, weil man zum einen die Intensität prophylaktischer Maßnahmen darauf abstellen sollte, zum andern weil die Indikation bestimmter Restaurationen von der Karieserwartung mitbestimmt wird. Wenn man mit einer hohen Kariesaktivität rechnen muß, wird man bei dem betreffenden Patienten kaum eine festsitzende kieferorthopädische Apparatur, Halbkronen oder klammerreiche partielle Prothesen planen, sondern eine andere Lösung suchen, bei der weniger Retention von Plaque und Nahrungsresten zu erwarten ist. Natürlich wird man in der Praxis immer möglichst wenig retentive Konstruktionen wählen und ausreichende Prophylaxemaßnahmen anwenden, um das Risiko klein zu halten, aber eine individuelle Voraussage über die zu erwartende Kariesaktivität ist in hohem Maße geeignet, einen Beitrag zur Optimalisierung der zahnärztlichen Betreuung zu leisten.

Wie läßt sich ein hohes Kariesrisiko ermitteln? Einfach ist die Feststellung nur dann, wenn ein Zahnarzt einen Patienten etwa ein halbes Jahr vorher gesehen hat und wenn damals die genaue klinische Diagnose des Gebißzustandes schriftlich niedergelegt und durch Röntgenaufnahmen der Zahnzwischenräume ergänzt wurde. Finden sich nun bei der neuerlichen Untersuchung mehrere neue kariöse Läsionen in fortgeschrittenen und initialen Entwicklungsstadien, so ist ohne weiteres der Schluß berechtigt, daß der Patient im abgelaufenen halben Jahr stark kariesaktiv war; ob er es noch immer ist und weiter bleiben wird, ist nicht so einfach zu sagen. Es könnte sich um ein Kind handeln, das wegen einer schweren Krankheit oder wegen eines Unfalles 2 oder 3 Monate bettlägerig, vielleicht in ein Krankenhaus aufgenommen war. In solchen Situationen wird fast immer die Mundhygiene vernachlässigt, die Kinder werden mit Süßigkeiten verwöhnt, und gesüßte erfrischende Getränke (die jeder Kranke stets in unbeschränkten Mengen Tag und Nacht nötig zu haben scheint), süßer Kindertee, aber auch Vitaminsirup und Arzneien in Sirupform führen zur Entwicklung zahlreicher kariöser Läsionen im Verlauf weniger Wochen; gerade die hohe Kariogenität von Kindertee widerlegt am augenfälligsten die Hypothese, daß Zucker in Lösung weniger kariogen seien als klebrige zuckerhaltige Nahrungsmittel (WETZEL 1981, KARLE u. GEHRING 1984, BIRKHED 1984). War das Kind in Krankenhauspflege und ist inzwischen nach Hause zurückgekehrt, so kann die Zuckerüberflutung bereits wieder abgeklungen, die Mundhygiene wieder verbessert sein. Das Bestehen oder Fehlen einer generalisierten Gingivitis gibt darüber besseren Aufschluß als die Beurteilung der Schwere der Plaquebildung, denn zum Zahnarzt geht fast jedermann mit gut geputzten Zähnen, und während sich selbst ältere Plaque mit einmaligem Putzen entfernen läßt, vergehen danach noch 2 Tage, bevor auch die Gingivitis abgeklungen ist (Abb. 5.**24**).

Untersucht man zum ersten Male einen älteren Patienten mit einer großen Anzahl Füllungen, so ist die Aussage über die Kariesaktivität zu einem früheren oder dem gegenwärtigen Zeitpunkt sehr schwierig. Durch das Zählen kariöser, extrahierter und gefüllter Zähne oder Flächen (DMFT bzw. DMFS) erhält man ein Summationsbild von allen Gebißschäden dieses Individuums („caries experience" = Karieserfahrung; bei Gruppen und und Populationen spricht man von „caries prevalence" = Kariesbefall). Diese Karieserfahrung ergibt niemals genauen Aufschluß über den Verlauf, über den Karieszuwachs in einem bestimmten Zeitabschnitt („caries increment"). Sie gibt auch nur sehr wenig Aufschluß über die derzeitige Kariesaktivität, es sei denn, daß sich an auffälligen Stellen neue Schmelzentkalkungen befinden. Aus der Lokalisation, der Verteilung von Läsionen über ein Gebiß lassen sich gewisse Rückschlüsse auf die Höhe der Kariesaktivität ziehen, wenn auch nicht notwendigerweise auf den Zeitpunkt, zu dem sie hoch war. Fissuren der ersten Molaren geben so ungünstige Retentionsstellen ab und werden daher so häufig kariös gefunden, daß es keiner besonders massiven kariogenen Angriffskräfte bedarf, um die Zerstörung einzuleiten. Dagegen finden wir die unteren Frontzähne so selten kariös, daß eine Entstehung von Läsionen dort nur bei sehr häufigem Zuckergenuß und vernachlässigter Mundhygiene vorkommt. Daß diese Zähne auch unter solch ungünstigen Umständen häufig von Zerstörung verschont bleiben, verdanken sie dem Schutz des hier frisch austretenden, stark spülenden und voll pufferfähigen Speichels; werden im Erwachsenenalter noch die unteren Schneidezähne kariös, so steckt dahinter manchmal mehr als nur zu häufiger Genuß von Süßigkeiten, nämlich eine Störung der Speichelsekretion (S. 277 f.). In diesen Fällen ist nicht nur das Kariesrisiko, sondern auch das Erosionsrisiko sehr stark erhöht.

„Kariestests" zur Bestimmung des individuellen Kariesrisikos gibt es seit den 40er Jahren, und die meisten beruhen logischerweise auf Zählung stark säurebildender und -toleranter Bakterien in der Mundflüssigkeit, worin sie aus Plaque abgesetzt werden (S. 170). Damals wenig beachtet, werden diese Tests bei Patienten mit Verdacht auf hohes Kariesrisiko und vor umfangreichen Restaurationen heutzutage als wichtige Untersuchungen angesehen – von der gesetzlichen Krankenkasse Schwedens werden 50% der Kosten getragen, und im Zahngesundheitsprogramm für Erwachsene, das der schwedische Soziale Rat erarbeitet hat, werden die Tests empfohlen (KRASSE 1985).

In der Praxis kommt man mit einem einzigen Test nicht aus. Er müßte

1. *hoch empfindlich* sein, d.h. er sollte bei kariesaktiven Individuen positiv ausfallen;
2. *hoch spezifisch* sein, d.h. er sollte bei kariesinaktiven Individuen negativ ausfallen;
3. abhängig von 1. und 2. *voraussagekräftig* sein, d.h. bei Anwendung in einer nichtselektierten Patientengruppe möglichst zuverlässig die individuelle Kariesaktivität bzw. -inaktivität erkennen lassen.

Nur die Kombination mehrerer Tests gestattet, mit ausreichender Sicherheit Risikopatienten zu identifizieren (KLOCK 1980, STECKSÉN-BLICKS 1985). Soweit sie nicht im Rahmen und aufgrund einer standardisierten Speichelstimulation ausgeführt werden, lassen sie sich organisatorisch gut in die traditionellen diagnostischen Abläufe einordnen. Die praktischen Gesichtspunkte werden nach Besprechung des Erosionsrisikos (S. 273 ff.) auf den S. 275 ff. im Zusammenhang besprochen.

Erosionsrisiko

Abnormale Substanzverluste an den Zähnen, die nicht durch die Kaufunktion und nicht kariös bedingt sind, kann man unter dem Begriff Erosion zusammenfassen, obwohl verschiedene ursächliche Faktoren zu unterschiedlichen klinischen Erscheinungen führen.

Wie auf den S. 50–55 beschrieben (Abb. 4.**6** und Tab. 4.**6**), führt Zutritt ätzender freier Säuren kombiniert mit mechanischer Reibung zu Abtragungen, die nicht reversibel sind. Eine hohe Pufferkapazität bei reichlich fließendem Speichel kann allerdings starke Nahrungssäuren unschädlich machen (Zitrone löst z.B. Reflex aus), aber andererseits kann ganz normale Einwirkung schwach saurer Getränke und Nahrungsmittel bereits zu Erosionen Anlaß geben, wenn die Speichesekretion und damit die

Pufferung beeinträchtigt ist, und/oder harte Zahnbürsten, mit einer falschen Technik geführt und mit abrasiven Zahnpasten kombiniert, starke Schleifwirkung ausüben. Das klinische Bild variiert von poliert erscheinendem Schmelz ohne makroskopischen Substanzverlust bis zu ovalen oder nierenförmigen Entblößungen des Dentins an oberen Schneidezähnen und keilförmigen Defekten im Eckzahn-Prämolaren-Bereich; die letzteren könnten auch durch okklusale Störkontakte (mit-)verursacht sein (OTT u. PRÖSCHEL 1985).

Patienten mit Erosionen sieht man in zunehmender Anzahl. Gründe sind auf der „Angriffsseite" der steigende Konsum von Zitrusfrüchten, Rohgemüse und Joghurt in laktovegetarischen Kostformen (LINKOSALO u. MARKKANEN 1985) sowie intensiver werdende Mundhygiene ohne fachkundige Anleitung. Nicht selten beobachtet man auch, vor allem bei jungen Frauen, Erosionen der palatinalen Flächen aller Zähne des Oberkiefers durch Einwirkung von Magensäure nach häufigem Erbrechen.

Dieser Zustand geht auf eine Anorexia (e Bulimia) nervosa, Magersucht (evtl. kombiniert mit Freßsucht) zurück, die sich von den USA aus auf dem europäischen Kontinent ausbreitet (HERZOG u. COPELAND 1985, WOLCOTT u. Mitarb. 1984). In einer Abart war das Syndrom schon der Luxusgesellschaft des untergehenden römischen Weltreiches bekannt. Ursache ist die neurotische Zwangsvorstellung, zu dick zu sein bzw. zu werden, wobei es aber beileibe nicht in allen Fällen bei der Verweigerung der Nahrung bleibt (Anorexie): Zurückhaltung bei der Nahrungsaufnahme führt zu häufigen Anfällen von Heißhunger, der auch gestillt wird; aus Angst, zuviel gegessen zu haben, entledigt sich die bzw. der Kranke danach jeweils des Mageninhalts heimlich durch Auslösen eines Brechreizes. Vor allem dann, wenn dies häufig und nicht unmittelbar nach dem Essen geschieht, so daß der Sekretion von Magensäure in vollem Gange ist, kann das Erbrochene mit dem pH bis 1 sehr stark erosiv werden. Der Zustand der palatinal quasi ausgehöhlten oberen Schneidezähne ist so typisch, daß die Diagnose häufiges Erbrechen mit großer Sicherheit gestellt werden kann. Da als Ursache jedoch wie geschildert meist psychische Probleme anzunehmen sind, wird man sich im allgemeinen hüten müssen, sie dem Patienten gegenüber unverblümt auszusprechen; der Patient würde sich entlarvt, entblößt und so bis auf die Knochen blamiert fühlen, daß er alles rundweg abstreiten und niemals wieder in die Praxis kommen würde. Den gleichen Effekt hätte auch Überweisung an einen Psychiater, denn die meisten Patienten sind bei allem grotesken Stolz auf die mühsam gewahrte Schlankheit im Grunde extrem unsicher. Man sollte sich daher nie anmerken lassen, daß man die neurotischen Hintergründe durchschaut hat, jedoch häufiges Erbrechen – das ja in seltenen Fällen auch rein somatische Ursachen haben kann – als Grund für die Erosion angeben, so daß der Patient ohne Blamage selbst Konsequenzen ziehen kann. Selbstverständlich liegt hier, wie in allen Fällen von Erosionen, eine deutliche Indikation für häufige Lokalanwendung konzentrierter neutraler Fluoridlösungen, oder noch besser von F-Lacken vor.

Was den physiologischen Schutz gegen Erosionen betrifft, ist die wichtige Rolle des Speichels wegen seiner spülenden und puffernden Wirkung evident: Er schützt gegen freie Säuren ebenso, sogar noch besser als gegen Plaquesäuren aus Zuckern, und jede schwere Beeinträchtigung der Speichelsekretion, wie sie unter zunehmendem Tablettenkonsum immer häufiger vorkommt, erhöht in allen Fällen das Karies- wie auch das Erosionsrisiko.

Daher ist für die Einschätzung der Risiken eines Patienten, neben Erhebung aller anamnestischen und diagnostischen Gegebenheiten, die Prüfung der Funktion der Speicheldrüsen von großer Bedeutung.

Risikobestimmung in der Praxis

Zur Einschätzung des Risikos eines Individuums, kariöse, parodontale und erosive Läsionen zu entwickeln, bieten Gebißzustand und orale Funktionen, Gewohnheiten und Lebensumstände, der allgemeine Gesundheitszustand und die orale Flora wichtige und schlüssige Anhaltspunkte. Die Zusammenhänge sind, soweit sie die Ätiologie betreffen, in den Kap. 4 bis 7, bezüglich der Lebensumstände in Abb. 8.2 dargestellt. Eine Auflistung der Risikofaktoren findet man in Tab. 8.6, wobei die relative Schwere der Belastung des Gleichgewichts von seiten eines Faktors individuell nach oben oder unten abweichen kann. Alle Einflüsse, die mit dem Schweregrad 2 und höher bezeichnet sind, müssen bei Risikopatienten näher individuell analysiert werden, zumindest in all den Fällen, bei denen nicht deutlich eine der im allgemeinen häufigen großen Gefährdungen das Hauptproblem darstellt (z.B. häufiger Zuckergenuß, schlechte Reinigungstechnik, stark reduzierter Speichelfluß).

Ernährungsgebundene Risiken

Die Substratwirkungen der Nahrung sind in den Kap. 5 bis 7, die erosiven Nebenwirkungen auf den S. 53 f. u. 273 f. behandelt. Das Erheben der Ernährungsanamnese wird auf S. 282 ff. behandelt; die zweifelhafte Zuverlässigkeit der Angaben (S. 287) stellt bei der Einschätzung des Risikos große Anforderungen an das psychologische Urteilsvermögen des Zahnarztes. Kinder wird man meist mit der Schätzung auf 8–15 Zuckerimpulse/Tag realistischer taxieren als mit der Annahme, daß 5 Impulse täglich das Maximum seien. Bei vermuteter großer Zuckerhäufigkeit (mehr als 10mal täglich) sollte man die Risikostufe 4, bei vermuteter niedriger Häufigkeit die Stufe 2 annehmen; bei Kindern immer Stufe 4. Bei Erwachsenen muß auf Zucker in Kaffee, Tee, Hustenpastillen, Wein, Aperitif usw. besonders aufmerksam gemacht werden. Vegetarier sind *Karies- und erosionsgefährdet.*

Mundhygiene und Risiko

Individuen mit ausgezeichneter Mundhygiene sind extrem selten, aber auch ein mittelmäßiger Sauberkeitsgrad ist noch mit oraler Gesundheit vereinbar (S. 267). Es erhebt sich die Frage, bei welchem Grad von Vernachlässigung und Verschmutzung das Risiko zu groß wird. Im allge-

Tabelle 8.6   Risikofaktoren bezüglich der Entwicklung kariöser, erosiver und parodontaler Läsionen (0 = keine bis 4 = große Gefährdung)

	Karies	Erosion	Parodonto-pathien
Ernährung (S. 182 ff., u. 282 f.)			
Zuckergehalt	2–3	1	1
Häufigkeit	2–4	1	1
Gehalt an freien Säuren	1	2–4	0
Mundhygiene (S. 292 u. 294 ff.)			
falsche Technik; Nachlässigkeit	2	3	4
ungeeignete Bürste	1	2	2
abrasive Zahnpaste	0	2	0
F-freie Zahnpaste	3	3	0
Zahnstatus			
Engstand	1–3	0	1–3
frische Kreideflecken	3	0	1
retentive Füllungen, Kronen	3	0	2–3
Zahnstein	0	0	1–3
Speichelsekretion (S. 277 ff.)			
reduzierte Menge	4	3	1
reduzierte Pufferung	4	3	0
Mikroorganismen (Kap. 5)			
Plaquemenge	3	0	3
viele säuretolerante Organismen	4	1	0
gramneg. bewegliche Organismen	0	0	4
Indirekte Risikofaktoren (S. 278 f.)			
Streß, chronische Erkrankungen	1–4	1–4	1–4
Schichtarbeit*	1–4	1–4	1–4
chronische Medikationen**	1–4	1–4	1–4

*   Kann zu großer Häufigkeit im Konsum süßer Snacks und Getränke, sowie Vernachlässigung der Mundhygiene führen
** Indirekter Effekt über Schädigung der Speichelsekretion, oder bei zuckerhaltigen Medikamenten Erhöhung der Zuckerhäufigkeit

meinen kann man sagen, daß bei Kindern das Risiko, das von schlechter Mundhygiene ausgeht, hinsichtlich Parodontitis sehr gering und auch bezüglich Karies begrenzt ist, falls die Zuckerhäufigkeit nicht zu hoch ist und durch F-Zahnpaste eine häufige F-Zufuhr garantiert ist. Beim Erwachsenen ist das Risiko auf parodontitische Läsionen bei schlechter Mundhygiene nicht gering; Plaquebeherrschung durch Instruktion aufgrund genauer Befundaufnahme von Belag und Gingivitis sollte über Stufenplan und Therapievertrag ein möglichst hohes Niveau erreichen, besonders im Bereich von Papillen, wo Sulkus bzw. Tasche überwiegend mit gramnegativen beweglichen Mikroorganismen besiedelt sind (S. 211 ff.).

Gebißzustand und Risiko

Das Auftreten frischer kariöser Porositäten im Schmelz (Kreideflecken) ist das zuverlässigste Anzeichen für ein Ansteigen der Kariesaktivität, also für ein momentan hohes Risiko (KLOCK 1980). Das Risiko ist um so größer, je mehr Stellen betroffen sind, die wie die Bukkalflächen der oberen ersten Molaren und die unteren Schneidezähne sehr selten kariös werden. Ein Nachteil ist, daß ohne mindestens 2 Untersuchungen mit genauen Aufzeichnungen im Abstand von einigen Monaten nicht sicher ist, daß es sich um neue Frühläsionen handelt; es könnten auch Läsionen sein, die vor vielen Jahren entstanden, stationär geworden und nicht mehr völlig remineralisiert worden sind. Engstand und Füllungen, deren Form und Randgestaltung zur Retention von Plaque und Nahrung Anlaß geben, erhöhen das Risiko auf (sekundär)kariöse und parodontale Läsionen. Die betreffenden Füllungen oder auch Kronen dürfen ebenso wie Zahnstein nicht als Risikofaktoren hingenommen werden, sondern werden im Rahmen der vorbereitenden Beseitigung lokaler Reize und prädisponierender Zustände korrigiert (KETTERL1980, LANGE 1981, RATEITSCHAK u. Mitarb. 1984).

Beeinträchtigung der Speichelfunktionen

Die Prüfung der Speichelfunktion ist im Gegensatz zu den meisten anderen Risikofaktoren objektiv meßbar, und zwar mit relativ einfachen Mitteln. Früher war Xerostomie, der trockene Mund, auf seltene Fälle nach therapeutischer oder akzidenteller Röntgenbestrahlung beschränkt, gegenwärtig nimmt der Zustand mit zunehmenden langdauernden Medikationen zu (S. 279). Reduzierte Speichelsekretion bewirkt eingeschränkte Elimination von Mikroorganismen und Speiseresten aus der Mundhöhle, mangelhafte Pufferung von Gärungssäuren in kariogener Plaque wie freien erosiven Säuren in Speisen und Getränken und Ausbleiben genügender Remineralisation. Eine Xerostomie, die nicht erkannt und fachgemäß behandelt wird, führt denn auch wegen der gleichzeitigen Förderung der Angriffskräfte und Ausschaltung wichtiger Schutzfunktionen zu rascher Zerstörung des Gebisses; das Parodont und die Schleimhäute haben trotz Mangel an schützendem sIgA und Enzymen (S. 26 ff.) und Verschiebung des normalen bakteriellen Spektrums weniger zu leiden als die Zahnhartsubstanzen. Eine Art lokaler Xerostomie mit allen Risiken liegt auch bei habitueller Mundatmung vor (SCHÜBEL 1973/74).

Zur Bestimmung der Sekretionsrate benötigt man ein 5x5 cm großes Stück Parafilm (American Can Co., Greenwich, CT 06830, USA), wie er in Laboratorien zum Verschluß von Glasgefäßen verwendet wird, dazu einen Glastrichter, einen Meßzylinder (10 ml Inhalt) und eine Stoppuhr. Kurz nachdem der Patient mit Trichter und Meßzylinder in der Hand auf der Wachsfolie zu kauen begonnen hat, läßt man das erste Sekret in das Speibecken wegfließen und startet dann die Uhr.

Der nun sezernierte Speichel wird über den Trichter alle 30 Sek. in das Meßgefäß entleert. Nach 5 Min. (bei hoher Fließrate kürzer, bei niedriger länger) beendet der Patient die Stimulation unter Entleerung der letzten Speichelportion. Die Meßbedingungen sollten Ablenkung, Angst oder Spannung ausschließen; als Zeitpunkt wählt man mindestens 2 Std. Abstand nach der letzten Nahrungsaufnahme, am besten morgens vor Frühstück und Zähneputzen.

Die normale Sekretionsrate ist mindestens 1 ml/min; 0,7 ml/min sind bereits alarmierend (Oligosialie); bei 0,1 ml/min spricht man von Xerostomie (KRASSE 1985).

Der aufgefangene Speichel kann auch für die bakteriologischen Untersuchungen (s. unten) und die Bestimmung der Pufferkapazität verwendet werden. Für die letztere fügt man 1 ml Sekret 3 ml einer 0,005 normalen Salzsäure zu. Man schüttelt das offene Reagenzglas, so daß das gebildete CO_2 entweichen kann (S. 32), läßt 10 Min. stehen und mißt dann den pH-Wert mit dem pH-Meter oder einem Farbindikator (z. B. neben anderen Utensilien im Dento-buff-System enthalten). Bei normaler Pufferkapazität liegt der erreichte pH-Wert zwischen 5 und 7, als deutlich erniedrigt wird sie durch pH < 4 angezeigt; pH 4–5 zeigt Grenzwerte zum Normalen an.

Mikrobiologische Untersuchung der Mundflüssigkeit

In der Mundflüssigkeit spiegelt sich, wenn auch nicht unverzerrt, die Zusammensetzung der supragingivalen Plaque wieder. Aus ihrer Peripherie kommen Bakterienzellen frei, vor allem wenn bei Kaustimulation Scherkräfte einwirken. Stimulation zur Messung von Sekretionsrate und Pufferkapazität des Speichels ist ein geeigneter Anlaß, auch Mutans-Streptokokken und Laktobazillen züchten und zählen zu lassen. Wenn eine Praxis nicht auf Homogenisierung, Verdünnung, Bebrüten und Zählen eingerichtet ist, macht man von einem bakteriologischen Laboratorium Gebrauch, das Begleitformular, Transportnährlösung, Transportgefäß und Holzhülse für den Versand zur Verfügung stellt. Vereinfachte praxisnahe Verfahren sind in Entwicklung. Die Probenentnahme für die Bakteriologie kann man mit den Speicheltests verbinden, die dann allerdings unbedingt morgens früh vor Frühstück und Zähneputzen stattfinden müssen. Werte über 1 000 000 Streptococcus mutans/ml („Mutans-Millionäre") und über 100 000 Laktobazillen sind als hoch zu bewerten; weniger als 100 000 Streptococcus mutans und weniger als 1000 Laktobazillen/ml deuten nicht auf besonders gefährliche Ansammlungen säuretoleranter Bakterien; im letzteren Fall sind weder extreme Zuckerbeschränkung in der Ernährung noch Spülen mit Desinfizientien angezeigt, bzw. vorübergehende strenge Vorschriften können gelockert werden, wenn eine Nachkontrolle solch starkes Absinken der Säuretoleranten zeigt.

Indirekte Risikofaktoren

Streß, chronische Krankheiten und belastende Situationen im Arbeitsrhythmus (Schichtarbeit) verleiten zu unregelmäßiger Ernährung, vielen süßen Häppchen und Vernachlässigung der Mundhygiene – die Folgen sind verstärkte Plaquebildung, verstärkte Säurebildung und damit erhöhtes Risiko auf Karies und Gingivitis, evtl. später Parodontitis. Dies sind jedoch nicht die einzigen Risiken für das Gebiß, die von chronischen Erkrankungen ausgehen. GRAD u. Mitarb. (1985) zählen über 100 häufig langdauernd verordnete Medikamente auf, die als Nebenwirkung die Speichelsekretion hemmen können. Es handelt sich um Psychopharmaka (Antidepressiva, Rauschgifte, Antipsychotika, Relaxantia, „Beruhigungsmittel"), Appetitzügler, blutdrucksenkende Mittel, Antihistaminika, Diuretika (nach deren Anwendung Xerostomie symptomatisch als Folge schwerer Kaliumverluste vorkommt), Zytostatika und viele andere. Zur Sicherung der Diagnose und eventuellen Absetzung des verursachenden Medikaments muß man mit dem behandelnden Arzt Verbindung aufnehmen, doch ist nicht selten ein Speichelersatzpräparat der letzte Ausweg (CHILLA 1982, IMFELD 1984, VISSINK 1985). Das Präparat sollte aus guten Gründen keine vergärbaren Zucker, keine Säuren, und zur Unterstützung der Remineralisation 5–10 ppm Fluorid enthalten; dazu sollte man in Zahnersatz verfügbares Volumen für Ventilkammern nutzen, die ständig kleine Mengen des Ersatzspeichels abgeben.

Strategie einer erfolgreichen Prophylaxe

Soll eine Behandlung erfolgreich verlaufen, ist von der Seite des Zahnarztes wie der des Patienten Verständnis des jeweiligen Standpunktes nötig, Verständnis der Ausgangssituation und der vorliegenden Probleme; ebenso notwendig ist Offenheit und Einigkeit über Zielsetzungen und Lösungen.

Früher war für den Zahnarzt die Mundhöhle ein mikrochirurgisches Arbeitsfeld, in dem er fachlich-objektiv gesehen gute Resultate in funktionell-technischer wie ästhetischer Hinsicht erreichen mußte.

Für den Patienten im Stuhl des Zahnarztes war früher sein Gebiß ein rätselhaft und schicksalhaft erkrankter Teil seines Mundes, eines hochempfindlichen Organs für die Rezeption von Gefühlen und Geschmackserlebnissen, das er deshalb – bewußt oder unbewußt – zur Intimsphäre und Tabuzone rechnete.

Diese Standpunkte und Situationen wurden von Zahnärzten und Psychologen gründlich neu überdacht, und aus den Ergebnissen dieser Analyse entstanden grundlegend wichtige neue Vorstellungen vom Verhältnis zwischen Zahnarzt und Patient; früher hatte der Zahnarzt seine Diagnose gestellt und seinen Behandlungsplan entworfen und ausgeführt, nahezu ohne Beteiligung des Patienten, der passiv alles über sich ergehen ließ. Heutzutage geht der Zahnarzt an seine Aufgabe heran mit Respekt vor den Gefühlen, Ängsten und Ideen des Patienten und mit dem Willen, ihn aktiv auf die Behandlung einwirken zu lassen; der Patient seinerseits hat

Verständnis für die zahnärztlichen Eingriffe, die zur professionellen Problemlösung nötig sind, ist aber auch bereit, bei der Problemlösung auf längere Sicht durch Verantwortung für Pflege und (sekundäre) Prophylaxe mitzuarbeiten.

Prophylaxe- und Therapiebündnis

Zur Klärung der Standpunkte, Ziele, Rollen, Rechte und Pflichten ist es notwendig, eine Übereinkunft zu schließen – nicht mit einem juristisch gefärbten Vertrag, sondern mit einem gegenseitig moralisch verpflichtenden Bündnis. Die Abmachungen dürfen nicht vage und allgemein, sondern sie müssen konkret sein, was auch ausschließt, daß Geheimverträge zustandekommen. Es ist nicht genug, sich gegenseitig des Vertrauens, der Sympathie und der Rücksichtnahme zu versichern, während der Patient vielleicht denkt: „Fällt mir nicht ein, auf meine Süßigkeiten zu verzichten", und der Zahnarzt: „... wenn er in einem halben Jahr wieder mit neuen Löchern kommt, mache ich nur noch Kronen." Solche geheimen, ja durchaus naheliegenden Gedanken müssen vielmehr offen ausgesprochen und besprochen werden. Der Zahnarzt als der Erfahrene, die fachliche Autorität, muß dazu die Initiative ergreifen. Er muß zu ergründen versuchen, was der Patient von ihm erwartet. Ist die Auskunft „keine Probleme, keine Schmerzen, die Zähne müssen wieder schön aussehen", dann erklärt der Zahnarzt, was und welches evtl. Fehlverhalten zu den Problemen, den Schmerzen, den unschönen Verfärbungen geführt hat. Der nächste Schritt ist die Frage, was der Patient seinerseits bereit ist, zur Erreichung des Zieles an Zeit, Pflege, Willenskraft und finanziellen Mitteln aufzubringen. Man erklärt, welchen Aufwand Sanierung, Wiederherstellung und Erhaltung durch (sekundäre) Prophylaxe erfordern und daß beide Bündnispartner dazu beitragen müssen. Konkretisierung und Operationalisierung erfolgt durch Einigung auf Nah- und Fernziele in Schritten, die nachgeprüft und durch motivierende Erfolgserlebnisse als erreicht abgebucht werden können.

Stufenpläne in der Prophylaxestrategie

Information über den Zusammenhang zwischen Ursachen und Gesundheitsproblemen (früher herablassend Gesundheits"aufklärung" genannt) bildet die Basis für die gemeinsame Festlegung von Zielen und Wegen zu besserer Gesundheit. Die nötigen Schritte werden in Stufenplänen für jeden Problembereich gesondert umschrieben.

Stufenplan zur Verbesserung der Ernährung

1. Als erster Schritt für den Patienten wird festgelegt, daß er trachtet, sich seiner gegenwärtigen Ernährungsgewohnheiten bewußt zu werden („Was und wie esse ich eigentlich?").

2. Versuch, anhand der erhaltenen neuen Information sich inhärenter Risiken seiner Ernährungsweise bewußt zu werden („Was könnte an meiner Ernährung gefährlich sein?".

3. Subjektive Analyse der Ernährungsgewohnheiten („Ist meine Ernährung in meinen Augen, nach meinen eigenen Ideen in Ordnung? Will ich mich so auch wirklich ernähren, oder wird mir diese Ernährung durch meine gesellschaftlichen Verpflichtungen aufgezwungen? Wie lebe ich normal, oder habe ich früher immer normal gelebt?" – (S. 287).

4. Objektive Analyse der Ernährungsgewohnheiten (die definitiven schriftlichen Aufzeichnungen des Patienten werden mit dem Zahnarzt besprochen).

5. Was kann und will der Patient ohne weiteres an seiner Ernährung ändern?

6. Welche Verbesserungen seiner Ernährung nimmt sich der Patient für eine spätere Phase vor?

Stufenplan zur Verbesserung der Mundhygiene

1. Der Patient erkennt die allgemeinen Gefahren von Plaqueansammlungen, demonstriert im Spiegel anhand von Kreideflecken unter dem Belag („Motivations-Spiegel"; RATEITSCHAK u. Mitarb. 1984), und die Blutung bei leichter Berührung der Papillen in verschmutzten Interdentalräumen.

2. Der Patient erkennt und akzeptiert die gegenwärtigen Grenzen seiner Fähigkeit, Plaque gut zu entfernen; er sieht aber auch ermutigende Anfangserfolge.

3. Der Patient erkennt die Wünschenswertigkeit guter Mundhygiene:
   a) wegen gesellschaftlicher Attraktivität,
   b) wegen wohltuenden Gefühls der Sauberkeit,
   c) wegen Verringerung des Krankheitsrisikos.

4. Der Patient erkennt aufgrund eingehender Demonstration Einzelheiten seiner gegenwärtigen Gebißsituation:
   a) an welchen Stellen bestehen Plaque, Gingivitis und Blutung,
   b) welche dieser Stellen sind einfach zu reinigen,
   c) wo ist es (als Nahziel) am wichtigsten, Sauberkeit zu erreichen?

5. Zwischenbilanz bei Kontrollsitzung nach 2–4 Wochen; suchen nach (Teil-)Erfolgen an allen registrierten Problemstellen.

6. Festlegen neuer Ziele.

7. Erneute Kontrolle des Lernerfolges (evtl. weitere Sitzungen und Schritte).

Ernährungsberatung in der Praxis

Ziel der Ernährungsberatung ist es, dem Patienten seine ihm unbewußten Ernährungsfehler und -probleme bewußt zu machen und seine Gewohnheiten unter Berücksichtigung zahnmedizinischer und allgemein ernährungswissenschaftlicher Gesichtspunkte zu verbessern. Die weitaus wichtigste Ernährungsregel aus zahnmedizinischer Sicht lautet: *möglichst selten zuckerhaltige Zwischenmahlzeiten*. Der bekannte Grund dafür ist die Tatsache, daß die Zähne um so schneller kariös entkalkt werden, je öfter mit der Nahrung Zucker zugeführt wird, der jedesmal in der Bakterienplaque zu einem mindestens halbstündigen Säureangriff Anlaß gibt (S. 193 f. u. 244). Dazu muß man wissen, daß 10 bis 20 zuckerhaltige Zwischenmahlzeiten keineswegs eine Seltenheit sind, wenn man an die zunehmende Popularität von Süßigkeiten und gesüßten Getränken denkt. Wir sollten ohne Zögern eine starke Einschränkung der Zahl dieser Zwischenmahlzeiten empfehlen. Auch mit dem modernen Rat der Ernährungsfachleute und Ärzte, „mehrere kleinere statt wenige große Mahlzeiten" zu nehmen, besteht hier kein Widerspruch, denn 5 kleinere statt 2 große Mahlzeiten führen tatsächlich seltener zu Übergewicht; dagegen nimmt mit der zahngefährdenden *sehr hohen* Anzahl von Zwischenmahlzeiten auch die Gefahr für die schlanke Linie wieder sprunghaft zu. Das gilt vor allem für Erwachsene. Aber auch Kindern muß man aus zahnärztlichen genauso wie aus ernährungswissenschaftlichen Erwägungen von den vielen zuckerhaltigen Zwischenmahlzeiten abraten: Der durchschnittliche Pro-Kopf-Verbrauch an Zucker liegt in der Bundesrepublik Deutschland schon bei 120 g/Tag, also beinahe 500 Kalorien, und bei Kindern kann die Menge das Doppelte des Durchschnitts ohne weiteres erreichen und überschreiten. Weil Zucker und Süßigkeiten im allgemeinen „leere Kalorien" sind, also reiner Brennstoff ohne Eiweiß, Mineralien und Vitamine, bekommen Kinder unter Umständen zu wenig Gemüse, Vollkornbrot und Eiweißnahrung, die „Aufbaustoffe" und „Schutzstoffe" liefern müssen. Darum soll man auch nicht empfehlen, Süßigkeiten zwischen den Mahlzeiten etwa durch Kartoffelchips oder Nüsse zu ersetzen, denn hier ist wieder der Gehalt an Fett sehr hoch – und die meisten Fette sind wieder fast reiner Brennstoff und zudem vielfach reich an ungünstigem Cholesterin. Die Frage, was man anstelle der von Kindern so begehrten und für die Zähne riskanten Zuckersüßigkeiten geben könnte, läßt sich leider nur bedingt durch Obstgenuß und auch nicht einfach mit Ersetzen durch „zuckerfreie" Süßigkeiten lösen: Sie enthalten fast alle Sorbit (Diabetiker-„Zucker") und andere mehrwertige Alkohole (neuerdings auch Xylit). Sie sind „zahnschonend" (MÜHLEMANN 1969, s. S. 132 f.), verursachen aber bei Genuß von mehr als 20 bis 40 g/Tag Diarrhoe. Daher kann man höchstens einen Teil der durchschnittlich pro Tag verzehrten Zuckermenge durch diese Zuckeraustauschstoffe ersetzen (z. B. Kaugummi).

Das waren einige Beispiele, wie man verschiedene Gesichtspunkte berücksichtigen muß, um zu wohlabgewogenen Empfehlungen zu kommen. Dieses Ziel ist um so schwerer zu erreichen, als kein Nahrungsmittel nur günstige Wirkungen, andererseits auch keines nur ungünstige Auswirkungen hat. *Ernährungsratschläge müssen daher auf dem bestmöglichen Kompromiß aufgebaut sein.* Dies gilt nicht nur – wie oben ausgeführt – die *Häufigkeit der Nahrungsaufnahme* betreffend, sondern auch betreffend die *Wahl der Nahrungsmittel.* Die Ernährungsprobleme der hochindustrialisierten Länder unterscheiden sich grundsätzlich von denen der Entwicklungsländer: Wir leben im Überfluß, während sie Mangel leiden – quantitativ, qualitativ, meistens sogar beides zugleich. Merkwürdig ist jedoch, daß die Ernährungsempfehlungen auch in hochentwickelten Ländern immer noch in einer Art und Weise aufgebaut sind, als ob wir vor allem (zumindest qualitativ) an Mangel etwa in bezug auf Vitamine leiden würden. In Europa kann man sich das noch als Folge der Mangelzeiten während der Weltkriege erklären, die das Denken der Ernährungswissenschaftler mitgeprägt haben. In den USA mit ihren „daily nutritional requirements" kann man diese Denkweise vielleicht auf die wissenschaftliche Annäherung an die Probleme über das Tierexperiment zurückführen.

Wie dem auch sei, fest steht, daß dieser alte schematische Aufbau von Ernährungsempfehlungen aus dem Gesichtspunkt eines vermeintlichen Mangels überholt ist und vom wahren Problem ablenkt: Wir essen nicht zu wenig, wir bekommen im allgemeinen auch nicht zu wenig von diesem Vitamin oder jenem Spurenelement, sondern wir essen zu viel, sogar viel zu viel einer zwar schmackhaften, aber unserer Gesundheit nicht immer zuträglichen Wohlstands- und Luxuskost. Unsere Wohlstandskrankheiten sind dann auch Herz-Kreislauf-Erkrankungen, Adipositas, Folgen zu hohen Alkoholkonsums, sowie Karies und parodontale Erkrankungen.

Auf welchem Wege kommt man zu einer optimalen, modernen Ernährungsberatung, die alle Gesichtspunkte berücksichtigt? Wichtig ist, daß man nicht einen Fehler durch einen anderen Fehler ersetzt, sondern in jeder Hinsicht zu wohlabgewogenen Ratschlägen kommt, die dabei einfach verständlich sind und durch einen Laien auf dem Ernährungsgebiet praktisch im täglichen Leben ausführbar bleiben.

Die beste praktische Lösung des Problems der richtigen Wahl der Nahrungsmittel ist das *Prinzip der „abwechslungsreichen Ernährung".* Aber auch hier muß man dem Laien (und das sind unsere Patienten) deutlich erklären, daß etwa die Auswahl zwischen 10 verschiedenen Arten von Bonbons und Backwaren noch keine abwechslungsreiche Ernährung sichert. Um den Patienten in Einzelheiten sicher beraten zu können, muß man in der Lage sein, die wichtigsten Nahrungsmittel nach verschiedenen Gesichtspunkten einzuteilen.

Wir beginnen mit der Aufreihung der Tatsachen, die man im Kopf haben muß, um dem Patienten zur Einteilung seiner Nahrung in zunächst 3 Gruppen verhelfen zu können:

Gruppe I: Wechselnde Auswahl aus dieser Gruppe wirkt risikobeschrän-
              kend auf Wachstum, Entwicklung und Stoffwechsel.
Gruppe II: Wechselnde Auswahl aus dieser Gruppe wirkt risikobeschrän-
              kend auf eine Anzahl von Wachstums-, Entwicklungs- und
              Stoffwechselvorgänge, auf andere dagegen risikoerhöhend.
Gruppe III: Wechselnde Auswahl aus dieser Gruppe erhöht generell die
              Risiken.

Wie werden nun die verschiedenen Nahrungsmittel den 3 Gruppen zugeordnet? Das geschieht so, daß man die einzelnen Nahrungsmittel der Reihe nach 4 wichtigen Kriterien unterwirft, wobei entweder Pluspunkte oder Minuspunkte zugeteilt werden. Die Beurteilung richtet sich:

1. nach Art des Fettes in einem Nahrungsmittel,
2. nach Mineral-, Vitamin- und Rohfasergehalt,
3. nach Zuckergehalt und
4. nach dem Gehalt an möglicherweise bei höherem Verbrauch schädlichen Bestandteilen und Zusätzen.

Die Erläuterungen der Kriterien finden sich in Tab. 8.**7**, die Gruppeneinteilung ist der Tab. 8.**8** zu entnehmen.

Neben dem Zahnarzt spielt auch die Helferin bei der Ernährungsberatung eine wichtige Rolle. Ihre Mitarbeit hierbei verlangt ihr jedoch besonders viel Takt und Zurückhaltung ab. Mit kariesprophylaktischen Ratschlägen greift man nämlich tief in die liebgewordenen Gewohnheiten des Patienten ein. Untaktische Ermahnungen können nicht nur sein Selbstbewußtsein auf nicht mehr gutzumachende Weise verletzen, sondern darüber hinaus noch als Abwehr- und Gegenreaktion den Widerstand gegen diejenigen Verhaltensweisen wecken, die wir eigentlich aktivieren wollen. Dazu kommt, daß es um Mund, Gaumen, Zunge, Zähne und Magen geht, also um Organe mit besonders großer Bedeutung für das Gefühlsleben. Diese Tatsache macht das wirkungsvolle Vermitteln prophylaktischer Maßnahmen zu einem schwierigen und delikaten Problem, das am besten mit kombiniertem Einsatz von zahnärztlicher Autorität und weiblichem Einfühlungsvermögen angegangen werden kann. Einfühlungsvermögen ist hier eine Stärke, und der Patient wird der Helferin diese Eigenschaft danken – ist doch die Helferin auch in anderen Situationen die Persönlichkeit, gegenüber der ein Patient sein Herz ausschüttet, wenn er mit einer banalen und seiner Auffassung nach „dummen" Frage den Herrn Doktor oder die Frau Doktor nicht zu belästigen wagt.

Gerade um banale, alltägliche und beinahe selbstverständliche Dinge geht es häufig, wenn einem Patienten Verständnis für seine Ernährungsfehler beigebracht werden soll, und darum liegt hier ein wichtiges Arbeitsfeld der Helferin, die durch ihre Mitwirkung nicht allein ihren Chef entlastet, sondern bei der Prophylaxeschulung der Patienten eine psychologisch wichtige eigene Funktion hat.

Als erstes wird der Zahnarzt nach der orientierenden Untersuchung einleitend mitteilen, daß die zahnärztliche Behandlung nur dann zu einem guten Dauererfolg führen kann, wenn der Patient durch gewissenhafte Mithilfe den aufwendig herzustellenden Sanierungszustand auf-

Tabelle 8.7 Beziehung zwischen Nahrungsbestandteilen und Gesundheitsrisiken

Bestandteile	Gesundheitsaspekte	Schädigung/Risiko
Mehrfach ungesättigte Fettsäuren in ungehärteten pflanzlichen Fetten – im Verhältnis zu gesättigten Fettsäuren in tierischem und gehärtetem Fett	Die (ungesättigte) Linolsäure hat einen günstigen, senkenden Einfluß auf den Cholesterinspiegel im Blut	Genuß von relativ viel Fett mit gesättigten Fettsäuren erhöht Blutcholesterin, einen der Risikofaktoren für Herz- und Gefäßerkrankungen
Minerale, Vitamine und unverdauliche Stoffe (Rohfaser)	Für die physiologischen und biochemischen Funktionen des Organismus, für Wachstum und Entwicklung sind viele sehr verschiedene Stoffe in kleinen Mengen notwendig	Chronischer Mangel jedes Bestandteils für sich führt zu Abweichungen (z. B. Eisenmangelanämie, Rachitis)
Mono- und Disaccharide wie Rohr-, Trauben- und Fruchtzucker	Stärkeprodukte, die im Organismus zu Glucose abgebaut werden, liefern in Brot, Kartoffeln usw. Rohfaser, Minerale und Vitamine mit	Zucker statt Stärke, vor allem häufig genossen, aktiviert Zahnplaque zu Schädigung von Hartsubstanzen der Zähne und des Parodonts
Alkohol, Salz, Cholesterin, Schadstoffe (Insektizide, Gifte natürlicher Art, Mikroorganismen)	Je weniger von diesen Stoffen aufgenommen wird, desto günstiger für den Organismus des Menschen	Schädigung der Funktion wichtiger Organe (Leber, Nieren, Magen, Herz, Gefäße usw.)

rechterhält. In derselben oder einer nächsten Sitzung erfolgt dann durch den Zahnarzt eine einführende Information bezüglich Ernährung (und daneben noch über Mundhygiene, diagnostische Tests und Bißflügelröntgenaufnahmen). Dies geschieht im Beisein der Helferin, die in dieser und den folgenden Sitzungen von allen speziellen Punkten Eintragungen auf der Patientenkarte vornimmt.

Individuelle Ernährungsberatung muß auf die Erkennung der individuellen Ernährungsfehler des betreffenden Patienten gegründet sein. Sie ist nur durch genaue Anamnese und Analyse der Ernährungsgewohnheiten möglich.

Wir lassen dazu ein „Ernährungstagebuch" ausfüllen. Man benützt dazu entweder den vom Freien Verband Deutscher Zahnärzte entwickelten und von Hellwege (1984) erläuterten Vordruck oder einen größeren Kalender mit einer Seite pro Tag und Stundeneinteilung. Die Eintragungen werden vom Zahnarzt zusammen

Tabelle 8.8   Einteilung der Nahrungsmittel

Hauptgruppe	Untergruppe	Fettgehalt	Fettsäuren	Vitamingehalt	Risiko für Zähne	Potentiell schädliche Bestandteile	Beispiele
I	1						Wasser, Mineralwasser, Tee
	2	×	+	+			Weizenkleie, Mandeln, Walnüsse
	3	×	+	−			Diätmargarine, Mayonnaise, Salatsoße
	4			+			Gemüse, Salat, Obst, Vollkornbrot, Magermilch, Magerquark
II	5	×	+	+		×	Ente, Feldhase, Truthahn, Fasan
	6	×	+	+	×		Bircher-Müsli
	7	×	+	+	×	×	–
	8	×	+	−		×	Huhn, Kaninchen
	9	×	+	−	×		Studentenfutter, gesüßte Erdnußbutter
	10	×	+	−	×	×	Kuchen, mit Diätmargarine bereitet
	11		+			×	Schweineleber, Krabben, mageres Kalbfleisch, magerer Fisch
	12			+	×		Bananen, Sojasoße, Sirup, Vitaminsirup
	13			+	×	×	–
	14	×	−	+			Kasseler Rippenspeer, Braunkohl mit Wurst
	15	×	−	+		×	Käse, Ei, Milch, Leberpastete, mageres Schweinefleisch
	16	×	−	+	×		Pudding, Kinder- und Säuglingszwieback
	17	×	−	+	×	×	(Voll-)Milchschokolade
III	18					×	Kaffee, Salz
	19			−			Weißbrot, Reis, Makkaroni, Trauben
	20			−		×	Bier, Wein, Schnaps
	21			−	×		Süßgetränke, Lakritz, Rosinen, Honig, Marmelade
	22			−	×	×	Liköre, Wermut, Süßweine
	23	×	−	−			Chips, Trockenmilchersatz (Kaffeeweißmacher), Speck
	24	×	−	−		×	Butter, Schinken, Rahm, Räucherwurst
	25	×	−	−	×		Apfelkuchen, Toffees, Schokolade, Biskuits
	26	×	−	−	×	×	Torten, Kuchen, Rahmeis
	27				×		Vitaminpräparate und andere Arzneimittel mit Nährwert

× = vorhanden   + = günstig   − = ungünstig

mit dem Patienten im Beisein der Helferin analysiert und durch ein Gespräch mit zusätzlichen Fragen an den Patienten ergänzt. In jedem Fall ist man auf die Mitarbeit des Patienten und seine Zuverlässigkeit angewiesen. Ein Nachteil der Methode könnte aber sein, daß sie auf den Patienten wenig motivierend und stimulierend wirkt, und daß er bei dem Vorgang kaum etwas lernt, sondern nur häufig das ungute Gefühl hat, sich wieder beim Genuß einer eigentlich verbotenen Frucht ertappt zu haben. Dieses Gefühl kann man ihm vielleicht nicht völlig nehmen, aber mit einer entsprechenden Strategie läßt sich meist doch vermeiden, daß der Patient negativ auf die Analyse reagiert.

Vor allem darf der Patient, der fast immer weiß oder zumindest ahnt wie falsch er sich ernährt, nicht gezwungen werden, ohne Vorbereitung gegenüber dem Zahnarzt den „Offenbarungseid" zu leisten und sich dabei zu blamieren. Diese Gefahr vermeidet man, indem man das Ernährungstagebuch nicht in der Praxis, sondern daheim ausfüllen läßt. Dabei bleibt aber immer noch das Risiko, daß der Patient sich vor sich selber nicht blamieren möchte, und „mit Erfolg" vergißt, wie oft er etwas Süßes gegessen hat.

Auch diese Gefahr läßt sich vermeiden oder zumindest auf ein Minimum reduzieren, wenn man dem Patienten von vornherein in der Form der Übungsbeilagen, die dem Ernährungstagebuch beigelegt sind, eine goldene Brücke baut. Jeder Mensch, auch unser Patient, kann unter gesellschaftlichen Zwängen nicht immer so handeln und sich nicht immer so ernähren, wie er selber eigentlich gerne möchte und vielleicht an „normalen" Tagen auch wirklich tut. Wir weisen ihn daher darauf hin, daß unser modernes Leben mit mannigfaltigen Ausnahmesituationen durchsetzt ist: Empfänge, Parties, Geburtstagsfeiern, Ausfall einer regulären Mahlzeit (die dann durch „Snacks" ersetzt wird), gemütlichen gemeinsamen Stunden mit Freunden, wo man mehr ißt und trinkt, als man möchte und selbst für gesund hält. *Wir lassen also dem Patienten den Ausweg und die Ausrede, daß ein bestimmter Tag, an dem er seine Nahrungsaufnahme genau zu registrieren beginnt, kein normaler Tag gewesen ist.* Für diesen ersten, und auch den zweiten und evtl. dritten Tag sind die „Übungsblätter" dem Ernährungstagebuch beigelegt. Sie ermöglichen dem Patienten, gleichsam unbeobachtet „nicht normale" Tage für seine Fehlernährung verantwortlich zu machen, und bereits eine relativ gesunde, in seiner Idealvorstellung normale Ernährung als Ausgangssituation festzulegen, bevor er überhaupt an den eigentlichen Tagebucheintragungen beginnt. Ihretwegen braucht er sich dann schon nicht mehr zu schämen, und wahrscheinlich kann nach der Analyse durch den Zahnarzt noch eine weitere Verbesserung erreicht werden.

Verbesserung der mundhygienischen Verhältnisse

Im Sinn der Partnerschaft von Zahnarzt und Patient im Prophylaxebündnis schafft der Zahnarzt die theoretischen und praktischen Voraussetzungen für eine Verbesserung der mundhygienischen Verhältnisse, die dann der Patient selbst durch häusliche Pflege auf dem erforderlichen Niveau halten muß. Ob alle Menschen hierzu imstande sind, ist gelegentlich von Parodontologen bezweifelt worden, die vor allem Probleme wegen der schweren Zugänglichkeit parodontaler Taschen sehen. In den 70er Jahren hatten zudem schwedische Erfolgsmeldungen mit sehr häufiger professioneller Plaqueentfernung (z. T. alle 14 Tage) Tendenzen erkennen lassen, daß die Zahnpflege ganz in die Hände von Fachleuten gelegt werden könnte. Neuere Berichte aus Göteborg zeigen aber, daß selbst Schulkinder ihr Gebiß bei geeigneter Belehrung schon sehr gut sauberhalten können, so daß die hervorragenden Ergebnisse 4mal jährlichen professionellen Eingreifens durch häufigere Dentiküre nicht mehr verbessert werden (ZICKERT u. Mitarb. 1982). So schält sich die Selbstsorge des Individuums unter professioneller Anleitung und Begleitung als vernünftiges Modell der Arbeitsteilung zwischen Partnern heraus, wodurch Mundgesundheit unter tragbarem Aufwand (für beide Seiten) garantiert werden kann. Da der Patient beschränkte Möglichkeiten hat, muß der Zahnarzt einleitend die Voraussetzungen schaffen, daß Stellen im Gebiß zugänglich sind und befriedigend gereinigt werden können.

Diese praktischen Voraussetzungen sind durch zahnärztliche Standardleistungen zu schaffen, die u. a. RATEITSCHAK u. Mitarb. (1984) beschreiben: Beseitigen lokaler Reize durch Zahnsteinentfernung, Glättung der Ränder von Füllungen und Kronen sowie Beseitigung anderer prädisponierender Zustände; Politur mit professionellen Instrumenten muß überdies zu Belagfreiheit als günstiger Ausgangssituation führen, nachdem der Patient aufgrund der zahnärztlichen Diagnostik die Problemgebiete habitueller Unsauberkeit in seinem Gebiß erkannt hat. Die theoretischen Voraussetzungen für eine Verbesserung der Mundhygiene können nicht unbesprochen bleiben; es handelt sich 1. um Diagnose und Befundaufzeichnung, und 2. um Belehrung und Instruktion des Patienten.

Diagnostische Objektivierung des mundhygienischen Zustands

Im Prinzip stehen 2 diagnostische Meßgrößen zur Verfügung: Plaqueausdehnung sowie Zahl und Lokalisation parodontal entzündeter Gewebsabschnitte mit Blutungsneigung. Für die Plaquemessung in der Praxis sind nicht epidemiologische und wissenschaftliche, sondern praktische Kriterien ausschlaggebend: Einfachheit, Übersichtlichkeit, Interpretierbarkeit und nicht zuletzt auch Anschaulichkeit und Verständlichkeit für den Patienten. Er sollte immer Gelegenheit haben, im „Motivations-Spiegel" (RATEITSCHAK u. Mitarb. 1984) die Befundaufnahme und die Kontrolluntersuchungen seines Gebisses genau zu verfolgen.

Messungen der Plaqueausdehnung und der davon abhängigen Gingivitis sind notwendig zur Dokumentation der objektiven klinischen Befunde, zur Erfolgskontrolle der einleitenden Reizbeseitigung und der Mundhygiene sowie zur Motivation und Remotivation des Patienten. Die meisten ausführlichen Darstellungen (MÜHLEMANN 1974, LANGE 1981, HELLWEGE 1984) tragen der motivierenden Funktion der Befundaufnahme zuwenig Rechnung, indem die beschriebenen Verfahren nur an ausgewählten repräsentativen Stellen messen, und aus dem Teilbefund danach mit Durchschnitts- oder Index-Berechnung eine einzige Zahl destillieren. Sie mag epidemiologisch verwertbar sein, aber für den Patienten wird dadurch sein Befund kaum konkret verständlich, während er doch zur Kontrolle und Verbesserung seiner Putzleistung auf jeden Fall wissen muß, wie viele Stellen noch verstärkte Aufmerksamkeit erfordern, und wo sie in der Mundhöhle lokalisiert sind. Die Prinzipien, die den Indizes zugrundeliegen, lassen sich aber auch für Befunderhebung an *allen* Prädilektionsstellen in einem Gebiß anwenden, und es ist empfehlenswert, sie in der Praxis auf diese Weise zu verwenden – wenn man die Diagnosen zur Eintragung in ein Gebißschema nach System diktiert, ist der Zeitaufwand nicht groß (König u. Lamers 1982). Eine Kopie dieses markierten Schemas oder eine Photographie gibt man dem Patienten mit. Er wird instruiert, daß er, vor dem erleuchteten Spiegel stehend, das Bild mit dem Befund neben oder unter seinen geöffneten Mund halten und *im Spiegelbild* die markierten Stellen aufsuchen muß, um, wie der Zahnarzt bei der Aufzeichnung, nicht seitenverkehrt transponieren zu müssen.

Die kurze Beschreibung von 4 verbreiteten, praxisnahen Bewertungssystemen („Indizes") zur Kodierung der Plaque und des parodontalen Zustandes deutet die wichtigsten Prinzipien an.

Der Plaque-Index nach Quigley-Hein (1962) wird an angefärbten vestibulären Flächen aufgenommen und teilt ein in Grad 0 = keine Plaque, 1 = vereinzelte Plaquekolonien, 2 = deutlicher Plaquesaum über dem Gingivalrand, 3 = Plaque bedeckt etwa das zervikale Drittel, 4 = Plaque bis ins mittlere Kronendrittel, 5 = Plaque bis ins inzisale Drittel. Will man den Befund in einen Index umrechnen, teilt man die Summe aller Grade durch die Zahl der beurteilten Flächen. Pieper (1983) hat die Brauchbarkeit dieses Index auch bei Kindern gezeigt.

Der Approximalraum-Index, API (Lange 1981) beruht auf Beurteilung der vestibulären und oralen approximalen Nischen mit der entlanggeführten Sonde, oder auch visuell nach Anfärbung; die Diagnose lautet entweder Plaque vorhanden (1) oder nicht (0), ein Index entsteht durch Berechnung des Prozentsatzes verschmutzter Approximalräume. Ein Vorteil ist, daß der API (im Gegensatz zum Quigley-Hein-Index) die Sauberkeit der eigentlichen Problemstellen beurteilt.

Beim Papillenblutungstest (Mühlemann 1977) streicht man mit der Parodontalsonde mit minimalem Druck von der Basis der Papillen gegen den Col; Grad 0 = nach 30 Sek. noch keine Blutung, 1 = Blutpunkt nach 1–15 Sek., 2 = sofort schwache Blutung, 3 = das ganze interdentale Dreieck füllt sich mit Blut, 4 = Blut schießt sofort in den Sulkus mesial und distal. Vom „Test" zum „Index" (PBI) führt die Summe der Grade geteilt durch die Zahl der untersuchten Papillen. Der Test steht dem API nahe; die Blutung beeindruckt und motiviert Patienten. Da bei kooperativen Patienten höchstens noch Grad 1 oder 2 vorkommen, kann man hier auf den Unterschied „keine Blutung" oder „Blutung" vereinfachen, wie es auch Ainamo u. Mitarb. (1984) in ihrem kombinierten Parodontal-Index CPITN tun.

Dieser von WHO und FDI propagierte „Community Periodontal Index of Treatment Needs" wird von einem rein epidemiologischen Meßinstrument des kommunalen Behandlungsbedarfs z.Z. auf seine Verwendbarkeit für die individuelle

Tabelle 8.9   Kombinierter Parodontal-Index CPITN

Grad	Symptom	Therapie
0	keine Symptome	kein Behandlungsbedarf
1	Blutung bei Sondieren	Verbesserung der häuslichen Mundhygiene
2	supra-/subgingivaler Zahnstein	professionelle Reinigung und Verbesserung der Mundhygiene
3	parodontitische Tasche 4 mm tief	Therapie wie bei Grad 2
4	parodontitische Tasche 6 mm oder tiefer	Deep scaling, Wurzelglättung, evtl. Chirurgie, Verbesserung der häuslichen Mundhygiene

Diagnostik geprüft. Man verwendet eine bei 3,5 und 5,5 mm markierte Knopfsonde. Der Index verzichtet auf Einfärbung und Messung von Plaque, teilt das Gebiß in die Sextanten 17–14, 13–23, 24–27, 47–44, 43–33 und 34–37 ein und bewertet den Sextanten nach dem schwersten darin vorkommenden Symptom mit der in Tab. 8.9 gezeigten Abstufung (rechts die in diesem Sextanten angezeigte Behandlung).

Die Zahl der betroffenen Zähne, Flächen bzw. Parodontien in einem Sextanten wird im CPITN nicht berücksichtigt, weil man in einer kommunalen Population in der Tat von einer mittleren Behandlungszeit ausgehen darf; auf Individuen in der Praxis angewandt muß die sextantenweise Beurteilung vergröbernd wirken. Dies könnte der Einführung in die Praxis im Wege stehen, doch sind Modifikationen mit Einzelbeurteilung von Zähnen pro Sextant, ja sogar nach Zahn- bzw. Wurzelflächen (Parodontien) möglich.

In der gleichen Sitzung lassen sich Messung rot angefärbter Plaque und Blutungstest nur dann ausführen, wenn man mit dem Blutungstest beginnt. Ebenfalls vor eventueller Anfärbung sollte der Zahnstatus aufgenommen werden. Man kann sich dabei des epidemiologischen DMFS-Index bedienen, wenn man Verfeinerungen anbringt; im Wesen ist er für die Praxis wenig geeignet, ermöglicht aber Vergleiche mit dem Populationsdurchschnitt (D = decayed, d.h. kariös; M = missing, d.h. extrahiert; F = filled, d.h. gefüllt; S = surface, d.h. Oberfläche). Für Kronen oder gar Brücken kennt der Index keine Kodierung, und auch die Bewertung D ist zu grob. Da Kreideflecken porösen Schmelzes auf steigendes Risiko deuten, muß man sie durch die Indexierung D_2 definieren und von der irreversiblen, klinischen Karies D_3 mit Unterbrechung der Kontinuität der Schmelzoberfläche und Dentinbeteiligung abgrenzen. Überdies muß für die Befunderhebung im Rahmen der Prophylaxe immer auch die Lokalisation und Ausdehnung von Schmelzporositäten (D_2) möglichst genau aufgezeichnet werden, um einige Monate später Rückbildung, Stationärbleiben oder Fortschreiten als Gradmesser der Kariesaktivität interpretieren zu können.

Instruktion des Patienten

Wie auf dem Gebiet der Ernährung, fungiert der Zahnarzt auch in der Mundhygiene als Wegbereiter und Begleiter des Patienten zu besserer

Gebißgesundheit. Der undifferenzierte Ratschlag, „besser als bisher" zu putzen, hat dabei noch keinem Patienten wirklich geholfen. Es muß eine deutlich gegliederte Instruktion in systematischer Mundpflege erfolgen. Im Interesse des Patienten muß dabei die Mundhygiene

1. *zielgerichtet* sein – die Zähne müssen sauber werden;
2. *sicher* sein – Schonung von Gingiva und Zahnhartsubstanzen ist wichtig;
3. *leicht zu lernen und auszuführen* sein – Technik ist nicht Selbstzweck, sondern Mittel zur Plaqueentfernung;
4. *effizient* und *sichtbar erfolgreich* sein – nicht nur das Gefühl der Frische nach dem Zähneputzen, sondern auch das Verschwinden des (eingefärbten) Belages und der Entzündungssymptome muß gelingen und für den Patienten zum Erfolgserlebnis werden.

Die 3 traditionellen Hilfsmittel zur Mundhygiene, Bürste, Zahnpaste und Wasser zum Spülen, sind – allen wichtigen Neuerungen zum Trotz – noch immer die unentbehrliche Grundausrüstung. Damit gelingen die Entfernung fast aller Speisereste und die Belagentfernung an den freien Glattflächen der Zähne; Bürste, Paste und Wasser versagen aber bei der Entfernung der Plaque aus den Zahnzwischenräumen und bei Einkeilung faseriger Nahrung. Der Faden ist daher eine wichtige Ergänzung.

Spülen

Wasser dient zum Vorspülen und Nachspülen – banale Vorgänge, dabei aber doch so bedeutsam, daß kein Hersteller von Waschmaschinen oder Geschirrspülmaschinen darauf verzichtet, Spülen vor und nach dem eigentlichen Reinigungsprozeß fest einzuprogrammieren. In der Mundhygiene ist das Vorspülen vor allem dann wichtig, wenn man kurz nach dem Essen putzt, denn Umschlagfalten, Oberfläche der Schleimhäute und vor allem der rauhe Zungenrücken sind dann noch mit erheblichen Mengen Speisebrei behaftet, die ohne Vorspülen beim Putzen im Mund nur umverteilt würden. Lauwarmes Wasser löst zuckerhaltige Speisereste besser als kaltes, und es ist vor allem angenehmer.

Zahnbürsten und Bürsttechnik

Angenehme Gefühle sollte auch die Zahnbürste beim Benützer auslösen. Die Umfrage eines bekannten Meinungsforschungsinstitutes im Auftrag der Zahnpastenindustrie hat ergeben, daß der Mensch mit seinem Mund vor allem genießen will. Ein stacheliges, „widerborstiges" Instrument wie die gängigen harten Zahnbürsten löst aber körperliche Unlustgefühle aus. Dennoch beherrschen sie den Markt. Die Gründe sind unerforscht, aber 2 Erklärungen drängen sich auf: 1. hält eine harte Bürste länger, und 2. weckt ihr griffig bis schmerzlich empfundener Einsatz beim Benützer subjektiv das befriedigende Gefühl, etwas geleistet zu haben.

Objektiv gesehen kann das Putzen mit harter Bürste 2 Auswirkungen haben. Eine Gruppe von Benützern, bis jetzt die große Mehrheit, schont sich, um sich nicht gar zu weh zu tun, und reinigt dabei schlecht; die andere, vor allem in der Schweiz rasch wachsende Gruppe, reinigt mit harten Bürsten pflichtgetreu lang und gründlich, so daß zwar die Zähne weitgehend sauber werden, aber auch die Häufigkeit schädlicher Nebenwirkungen durch Putzen sprunghaft zunimmt. Weiche Zahnbürsten sind daher zur Schonung von Gingiva und Zahnhartsubstanzen indiziert. Sowohl Verletzungen und Retraktion der Gingiva wie erosive Defekte an Zahnhälsen müssen vermieden werden. LANGE (1977) hat überdies gezeigt, daß an den einer Bürste zugänglichen Stellen perfekte Plaqueentfernung auch mit weichen Bürsten möglich ist. Ideal scheint eine vielbündelige („multituft") Zahnbürste, wie sie nach Bass schon seit Jahrzehnten von vielen amerikanischen Zahnärzten empfohlen wird. Sie sollte gut abgeschliffene Borstenenden und einen kleinen Kopf aufweisen.

Was Zahnbürste und Putztechnik betrifft, hat jeder Zahnarzt seine eigenen Erfahrungen und Überzeugungen gewonnen, und nur diese kann er gut motivierend auf seine Patienten übertragen; eine Allgemeingültigkeit beanspruchende Lehrmeinung würde, auch wenn es sie gäbe, in diesem Punkt wenig nützen. Die hier gegebene Empfehlung, eine weiche Multituft-Bürste mit kleinem Kopf zu benutzen (z.B. Butler Gum No. 311, Oral-B 30, Mentadent Junior) spiegelt trotz aller Begründungen eine persönliche Meinung wieder. Die individuelle Beratung muß auch auf die manuelle Motorik des betreffenden Patienten abgestimmt werden; wer kräftig zulangt, wird durch die zierlichen Griffe der 3 obengenannten Bürsten gehindert, zerstörerische Kräfte anzuwenden, während jemand mit schwachen Händen eine Bürste mit dickem Handform-Griff benötigt.

Unter den Putzmethoden gibt es keine, die eindeutig besser ist als andere Techniken (RIETHE 1974).

Dennoch soll, vor allem weil sie schonend ist, die Bass-Technik hervorgehoben werden (LANGE 1981, KERSCHBAUM u. Mitarb. 1982, HELLWEGE 1984). Abschnittsweise wird die weiche Multituft-Bürste auf den Zahnfleischsaum angesetzt und in einem Winkel von 45° zur Zahnachse in den Sulkus gerichtet (Abb. 8.**5**). Rüttelnde bis kleine zirkuläre Bewegungen sollen die Borsten nur „am Ort" bewegen und so in Sulkus und Interdentalraum eindringen lassen; wegen der Verletzungsgefahr soll kein starker Druck ausgeübt werden, und die Borsten müssen nicht nur weich, sondern auch an den Enden rundgeschliffen sein. In jedem Quadranten muß bukkal und lingual jeweils in 3 Abschnitten wieder neu angesetzt werden, und man muß auf eine systematische Reihenfolge der Schritte achten. WAERHAUG (1981) fand mit der Bass-Methode im Experiment an Primaten nicht nur gute Reinigung supragingival, sondern auch Plaqueentfernung im Sulkus bis 0,9 mm unter den Gingivalrand. Dies ist für die Parodontitisprophylaxe von großer Bedeutung, wenn man sich die Reihenfolge der Plaqueausbreitung apikalwärts vor Augen hält (Abb. 5.**23**. SMULOW u. Mitarb. (1983) konnten durch ausschließlich supragingivale Plaqueentfernung die Spirochäten- und Bacteriodes-Anzahlen in parodontitischen Taschen signifikant verringern; allerdings konnte dieses Ergebnis von KHO u. Mitarb. (1985) nicht reproduziert werden.

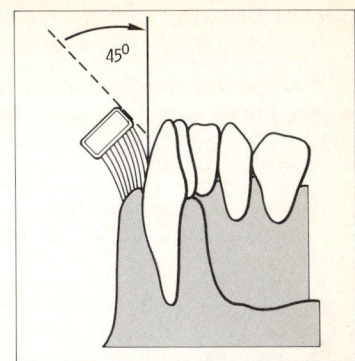

Abb. 8.**5** Ansetzen der Zahnbürste nach der Bass-Methode im Winkel von 45° zur Zahnachse

Zahnseide zur interdentalen Reinigung

Die Zahnseide ist so alt wie die Zahnheilkunde, aber zum Rüstzeug des zahnbewußten Patienten beginnt sie erst unter dem Einfluß der neuen Generation amerikanischer Zahnärzte zu werden. Zunächst ungezwirnt und ungewachst, dann gewachst und breitgedrückt („tape") wurde Seide in vielen Formen angeboten und verwendet. Entscheidend ist allein, mit welcher Sorte der Patient interdental und lingual subgingival am besten die Plaque entfernen kann. RIETHE (1974) warnt zu Recht vor der Gefahr von Verletzungen bei unsachgemäßem und zu häufigem Gebrauch, aber dennoch ist Zahnseide („floss") für die Interdentalhygiene des Erwachsenen sehr wichtig.

Der Faden wird unter Spannung sägend, aber gut abgestützt eingeführt und wird dann, quer zur Fadenrichtung schabend, am Zahnhals flächig reinigend auf und ab geführt (Abb. 8.6). Für die Handhabung gibt es 2 Methoden: Der doppelt

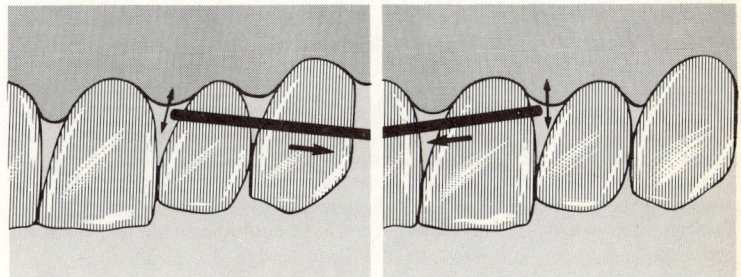

Abb. 8.**6** Reinigung eines Interdentalraumes mit Zahnseide. Links Abschaben der Mesialfläche (↕) von 22 unter Fadenspannung (dicker Pfeil) nach distal; rechts Reinigung der Distalfläche von 21 (←) unter Fadenzug nach mesial

freiendende Faden wird um die beiden Mittelfinger gewickelt, vom einen ab- und am anderen aufgerollt (Abb. 8.7a–e), oder man bildet durch Zusammenknüpfen der beiden Enden eines 35 cm langen Fadens eine endlose Schlaufe ("Rosenkranz"; Abb. 8.7f). Die letztere Art ist einfacher zu erlernen. Sehr gut hat sich in neuerer Zeit die amerikanische "superfloss" bewährt, die aus Einzelfäden mit 3 Abschnitten besteht; einem ca. 40 cm langen zum Um-den-Finger-wickeln und durch den Kontaktpunkt ziehen, einem anderen ca. 10 cm kurzen versteiften Ende zum Einfädeln, z. B. unter Brückengliedern, und einem ca. 10 cm langen Mittelstück aus dem aufgedröselten Nylonfaden, der das eigentliche reinigende Arbeitsteil darstellt und wie ein Flaschenputzer arbeitet. Dieses Arbeitsteil liegt unter geringer Spannung breit dem Zahnhals an (Abb. 8.8); unter Spannung, vor allem im angefeuchteten Zustand, wird es sehr dünn. Zahnseide wird von amerikanischen Zahnärzten auch zum "mouth-odour-test" verwendet, um dem Patienten zu zeigen, daß zwischen den Zähnen etwas faul ist. Ob dieser Test auf den europäischen Patienten ebenfalls motivierend, oder aber erschreckend und gegenmotivierend wirkt, ist noch nicht untersucht.

Zahnpaste

Eine gute Zahnpaste hat mehrere wichtige Funktionen:

1. Träger karieshemmender Fluoridverbindungen (S. 299 ff.),
2. Träger parodontalprophylaktischer Wirkstoffe,
3. Mittel zur besseren Belagentfernung (Schäumer),
4. Mittel zur Entfernung dunkler Beläge (abrasiver Putzkörper),
5. Anreiz zum Zähneputzen.

Der Nutzen der erstgenannten Eigenschaft ist wissenschaftlich am besten untersucht, dem letzten Punkt messen die wenigsten Fachleute Bedeutung bei. Dennoch: Die theoretisch beste Zahnpaste wird für einen Patienten wertlos, wenn er sie geschmacklich so widerwärtig findet, daß sie ihn davon abhält, regelmäßig zu putzen. Umgekehrt kann eine bezüglich der Punkte 1–4 nur durchschnittliche Paste ausgezeichnete Resultate erbringen, wenn der Patient sie so angenehm findet, daß er dadurch zum Putzen motiviert wird. Bei Punkt 2 geht es eigentlich um unterstützende Wirkungen, ebenso bei Punkt 3, und auch wenn sich hier bedeutsame Neuerungen abzeichnen, steht noch die mechanische Plaqueentfernung zentral.

Über Zahnpasten, ihre Zusammensetzung, ihre Abrasivität und ihre spezifischen Wirkstoffe hat BÖSSMANN (1985) eine umfassende, leicht zugängliche Übersichtsarbeit veröffentlicht. Daher besteht an dieser Stelle für eine ins einzelne gehende Darstellung wenig Bedarf. Es sollen nur einige Punkte im vorliegenden Zusammenhang besprochen werden: Fluoridgehalt auf den S. 299 ff., Wirkstoffe zur Belagentfernung bzw. -hemmung auf den S. 306 f. und Abrasivität jetzt an dieser Stelle.

Zur Unterstützung der Plaqueentfernung und um die Bildung kosmetisch störender Beläge zu verhindern, enthalten alle Zahnpasten Putzkörper einer gewissen Korngröße. Sie üben sämtlich auch eine gewisse Abrasivwirkung auf die Zahnhartsubstanzen aus. Abrasivität und Reinigungskraft sind korreliert, aber ober-

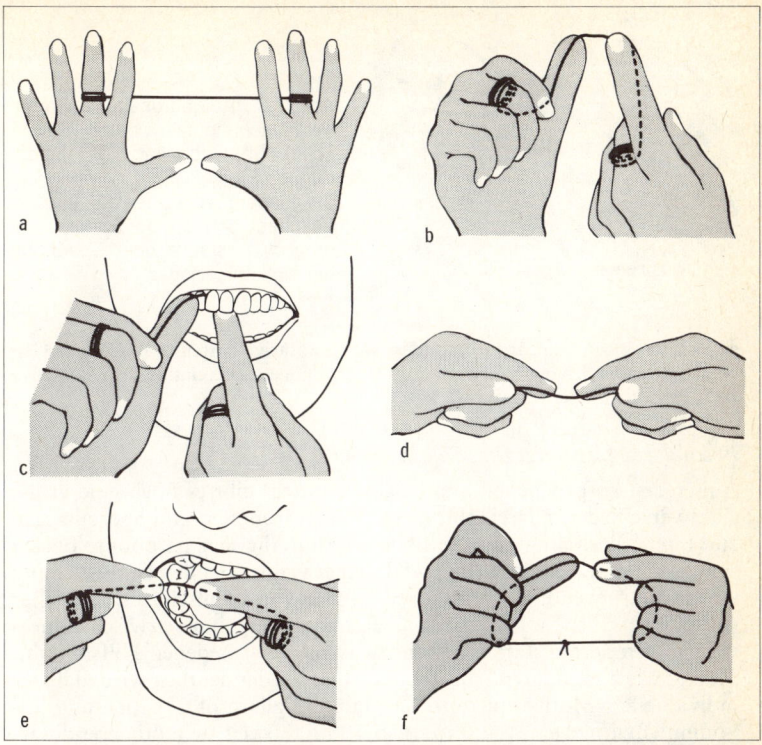

Abb. 8.**7**   Handhabung der Zahnseide. a) Ein etwa 50 cm langer Faden wird mit den Enden mehrmals um die Mittelfinger gewickelt. b) Zum „Fädeln" an den oberen Zähnen führt man die Zahnseide mit Daumen und Zeigefinger, wobei c) der Daumen außen liegt. d) und e) zum Fädeln an den unteren Zähnen führt man die Zahnseide mit beiden Zeigefingern. f) Handhabung der geschlossenen Fadenschlaufe, wobei man durch Verschieben jede Fläche mit einem frischen Stück Faden reinigt (a–e aus *Riehte*, P.: Die Quintessenz der Mundhygiene. Quintessenz, Berlin 1974 [S. 112–114])

halb einer gewissen Korngröße des Putzkörpers nimmt nur noch die Abrasivität, jedoch nicht mehr die reinigungsunterstützende Wirkung zu. Dieser Punkt sollte bei Standardzahnpasten nicht überschritten werden. Allgemein anerkanntes Qualitätsmerkmal für Zahnpasten ist es, bei feiner Körnung maximale Reinigungskraft mit minimaler Abrasivität zu kombinieren (Davis 1980). Wie vergleichende Prüfung zeigt, variiert die Abrasivität handelsüblicher Pasten in einem engen Bereich (Hotz 1985); die meisten sind schonend bei genügend großer Reinigungskraft. Zum Mittelfeld gehören u. a. Blendax Antiplaque, Colgate Fluor S, Elmex, Mentadent C, Signal[++] und Signal Gel[++]. In Abstimmung auf eventuelle Ero-

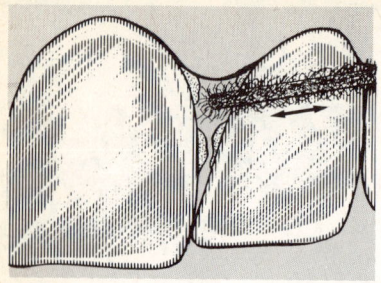

Abb. 8.**8** Aufgedröselter Faden mit Flaschenputzerwirkung (Superfloss). Im Gegensatz zu glatten, dünnen Fäden (Abb. 8.**6**) wird nicht bei gespanntem Faden auf- und abgeschabt, sondern der Faden unter *möglichst schwacher* Spannung hin- und hergezogen

sionsneigung empfiehlt man besonders wenig abrasive Pasten (z. B. Colgate Gel, Dentagard oder Selgin), bei Neigung zu Verfärbungen eine relativ stärker abrasive (z. B. Pepsodent oder Ultraweiß).

Besondere Hilfsmittel zur Mundhygiene

Außer den besprochenen Standardhilfsmitteln gibt es noch eine große Zahl verschiedener Dreikanthölzer, Miniaturbürsten und Spezialgeräte zur Interdentalreinigung, die aber fast nur für den parodontologisch tätigen Zahnarzt interessant sind. In einer vergleichenden Untersuchung wurde die Anwendung verschiedener Arten von Zahnseide erfolgreicher gefunden als die von Hölzchen; die Reinigungsergebnisse zwischen Individuen differierten stärker als die zwischen verschiedenen Hilfsmitteln, so daß, wie aus anderen Studien, auch hier wieder deutlich wird, daß der individuellen Motivation und Sorgfalt die allergrößte Bedeutung zukommt (BERGENHOLTZ u. BRITHON 1980). Soweit sie motivierend wirken, haben demnach alle Hilfsmittel eine Berechtigung. Das gilt auch für die elektrische Zahnbürste. Sie ist an sich gewöhnlichen Bürsten nicht überlegen, kann aber z. B. bei Kindern und bei Behinderten angezeigt sein. Größere Vorbehalte bestehen gegenüber Wasserstrahlgeräten (LANGE 1981), die zwar Speisereste und andere lockere Teilchen, nicht jedoch die haftende Plaque entfernen können. Auf spezielle Indikation, z. B. bei Patienten mit festsitzenden kieferorthopädischen Apparaturen, können sie nützlich sein. Leider besteht das Risiko, daß durch den Wasserstrahl Bakterien und Fremdstoffe in die Tiefe der parodontalen Gewebe mitgerissen werden. Wenn ein solches Gerät überhaupt angezeigt ist, empfiehlt LANGE (1981) eines mit mehrstrahliger Düse.

Ein praktischer, allgemeiner Einwand gegen alle nicht streng zweckdienlichen Hilfsmittel ist der, daß sie konkurrierend die Zeit abkürzen, die ein Patient auf die Reinigung mit wirksameren Mitteln wie Bürste und Faden verwendet.

Häufigkeit des Zähneputzens bzw. der Plaqueentfernung

Jahrzehntelang wurde „2mal täglich Zähneputzen" oder „… nach jeder Mahlzeit" propagiert, aber konkrete Untersuchungsergebnisse gaben zu einer Neubesinnung über diesen Punkt Anlaß. Vor allem waren das die Experimente von LANG u. Mitarb. (1973), die 4 Gruppen von Patienten in Abständen von 12, 48, 72 und 96 Stunden putzen ließen. Bei Intervallen bis zu 48 Stunden entwickelte sich über 6 Wochen noch keine Gingivitis, wenn jeweils (alle 2 Tage) eine *gründliche* Reinigung erfolgte. Die Erklärung liegt in der Tatsache, daß in einer wirklich sauberen Mundhöhle viel langsamer erneut Plaque gebildet wird als in einer Mundhöhle, in der Plaquereste zurückbleiben (BRECX u. Mitarb. 1980). Welche Empfehlungen hieraus abgeleitet werden müssen, ergibt sich nicht allein aus basiswissenschaftlichen Überlegungen, sondern auch aus technisch-praktischen und Akzeptanzerwägungen.

Durch Zähneputzen können im Prinzip sowohl Plaque als auch Speisereste entfernt werden. Der pathogene Kausalzusammenhang könnte aber schon allein dadurch unterbrochen werden, daß man *entweder* die Bakterienplaque *oder* die Substrate aus dem System entfernt (Kap. 3, Abb. 3.**1** und 3.**2**).

Was Substrate betrifft, kann man durch Zähneputzen kariogene hohe Zuckerkonzentrationen entfernen, aber für parodontopathogene Aktivitäten bleibt in den Mucopolysacchariden des Speichels und im Sulkusexsudat genügend Substrat, das nicht eliminiert werden kann. Entfernung der Bakterienplaque unterbindet die Bildung kariogener Säurekonzentrationen (Abb. 5.**16**), und auch Entzündungsreize bleiben aus; dabei wirken selbst junge Bakterienaggregate, solange sie klein, dünn und undifferenziert sind, noch nicht entzündungsfördernd (vgl. Abb. 5.**24**); pathogen sind und bleiben dagegen nicht entfernte Reste älterer Plaque.

Nach dieser Sachlage wäre nicht die Substratentfernung, sondern die möglichst vollständige Plaqueentfernung das wichtigste Ziel der Mundhygiene, und zwar würde Reinigung in größeren Abständen genügen, ja wäre sogar einer flüchtigen Bürstreinigung vorzuziehen, die zwar die meisten Speisereste (aber nicht alles Substrat) und sicher nicht restlos Plaque entfernt.

Soweit die Theorie. Würde man praktisch als neuen Standard empfehlen, 1mal täglich gründlich statt 3mal flüchtig zu putzen, bestünde die Gefahr, daß nicht stark motivierte Patienten statt 3mal flüchtig in Zukunft nur noch 1mal flüchtig putzen. Als Kompromiß wird 2mal täglich Zähneputzen nach folgendem Schema vorgeschlagen, wobei auf Indikation individuelle Abweichungen angebracht sein können:

1. *nach dem Frühstück* (davor gegen den schalen Morgengeschmack nur Spülen) hauptsächlich zur Substratentfernung (Marmeladebrot!),
2. vor dem Schlafengehen gründlich zur weitgehenden Entfernung des Belags.

Zur Aufrechterhaltung der Entzündungsfreiheit ist regelmäßige gründliche interdentale Reinigung mit Zahnseide nötig, jedoch genügt es, diese alle 2–3 Tage einmal auszuführen, und zwar so gründlich wie möglich. Der relativ große Aufwand läßt dies effizienter erscheinen als schnelles Fädeln in kürzeren Abständen. Individuelle Anpassung der Häufigkeit und gezielte Aufmerksamkeit für „Risikostellen" werden von Fall zu Fall entschieden.

Erfolgskontrolle und Motivation

Endziel jeder Patienteninstruktion ist der Erfolg. Für den Weg dorthin sind Motivation und Remotivation als Antrieb unerläßlich. Daß die dazugehörige Erfolgs*kontrolle* gegenmotivierend oder frustrierend wirkt, ist möglich und sollte daher sorgsam vermieden werden; vielmehr sollte das Ergebnis jeder Kontrolle vom Patienten subjektiv vor allem als Erfolgserlebnis gebucht werden können und nur zu einem kleinen Teil als – selbstverständlich konstruktive – Kritik.

Leitmotiv sollte hierbei sein, daß man den Patienten gegenüber immer wieder darauf hinweist, wie schwierig die Umstellung von Gewohnheiten ist (dies gilt für Ernährungsverhalten genauso wie für Hygienegewohnheiten) und daß hier die beträchtlichen technischen Probleme bei der Reinigung gewisser Zahnflächen eine zweite Art von Schwierigkeiten zusätzlich hervorrufen. Verständnis und Geduld tun dem Patienten wohl und wecken Sympathien; beides motiviert, ist Triebfeder für verstärkte Bemühungen. Wer dagegen im Fall eines unbefriedigenden Ergebnisses der Erfolgskontrolle meint, seine Erklärungen nicht wiederholen zu müssen und dem „unaufmerksamen" Patienten die Schuld am Mißerfolg anlastet, macht einen arroganten Eindruck, der das Vertrauen untergräbt, oder weckt zumindest Schuldgefühle im Patienten, die eine weitere Zusammenarbeit erschweren.

Bei der Mundhygieneinstruktion wird das Sichtbarmachen der Beläge durch Anfärben empfohlen (LANGE 1981, RATEITSCHAK u. Mitarb. 1984, RIETHE 1986). Sicher ist es eine gute Möglichkeit, den Patienten problembewußt zu machen und ihm die Stellen zu zeigen, die schwer zu reinigen sind und besondere Aufmerksamkeit erfordern. Nochmals sei betont, daß die Plaquedarstellung nicht dazu mißbraucht werden soll, den Patienten zu blamieren; man sollte ihn vielmehr loben für die Fortschritte, die er bereits gemacht hat und ihn anspornen zu lernen, wie er auch die Restplaque noch beseitigen kann. Die Färbelösungen und Färbetabletten (Disclosing agents, Plaqueindikatoren oder Relevatoren) sollte man jedoch in ihrer Wirkung nicht überschätzen. TAN u. WADE (1980) kamen ebenso wie GLAVIND u. Mitarb. (1983) zum Ergebnis, daß weder Anfärben noch die Art der Instruktion den Lernprozeß entscheidend beeinflussen; das Resultat, das die Patienten der zweiten Studie im Endeffekt nach 7 Monaten erreichten, war bei allen Instruktionsarten gleich gut, solange Motivation und Kontrolle bei Recall-Besuchen nach 1, 2 und 6 Wochen das Interesse wachhielten.

Fluoridanwendungen, ihre klinische Effektivität und Indikation

Das vorliegende Kapitel baut auf den theoretischen und experimentellen Abschnitten über Remineralisation (S. 61 ff.), über die wichtigsten F-Verbindungen (S. 72 ff.) und über klinisch-pharmakologisch-toxikologische Aspekte auf (S. 77 ff.).

Zahnpasten

Nach dem heutigen Stand der Wissenschaft sollte Fluorid möglichst täglich zugeführt werden, um ständig zur Unterstützung der Mineralisation und Remineralisation wirken zu können. Dabei ist die posteruptive Verfügbarkeit, vom Durchbruch ab lebenslang, viel wichtiger als die präeruptive. Da Fluoridierung von Trinkwasser und Salz als hierzu geeigneten Trägern auf die Schweiz beschränkt ist, stellen Zahnpasten die weitaus wichtigste Quelle für Fluoridionen in kariesprophylaktischen Konzentrationen dar. In den meisten europäischen Ländern beträgt ihr Anteil gegen 90% des gesamten Zahnpastenmarktes. In Schweden schreibt sogar das Gesetz vor, daß alle Zahnpasten Fluorid abgeben müssen, und aus medizinisch-ethischen Gründen ist nicht einmal für die Kontrollgruppen bei klinischer Prüfung neuer Pasten die Verabreichung einer F-freien Placebopaste erlaubt. Um F-Zahnpasten auf ihre Wirksamkeit zu prüfen haben experimentell und epidemiologisch tätige Wissenschaftler viel Sorgfalt und hat die Industrie viel Fachkenntnis und Geld investiert. Unter dem gesunden Konkurrenzdruck eines expandierenden Marktes sind fast ausnahmslos Produkte von hoher Qualität herangereift.

Obgleich Zahnpasten dem Kosmetikabeschluß der Europäischen Gemeinschaft und nicht der Arzneimittelgesetzgebung unterliegen, sind Zahnpasten mindestens so sorgfältig, wenn nicht eingehender geprüft als die meisten Medikamente. Bedeutende klinische Wirkungsunterschiede zwischen Pasten sind nicht vorhanden; abgesehen davon, daß sich die 95%-Vertrauensbereiche überlappen (Abb. 8.**9**), gilt auch für den F-Effekt von Zahnpasten, was auf S. 294 allgemein postuliert wurde: Die objektiv gesehen drittbeste kann, falls von einem Patienten angenehm befunden und regelmäßig gebraucht, bei ihm besser wirken als die allerbeste, die er mit Widerwillen und daher unregelmäßig anwendet. In mancher Hinsicht lassen sich auch objektiv gar keine Unterschiede feststellen. Ein Beispiel ist der moderne Trend zum Zusatz von Calciumverbindungen, die Ionen freisetzen und remineralisierende bzw. remineralisationsverstärkende Wirkungen ausüben sollten. Ein solcher Zusatz wäre zur Zeit, als man noch vorwiegend Natrium- oder Zinnfluorid in Zahnpasten verwendete, gar nicht möglich gewesen, denn er hätte zu Ausfällung und Inaktivierung in der Tube geführt: $2F^- + Ca^{2+} \rightarrow CaF_2 \downarrow$. Das Natrium-Monofluorophosphat in den meisten neueren Pasten ist als komplexe Verbindung in dieser Hinsicht nicht kritisch. Der Vergleich von 13 klinischen Langzeitstudien mit Ca^{2+}-haltigen Pasten und 14 klinischen Studien von Pasten ohne lösliches Calcium ergab aber durchschnittliche Karieshemmungen von 25%

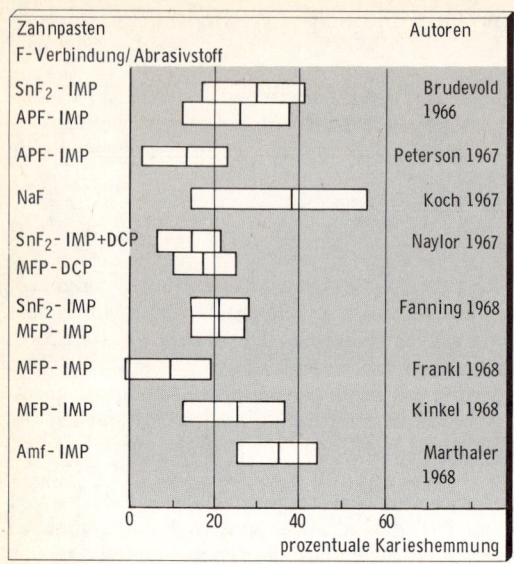

Abb. 8.9 Prozentuale Hemmung des Kariesbefalls durch F-Zahnpasten mit Vertrauensbereich (P = 0,95) um die Mittelwerte, berechnet aus den Daten von 8 mehrjährigen klinischen Studien. SnF_2 = Zinnfluorid; IMP = unlösliches Metaphosphat als Abrasiv; APF = saures Phosphat-Fluorid; NaF = Natriumfluorid; MFP = Natrium-Monofluorophosphat; DCP = Dicalciumphosphat; AmF = Aminfluorid (aus *Marthaler*, T. M.: Caries Res. 5 [1971] 353)

mit Ca^{2+} (Bereich 15–40%) gegenüber 24% ohne Ca^{2+} (Bereich 17–34%), also keine Erhöhung der klinischen Wirksamkeit durch Ca^{2+} über die (wie immer gute) Fluorhemmwirkung hinaus (DePaola 1983).

Bei der Betrachtung der klinischen Testergebnisse aller F-Pasten fällt auf, daß die gefundene Hemmung des Karieszuwachses 30% selten übersteigt, während fluoridiertes Trinkwasser bekanntlich etwa 50% Hemmung erbringt. Die Erklärung dürfte darin zu suchen sein, daß in Zahnpastenstudien der Kariesverlauf selten länger als 2 Jahre verfolgt wird, während sich die volle Wirkung erst nach längerem Verlauf zu zeigen scheint. Obwohl hierfür kein streng wissenschaftlicher Beweis erbracht werden kann, erklärt Jenkins (1985) den spektakulären Kariesrückgang der letzten 20 Jahre mit der großen Verbreitung der F-Zahnpasten, und auch Bössmann (1985) neigt dieser Auffassung zu. Indirekt läßt sich schließen, daß die Verbesserung wohl nicht durch Veränderungen im Ernährungsverhalten zustandekam – 1. deswegen, weil der Zuckerkonsum in den letzten Jahrzehnten nicht abgenommen hat, und 2. weil der

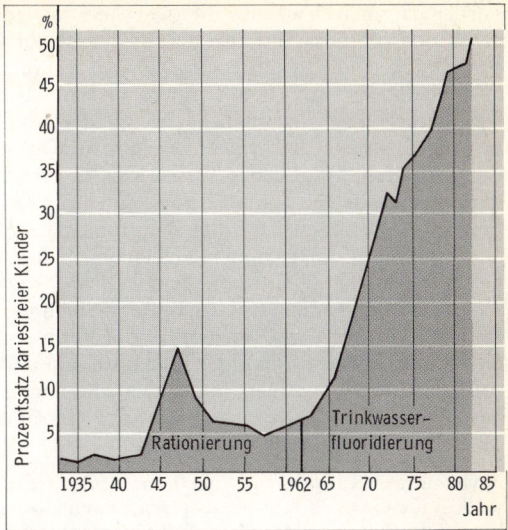

Abb. 8.**10**   Prozentsätze kariesfreier Kinder der 1. Volksschulklassen in Basel zwischen 1933 und 1982. Nach der Rationierung des Zuckers gegen Kriegsende (16 statt 48 kg/Kopf/Jahr) stieg der Prozentsatz kariesfreier Kinder von 2–3 auf 15; nach Aufhebung der Zuckerrationierung ging er wieder zurück, jedoch wegen beginnender individueller F-Tablettenanwendung nicht auf das Vorkriegstief. Schnell und stetig nahm der Anteil kariesfreier Kinder nach 1962 unter dem Einfluß der Trinkwasserfluoridierung zu

Rückgang des Zuckerkonsums in der Schweiz von 48 auf 16 kg/Kopf/ Jahr gegen Kriegsende nur eine bescheidene Erhöhung des Prozentsatzes kariesfreier Kinder zeitigte, bescheiden jedenfalls im Vergleich zu der hervorragenden Wirkung der Trinkwasserfluoridierung zusammen mit individuell ergänzenden F-Anwendungen (Abb. 8.**10**).

Die Schlußfolgerung ist deutlich: Alle Fluorzahnpasten wirken sehr gut karieshemmend, so daß man ihre Anwendung jedem empfehlen sollte; die Auswahl des Fabrikats kann man dem einzelnen selbst überlassen, falls nicht auf die Abrasivität besonders geachtet werden muß (S. 295 f.).

Kleinkinder-Fluorzahnpasten

Nach der in Europa gültigen Verordnung dürfen Fluorzahnpasten 0,15% Fluor enthalten, und diese Höchstkonzentration wird auch von nahezu allen Herstellern zugefügt. Ein Gramm Paste enthält somit 1,5 mg Fluor, eine unter den meisten Umständen völlig unkritische kleine Menge, von der auch noch das meiste wieder ausgespült wird. Etwas anders sieht es bei Kleinkindern aus, für die zwar diese Menge auch noch keineswegs gefährlich toxisch ist, die aber bei täglicher Benützung und quantitativem Verschlucken von 2 g Paste 3 mg Fluor aufnehmen und evtl. fluorotische Schmelzflecken entwickeln können, die kosmetisch als störend empfunden werden und der guten Sache schaden. Die frühen F-Zahnpasten mußten denn auch bis 1974 den Aufdruck tragen: „Nicht für Kinder unter 4 Jahren." Wegen des Ausbleibens der ästhetisch störenden Nebenwirkungen ließen erst die U.S. Food and Drug Administration und in der Folge die Gesundheitsbehörden in Europa die Auflage fallen; dabei wußte man, daß Zahnpasten im allgemeinen ein durch alle Haushaltmitglieder benützter Familien-Konsumartikel sind, soweit das Angebot nicht altersspezifisch gefächert ist (z.B. Baby-Shampoo, Baby-Puder und dergleichen). In der Zwischenzeit hat die Verbreitung von Spüllösungen, Gelees und anderer F-haltiger Präparate und damit das Risiko höherer Aufnahmen zugenommen, und zudem erkannte man, daß auch F-Zahnpasten mit 0,025% noch prophylaktisch wirksam sind (KOCH u. Mitarb. 1982).

Auch eine reichlich bemessene Tagesmenge von 2 g einer solchen Paste führt, wenn z.B. ein Kleinkind noch nicht ausspülen kann und alles verschlucken würde, zu einer Aufnahme von nicht mehr als 0,5 mg. Damit wird nicht nur eine toxische Gefährdung, die auch bei den 0,15%-Zahnpasten noch nicht bestand, sondern vor allem das Risiko auf Schmelzflecken so gut wie ausgeschlossen, und zudem bietet sich hier eine akzeptable und wirksame Alternative zu F-Tabletten, die bis jetzt die einzige Form der Fluoridprophylaxe für Kleinkinder gewesen waren. Mehrere Hersteller in Europa produzieren bereits die neuen Kleinkinder-Fluorzahnpasten, die sich durch neutralen Geschmack auszeichnen und nicht zum Überkonsum einladen. Vom 2. bis zum 4. Lebensjahr sind sie indiziert, danach kann das Kind die normale F-Paste der Familie mitbenützen.

Fluoridtabletten und andere F-Anwendungen

Fluoridtabletten waren bis in die 80er Jahre die einzige praktikable kariesprophylaktische Anwendungsform für das Kleinkind. Inzwischen hat sich gezeigt, daß gerade bei der Verabreichung von F-Tabletten an Kleinkinder das Schmelzfleckenrisiko relativ groß, andererseits eine Notwendigkeit von F-Gaben während der ersten Lebensjahre gar nicht generell gegeben ist (S. 77). Die Kleinkinder-Fluorzahnpasten bieten hier eine Alternative (HEFTI 1986), jedenfalls von der 2. Hälfte des 2. Lebensjahres an. Die ersten 1–1½ Jahre sollten F-Tabletten verschrieben werden, wenn die Maßnahme von den Eltern akzeptiert wird.

Die Akzeptanz wird erleichtert, wenn der Kinderarzt Vitamin D zur Rachitisprophylaxe anrät, die dann in Form eines Kombinationspräparates (D-Fluoretten) verabreicht werden kann (RIETHE 1983). Spätestens zum Ende des 2. Lebensjahres wird der Kinderarzt die Gaben von Vitamin D beenden, und die Fluoridprophylaxe kann z.B. mit Fluoretten (ohne Vitamin D) oder Zyma-Fluor-Tabletten fortgesetzt werden. RIETHE (1983) empfiehlt in Übereinstimmung mit den Richtlinien der Deutschen Gesellschaft für Zahn-, Mund- und Kieferheilkunde folgendes Dosierungsschema:

1. und 2. Lebensjahr zur Rachitis- und Kariesprophylaxe D-Fluoretten 0,25 mg F,
3. Lebensjahr zur Kariesprophylaxe 2 × 0,25 mg F täglich,
4.–6. Lebensjahr zur Kariesprophylaxe 3 × 0,25 mg F täglich,
ab 7. Lebensjahr zur Kariesprophylaxe 1 mg F täglich.

Die Tagesdosis sollte zwischen 3. und 6. Lebensjahr nicht auf einmal verabreicht, sondern auf 2 bzw. 3 Einzelgaben von je 0,25 mg F verteilt werden, um das Risiko auf gefleckten Schmelz zu minimalisieren. Es soll nochmals betont werden, daß in erster Linie die ästhetischen Folgen zur Vorsicht zwingen; toxikologisch gesehen ist der Sicherheitsfaktor befriedigend groß (NETUSCHIL u. RIETHE 1985). Bei der Verschreibung der Tabletten muß man ein Präparat wählen, das Fluorid überwiegend in Form des leichtlöslichen NaF enthält (EIFINGER u. WULFF 1985). Die Instruktion für Kinder muß lauten: nicht ganz hinunterschlucken, sondern ohne Wasser nehmen und im Mund zergehen lassen; so kann die Tablette neben humoralen Effekten die vor allem wichtige lokale Wirkung ausüben.

Kinder und Jugendliche sind generell eine Altersgruppe mit hohem Kariesrisiko. Die Gründe sind 1. altersspezifische Naschgewohnheiten, 2. manuelle Ungeschicklichkeit beim Zähneputzen und 3. relativ poröser Schmelz wegen der noch unvollendeten Reifungsmineralisation. Bis zum 5. Lebensjahr steht diesen risikoerhöhenden Faktoren eine Morphologie gegenüber, die die (Selbst)reinigung begünstigt: kleine, etwas konische Milchmolaren mit relativ günstiger Fissurenkonfiguration, und auch Diastemata sind häufig. Vom 6. Lebensjahr an ändert sich mit dem Zahnwechsel die Situation im ungünstigen Sinn: Durchbruch zunächst der 1. Molaren weit distal und der Reinigung schwer zugänglich, die Inzisiven brechen in einem retentionsfördernden Wulst häufig entzündeter Gingiva durch, gelockerte Milchmolaren unter durchbrechenden Prämolaren können den Biß sperren und die Funktion stören. Mit dem 6. Lebensjahr beginnt somit eine Periode stark erhöhter Risiken, die neben Intensivierung der Mundhygieneinstruktion und Ernährungslenkung auch besondere Fluoridierungsmaßnahmen ratsam erscheinen lassen. Von der Kleinkinder- auf die normale Fluorzahnpaste hat man schon mit 4 Jahren gewechselt, wodurch sich das F-Angebot erhöht hat. Man kann F-Tabletten verschreiben oder die bisherigen Gaben dem Alter entsprechend erhöhen, und darüber hinaus lokal Fluorid in Form von F-Lack (Duraphat, Fluor Protector) oder F-Gelee in der Praxis bei jeder Sitzung auftragen (RIETHE 1983, DIJKMAN u. ARENDS 1983, SCHMIDT 1985, WEI 1985).

Die F-Gelees gab es lange Zeit nur mit hohen F-Konzentrationen um 1,25%, und angesichts der Möglichkeit, daß nicht unerhebliche Mengen verschluckt werden können, erhoben sich warnende Stimmen (EKSTRAND u. KOCH 1980). Ihnen stehen zwar beruhigende Ergebnisse gegenüber (EINWAG u. NAUJOKS 1983), aber Vorsicht ist sicher angebracht, weil auch immer häufiger konfektionierte Kunststoffmasken als Träger angeboten werden. Ein Modell für Kindergebisse zur gleichzeitigen Applikation in Unter- und Oberkiefer faßte 20 g Gelee, was bei einer Konzentration von 1,25% F einer Menge von 250 mg Fluorid entspricht! Verständlich, daß bei Kindern vor dem 6. Lebensjahr F-Applikationen generell als kontraindiziert bezeichnet werden (S. 90). Die gelegentliche Anwendung von Gelees in der Praxis kann zwar gefahrlos ausgeführt werden, wenn man alle Sicherheitsvorkehrungen (Erklärungen, Speichelsauger, Beobachtung) trifft. Dennoch ist die industrielle Herstellung von Präparaten mit niedrigerem F-Gehalt, z.B. Elmex-Gelee 0,4% F sehr zu begrüßen, zumal sie voll wirksam sind (DUSCHNER u. Mitarb. 1984, SLUITER u. PURDELL-LEWIS 1981, DE BRUYN u. ARENDS 1985). Wenn man häufigere häusliche Anwendung für angezeigt hält, wie während kieferorthopädischer Behandlung, während längerer Bettlägerigkeit und anderen Umständen, die zu erhöhtem Kariesrisiko führen, sollte man stets ein niedrig konzentriertes F-Gelee verschreiben. Sehr wirksam sind auch F-Lacke, und dazu sind sie toxikologisch ganz unbedenklich. Gegen Abend appliziert, können sie über Nacht viele Stunden einwirken; wenn etwas verschluckt wird, handelt es sich jeweils nur um kleinere Lackfetzen, die sich in Abständen lösen und keine F-Spitzenbelastung des Organismus zur Folge haben.

Angezeigt sind F-Lokalapplikationen allgemein während Perioden hoher Kariesaktivität, wenn in aktiven Initialläsionen mit ihrem porösen Schmelz die Remineralisation verstärkt werden muß – gesunder Schmelz nimmt kaum F auf (wenn er nicht artifiziell durch Säureeinwirkung geätzt wird) und kann daher auch kaum präventiv gewappnet werden DIJKMAN u. ARENDS 1983, s. S. 62 f.). Zu Zeiten kariöser Entkalkung ist die Anwendung aber durchaus sinnvoll, nicht nur bei Kindern und Jugendlichen, sondern auch noch bei Erwachsenen, wenn durch besondere lokale Verhältnisse die Kariesaktivität zunimmt: Entstehung neuer Retentionsstellen, Schienung und Hypofunktion, oder Medikamentös verursachte Oligosialie und strahlenbedingte Xerostomie.

Wenn F-Gelee indiziert ist, sollte es vorzugsweise statt in vorgeformten Trägern in individuell hergestellten Miniplast-Schienen oder im Wachsabdruck appliziert werden. Beim Kind hat dies den Vorteil, daß man wegen der guten Paßform nur kleine Mengen in die Mundhöhle bringen muß, beim Erwachsenen hat die Methode überdies eine stark motivierende Wirkung: Während der Patient für seine Mundhygiene und seine Ernährung tagein tagaus selbst allein verantwortlich ist und stets nach zahnärztlicher Vorschrift handelt und lebt, tut im Rahmen der Lokalapplikation der Zahnarzt etwas Spezielles, macht vor seinen Augen mit geschickten Händen einen individuellen Abdruck und Fluoridträger nur für ihn, und er kann ihn während der 5 Min. dauernden Applikation ständig im Munde fühlen, ohne daß er stört. Aber nicht nur der Patient fühlt sich aktiv unterstützt und motiviert; auch für den Zahnarzt ist es eine Genugtuung, wenn er nicht nur mündlich instruieren muß, sondern mit einer sichtbaren, typisch zahnärztlichen Leistung seine Belehrungen in jeder Sitzung unterstreichen kann.

Früher bestand die Lehrmeinung, daß vor der Lokalapplikation das Gebiß sorgfältigst professionell gereinigt werden müsse. Nun ist zwar ein dicker Belag vor der Anwendung nicht wünschenswert (HELLWIG u.

KLIMEK 1983), aber die Pellicle und ein dünner, normaler Bakterienfilm werden ohne Behinderung von Fluorid durchdrungen (S. 140 f. und 192). Ein vergleichender klinischer Langzeitversuch an über 1000 Kindern hat denn auch gezeigt, daß professionelle Vorreinigung unnötig ist (RIPA u. Mitarb. 1983). Natürlich kann professionelle Reinigung vor der F-Applikation auch nichts schaden, wenn sie aus anderen Gründen nötig ist, aber ein Gebiß im normalen gepflegten Zustand bedarf ihrer nicht.

Zusätzliche präventive Maßnahmen

Zwei Gruppen zusätzlicher Maßnahmen von praktischer Bedeutung sollen hier behandelt werden. Die 1. zielt auf die Senkung der Kariesanfälligkeit anatomisch ungünstiger Fissuren, die 2. auf antibakterielle und bakterizide Anwendungen, die gegen die Plaque gerichtet sind und daher für die Verhütung von Karies und Parodontopathen bedeutsam sein können („chemische Zahnbürste").

Fissurenprophylaxe

In den Jahrzehnten höchster Kariesaktivität nach dem 2. Weltkrieg fielen vor allem 6-Jahr-Molaren so schnell einer von den Fissuren ausgehenden Caries profunda zum Opfer, daß sogar die systematische Reihenextraktion (noch in den 50er und 60er Jahren in den Zürcher Schulzahnkliniken praktiziert!) nicht als unethisch galt. Alternativen waren die prophylaktische „Odontotomie" mit anschließender Amalgamfüllung oder Ausschleifen und damit Einebnen der Fissuren. Beide Methoden sind destruktiv, und so hat sich in den letzten Jahren trotz anfänglicher Bedenken die Lehrmeinung eindeutig zur Empfehlung der Fissurenversiegelung als der Methode der Wahl gewandelt (RIETHE 1980, 1986; KÖNIG 1981). Das Prinzip ist die Auffüllung des großen Retentionsvolumens für Plaque und Substrat am Fissureneingang durch Kunststoffe („sealants"). Die Technik ist zwar ebenso zeitraubend wie Füllen mit plastischem Material, aber nicht schwierig.

Die Versiegelung ist nicht nur nichtdestruktiv, sondern zugleich die Ideallösung des Dilemmas, das jede Entscheidung angesichts einer Schmelzveränderung kennzeichnet: Handelt es sich um eine präkariöse Entkalkung, die unter der einsetzenden Fluoridprophylaxe wieder remineralisiert oder zumindest an weiterer Progression gehindert werden kann, oder muß mit Fortschreiten zur kariösen Kavität gerechnet werden? Klinische Erfahrung und Abschätzen der in Tab. 8.6 aufgelisteten Risikofaktoren kann die Entscheidung erleichtern, aber gerade im Fall verfärbter Fissuren, die man wegen der Verletzlichkeit präkariös porösen Schmelzes lieber nicht kraftvoll sondieren sollte, wird die Sache schwierig. Der Vorteil des Versiegelns liegt darin, daß auch eine Fissur, die man wegen kleiner Unterbrechungen der Schmelzdecke früher als irreversibel geschädigt einstufen mußte, durch den randdicht abschließenden Kunststoff gerettet werden kann; Kontrollen der versiegelten Fissuren sind in Abständen von einigen Monaten sowieso angezeigt, da Beschädigung und Verlust des eingebrachten Kunststoffes möglich sind.

Chemische Plaquehemmung

Die starke Neigung zur Adsorption gelöster Stoffe und die günstigen Bedingungen zur Adhäsion von Bakterien am Zahn (S. 168 ff.) machen es wenig wahrscheinlich, daß der Beginn der Belagbildung durch physikalische Methoden verhindert werden kann. Die Wirksamkeit der meisten chemischen Plaquehemmer ist denn auch mit der Stärke ihrer antibakteriellen und bakteriziden Eigenschaften korreliert. Antibiotika scheiden aus medizinischen Gründen als Hemmstoffe für supragingivale Plaque aus.

Hochwirksam ist das Biguanid Chlorhexidin (Abk. CH; Handelsname Hibitan), das als 0,1–0,2%ige Spüllösung des Digluconatsalzes bei täglicher Anwendung über Monate supragingivale Plaquebildung verhindert, auch wenn jede mechanische Reinigung unterbleibt. REICH (1983) hat die klinischen Anwendungsmöglichkeiten, Nebenwirkungen und Indikationen ausführlich dargestellt. Er und auch LANGE (1981) kommen wie viele andere Kliniker zu dem Schluß, daß CH nur in bestimmten Fällen zur Kurzzeitbehandlung geeignet ist und die mechanische Mundreinigung nicht ersetzen kann. Die wichtigste Anwendung bei akuten Gingivitiden und Stomatitiden über einige Tage wurde bereits erwähnt (S. 264), aber sie muß als therapeutisch und motivierend eingestuft werden. Präventive Indikationen zur Plaquehemmung beschränken sich auf Fälle von Schienung nach Kieferbruch, geistig Behinderte und senile Patienten, vorübergehende Unfähigkeit zu manueller Reinigung nach Unfallverletzungen, sowie prä- und posteruptive Keimhemmung in der Mundhöhle. Anwendungen zur Kariesprophylaxe bei hohen Streptococcus-mutans-Zahlen sollten auf intermittierende Kurzzeitbehandlungen beschränkt werden. Zwar kann die CH-Anwendung toxikologisch als abgesichert angesehen werden; die nach längerem Gebrauch auftretenden Geschmacksstörungen und dunklen Beläge auf Zunge und Zähnen beeinträchtigen in jedem Falle die Akzeptanz. Eine neue Anwendungsart könnte diese Nebenwirkungen ausschalten: lokal fixierte Depots (nach der ursprünglichen Idee von H. F. M. Schmidt eine Art Duraphat) mit interdentalraum- oder sulkusgerichtetem „slow release" von CH konzentrieren den Wirkstoff gezielt auf wenige Problemgebiete, in denen pathogene Bakterien die Flora dominieren; die ersten kariesprophylaktisch wie parodontitisprophylaktisch relevanten Ergebnisse sind vielversprechend (SCHAEKEN u. Mitarb. 1986).

Wegen ihrer sehr guten plaquehemmenden Eigenschaften werden alle potentiellen Plaquehemmer an CH gemessen. Nicht schlecht schneidet hierbei Sanguinarin, ein Alkaloid aus der kanadischen Blutwurz ab, das beachtliche Hemmwerte erreicht und in einer Zahnpaste sowie einem Mundwasser enthalten ist (BÖSSMANN 1985). Es ist übrigens bekannt, daß auch traditionelle Bestandteile von Zahnpasten und Präparaten zur Lokalapplikation wie Zinnfluorid und Aminfluoride antibakterielle Wirkungskomponenten aufweisen (RENGGLI 1983, LUTZ 1983, AHRENS 1983).

Antibakteriell wirkt auch das Lactoperoxidase-Thiocyanat-System, das auf den S. 26 und 180 besprochen wurde. Es hat einen zu subtil feinregulierenden Charakter, um eindeutige Wirkungen nur gegen pathogene bakterielle Stoffwechselvorgänge zu richten, aber es wirkt anscheinend über ungeklärte Mechanismen gegen die Entstehung von Aphthen und Foetor ex ore, der auf Schwefelverbindungen aus der bakteriellen Proteolyse zurückzuführen ist (ROTGANS 1984).

Die hier besprochenen Stoffe, deren Kreis sich laufend erweitert, sind mit ihrer Wirkung gegen die Bakterien in der Plaque gerichtet; die Möglichkeit, die sie verbindende Matrix aufzulösen oder schon während der Bildung zu hemmen, wird im nächsten Abschnitt besprochen.

Laufende Entwicklungen

Abschließend soll über den Stand schon lange schleppender Entwicklungen berichtet werden, die von Anfang an nicht nur in der Fachwelt, sondern auch in der Öffentlichkeit großes Interesse wachriefen.

Die 1. Entwicklung betrifft die Möglichkeiten der Auflösung von Plaque durch enzymatischen Abbau der unlöslichen extrazellulären Matrixpolysaccharide, bzw. die Hemmung ihrer Synthese (S. 139 f.). Der Durchbruch schien erreicht, nachdem es GUGGENHEIM u. Mitarb. (1972) gelungen war, eine spezifische „Mutanase" zu präparieren. Die klinischen Ergebnisse sind jedoch weit hinter den Erwartungen zurückgeblieben, da die Plaque zumindest an den kritischen Retentionsstellen zu dick und zu kompakt ist, als daß sie von den Enzym-Riesenmolekülen mit praktisch relevanter Geschwindigkeit abgebaut werden könnte.

Ähnlich schleppend und mühsam verliefen und verlaufen die Untersuchungen zur Steigerung der Immunabwehr gegen pathogene Mikroorganismen in der Mundhöhle. WIEDEMANN (1985) hat den gegenwärtigen Stand und die Zukunftsaussichten der Forschung auf diesem Gebiet umfassend dargestellt. Auch er kommt zu der auf S. 207 f. und 220 begründeten Schlußfolgerung, daß kariöse Läsionen nicht nur durch *Streptococcus mutans* verursacht werden. Allein gegen diese Art und ihre Glykosyltransferasen richten sich jedoch die Bemühungen der Immunologen, und es wäre schließlich höchstens ein Teilerfolg zu erwarten. Der populäre Ausdruck „Impfung gegen Karies" beruht also auf einem Mißverständnis: Es wird an der Immunisierung gegen eine von mehreren kariogenen Bakterienarten gearbeitet. Abgesehen von vielen anderen Schwierigkeiten und Unsicherheiten steht schon der klinischen Prüfung eines experimentellen Impfstoffes, von denen es inzwischen mehrere gibt, ein ganz großes Hindernis entgegen: Schon am Anfang der Untersuchungen zeigte sich, daß Serum immunisierter Kaninchen mit menschlichem Herzmuskelgewebe in Kreuzreaktion trat. Gentechniken und verfeinerte Reinigungsmethoden könnten einen Ausweg bieten, aber die letzten Zweifel sind noch nicht ausgeräumt. Angesichts der großen Erfolge der konventionellen zahnärztlichen Prophylaxe erhebt sich die Frage, ob sich der riesige Aufwand lohnt.

Literatur

Kapitel 2

Curilovic, Z.: Die Ursachen des Zahnverlustes in der Schweiz. Resultate einer Umfrage bei Privatzahnärzten. Schweiz. Mschr. Zahnheilk. 89 (1979) 727

Rosebury, T.: Microorganisms Indigenous to Man. McGraw-Hill, New York 1962

Kapitel 3

Van der Hoeven, J. S., F. H. M. Mikx, A. Plasschaert: Plaque formation and dental caries in gnotobiotic and SPF Osborne-Mendel rats associated with *actinomyces viscosus*. Caries Res. 8 (1974) 211

Keyes, P. H.: Recent advances in dental caries research. Bacteriology. Bacteriological findings and biological implications. Int. dent. J. 12 (1962) 443

König, K. G.: Karies und Kariesprophylaxe. München (Goldmann) 1971

König, K. G., B. Guggenheim: Implantation of antibiotic-resistant bacteria and the production of dental caries in rats. Advanc. oral Biol. 3 (1968) 217

Lange, D. E.: Parodontologie in der täglichen Praxis. Quintessenz, Berlin 1981

Löe, H., E. Theilade, S. B. Jensen: Experimental gingivitis in man. J. Periodont. 36 (1965) 177

Orland, F. J., J. R. Blayney, R. W. Harrison, J. A. Reyniers, P. C. Trexler, R. F. Ervin, H. A. Gordon, M. Wagner: Experimental caries in germfree rats inoculated with enterococci. J. Amer. dent. Ass. 50 (1955) 259

Orland, F. J., J. R. Blayney, R. W. Harrison, J. A. Reyniers, P. C. Trexler, M. Wagner, H. A. Gordon, T. D. Luckey: Use of the germfree animal technic in the study of experimental dental caries. I. Basic observations on rats reared free of all microorganisms. J. dent. Res. 33 (1954) 147

Rateitschak, K. H., E. M. Rateitschak, H. F. Wolf: Parodontologie. Thieme, Stuttgart 1984

Kapitel 4

Adamson, M., J. Carlsson: Lactoperoxidase and thiocyanate protect bacteria from hydrogen peroxide. Infect. and Immun. 35 (1982) 20

Ahrens, G.: Beziehungen zwischen dem Phosphatgehalt des Speichels und Karies. Arch. oral Biol. 6 (1961) 241

Angmar-Månsson, B., G. M. Whitford: Plasma fluoride levels and enamel fluorosis in the rat. Caries Res. 16 (1982) 334

Angmar-Månsson, B., Y. Ericsson, O. Ekberg: Plasma fluoride and enamel fluorosis. Calcif. Tiss. Res. 22 (1976) 77

Aoba, T., Y. Moriwaki, Y. Doi, M. Okazaki, J. Takahashi: The intact surface layer in natural enamel caries and acid dissolved hydroxyapatite pellets. J. oral. Path. 10 (1981) 32

Arends, J., J. M. ten Cate: Tooth enamel remineralization. J. Cryst. Growth 53 (1981) 135

Arends, J., J. Christoffersen: The nature of early caries lesions in enamel. J. dent. Res. 65 (1986) 2

Arends, J., T. B. F. M. Gelhard: In-vivo-Remineralisation menschlichen Schmelzes. Oralprophylaxe 5 (1983) 21

Arends, J., W. L. Jongebloed: Apatite single crystals. Formation, dissolution and influence of CO_3^{2-} ions. Rec. Trav. chim. Pays-Bas 100 (1981) 3

Arends, J., J. Schuthof: Fluoride content in human enamel after fluoride application and washing – an in vitro study. Caries Res. 9 (1975) 363

Arends, J., W. L. Jongebloed, J. Schuthof: Crystallite diameters of enamel near the anatomical surface. Caries Res. 17 (1983) 97

Backer Dirks, O., W. Künzel, J. P. Carlos: Caries-preventive water fluoridation. Caries Res. 12, Suppl. 1 (1978) 7

Bazin, H.: Specific tolerance obtained by local antigenic stimulation of mucosal surfaces. In Hemmings, W. A.: Protein Transmission through Living Membranes. Elsevier/North-Holland, Amsterdam 1979

Bennick, A., G. Chau, R. Goodlin, S. Abrams, D. Tustian, G. Madapallimattam: The role of human salivary acidic proline-rich proteins in the formation of acquired dental pellicle in vivo and their fate after adsorption to the human enamel surface. Arch. oral Biol. 28 (1983) 19

Berndt, A. F., R. I. Stearns: Dental Fluoride Chemistry. Thomas, Springfield Ill. 1978

Bick, P. H., A. Betts Carpenter, L. V. Holdeman, G. A. Miller, R. R. Ranney, K. G. Placanis, J. G. Tew: Polyclonal B-cell activation induced by extracts of gram-negative bacteria isolated from periodontally diseased sites. Infect. and Immun. 34 (1981) 43

Black, M. M., I. S. Kleiner, H. Bolker: The toxicity of sodium fluoride in man. N. Y. St. J. Med. 49 (1949) 1187

Boddé, H. E., J. Arends: Inhibition of lesion remineralization as a result of an intense fluoride pretreatment. IADR/CED Meeting Münster, preprinted abstr. No. 49, 1982

Borsboom, P. C. F., H. C. v. d. Mei, J. Arends: Enamel lesion formation with and without 0.12 ppm F in solution. Caries Res. 19 (1985) 396

Brännström, M., G. Gola, K. J. Nordenvall, B. Torstensøn: Invasion of microorganisms and some structural changes in incipient enamel caries. Caries Res. 14 (1980) 276

Bredemann, G.: Biochemie und Physiologie des Fluors und der industriellen Fluor-Rauchschäden, 2. Aufl. Akademie-Verlag, Berlin 1956

Brown, W. E.: General comment to session V, 3rd Int. Symp. Tooth Enamel. J. dent. Res. 58 B (1979) 857

Bruun, C., A. Thylstrup, E. Uribe: Loosely bound fluoride extracted from natural carious lesions after topical application of APF in vitro. Caries Res. 17 (1983) 458

Bruun, C., D. Lambrou, J. J. Larsen, O. Fejerskov, A. Thylstrup: Fluoride in mixed human saliva after different topical fluoride treatments and possible relation to caries inhibition. Community Dent. oral Epidemiol. 10 (1982) 124

Bunting, R. W.: A review of recent researches on dental caries. J. Amer. dent. Ass. 18 (1931) 785

Burckhardt, J. J., R. Gaegauf-Zollinger, B. Guggenheim: Development of immunological sensitization and alveolar bone loss in gnotobiotic rats infected with Actinomyces viscosus Nyl. J. periodont. Res. 16 (1981) 147

Burckhardt, J. J., B. Guggenheim, A. Hefti: Are Actinomyces viscosus antigens B cell mitogens? J. Immunol. 118 (1977) 1460

Carlsson, J.: Bactericidal effect of hydrogen peroxide is prevented by the lactoperoxidase-thiocyanate system under anaerobic conditions. Infect. and Immun. 29 (1980) 1190

ten Cate, J. M.: Remineralization of Enamel Lesions. A Study of the Physico-chemical Mechanism. Naturwiss. Diss., Groningen 1979

ten Cate, J. M., P. P. E. Duijsters: Alternating demineralization and remineralization of artifical enamel lesions. Caries Res. 16 (1982) 201

ten Cate, J. M., P. P. E. Duijsters: Influence of fluoride in solution on tooth demineralization. I. Chemical data. Caries Res. 17 (1983) 17

Challacombe, S. J., T. B. Jr. Tomasi: Systemic tolerance and secretory immunity after oral immunization. J. exp. Med. 152 (1980) 1459

Chilvers, C.: Cancer mortality by site and fluoridation of water supplies. J. Epidemiol. Community Hlth 36 (1982) 237

Cimasoni, G.: Crevicular Fluid Updated. Karger, Basel 1983

Clancy, R., A. Pucci: Absence of K cells in human gut mucosa. Gut 19 (1978) 273

Clement, J. G., D. J. Langdon, A. Thistleton: The production of artifical caries-like lesions in shark enameloid in vitro. Caries Res. 15 (1981) 451

Courvoisier, B., A. Donath, C. A. Baud: Fluoride and Bone. Huber, Bern 1978

Crommelin, D. J., W. I. Higuchi, J. L. Fox, P. J. Spooner, A. V. Katdare: Dissolution rate behavior of hydroxyapatite-fluorapatite mixtures. Caries Res. 17 (1983) 289

de Crousaz, P., T. M. Marthaler, V. Wiesner, A. Bandi, M. Steiner, A. Robert, R. Meyer: Caries prevalence in children after 12 years of salt fluoridation in a canton of Switzerland. Schweiz. Mschr. Zahnmed. 95 (1985) 805

Dawes, C.: zit. bei B. Guggenheim 1984

Dawes, C.: Inorganic constituents of saliva

in relation to caries. In: Guggenheim, B.: Cariology Today. Karger, Basel 1984 (pp. 70–74)

DePaola, P. F.: Clinical studies of monofluorophosphate dentifrices. Caries Res. 17, Suppl. 1 (1983) 119

DeShazer, D.: A hypothesis for the action of fluoride in reducing dental decay. Caries Res. 10 (1976) 390

Dijkman, A. G., J. Tak, J. Arends: Comparison of fluoride uptake by human enamel from acidulated phosphate fluoride gels with different fluoride concentrations. Caries Res. 16 (1982a) 197

Dijkman, A. G., J. Tak, J. Arends: Fluoride deposited by topical applications in enamel. Caries Res. 16 (1982 b) 147

Dolby, A. E., D. M. Walker, N. Matthews: Introduction of Oral Immunology. Arnold, London 1981

Driessens, F. C. M.: Mineral Aspects of Dentistry. Karger, Basel 1982

Edgar, W. M.: Fluoride metabolism in dental plaque, bacteria and man. Front. oral Physiol. 3 (1981) 19

Einwag, J.: Fluorid-Konzentration im Serum nach Löffelapplikation von Gelees mit unterschiedlichem Gehalt an Aminfluorid. Dtsch. zahnärztl. Z. 38 (1983) 650

Ekstrand, J.: Studies on the Pharmacokinetics of Fluoride in Man. Diss., Stockholm 1977

Ekstrand, J., Y. Ericsson, S. Rosell: Absence of protein-bound fluoride from human blood plasma. Arch. oral Biol. 22 (1977) 229

Ekstrand, J., G. Koch, L. E. Lindgren, L. G. Petersson: Pharmacokinetics of fluoride gels in children and adults. Caries Res. 15 (1981) 213

Ermin, R.: Rasterelektronenmikroskopische Untersuchungen an Fissurenkaries bei menschlichen Zähnen. Dtsch. zahnärztl. Z. 30 (1975) 614

Von der Fehr, F. R., I. J. Møller: Caries-preventive fluoride dentifrices. Caries Res. 12 Supp. 1 (1978) 31

Von der Fehr, F. R., H. Löe, E. Theilade: Experimental caries in man. Caries. Res. 4 (1970) 131

Fejerskov, O., K. Josephsen, B. Nyvad: Surface ultrastructure of unerupted mature human enamel. Caries Res. 18 (1984) 302

Fejerskov, O., A. Thylstrup, M. J. Larsen: Rational use of calcium fluorides in caries prevention. A concept based on possible cariostatic mechanism. Acta odont. scand. 39 (1981) 241

Fejerskov, O., L. M. Silverstone, B. Melsen, I. J. Møller: Histological features of fluorosed human dental enamel. Caries Res. 9 (1975) 190

Gelhard, T. B. F. M.: Remineralization of Human Enamel in vivo. Diss., Groningen 1982

Germaine, G. R., L. M. Tellefson: Effect of human saliva on glucose uptake by streptococcus mutans and other oral microorganism. Infect. and Immun. 31 (1981) 598

Gesundheitsrat der Niederlande: Advies inzake de medisch-toxicologische en tandheelkundige aspecten van het fluorideren van het drinkwater. Verslagen en Rapporten Volksgezondheit No. 19, Staatsuitgeverij, Den Haag 1970

Giuère, P. A.: The great fallacy of the H^+ ion and the true nature of H_3O^+. J. chem. Educ. 56 (1979) 571

Glimcher, M. J.: Phosphopeptides of enamel matrix. J. dent. Res. 58 B (1979) 790

Graf, H.: Telemetrie des pH der Interdentalplaque. Schweiz. Mschr. Zahnheilk. 79 (1969) 146

Gray, J. A.: Kinetics of enamel dissolution during formation of incipient caries-like lesions. Arch. oral Biol. 11 (1966) 397

Gray, J. A., M. D. Francis: Physical chemistry of enamel dissolution. In Sognnaes, F.: Mechanisms of Hard Tissue Destruction. Amer. Ass. Advanc. Sci., Washington 213, 1963

Grissom, D. K.: Is there danger of accidental poisoning due to the ingestion of dental preparations containing fluorides? J. Dent. Child. 29 (1962) 146

Gron, P., Y. Ericsson: Monofluorophosphate perspectives. Caries Res. 17 Suppl. 1, 1983

Grumbach, A., W. Kikuth: Die Infektionskrankheiten des Menschen und ihre Erreger, 2. Aufl. Thieme, Stuttgart 1969

Guggenheim, B.: Über die Wirkung verschiedener Speichelfraktionen auf die Atmung von Mundbakterien. Helv. odont. Acta 10, Suppl. 3 (1966) 59

Guggenheim, B.: Cariology Today. Karger, Basel 1984 (S. 359)

Gülzow, H. J., B. Maeglin, R. Mühlemann, G. Ritzel, D. Staeheli: Kariesbefall und Kariesfrequenz bei 7 bis 15jährigen Basler Schulkindern im Jahre 1977, nach 15jähriger Trinkwasserfluoridierung. Schweiz. Mschr. Zahnheilk. 92 (1982) 255

Hagan, T. L., M. Pasternak, G. C. Scholz: Waterborne fluorides and mortality. US publ. Hlth Rep. 69 (1954) 450

Haikel, Y., R. M. Frank, J. C. Voegel: Scanning electron microscopy of the human enamel surface layer of incipient carious lesions. Caries Res. 17 (1983) 1

Hay, D. I., E. C. Moreno: Macromolecular inhibitors of calcium phosphate precipitation in human saliva; their roles in providing a protective environment for the teeth. In Kleinberg, I., S. A. Ellison, I. D. Mandel: Saliva and Dental Caries. Mictrobiology Abstracts, Spec. Suppl. IRL Press, New York u. London 1979 (p. 45)

Hay, D. I., S. K. Schluckebier, E. C. Moreno: Equilibrium dialysis and ultrafiltration studies of calcium and phosphate binding by human salivary proteins. Implications for salivary supersaturation with respect to calcium phosphate salts. Calcif. Tissue int. 34 (1982) 531

Hefti, A.: A Rat Fibroblast Model to Study Possible Immune Reactions in Periodontal Disease in vitro. Diss., Zürich 1980

Hefti, A.: Der Fluoridmetabolismus. Schweiz. Mschr. Zahnmed. 96 (1986) 305

Henschler, D.: Toxikologische Aspekte der kollektiven Fluoranwendung. Dtsch. zahnärztl. Z. 23 (1968) 104

Hodge, H. C., F. A. Smith: Bd. IV von Simons, J. M.: Fluorine Chemistry. Academic Press, New York 1965

van der Hoeven, J. S., M. H. de Jong: De microbiologie van de mond. NIB, Zeist 1986

van der Hoeven, J. S., M. H. de Jong, A. H. Rogers, P. J. M. Camp: A conceptual model for the coexistence of Streptococcus spp. and Actinomyces spp. in dental plaque. J. dent. Res. 63 (1984) 389

Höhling, H. J., E. R. Krefting, R. Barckhaus: Does correlation exist between mineralization in collagen-rich hard tissues and that in enamel? J. dent. Res. 61 (1982) 1496

Horowitz, H. S.: Abusive use of fluoride. J. publ. Hlth Dent.337 (1977) 106

Horowitz, H. S.: Perspective on the use of prenatal fluorides: a symposium. J. Dent. Child. 48 (1981) 101

Houwink, B., B. J. Wagg: Effect of fluoride dentifrice usage during infancy upon enamel mottling of the permanent teeth. Caries Res. 13 (1979) 231

Ingram, G. S.: The reaction of monofluorophosphate with apatite. Caries Res. 6 (1972) 1

Ingram, G. S., L. M. Silverstone: A chemical and histological study of artificial caries in human dental enamel in vitro. Caries Res. 15 (1981) 393

Isaac, S., F. Brudevold, F. A. Smith, D. E. Gardner: The relation of fluoride in the drinking water to the distribution of fluoride in enamel. J. dent. Res. 37 (1958) 318

Ivanyi, L., T. Lehner: Stimulation of lymphocyte transformation by bacterial antigens in patients with periodontal disease. Arch. oral Biol. 15 (1970) 1089

Jackson, L. R.: In vitro hydrolysis of monofluorosphosphate by dental plaque microorganisms. J. dent. Res. 61 (1982) 953

Jenkins, G. N.: The Physiology and Biochemistry of The Mouth, 4th ed. Blackwell, Oxford 1978 (pp. 312–327, 396)

Jenkins, G. N.: Salivary effects on plaque pH. In Kleinberg, I., S. A. Ellison, I. D. Mandel: Salvia and Dental Caries. Microbiology Abstracts, Spec. Suppl. IRL Press, New York u. London 1979 (pp. 307–322)

Juriaanse, A. C., M. Booij, J. Arends, J. J. ten Bosch: The adsorption in vitro of purified salivary proteins on bovine dental enamel. Arch. oral Biol. 26 (1981) 91

Kalsbeek, H.: Evidence of decrease in prevalence of dental caries in the Netherlands: An evaluation of epidemiological caries surveys on 4–6- and 11-15-year-old children, performed between 1965 and 1980. J. dent. Res. 61 (1982) 1321

Karlson, P.: Kurzes Lehrbuch der Biochemie, 11. Aufl. Thieme, Stuttgart 1980; 12. Aufl. 1984

Keller, R.: Immunologie und Immunpathologie, 2. Aufl. Thieme, Stuttgart 1981

Kleinberg, I., S. A. Ellison, I. D. Mandel: Saliva and Dental Caries. Microbiology Abstracts, Spec. Suppl. IRL Press, New York u. London 1979

Kleinberg, I., J. A. Kanapka, D. Craw: Effects of saliva and salivary factors on the metabolism of the mixed oral flora. In Stiles, H. M., W. J. Loesche, T. C. O'Brian: Microbial Aspects of Dental Caries. Microbiology Abstracts, Spec. Suppl. IRL Press, Washington D.C. u. London 1976 (pp. 433–464)

Klock, B., B. Krasse: A comparison between different methods for prediction of caries activity. Scand. J. dent. Res. 87 (1979) 129

Knappwost, A.: Grundlagen der Resistenztheorie der Karies mit einem Beitrag über die karieshemmende Wirkung peroraler Fluorgaben. Dtsch. zahnärztl. Z. 7 (1952) 670

Knappwost, A.: Spekulation und gesicherte Tatsachen über die physiologische Fluorwirkung. In: Kariesprophylaxe mit Fluorid. Informationskreis Mundhygiene und Ernährungsverhalten, Frankfurt 1979 (S. 23)

Knutson, J. W.: An evaluation of the Grand Rapids water fluoridation project. 1954. In McClure, F. J.: Fluoride drinking waters, U. S. pulb. Hlth Serv. 825 (1954) 213

König, K. G.: Dental caries and plaque accumulation in rats treated with stannous fluoride and penicillin. Helv. odont. Acta 3 (1959) 39

König, K. G.: Caries resistance in experimental animals. In Ciba Foundation Symposium: „Caries-resistant Teeth". Churchill, London 1965 (p. 87)

König, K. G.: Impact of decreasing caries prevalence: Implications for dental research. J. dent. Res. 61 (1982) 1378

König, K. G.: Prophylaxe trotz Kariesrückgang und steigender Zahnarztdichte? Das Beispiel der Niederlande. ZWR 94 (1985) 698

Korrodi, H., T. Wegmann, P. Galletti, H. R. Held: Fluor und Schilddrüse. Z. Präv.-Med. 1 (1956) 285

Koulourides, T., B. Cameron: Enamel remineralization as a factor in the pathogenesis of dental caries. J. oral Path. 9 (1980) 255

Koulourides, T., H. Cueto, W. Pigman: Rehardening of softened enamel surfaces of human teeth by solutions of calcium phosphates. Nature 189 (1961) 226

Largent, E. J.: Fluorosis. The Health Aspects of Fluorine Compounds. Ohio State University Press, Columbus/Ohio 1961

Lemke, Ch. W., J. M. Doherty, M. C. Arra: Controlled fluoridation: the dental effects of discontinuation in Antigo/Wisconsin. J. Amer. dent. Ass. 80 (1970) 782

Lewy, A.: Possible value of nontoxic concentrations of fluorine in the prevention of deafness from otosclerosis and fibrosis. Its possible value in prevention of other disease. Arch. Otolaryng. 39 (1944) 152

Lim, J. K., G. J. Renaldo, P. Chapman: LD_{50} of SnF_2, NaF, and Na_2PO_3F in the mouse compared to the rat. Caries Res. 12 (1978) 177

Lindhe, J.: Textbook of Clinical Periodontology. Munksgaard, Kopenhagen 1983

Lindhe, J., S. E. Hamp, H. Löe: Plaque induced periodontal disease in Beagle dogs. J. Periodont. Res. 10 (1975) 243

Löe, H., E. Theilade, S. B. Jensen: Experimental gingivitis in man. J. Periodont. 36 (1965) 177

McDevitt, H. O.: Regulation of the immune response by the major histocompatibility system. New Engl. J. Med. 303 (1980) 1514

McGhee, J. R., J. Mestecky, J. L. Babb: Secretory Immunity and Infection. Plenum, New York 1978

Magnusson, B. O: Pedodontics: A Systematic Approach. Munksgaard, Kopenhagen 1981

Magnusson, I., L. Runstad, S. Nyman, J. Lindhe: A long junctional epithelium – a locus minoris resistentiae in plaque infection. J. clin. Periodont. 10 (1983) 333

Margolis, H. C., E. C. Moreno, B. J. Murphy: Importance of high pK_A acids in cariogenic potential of plaque. J. dent. Res. 64 (1985) 786

Marthaler, T. M.: Die Kochsalzfluoridierung und Vergleich der kariesprophylaktischen Wirkung verschiedener innerlicher Verabreichungsarten von Fluor. Dtsch. zahnärztl. Z. 23 (1968) 885

Marthaler, T. M., K. G. König: Der Einfluß von Fluortablettengaben in der Schule auf den Kariesbefall 6- bis 15-jähriger Kinder. Schweiz. Mschr. Zahnheilk. 77 (1967) 539

Mazza, J. E., M. G. Newmann, T. N. Sims: Clinical and antimicrobial effect of stannous fluoride on periodontitis. J. clin. Periodont. 8 (1981) 203

Mellanby, Mey: Diet and the teeth: An experimental study. Part I. Dental structure in dogs. Brit. med. Res. Council, London, Spec. Rep. No. 140, 1929

Mellanby, May: Diet and the teeth: An experimental study. Part II. A. Diet an dental disease. B. Diet and dental structure in mammals other than the dog. Brit. med. Res. Council, London, Spec. Rep. No. 153, 1930

Miller, W. D.: Die Mikroorganismen der Mundhöhle. Thieme, Leipzig 1889 (Nachdruck der engl. Ausg. von 1890 „The Micro-Organisms of the Human Mouth". Karger, Basel 1973)

Moreno, E. C., M. Kresak, R. T. Zahradnik: Physiochemical aspects of fluoride-apatite systems relevant to the study of dental caries. Caries Res. 11 Suppl. 1 (1977) 142

Mortimer, K. V., T. C. Tranter: A scanning electron microscope study of carious enamel. Caries Res. 5 (1971) 240

Mühlemann, H. R.: Zur Erosion des Zahnschmelzes. Dtsch. Zahnärztebl. 16 (1962) 328

Mühlemann, H. R.: Die kariesprophylaktische Wirkung der Aminfluoride. Quintess. zahnärztl. Lit., Referat Nr. 3192 (Heft 5–8) (1967)

Mühlemann, H. R., T. M. Marthaler: Über den Wettlauf verschiedener Methoden zur Fluorprophylaxe der Zahnkaries. Schweiz. Mschr. Zahnheilk. 72 (1962) 511

Murray, P. A., M. R. Patters: Gingival crevice neutrophil function in periodontal lesions. J. periodont. Res. 15 (1980) 463

Myers, H. M.: Fluorides and Dental Fluorosis. Karger, Basel 1978

Nelson, D. G. A., J. D. B. Featherstone, J. F. Duncan, T. W. Cutress: Effect of carbonate and fluoride on the dissolution behaviour of synthetic apatites. Caries Res. 17 (1983) 200

Nelson, D. S.: Macrophages: progress and problems. Clin. exp. Immunol. 45 (1981) 225

Newesely, H.: Fluorid für die Zahnschmelzbildung. In: Kariesprophylaxe mit Fluorid. Informationskreis Mundhygiene und Ernährungsverhalten, Frankfurt 1979 (S. 17–22)

Nishimura, T.: Histologische Untersuchungen über die Anfänge der Zahnkaries speziell der Karies des Schmelzes. Diss., Zürich 1926

Page, R. C., H. E. Schroeder: Pathogenesis of inflammatory periodontal disease. A summary of currant work. Lab. Invest. 33 (1976) 235

Page, R. C., H. E. Schroeder: Periodontitis in Man and Other Animals. Karger, Basel 1982

Patz, J.: Pharmakokinetische Untersuchungen zum Fluoridstoffwechsel. Thieme, Stuttgart 1975

Pearce, E. I. F., E. M. Hancock, I. H. C. Gallagher: The effect of fluorhydroxyapatite in experimental human dental plaque on its pH, acid production and soluble calcium, phosphate and fluoride levels following glucose challenge. Arch. oral Biol. 29 (1984) 521

Plasschaert, A. J. M., K. G. König: Die Wirkung von Zahngesundheitsinformation und von Fluoridtabletten auf den Karieszuwachs bei Schulkindern. I. Experimentelle Ergebnisse nach 2 Jahren Versuchsdauer. Schweiz. Mschr. Zahnheilk. 83 (1973) 421

Purdell-Lewis, D.: Stannous Fluoride; Its Effect on Artificially Demineralized Enamel. Diss., Groningen 1977

Ramamurthy, N. S., L. M. Golub: Diabetes increases collagenase activity in extracts of rat gingiva and skin. J. Periodont. Res. 18 (1983) 23

Reuter, J. E.: Unusual incisal dental erosion. Brit. dent. J. 145 (1978) 247

Rich, C., J. Ensinck: Effect of sodium fluoride on calcium metabolism of human beings. Nature 191 (1961) 184

Robinson, C., J. A. Weatherell, A. S. Hallsworth: Alterations in the composition of permanent human enamel during caries attack. In Leach, S. A., W. M. Edgar: Demineralization and Remineralization of Teeth. IRL Press, Oxford 1983 (p. 209)

Roholm, K.: Fluorine Intoxication: A Clinical-hygienic Study with a Review of the Literature and Some Experimental Investigations. Lewis, London 1937

Roitt, I. M., T. Lehner: Immunology of Oral Diseases. Blackwell, Oxford 1980

Rotgans, J.: Die Bedeutung des Speichels bei der Entstehung der Karies. Kariesprophylaxe 2 (1979) 57

Schlegel, H. G.: Allgemeine Mikrobiologie, 4. Aufl. Thieme, Stuttgart 1976; 6. Aufl. 1985

Schmidt, H. F. M.: Die Bedeutung des Fluoridlackes Duraphat als Kariesprophylaktikum auf Grund der 1981 vorliegenden klinischen Ergebnisse. Kariesprophylaxe 3 (1981) 117

Schroeder, H. E.: Orale Strukturbiologie. Thieme, Stuttgart 1976; 2. Aufl. 1982

Schroeder, H. E., A. M. Listgarten: Fine Structure of the Developing Epithelial Attachment of Human Teeth. Karger, Basel 1971

Seppä, L., H. Hausen, H. Luoma: Relationship between caries und fluoride uptake by enamel from two fluoride varnishes in a community with fluoridated water. Caries Res. 16 (1982) 404

Sewell, H. F.: Immune responsiveness associated with oral immunization. In: Hemmings, W. A.: Protein Transmission through Living Membranes. Elsevier/North-Holland, Amsterdam 1979

Seymour, G. J., R. N. Powell, W. I. R. Davies: The immunopathogenesis of progressive chronic inflammatory periodontal disease. J. oral Path. 8 (1979) 249

Shahed, A. R., A. Miller, D. Chalker, D. W. Allmann: Effect of sodium fluoride on cyclic AMP production in rat hepatocytes. J. cycl. nucl. Res. 5 (1979) 43

Shaw, L., J. J. Murray, C. K. Burchell, J. S. Best: Calcium and phosphorus content of plaque and saliva in relation to dental caries. Caries Res. 17 (1983) 543

Silverstone, L. M.: The effect of fluoride in the remineralization of enamel caries and caries-like lesions in vitro. J. publ. Hlth Dent. 42 (1982) 42

Silverstone, L. M.: pers. Mitt., 1983

Silverstone, L. M., N. W. Johnson, J. M. Hardie, R. A. D. Williams: Dental Caries. Aetiology, Pathology and Prevention. MacMillan, London 1981

Smith, F. A., H. C. Hodge: Toxicology of monofluorophosphate. Caries Res. 17 Suppl. 1 (1983) 36

Stratmann, K. R., F. F. Eifinger: Toxikologische Grenzwerte verschiedener Fluoridverbindungen. Kariesprophylaxe 3 (1981) 15

Strübing, W., H. J. Gülzow: Fluoridgehalt verschiedener Teesorten. Dtsch. Zahnärztl. Z. 36 (1981) 379

Sutton, R. B. O., F. C. Smales: Cross-sectional study of the effects of immunosuppressive drugs on chronic periodontal disease in man. J. clin. Periodont. 10 (1983) 317

Tabak, L., J. Levine, D. Mandel, S. Ellison: Role of salivary mucins in the protection of the oral cavity. J. oral Path. 11 (1982) 1

Tatevossian, A., E. Newbrun: Diffusion of small ionic species in human saliva, plaque fluid and plaque residue in vitro. Arch. oral Biol. 28 (1983) 109

Thylstrup, A., J. D. B. Featherstone, L. Fredebo: Surface morphology and dynamics of early enamel caries development. In Leach S. A., W. M. Edgar: Demineralization and Remineralization of Teeth. IRL Press, Oxfort 1983 (p. 165)

Tinanoff, N., J. Hock, D. Camosci, L. Helldén: The effect of stannous fluoride mouthrinse on dental plaque. J. clin. Periodont. 7 (1980) 232

Truin, G. J., K. G. König, H. M. H. M. Ruiken, A. L. M. Vogels, J. W. H. Elvers: Caries prevalence and gingivitis in 5-, 7- and 10-year-old schoolchildren in The Hague between 1969 and 1984. Caries Res. 20 (1986) 131

Twetman, S., A. Lindner, T. Modéer: Lysozyme and salivary immunoglobulin A in caries-free and caries-susceptible preschool children. Swed. dent. J. 5 (1981) 9

Vahl, J., A. Placková: Elektronenoptische Untersuchungen von braunen Schmelzflecken (arretierte Karies). Dtsch. zahnärztl. Z. 22 (1967) 620

Varughese, K., E. C. Moreno: Crystal growth of calcium apatites in dilute solutions containing fluoride. Calcif. Tissue int. 33 (1981) 431

Weatherell, J. A., C. Robinson, A. S. Hallsworth: Formation of lesions in enamel using moist acid vapor. In Leach, S. A., W. M. Edgar: Demineralization and Remineralization of Teeth. IRL Press, Oxford 1983 (p. 225)

Weaver, R.: Diet and the teeth. Some criticisms of Mrs. Mellanby's work. Brit. dent. J. 58 (1935) 405

Whitford, G. M., D. H. Pashely, G. I. Stringer: Fluoride renal clearance: A pH-dependent event. Amer. J. Physiol. 230 (1976) 527

Williams, J. L.: A contribution to the study of pathology of the enamel. Dent. Cosmos 39 (1897) 169, 269, 353

Williams, R. A. D., J. C. Elliott: Basic and Applied Dental Biochemistry. Churchill-Livingstone, Edinburgh 1979

Wilton, J. M. A.: pers. Mitt., 1980

Zahradnik, R. T., E. C. Moreno, E. J. Burke: Effect of salivary pellicle on enamel subsurface demineralization in vitro. J. dent. Res. 55 (1976) 665

Kapitel 5

Appelbaum, B., P. Lancy Jr., B. Rosan: Effect of growth conditions on corn-cob formation. J. dent. Res. 60 (1981) 482

Appleton, J. L. T.: Bacterial Infection, 4th ed. Lea & Febinger, Philadelphia 1950

Arendorf, T. M., D. M. Walker: The prevalence and intra-oral distribution of Candida albicans in man. Arch. oral Biol. 25 (1980) 25

Armitage, G. C., W. R. Dickson, R. S. Jendersekc, S. M. Levine, D. W. Chambers: Relationship between the percentage of subgingival spirochetes and the severity of periodontal disease. J. Periodont. 53 (1982) 550

Arnim, S. S.: The use of disclosing agents for measuringtooth cleanliness. J. Periodont. 34 (1963) 227

Attström, R.: The roles of gingival epithelium and phagocytosing leukocytes in gingival defence. J. clin. Periodont. 2 (1975) 25

Ayakawa, G. Y., J. L. Siegel, P. J. Crowley, A. S. Bleiweiss: Immunochemistry of the streptococcus mutans BHT cell membrane: Detection of determinants cross-reactive with human heart tissue. Infect. and Immun. 48 (1985) 280

Baehni, P., C.-C. Tsai, W. P. McArthur, B. F. Hammond, N. S. Taichmann: Interaction of inflammatory cells and oral microorganisms. VIII. Detection of leukotoxic activity of a plaque-derived gram-negative microorganisms. Infect. and Immun. 24 (1979) 233

Baer, P. N.: Controversies in periodontal microbiology. J. Pedodont. 9 (1985) 155

Baier, R. E.: Adhesion to different types of biosurfaces. In Leach, S. S.: Dental Plaque and Surface Interactions in the Oral Cavity. Information Retrieval, London 1980 (pp. 31–47)

Banting, D. W., R. P. Ellen, E. D. Fillery: Prevalence of root surface caries among institutionalised older persons. Community Dent. oral Epidemiol. 8 (1980) 84

Björn, H., J. Carlsson: Observations on dental plaque morphogenesis. Odont. Revy 15 (1964) 23

Boyar, R. M., G. H. Bowden: The microflora associated with the progression of incipient carious lesions in teeth of children living in a water-fluoridated area. Caries Res. 19 (1985) 298

Brecx, M., J. Theilade, R. Attström: Influence of optimal and excluded oral hygiene on early formation of dental plaque on plastic films. J. clin. Periodont. 7 (1980) 361

Brudevold, F., D. Goulet, A. Tehrani, F. Attarzadeh, J. van Houte: Intraoral demineralization and maltose clearance from wheat starch. Caries Res. 19 (1985) 136

Burckhardt, J. J., B. Guggenheim, A. Hefti: Are Actinomyces viscosus antigens B cell mitogens? J. Immunol. 118 (1977) 1460

Burckhardt, J. J., R. Gaegauf-Zollinger, R. Schmid, B. Guggenheim: Alveolar bone loss in rats after immunization with Actinomyces viscosus. Infect. and Immun. 31 (1981) 971

Burnett, G. W., G. S. Schuster: Oral Microbiology and Infections Disease. Williams & Wilkins, Baltimore 1978

Carlsson, J.: Presence of various types of non-haemolytic streptococci in dental plaque and in other sites of the oral cavity in man. Odont. Revy 18 (1967) 55

Carlsson, J.: A numerical taxonomic study of human oral streptococci. Odont. Review 19 (1968) 137

Carlsson, J.: Bactericidal effect of hydrogen peroxide is prevented by the lactoperoxidase-thiocyanate system under anaerobic conditions. Infect. and Immun. 29 (1980) 1190

Carlsson, J.: Regulation of sugar metabolism in relation to the feast-and-famine existence of plaque. In Guggenheim, B.: Cariology Today. Karger, Basel 1984 (p. 205)

Carlsson, J., J. Egelberg: Effect of diet on

early plaque formation in man. Odont. Revy 16 (1965) 112

ten Cate, J. M., P. P. E. Duijsters: Alternating demineralization and remineralization of artificial enamel lesions. Caries Res. 16 (1982) 201

Cisar, J. O., P. E. Kolenbrander, F. C. McIntire: Specificity of coaggregation reactions between human oral streptococci and strains of *actinomyces viscosus* or *actinomyces naeslundii*. Infect. and Immun. 24 (1979) 742

Clarke, J. K.: On the bacterial factor in the aetiology of dental caries. Brit. J. exp. Path. 5 (1924) 141

Courtois, G. J., C. M. Cobb, W. J. Killoy: Acute necrotizing ulcerative gingivitis. J. Periodont. 54 (1983) 671

Cox, G. J.: Experimental dental caries in animals. In Toverud, G. et al.: A Survey of the Literature of Dental Caries. Nat. Res. Council, Washington/D. C., Publ. No. 225, 1952 (p. 55)

Coykendall, A. L.: Proposal to elevate the subspecies of *Streptococcus mutans* to species status, based on their molecular composition. Int. J. syst. Bact. 27 (1977) 26

Crawford, J. M., M. A. Taubmann, D. J. Smith: The effects of local immunization with periodontopathic microorganisms on periodontal bone loss in gnotobiotic rats. J. periodont. Res. 13 (1978) 445

Critchley, P.: Effects of foods on bacterial metabolic processes. J. dent. Res. 49 (1970) 1283

Dahneke, B.: Kinetic theory of the escape of particles from surfaces. J. Coll. int. Sci. 50 (1975) 89

Daly, C. G., G. J. Seymour, J. B. Kieser: Bacterial endotoxin: A role in chronic inflammatory periodontal disease? J. oral Path. 9 (1980) 1

Darwish, S., T. Hyppa, S. S. Socransky: Studies of the predominant cultivable microbiota of early periodontitis. J. periodont. Res. 13 (1978) 1

Dawes, C., G. H. Dibdin: Theoretical analysis of the effect of plaque thickness on acid production from sucrose. Caries Res. 20 (1986) 149

DiRienzo, J. M., C. Tsai, B. J. Shenker, N. S. Taichmann, E. T. Lally: Monoclonal antibodies to leukotoxin of *Actinobacillus actinomycetemcomitans*. Infect. and Immun. 47 (1985) 31

Distler, W., A. Kröncke: The acid pattern in human dental plaque. J. dent. Res. 62 (1983) 87

Distler, W., A. Kröncke: Formic acid in human single-site resting plaque – quantitative and qualitative aspects. Caries Res. 20 (1986) 1

Donaldson, S. L., P. H. Bick, W. E. C. Moore, R. R. Raany, J. A. Burmeister, J. G. Tew: Polyclonal B-cell activating capacities of gram-positive bacteria frequently isolated from periodontally diseased sites. J. periodont. Res. 17 (1982) 569

Doyle, R. J., J. E. Ciardi: Glucosyltransferases, Glucans, Sucrose and Dental Caries. Spec. Suppl., Chemical Senses, IRL Press, Oxford 1983

Drucker, D. B., R. M. Green: The relative cariogenicity of different streptococci in the gnotobiotic wag/rij rat. Arch. oral Biol. 26 (1981) 559

Drucker, D. B., A. P. Shakespeare, R. M. Green: The production of dental plaque and caries by the bacterium *Streptococcus salivarius* in gnotobiotic wag/rij rats. Arch. oral Biol. 29 (1984) 437

Drutz, D. J., J. Mills: Immunity and infection. In Fudenberg, H. H., D. P. Stites, J. L. Caldwell, J. V. Wells: Basic and Clinical Immunology, 3rd ed. Lange, Los Altos 1980 (p. 251)

Edgar, W. M.: Fluoride metabolism in dental plaque, bacteria and man. Front. oral Physiol. 3 (1981) 19

Edgar, W. M.: Duration of response and stimulus sequence in the interpretation of plaque pH data. J. dent. Res. 61 (1982) 1126

Eisenberg, A. D., G. R. Bender, R. E. Marquis: Reduction in the aciduric properties of the oral bacterium *Streptococcus mutans* GS-5 by fluoride. Arch. oral Biol. 25 (1980) 133

Featherstone, J. D. B., B. E. Rodgers: Effect of acetic, lactic and other organic acids on the formation of artificial carious lesions. Caries Res. 15 (1981) 377

Featherstone, J. D. B., J. F. Duncan, T. W. Cutress: A mechanism for dental caries based on chemical processes and diffusion phenomena during in vitro caries siumulation on human tooth enamel. Arch. oral Biol. 24 (1979) 101

Fitzgerald, R. J., B. O. Adams, D. B. Fitzgerald, W. Know: Cariogenicity of human plaque lactobacilli in gnotobiotic rats. J. dent. Res. 60 (1981) 919

Freedman, M. L., A. L. Coykendall, E. M. O'Neill: Physiology of „mutans-like" *Streptococcus ferus* from wild rats. Infect. and Immun. 35 (1982) 476

Gaffar, A., E. J. Coleman, H. W. Marcussen: Penetration of dental plaque components into gingiva: Sequential topical treatment with hyaluronidase and streptococcal polysaccharide in rats. J. Periodont. 52 (1981) 197

Geddes, D. A. M.: Acids produced by human dental plaque metabolism in situ. Caries Res. 9 (1975) 98

Geddes, D. A. M.: Studies on metabolism of dental plaque: diffusion and acid production in human dental plaque. Front. oral Physiol. 3 (1981) 78

Geddes, D. A. M., D. A. Weetmann, J. D. B. Featherstone: Preferential loss of acetic acid from plaque fermentation in the presence of enamel. Caries Res. 18 (1983) 430

Gehring, F.: Saccharose-Austauschstoffe in der Kariesprophylaxe. Kariesproph. 3 (1981) 1

Glantz, P. O.: Adhesion to the surfaces of teeth. In Leach, S. A.: Dental Plaque and Surface Interactions in the Oral Cavity. Information Retrieval, London 1980 (p. 49)

Graf, H.: Telemetrie des pH des Interdentalplaque. Schweiz. Mschr. Zahnheilk. 79 (1969) 146

Graf, H., H. R. Mühlemann: Telemetry of plaque pH from interdental area. Helv. odont. Acta 10 (1966) 94

Greger, J. E. G., E. J. Izaguirre-Fernández, A. D. Eisenberg: Adenosine 5′-triphosphate content of *Streptococcus mutans* GS-5 during fluoride mediated death at low pH. Caries Res. 19 (1985) 307

Guggenheim, B.: Streptococci of dental plaques. Caries Res. 2 (1968) 147

Guggenheim, B.: Enzymatic hydrolysis and structure of water insoluble glucan produced by glucosyltransferases from a strain of *Streptococcus mutans*. Helv. odont. Acta 14 (1970) 89

Guggenheim, B.: Ultrastructure and some biochemical aspects of dental plaque. A review. In Stiles, H. M., W. J. Loesche, T. C. O'Brian (Hrsg.), Microbial Aspects of Dental Caries. Microbiology Abstracts vol. I, Spec. Suppl. Information Retrieval, Washington 1976 (p. 89)

Guggenheim, B.: Effects of immunization on periodontal disease and caries in gnotobiotic rats associated with *actinomyces viscosus*. In Lehner, T., G. Cimasoni: The Borderland between Caries and Periodontal Disease, vol. II. Academic Press, London 1980 (p. 175)

Guggenheim, B.: Gedanken zur Pathogenese der Parodontopathien. Acta parodont. 10 (1981) 79

Guggenheim, B., F. Lutz: A simple model for root caries and alveolar bone recession in rats. Caries Res. 19 (1985) 516

Guggenheim, B., K. G. König, H. R. Mühlemann: Modifications of the oral bacterial flora and their influence on dental caries in the rats. I. The effects of inoculating 4 labelled strains of streptococci. Helv. odont. Acta 9 (1965) 121

Hamilton, I. R.: Effects of fluoride on enzymatic regulation of bacterial carbohydrate metabolism. Caries Res. 11 Suppl. 1 (1977) 262

Hamilton, I. R., G. H. Bowden: Response of freshly isolated strains of *Streptococcus mutans* and *Streptococcus mitior* to change in pH in the presence and absence of fluoride during growth in continuous culture. Infect. and Immun. 36 (1982) 255

Hamilton, I. R., D. C. Ellwood: Effect of fluoride on carbohydrate metabolism by washed cells of *streptococcus mutans* grown at various pH values in a chemostat. Infect. and Immun. 19 (1978) 43

Hardie, J. M., P. L. Thomson, R. J. South, P. D. Marsch, G. H. Bowden, A. S. McKee, E. D. Fillery, G. L. Slack: A longitudinal epidemiological study on dental plaque and the development of dental caries. Interim results after two years. J. dent. Res. 56 (spec. issue C) (1977) C90

Hardy, K. G.: Colicinogeny and related phenomena. Bact. Rev. 39 (1975) 464

Harper, D. S., W. J. Loesche: Growth and

acid tolerance of human dental plaque bacteria. Arch. oral Biol. 29 (1984) 843

Hayes, M. L., E. C. Carter, S. J. Griffiths: The acidogenic microbial composition of dental plaque from caries-free and caries-prone people. Arch. oral Biol. 28 (1983) 381

van der Hoeven, J. S.: A slime-producing microorganism in dental plaque of rats, selected by glucose feeding. Caries Res. 8 (1974) 193

van der Hoeven, J. S., H. C. M. Franken: Production of acids in rat dental plaque with or without *Streptococcus mutans*. Caries Res. 16 (1982) 375

van der Hoeven, J. S., H. C. M. Franken: Effect of fluoride on growth and acid production by *Streptococcus mutans* in dental plaque. Infect. and Immun. 45 (1984) 356

van der Hoeven, J. S., M. H. de Jong: De microbiologie van de mond. NIB, Zeist 1986

van der Hoeven, J. S., M. H. de Jong, A. H. Rogers, P. J. M. Camp: A conceptual model for the co-existence of *Streptococcus* spp. and *Actinomyces* spp. in dental plaque. J. dent. Res. 63 (1984) 389

Hotz, P., B. Guggenheim, R. Schmid: Carbohydrates in pooled plaque. Caries Res. 6 (1972) 103

van Houte, J., J. Russo: Effect of oral nutrient limitation of gnotobiotic rats on acidogenic properties of dental plaque formed by oral streptococci. J. dent. Res. 64 (1985) 815

Huis in 't Veld, J. H. J., J. de Boer, R. Havenaar: Virulence of *Streptococcus mutans* serotypes in complex microbial systems. Caries Res. 15 (1981) 209

Huis in 't Veld, J. H. J., P. Sampaio Camargo, W. H. van Palenstein Helderman, O. Bakker Dirks: Sequential study of the incidence and distribution of *Streptococcus mutans* in dental plaque from caries-free and caries-active recruits. Caries Res. 13 (1979) 86

Huxley, H. G.: The relationship between plaque bacteria and dental caries at specific tooth sites in rats. In Stiles, H. M., W. J. Loesche, T. C. O'Brain: Microbial Aspects of Dental Caries. Microbiology Abstracts, Spec. Suppl., vol. III. Information Retrieval, Washington 1976 (p. 773)

Imai, S., K. Takeuchi, K. Shibata, S. Yoshikawa, S. Kitahata, S. Okada, S. Araya, T. Nisizawa: Screening of sugars inhibitory against sucrose-dependent synthesis and adherence of insoluble glucan and acid production by *Streptococcus mutans*. J. dent. Res. 61 (1984) 1293

Imfeld, T., F. Lutz: Intraplaque acid formation assessed in vivo in children and young adults. Pediat. Dent. 2 (1980) 87

Imfeld, T., H. R. Mühlemann: Evaluation of sugar substitutes in preventive cariology. J. prev. Dent. 4 (1977) 8

Irving, J. T., S. S. Socransky, A. C. R. Tanner: Histological changes in experimental periodontal disease in rats monoinfected with gram-negative organisms. J. periodont. Res. 13 (1978) 326

Jann, K., B. Jann: Bacterial polysaccharide antigens. In Sutherland, I.: Surface Carbohydrates of the Prokaryotic Cell. London Academic Press, London 1977 (p. 247)

Jay, P.: The reduction of oral lactobacillus counts by the periodic restriction of carbohydrate. Amer. J. Ortop. 33 (1947) 162

Jay, P.: The effect of substrate on the oral flora. J. Amer. dent. Ass. 37 (1948) 416

Jeljaszewicz, J., T. Wadström: Bacterial Toxins and Cell Membranes. Academic Press, London 1978

Jensen, M. E.: Effect of sodium fluoride on human interproximal plaque pH responses to 10% sucrose. Caries Res. 19 (1985) 157

Johnson, D. A., U. H. Behling, C. H. Lai, M. Listgarten, S. S. Socransky, A. Nowotny: Role of bacterial products in periodontitis: Immune response in gnotobiotic rats monoinfected with *Eikenella corrodens*. Infect. and Immun. 19 (1978) 264

Jong, M. H. de, J. S. van der Hoeven, J. H. van Os, J. H. Olijve: Growth of oral *Streptococcus* species and *Actinomyces viscosus* in human saliva. Appl. environm. Microbiol. 47 (1984) 901

Jordan, H. V., R. J. Preman, S. Kashket: Comparative activitis of PEP and ATP-linked phosphorylation of hexose in *actinomyces*. J. dent. Res. 61 (1982) 312

Juriaanse, A. C.: pers. Mitt., 1983

Juriaanse, A. C., M. Booij, J. Arends, J. J. ten Bosch: The adsorption in vitro of purified salivary proteins on bovine dental enamel. Arch. oral Biol. 26 (1981) 91

Kalberer, P. U., H. E. Schroeder, B. Guggenheim, H. R. Mühlemann: The microbial colonization in fissures. A morphological and morphometric study in rat molars. Helv. odont. Acta 15 (1971) 1

Karlson, P.: Kurzes Lehrbuch der Biochemie, 11. Aufl. Thieme, Stuttgart 1980; 12. Aufl. 1984

Keevil, C. W., M. I. Williamson, P. D. Marsh, D. C. Ellwood: Evidence that glucose and sucrose uptake in oral streptococcal bacteria involves independent phosphotransferase and proton-motive force-mediated mechanisms. Arch. oral Biol. 11 (1984) 871

Keller, R.: Immunologie und Immunpathologie, 2. Aufl. Thieme, Stuttgart 1981

Keltjens, H. M. A. M., M. J. M. Schaeken, H. C. M. Franken, J. S. van der Hoeven: Microflora of plaque from sound and carious root surfaces. J. dent. Res. 64 (1985) 700

Keyes, P. H.: Recent advances in dental caries research: bacteriology. Int. dent. J. 12 (1962) 443

Kiley, P., S. C. Holt: Characterization of the lipopolysaccharide from Actinobacillus actinomycetemcomitans Y4 and N27. Infect. and Immun. 30 (1980) 862

Kilian, M.: Degradation of immunoglobulins A1, A2, and G by suspected principal periodontal pathogens. Infect. and Immun. 34 (1981) 757

Kilian, M., C. R. Schiott: Haemophili and related bacteria in the human oral cavity. Arch. oral Biol. 20 (1975) 791

Kilian, M., M. J. Larsen, O. Fejerskov, A. Thylstrup: Effects of fluoride on the initial colonization of teeth in vivo. Caries Res. 13 (1979) 319

Koch, O., G. Uhlenbruck: Die Bedeutung der Lektine bei Bakterien mit kariogenen Eigenschaften. Oralprophylaxe 5 (1983) 126

König, K. G.: Dental caries and plaque accumulation in rats treated with stannous fluoride and penicillin. Helv. odont. Acta 3 (1959) 39

König, K. G.: Dental morphology in relation to caries resistance with special reference to fissures as susceptible areas. J. dent. Res. 42 (1963) 461

König, K. G., B. Guggenheim: Implantation of antibiotic-resistant bacteria and the production of dental caries in rats. Advanc. oral Biol. 3 (1968) 217

Konings, W. N., H. Veldkamp: Energy transduction and solute transport mechanisms in relation to environments occupied by microorganisms. Symp. Soc. gen. Microbiol. 34 (1983) 153

Krieg, N. R., J. G. Holt: Bergey's Manual of Systematic Bacteriology. Williams & Wilkins, Baltimore 1984

Kuenen, J. G.: Oxygen Toxicity Group Report. In Shilo, M.: Strategies of Microbial Life in Extreme Environments. Dahlem Konferenzen, Berlin 1979 (S. 223)

Lagerlöf, F., R. Dawes, C. Dawes: Salivary clearance of sugar and its effects on pH changes by Streptococcus mitior in an artificial mouth. J. dent. Res. 63 (1984) 1266

Lancy jr., P., B. Appelbaum, S. C. Holt, B. Rosan: Quantitative in vitro assay for „corncob" formation. Infect. and Immun. 29 (1980) 663

Lange, D.: Parodontologie in der täglichen Praxis. Quintessenz, Berlin 1981

Larjava, H., L. Saxén, T. Kosunen, C. G. Gahmberg: Chemotaxis and surface glycoproteins of neutrophil granulocytes from patients with juvenile periodontitis. Arch. oral Biol. 29 (1984) 935

Lindhe, J.: Textbook of Clinical Periodontology. Munksgaard, Kopenhagen 1983

Lindhe, J., S. E. Hamp, H. Löe: Plaque induced periodontal disease in beagle dogs. J. periodont. Res. 10 (1975) 243

Listgarten, M. A.: Structure of the microbial flora associated with periodontal health and disease in man. A light and electron microscopic study. J. Periodont. 47 (1976) 1

Löe, H.: Mechanical and chemical control of dental plaque. J. clin. Periodont. 6, Suppl. 7 (1979) 32

Löe, H.: Principles and progress in the prevention of periodontal disease. In Lehner, T., G. Cimasoni: The Borderland between Caries and Periodontal Disease, vol. II. Academic Press, London 1980 (p. 256)

Löe, H., T. Karring, E. Theilade: An in vivo method for the study of microbiology of occlusal fissures. Caries Res. 7 (1973) 120

Löe, H., E. Theilade, S. B. Jensen: Experimental gingivitis in man. J. Periodont. 36 (1965) 177

Loesche, W. J.: Chemotherapy of dental plaque infections. Oral Sci Rev. 9 (1976) 65

Loesche, W. J.: The bacteriology of dental decay and periodontal disease. Clin. prev. Dent. 2 (1980) 18

Macdonald, J. B.: Microbiology of caries. In Sognnaes, R. F.: Chemistry and Prevention of Dental Caries. Thomas, Springfield/Ill. 1962 (p. 89)

Magnusson, I., T. Ericson, K. Pruitt: Effect of salivary agglutinins on bacterial colonization of tooth surfaces. Caries Res. 10 (1976) 113

Mangan, D. F., T. Won, D. E. Lopatin: Nonspecific induction of immunoglobulin M antibodies to periodontal disease-associated microorganisms after polyclonal human B-lymphocyte activition by Fusobacterium nucleatum. Infect. and Immun. 41 (1983) 1038

Mangan, D. F., B. E. Laughon, B. Bower, D. E. Lopatin: In vitro lymphocyte blastogenic responses and titers of humoral antibodies from periodontitis patients to oral spirochete isolates. Infect. and Immun. 37 (1982) 445

Marsh, P. D., C. W. Keevil, A. S. McDermid, M. I. Williamson, D. C. Ellwood: Inhibition by the antimicrobial agent chlorhexidine of acid production and sugar transport in oral streptococcal bacteria. Arch. oral Biol. 28 (1983) 233

Marsh, P., M. Martin: Oral Microbiology, 2nd ed. Van Nostrand, London 1984

Marthaler, T. M.: Apfel, Gesundheit und Kauorgan. Schweiz. Mschr. Zahnheilk. 78 (1968) 823

Mazza, J. E., M. G. Newman, T. N. Sims: Clinical and antimicrobial effect of stannous fluoride on periodontitis. J. clin. Periodont. 8 (1981) 203

Meckel, A. H.: The nature and importance of organic deposits on dental enamel. Caries Res. 2 (1968) 104

Melville, T. H., C. Russell: Microbiology for Dental Students, 3rd ed. Heinemann, London 1981

Mikx, F. H. M., J. S. van der Hoeven, A. J. M. Plasschaert, K. G. König: Effect of Actinomyces viscosus on the establishment and symbiosis of Streptococcus mutans and Streptococcus sanguis in SPF rats on different sucrose diets. Caries Res. 9 (1975) 1

Mikx, F. H. M., D. N. B. Ngassapa, F. M. J. Reijntjens, J. C. Maltha: Effect of splint placement on black-pigmented Bacteroides and spirochetes in the dental plaque of beagle dogs. J. dent. Res. 63 (1984) 1284

Mikx, F. H. M., J. S. van der Hoeven, K. G. König, A. J. M. Plasschaert, B. Guggenheim: Establishment of defined microbial ecosystems in germ-free rats. I. The effect of the interaction of Streptococcus mutans or Streptococcus sanguis with Veillonella alcalescens on plaque formation and caries activity. Caries Res. 6 (1972) 211

Miller, W. D.: Die Mikroorganismen der Mundhöhle. Thieme, Leipzig 1889 (Nachdruck der engl. Ausg. von 1890 „The Micro-organisms of Human Mouth". Karger, Basel 1973)

Mitchell, P.: Compartmentation and communication in living systems. Ligand conduction: A general catalytic principle in chemical, osmotic and chemiosmotic reaction systems. Europ. J. Biochem. 95 (1979) 1

Mühlemann, H. R.: Einführung in die orale Präventivmedizin. Huber, Bern 1974

Nagata, K., S. Shibata, H. Tamagawa, A. Tsunemitsu, H. Nonaka, R. Nakamura: Isolation of hemagglutinin from Streptococcus sanguis ATCC 10557. J. dent. Hlth 30 (1980) 144

Nair, B. C., W. R. Mayberry, R. Dziak, P. B. Chen, M. J. Levine, E. Hausmann: Biological effects of a purified lipopolysaccharide from Bacteroides gingivalis. J. periodont. Res. 18 (1983) 40

Netuschil, L., P. Riethe: Kariesprophylaxe mit Fluoriden. Eine wissenschaftliche Standortbestimmung. Teil I: Wirkungsmechanismus der Fluoride. Oralprophylaxe 7 (1985) 99

Newbrun, E.: Sucrose, the arch criminal of dental caries. Odont. Revy 18 (1967) 373

Newbrun, E.: Cariology, 2nd ed. Williams & Wilkins, Baltimore 1983

Newman, H. N.: Ultrastructure of the apical border of dental plaque. In Lehner, T.: The Borderland between Caries and Periodontal Disease. Academic Press, London 1977 (p. 79)

Nord, C. E.: Anaerobic microorganisms in gingival plaque. In Lehner, T., G. Cimasoni: The Borderland between Caries and

Periodontal Disease, vol. II, Academic Press, London 1980 (p. 241)

Nyvad, B.: Tidlig Bakterieakkumulation pa Emalje-og Rodoverflader in vivo. Diss., Arhus 1983

Padan, E.: Adaptation of bacteria to external pH. In Klug, M. J., C. A. Reddy: Current Perspectives in Microbial Ecology. Amer. Soc. Microbiol. Washington/D. C. 1983 (p. 49)

Page, R. C., H. E. Schroeder: Periodontitis in Man and Other Animals. Karger, Basel 1982

van Palenstein Helderman, W. H., C. J. C. M. Hoogeveen: Bacterial enzymes and viable counts in crevices of non-inflamed and inflamed gingiva. J. periodont. Res. 11 (1976) 25

Raetzke, P.: Juvenile Parodontitis. Folge eines spezifischen Defektes der körpereigenen Infektabwehr?. Dtsch. Z. Mund-, Kiefer- u. Gesichts-Chir. 6 (1982) 229

Rateitschak, K-H., E. M. Rateitschak, H. F. Wolf: Parodontologie. Thieme, Stuttgart 1984

Rateitschak-Plüss, E. M., B. Guggenheim: Effects of a carbohydrate-free diet and sugar substitutes on dental plaque accumulation. J. clin. Periodont. 9 (1982) 239

Renggli, H. H., H. R. Mühlemann, K. H. Rateitschak: Parodontologie, 3. Aufl. Thieme, Stuttgart 1984

Ritz, H. L.: Microbial population shifts in developing human dental plaque. Arch. oral Biol. 12 (1967) 1561

Rogers, A. H.: The source of infection in the intrafamilial transfer of Streptococcus mutans. Caries Res. 15 (1981) 26

Rogers, A. H.: pers. Mitt., 1984

Roitt, I. M., T. Lehner: Immunology of Oral Diseases. Blackwell, Oxford 1980

Savitt, E. D., S. S. Socransky: Distribution of certain subgingival microbial species in selected periodontal conditions. J. periodont. Res. 19 (1984) 111

Saxén, L.: Heredity of juvenile periodontitis. J. clin. Periodont. 7 (1980) 276

Schachtele, C. F., S. K. Harlander, D. W. Fuller, P. K. Zollinger, W. L. S. Leung: Bacterial interference with sucrose-dependent adhesion of oral streptococci. In Stiles, H. M., W. J. Loesche, T. C. O'Brian: Microbial Aspects of Dental Caries. Mi-

crobiology Abstracts, vol. II, Spec. Suppl. Information Retrieval, Washington 1976 (p. 401)

Schlegel, H. G.: Allgemeine Mikrobiologie, 4. Aufl. Thieme, Stuttgart 1976; 6. Aufl. 1985

Schroeder, H. E.: Formation and Inhibition of Dental Calculus. Huber, Bern 1965

Schroeder, H. E.: The structure and relationship of plaque to the hard and soft tissues: Electron microscopic interpretation. Int. dent. J. 20 (1970) 353

Schroeder, H. E.: Histopathology of the gingival sulcus. In Lehner, T.: The Borderland between Caries and Periodontal Disease. Academic Press, London 1977 (p. 43)

Schroeder, H. E., R. Attström: Pocket formation: an hypothesis. In Lehner, T., G. Cimasoni: The Borderland between Caries and Periodontal Disease, vol. II. Academic Press, London 1980 (p. 99)

Schroeder, H. E., J. de Boever: The structure of microbial dental plaque. In McHugh, W. D.: Dental Plaque. Livingstone, Edinburgh 1970 (p. 49)

Schüle, H.: Das Schmelzoberhäutchen. Thieme, Stuttgart 1962

Siegel, I. A., K. T. Izutsu: Permeability of oral mucosa to organic compounds. J. dent. Res. 59 (1980) 1604

Slots, J.: Microflora in the healthy gingival sulcus in man. Scand. J. dent. Res. 85 (1977a) 247

Slots, J.: The predominant cultivable microflora of advanced periodontitis. Scand. J. dent. Res. 85 (1977b) 114

Slots, J.: Enzymatic characterization of some oral and nonoral gram-negative bacteria with the API ZYM system. J. clin. Microbiol. 14 (1981) 288

Slots, J., D. Möenbo, J. Langebaek, A. Frandsen: Microbiota of gingivitis in man. Scand. J. dent. Res. 86 (1978) 174

Socransky, S. S.: Criteria for the infectious agents in dental caries and periodontal disease. J. clin. Periodont. 6 Suppl. 7 (1979) 16

Socransky, S. S., A. C. R. Crawford: Recent advances in the microbiology of periodontal disease. In Goldman, H. M., H. W. Gilmore, W. B. Irby, R. E. McDonald: Current Therapy in Dentistry, vol. VI. Mosby, St. Louis 1977 (pp. 3–13)

Socransky, S. S.: A. C. R. Tanner, J. M. Goodson: Patterns of subgingival microbial colonization. J. dent. Res. 60 (1981) 486

Sönju, T., G. Rölla: Chemical analysis of the acquired pellicle formed in two hours on cleaned human teeth *in vivo*. Rate of formation and amino acid analysis. Caries Res. 7 (1973) 30

Staat, R. H., J. C. Peyton: Adherence of oral streptococci: evidence for nonspecific adsorption to saliva-coated hydroxylapatite surfaces. Infect. and Immun. 44 (1984) 653

Stanier, R. Y., E. A. Adelberg, J. L. Ingraham: General Microbiology, 4th ed. Macmillan, London 1984

Stephan, R. M., B. F. Miller: A quantitative method for evaluating physical and chemical agents which modify production of acids in bacterial plaques on human teeth. J. dent. Res. 22 (1943) 45

Stoppelaar, J. D. de, J. van Houte, O. Backer Dirks: The effect of carbohydrate restriction on the presence of *Streptococcus mutans Streptococcus sanguis* and iodophilic polysaccharido-producing bacteria in human dental plaque. Caries Res. 4 (1970) 114

Stoppelaar, J. D. de, K. G. König, A. J. M. Plasschaert, J. S. van der Hoeven: Decreased cariogenicity of a mutant of *Streptococcus mutans*. Arch. oral Biol. 16 (1971) 971

Stouthammer, A. H., W. de Vries, H. G. D. Niekus: Microaerophily. Antonie v. Leeuwenhoek 45 (1979) 5

Stralfors, A.: Investigations into the Bacterial Chemistry of Dental Plaques. Thule, Stockholm 1950

Stryer, L.: Biochemistry, 2nd ed. Freeman, San Francisco 1981

Sutherland, I.: Surface Carbohydrates of the Prokaryotic Cell. Academic Press, London 1977

Sveen, K., N. Skaug: Bone resorption stimulated by lipopolysaccharides from bacteroides, fusobacterium and veillonealla, and by the lipid A and the polysaccharide part of fusobacterium lipopolysaccharid. Scand. J. dent. Res. 88 (1980) 535

Swenander Lanke, L.: Influence on salivary sugar of certain properties of foodstuffs and individual oral conditions. Acta odont. scand. 15, Suppl. 23, 1957

Taichman, N. S., H. R. Bohringer, C.-H. Lai, B. J. Shenker, C.-C. Tsai, P. H. Berthold, M. A. Listgarten, I. S. Shapiro: Pathobiology of oral spirochetes in periodontal disease. J. periodont. Res. 17 (1981) 449

Theilade, E.: Microbiology of periodontal disease. J. clin. Periodont. 7 (1980) 331

Theilade, E., J. Theilade: Bacteriological and ultrastructural studies of developing dental plaque. In McHugh, W. D.: Dental Plaque. Livingstone, Edinburgh 1970 (p. 27)

Theilade, E., J. Theilade: Formation and ecology of plaque at different locations in the mouth. Scand. J. dent. Res. 93 (1985) 90

Theilade, E., O. Fejerskov, W. Prachyabrued, M. Kilian: Microbiologic study on developing plaque in human fissures. Scand. J. dent. Res. 82 (1974) 420

Theilade, E., W. H. Wright, S. B. Jensen, H. Löe: Experimental gingivitis in man. II. A longitudinal clinical and bacteriological investigation. J. periodont. Res. 1 (1966) 1

Thibodeau, E. A., R. E. Marquis: Acid sensitivity of glycolysis in normal and proton-permeable cells of *Streptococcus mutans* GS-5. J. dent. Res. 62 (1983) 1174

Tinanoff, N., J. Hock, D. Camosci, L. Helldén: The effect of stannous fluoride mouthrinse on dental plaque. J. clin. Periodont. 7 (1980) 232

Vratsanos, S. M., I. E. Mandel: Comparative plaque acidogenesis of caries-resistant vs. caries-susceptible adults. J. dent. Res. 61 (1982) 465

Wade, B. A.: Effect on dental plaque of chewing apples. Dent. Practit. dent. Rec. 21 (1971) 194

Waerhaug, J.: Healing of the dento-epithelial junction following subgingival plaque control. I. As observed in human biopsy material. J. Periodont. 49 (1978) 1

Wagg, B. J.: Root surface caries: a review. Community dent. Hlth 1 (1984) 1

Wegman, M. R., A. D. Eisenberg, M. E. J. Curzon, S. L. Handelman: Effects of fluoride, lithium, and strontium on intracellular polysaccharide accumulation in *S. mutans* and *A. viscosus*. J. dent. Res. 63 (1984) 1126

Wetzel, W. E., A. Sziegoleit, C. Weckler: Karies-Candidose des Milchgebisses bei Kleinkindern. Oralprophylaxe 6 (1984) 87

Williams, J. L.: A contribution to the study of pathology of the enamel. Dent. Cosmos 39 (1897) 169, 269, 353

Wilton, J. M. A., O. P. de Almeida: The comparative inflammatory effect of dental plaque, lipopolysaccharide, lipoteichoic acid, dextran and levan on leukocytes in the mouse peritoneal cavity. In Lehner, T., G. Cimasoni: The Borderland between Caries and Periodontal Disease, vol. II. Academic Press, London 1980 (pp. 83–97)

Wyss, C., B. Guggenheim: Effects of the association of conventional rats with *Actinomyces viscosus* Ny1 and *Bacteroides gingivalis* W83. J. periodont. Res. 19 (1984) 574

Ziesenitz, Susanne C., G. Siebert: pers. Mitt., 1983

Ziesenitz, Susanne C., M. Hofmeister, A. Hicks, G. Siebert: Basic studies on acidogenesis by *Streptococcus mutans*. Caries Res. 19 (1985) 175

Kapitel 6

Afonsky, D.: Some observations on dental caries in Central China. J. dent. Res. 30 (1951) 53

Ainamo, J., S. Asikainen, A. Ainamo, A. Lahtinen, M. Sjöblom: Plaque growth while chewing sorbitol and xylitol simultaneously with sucrose flavored gum. J. clin. Periodont. 6 (1979) 397

Arnim, S. S.: The use of disclosing agents for measuring tooth cleanliness. J. Periodont. 34 (1963) 227

Birkhed, D., S. Edwardsson, U. Wikesjö, M.-L. Ahlden, J. Ainamo: Effects of four days consumption of chewing-gum containing sorbitol or a mixture of sorbitol and xylitol on dental plaque and salvia. Caries Res. 17 (1983) 76

Carlsson, J., J. Egelberg: Effect of diet on early plaque formation in man. Odont. Revy 16 (1965) 112

Day, C. D. M.: Nutritional deficiencies and dental caries in Northern India. Brit. dent. J. 76 (1944a) 115

Day, C. D. M.: Oral conditions in the famine district of Hissar. J. Amer. dent. Ass. 31 (1944b) 52

Edgar, W. M., W. H. Bowen, S. Amsbaugh, E. Monell-Torrens: Effects of eating pattern on dental caries in rodents. Caries Res. 15 (1981) 179

Editorial: Saccharin and bladder cancer. Lancet 1980/I, 855–856

Gardner, D. E., J. R. Norwood, J. E. Eisenson: At-will breast feeding and dental caries: four case reports. J. Dent. Childr. 44 (1977) 186–191

Gehring, F.: Saccharose-Austauschstoffe in der Kariesprophylaxe. Kariesprophylaxe 3 (1981) 1

Hackett, A. F., A. J. Rugg-Gunn, J. J. Murray, G. J. Roberts: Can breast feeding cause dental caries? Hum. Nutr. appl. Nutr. 38 (1984) 23–28

Hefti, A., D. P. Kandelmann: Effects of partial substitution by xylitol in caries prevention. A clinical field trial in French Polynesia. Caries Res. 20 (1986) 184

Hefti, A., R. Schmid: Effect on caries incidence in rats of increasing dietary sucrose levels. Caries Res. 13 (1979) 298

Imfeld, T. N.: Identification of Low Caries Risk Dietary Components. Karger, Basel 1983

Jenkins, G. N., M. G. Forster, R. L. Speirs: The influence ofthe refinement of carbohydrates on their cariogenicity. In vitro studies on crude and refined sugars and animal experiments. Brit. dent. J. 106 (1959) 362

König, K. G.: Möglichkeiten der Kariesprophylaxe beim Menschen und ihre Untersuchung im kurzfristigen Rattenexperiment. Huber, Bern 1966

König, K. G.: Welche Bedeutung haben Vollmehlprodukte für die Zahngesundheit? Getreide u. Mehl 17 (1967a) 17

König, K. G.: Caries induced in laboratory rats. Post-eruptive effect of sucrose and of bread of different degrees of refinement. Brit. dent. J. 123 (1967b) 585

König, K. G.: Karies und Kariesprophylaxe, 2. Aufl. Goldmann, München 1974

König, K. G., T. H. Grenby: The effect of wheat grain fractions and sucrose mixtures on rat caries developing in two strains of rats maintained on different regimes and evaluated by two different methods. Arch. oral Biol. 10 (1965) 143

König, K. G., H. R. Mühlemann: The cariogenicity of refined and unrefined sugar in animal experiments. Arch. oral Biol. 12 (1967) 1297

König, K. G., S. Savdir, T. M. Marthaler, R. Schmid, H. R. Mühlemann: The influence of experimental variables on eating and drinking habits of rats in caries tests. Helv. odont. Acta 8 (1964) 82

Koser, S. A.: Vitamin requirements of bacteria and yeasts. Thomas, Springfield/Ill. 1968

Lammers, T., H. Hafer: Biologie der Zahnkaries. Hüthig, Heidelberg 1956

Löe, H., E. Theilade, S. B. Jensen: Experimental gingivitis in man. J. Periodont. 36 (1965) 177

McCall, C. M., L. Szmyd, B. O. Hartman, B. Welch, R. E. McKenzie: A method for selecting an oral hygiene technic for use in space cabin simulator flights. J. Periodont. 35 (1964) 160

Marthaler, T. M.: Epidemiological and clinical dental findings in relation to intake of carbohydrates. Caries Res. 1 (1967) 222

Marthaler, T. M.: Apfel, Gesundheit und Kauorgan. Schweiz. Mschr. Zahnheilk. 78 (1968) 823

Marthaler, T. M., E. R. Froesch: Ist Weißbrot kariogen? Zahnstatus von Individuen mit hereditärer Fruktose-Intoleranz. Schweiz. Mschr. Zahnheilk. 77 (1967) 630

Miller, W. D.: Die Mikroorganismen der Mundhöhle. Thieme, Leipzig, 1889 (Nachdruck der engl. Ausg. von 1890 „The Micro-organisms of the Human Mouth." Karger, Basel 1973)

Möller, I. J., S. Poulsen: The effect of sorbitol-containing chewing-gum on the indidence of dental caries, plaque and gingivitis in Danish schoolchildren. Community Dent. oral Epidemiol. 1 (1973) 58

Mörmann, J. E.: Oraler Stärkeabbau. Juris, Zürich 1979

Mörmann, J. E., H. R. Mühlemann: Oral starch degradation and its influence on acid production in human dental plaque. Caries Res. 15 (1981) 166

Mühlemann, H. R.: Polydextrose – ein kalorienarmer Zuckerersatzstoff. Swiss Dent 2 (1980) 29

Neff, D.: Acid production from different carbohydrates sources in human plaque in situ. Caries Res. 1 (1967) 78

Neumann, H. H.: Dental caries and malnutrition. Lancet 1980/II, 1252

Newbrun, E.: Sucrose, the arch criminal of dental caries. Odont. Revy 18 (1967) 373–386

Newbrun, E.: Cariology, 2nd ed. Williams & Wilkins, Baltimore 1983

Paunio, K., K. Mäkinen, A. Scheinin, K. Ylitalo: Turku Sugar Studies. IX. Principal periodontal findings. Acta odont. Scand. 33, Suppl. 70 (1975) 217

Plüss, E. M.: Effect on plaque growth of xylitol and sucrose-containing chewing grums. J. clin. Periodont. 5 (1978) 35

Rugg-Gunn, A. J., W. M. Edgar: Sugar and dental caries: A review of the evidence. Community dent. Hlth 1 (1984) 85–92

Russell, A. L.: International nutrition surveys: A summary of preliminary dental findings. J. dent. Res. 42 (1963) 233

Savoff, K., K. H. Rateitschak: Influence of eating frequency upon plaque formation and periodontal bone loss. J. clin. Periodont. 7 (1980) 374

Scheinin, A.: Field studies on sugar substitutes. Int. dent. J. 35 (1985) 195

Scheinin, A., K. K. Mäkinen: Turku Sugar Studies. Acta odont. scand. 33 Suppl. 70, 1975

Shannon, I. L., E. J. Edmonds, K. O. Madsen: Honey. Sugar content and cariogenicity. J. Dent. Child. 46 (1979) 29

Shaw, J. H., G. G. Roussos: Sweeteners and dental caries. Feeding, Weight and Obesity Abstr., Sp. Suppl., IRL Press, Washington D.C. u. London 1978

Siebert, G.: Zähne und Ernährung. Dtsch. zahnärztl. Z. 35 (1980) 770

Stralfors, A.: Investigations into the Bacterial Chemistry of Dental Plaques. Thule, Stockholm 1950

Stralfors, A.: Inhibition of hamster caries by substances in brown sugar. Arch. oral Biol. 11 (1966) 617

Swenander Lanke, L.: Influence on salivary sugar of certain properties of foodstuffs and individual oral conditions. Acta odont. scand. 15, Suppl. 23, 1957

Tatevossian, A.: Diffusion of radiotracers in human dental plaque. Caries Res. 13 (1979) 154

Tiegen, V. E., J. L. Sintes, T. Dwyer: A model for evaluating cariogenicity applied to vegetarian diets. J. Dent. Child. 48 (1981) 278–284

Toverud. G.: The influence of war and post-war conditions on the teeth of Norwegian school children. III. Discussion of food supply and dental condition in Norway and other European countries. Milbank Memorial Fund Quarterly 35 (1957) 373

Toverud, G., L. Rubal, D. G. Wiehl: The influence of war and post-war conditions on the teeth of Norwegian school children. IV. Caries in specific surfaces of the permanent teeth. Milbank Memorial Fund Quarterly 39 (1961) 489

Wade, B. A.: Effect on dental plaque of chewing apples. Dent. Practit. dent. Rec. 21 (1971) 194

Wakeman, E. J., J. K. Smith, M. Zepplin, W. B. Sarles, P. H. Philips: Microorganisms associated with dental caries in the cotton rat. J. dent. Res. 27 (1948) 489

Wegner, H.: Orale Befunde bei zuckerfreier Ernährung – Studie an Kindern mit hereditärer Fruktose-Intoleranz. Zahn-, Mund- u. Kieferheilk. 68 (1980) 706

Wetzel, W.-E.: „Zuckertee-Karies" als Folge exzessiven Genusses von Fertigtees aus Saugerflaschen. Mschr. Kinderheilk. 130 (1982) 726

Kapitel 7

Caldwell, R. C.: Physical properties of foods and their caries-producing potential. J. dent. Res. 49 (1970) 1293

Dawes, C.: A mathematical model of salivary clearance of sugar for the oral cavity. Caries Res. 17 (1983) 321

De Boever, J., H. C. Hirzel, H. R. Mühlemann: The effect of concentrated sucrose solutions on pH of interproximal plaque. Helv. odont. Acta 13 (1969) 27

Eggers Lura, H.: The effect of concentrated sucrose solution in the plaques. Addendum to: The Non-acid Complexing Theory of Dental Caries. Selbstverlag, Holbaek 1969 (p. 29)

Goulet, D., F. Brudevold, A. Tehrani, F. Attarzadeh: Sugar clearance from saliva and intra-oral spaces. J. dent. Res. 64 (1985) 411–415

Graf, H.: Thelemetrie des pH der Interdentalplaque. Schweiz. Mschr. Zahnheilk. 79 (1969) 146

Gustafsson, B. E., C.-E. Qunesel, L. Swenander Lanke, C. Lundqvist, H. Grahnén, B. E. Bonow, B. Krasse: The effect of different levels of carbohydrate intake on caries activity in 436 individuals observed for five years. Acta odont. scand. 11 (1954) 195

Hirzel, H. C.: Zur Telemetrie des pH im Interdentalraum. Diss., Zürich 1969

Imfeld, T. N.: Identification of Low Caries Risk Dietary Components. Karger, Basel 1983

Jenkins, G. N., I. Kleinberg: Studies on the pH of plaque in interproxima areas after eating sweets and starchy foods. J. dent. Res. 35 (1956) 561

Kleinberg, I.: Studies on dental plaque. I. The effect of different concentrations of glucose on the pH of dental plaque in vivo. J. dent. Res. 40 (1961) 1087

König, K. G.: Karies und Kariesprophylaxe, 1. Aufl. Goldmann, München 1971

König, K. G., P. Schmid, R. Schmid: An apparatus for frequency-controlled feeding of small rodents and its use in dental caries experiments. Arch. oral Biol. 13 (1968) 13

Lundqvist, C.: Oral sugar clearance: Its influence on dental caries activity. Odont. Revy, Suppl. 1, 1952

Magnusson, B. O.: Pedodontics. Munksgaard, Kopenhagen 1981

Miller, W. D.: Die Mikroorganismen der Mundhöhle. Thieme, Leipzig 1889 (Nachdruck der engl. Ausg. von 1890 „The Micro-Organisms of the Human Mouth.". Karger, Basel 1973)

Newbrun, E.: Cariology, 2nd ed. Williams & Wilkins, Baltimore 1983

Savoff, K., K. H. Rateitschak: Influence of eating frequency upon plaque formation and periodontal bone loss. J. clin. Periodont. 7 (1980) 374

Schroeder, H. E.: Formation and Inhibition of Dental Calculus. Huber, Bern 1969

Stephan, R. M., B. F. Miller: A quantitative method for evaluating physical and chemical agents which modify production of acids in bacterial plaques on human teeth. J. dent. Res. 22 (1943) 45

Weiss, R. L., A. H. Trithart: Between-meal

eating habits and dental experience in pre-school children. Amer. J. publ. Hlth 50 (1960) 1097

Kapitel 8

Ahrens, G.: Effizienz der Anwendungsformen von Fluoriden: Lösungen und Gelees. Dtsch. zahnärztl. Z. 38 Suppl. 65, 1983

Ainamo, J., K. Parviainen, H. Murtomaa: Reliability of the CPITN in the epidemiological assessment of periodontal treatment needs at 13–15 years of age. Int. dent. J. 34 (1984) 214

Ajzen, I., M. Fishbein: Understanding Attitudes and Predicting Social Behavior. Prentice-Hall, Englewood Cliffs/N. J. 1980

Bartsch, N.: Gesundheitserziehung in der Grundschule. Grundschule 14 (1982) 522

Becker, M. H.: The Health Belief Model and Personal Health Behavior. Slack, Thorofare/N. J. 1974

Bergenholtz, A., J. Brithon: Plaque removal by dental floss or toothpicks. J. clin. Periodont. 7 (1980) 516

Bergler, R.: Die Psychologie der Zahnpflege. Zahnärztl. Mitt. 72 (1982) 1114

Bieg, H. H.: So blind wie bei der Prothetik? Der Freie Zahnarzt 27 (1983) 13

Birkhed, D.: Sugar content, acidity and effect on plaque pH of fruit juices, fruit drinks, carbonated beverages and sport drinks. Caries Res. 18 (1984) 120

Böhme, P.: Das Obleutekonzept. Zahnärztl. Mitt. 72 (1982) 1376

Bössmann, K.: Wirkstoffe in Zahnpasten. Oralprophylaxe 7 (1985) 138

Brecx, M., J. Theilade, R. Attström: Influence of optimal and excluded oral hygiene on early formation of dental plaque on plastic films. J. clin. Periodont. 7 (1980) 361

de Bruyn, H., J. Arends: Wirksamkeit von Fluoridlacken. Eine Studie über Lacke mit niedrigem F^--Gehalt. Oralprophylaxe 7 (1985) 131

Büchs, H.: Kariesprophylaxe zwischen Hoffnung und Relität am Beispiel neuester Daten des Mundhygienemarktes und der Gebißgesundheit unserer Bevölkerung. Vortr. Symp. Informationskr. Mundhygiene u. Ernähr.-Verh. (IME) über „Verschiedene Modelle der Kariesprophylaxe und ihre Realisation". München 5. 11. 1980

Büttner, M.: Jahresbericht, Schulzahnklinik, Basel-Stadt 1982

Büttner, M.: Partnerschaft in der Prophylaxe. Oralprophylaxe 5 (1983) 3

Chilla, R.: Klinik, Diagnostik und Therapie der Xerostomie. HNO (Berl.) 30 (1982) 201

Davis, W. B.: Cleaning and polishing of teeth by brushing. Community Dent. oral Epidemiol. 8 (1980) 237

DePaola, P. F.: Clinical studies of monofluorophosphate dentifrices. In Grøn, P., Y. Ericsson: Monofluorophosphate perspectives. Caries Res. 17, Suppl. 1 (1983) 119

Duschner, H., H. Uchtmann, H. A. Duschner: Wirkungsmechanismen von Fluorid nach Duraphat-Behandlung. Dtsch. zahnärztl. Z. 39 (1984) 705

Dijkman, A. G., J. Arends: Oberflächenfluoridierung intakten Schmelzes in vivo: Fluoridaufnahme/abgabe in vivo und Fluorideffizienz während der Applikation. Oralprophylaxe 5 (1983) 131

Dzink, J. L., A. C. R. Tanner, A. D. Haffajee, S. S. Socransky: Gram negative species associated with active destructive periodontal lesions. J. clin. Periodont. 12 (1985) 648

Eifinger, F. F., T. Wulff: Die pharmazeutische Verfügbarkeit des Fluorids handelsüblicher Tablettenpräparate. Oralprophylaxe 7 (1985) 163

Einwag, J., R. Naujoks: Fluorid-Konzentration im Serum nach Löffelapplikation bzw. Zähnebürsten mit 1,25%igen Fluoridgelees. Dtsch. zahnärztl. Z. 38 (1983) 141

Ekstrand, J., G. Koch: Systemic fluoride absorption following fluoride gel application. J. dent. Res. 59 (1980) 1067

Glavind, L., E. Zeuner, R. Attström: Evaluation of various feedback mechanisms in relation to compliance by adult patients with oral home care instructions. J. clin. Periodont. 10 (1983) 57

Grad, H., M. Grushka, L. Yanover: Drug induced xerostomia. The effects and treatment. J. Canad. dent. Ass. 51 (1985) 296

Grunder, U., D. Imperiali, N. P. Lang: Zahnarztbesuch und Informationsgrad zur Prophylaxe und zahnärztliche Versorgung bei sozioökonomisch unterschiedlichen Bevölkerungsschichten in der Schweiz. Schweiz. Mschr. Zahnmed. 94 (1984) 600

Guggenheim, B., B. Regolati, H. R. Mühlemann: Caries and plaque inhibition by mutanase in rats. Caries Res. 6 (1972) 289

Gülzow, H.-J.: Karies- und Gingivitismorbidität im internationalen Vergleich. Zahnärztl. Prax. 37 (1986) 46

Gülzow, H.-J., B. Maeglin, R. Mühlemann, G. Ritzel, D. Stäheli: Kariesbefall und Kariesfrequenz bei 7–15jährigen Basler Schulkindern im Jahre 1977, nach 15jähriger Trinkwasserfluoridierung. Schweiz. Mschr. Zahnheilk. 92 (1982) 255

Haan, W. de, J. Hoogstraten, G. ter. Horst: Het stimuleren van de vraag naar tandheelkundige hulp. Een toepassing van Ajzen en Fishbein's theory of reasond action. Gezondheit en Samenleving 6 (1985) 99

Haefner, D. P.: The health belief model and preventive dental behavior. Hlth Educ. Monogr. 2 (1974) 420

Hefti, A.: Der Fluoridmetabolismus. Schweiz. Mschr. Zahnmed. 96 (1986) 305

Hellwege, K. D.: Die Praxis der zahnmedizinischen Prophylaxe. Hüthig, Heidelberg 1984

Hellwege, K. D.: Jugendzahnpflege nach dem Obleute-/Patenschaftskonzept. Der Freie Zahnarzt 29 (1985) 23

Hellwig, E., J. Klimik: Der Einfluß von Plaque auf Aufnahme und Verlust von lose gebundenem Fluorid aus Schmelz. Dtsch. zahnärztl. Z. 38 (1983) 938

Herzog, D. B., P. M. Copeland: Eating disorders. New Engl. J. Med. 313 (1985) 295

Hotz, P. R.: Die Abrasivität von Zahnpasten. Schweiz. Mschr. Zahnmed. 95 (1985) 1066

Imfeld, T.: Oligosialie und Xerostomie II: Diagnose, Prophylaxe und Behandlung. Schweiz. Mschr. Zahnmed. 94 (1984) 1083

Jenkins, G. N.: Recent changes in dental caries. Brit. med. J. 291 (1985) 1297

Karle, E. J., F. Gehring: Kariogene Eigenschaften verschiedener Kindertees. II. Tierversuche. Dtsch. zahnärztl. Z. 39 (1984) 520

Kerschbaum, T., K. G. König, E. Stapf-Fiedler: Karies- und Parodontitisprophylaxe, 3. Aufl. Hanser, München, 1982

Ketterl, W.: Die Aufgaben der Zahnärzte im Rahmen moderner Prophylaxe. Zahnärztl. Mitt. 70 (1980) 341

Keyes, P. H.: Microbiologically monitored and modulated periodontal therapy. Gen. Dent. 33 (1985) 105

Kho, P., F. C. Smales, J. M. Hardie: The effect of supragingival plaque control on the subgingival microflora. J. clin. Periodont. 12 (1985) 676

Klock, B.: Prediction and Prevention of Caries. Diss., Göteborg 1980

Koch, G., L. G. Petersson, E. Kling, L. Kling: Effect of 250 and 1000 ppm fluoride dentifrice on caries. A three-year clinical study. Swed. dent. J. 6 (1982) 233

Köcher, R.: Der zahnärztliche Beruf erhält missionarischen Einschlag. Zahnärztl. Mitt. 73 (1983) 2225

König, K. G.: Gesunde Zähne bei allen Kindern – unsere Verantwortung. In: Bundesvereinigung für Gesundheitserziehung e. V.: Weltgesundheitstag 1979: Gesunde Kinder – unsere Verantwortung; Bonn 1979 (S. 3)

König, K. G.: Pro Fissurenversiegelung. Kariesprophylaxe 3 (1981) 39

König, K. G., G. Lamers: Individuelle Prophylaxe in der zahnärztlichen Praxis. Hanser, München 1982

Krasse, B.: Caries Risk. A Practical Guide for Assessment and Control. Quintessence Chicago/Ill., 1985

Krüger, W., A. Koch, A. Rutschmann: Gingivitis- und Karies-Prophylaxe für Kinder vom ersten bis zum fünften Lebensjahr: Das Langzeit-Prophylaxe-Programm Göttingen (1977–1981). Dtsch. zahnärztl. Z. 37 (1982) 557

Krüger, W., R. Turgut, G. Schwibbe: Aktion „Gesunde Zähne vom 1. Milchzahn an". Zur Realisierbarkeit von Prophylaxemaßnahmen bei Kleinkindern in der zahnärztlichen Praxis. Oralprophylaxe 6 (1984) 26

Lang, N. P.: Was wissen wir über die Parodontologie heute und wie sollten wir dieses Wissen zum Wohle unserer Patienten einsetzen? Schweiz. Mschr. Zahnheilk. 90 (1980) 1017

Lang, N. P., B. R. Cumming, H. Löe: Toothbrushing frequency as it relates to plaque development and gingival health. J. Periodont. 44 (1973) 396

Lange, D. E.: Über den Einfluß verschiedener Zahnbürsten-Typen auf die Gingivaoberfläche. Zahnärztl. Mitt. 67 (1977) 729

Lange, D. E.: Parodontologie in der täglichen Praxis. Quintessenz, Berlin 1981

Linkosalo, E., H. Markkanen: Dental erosions in relation to lactovegetarian diet. Scand. J. dent. Res. 93 (1985) 436

Löe, H.: Dynamik der Entwicklung und Progression der parodontalen Läsionen. Dtsch. Zahnärztl. Z. 37 (1982) 533

Lutz, F.: Mechanismus der protrahierten Aminfluoridwirkung. Dtsch. zahnärztl. Z. 38, Suppl., 1983, 31

Magri, F.: Psychologische Hintergründe der mangelnden Compliance. Zahnärztl. Prax. 37 (1986) 58

Marthaler, T. M.: Confidence limits of results of clinical caries tests with fluoride administration. Caries Res. 5 (1971) 343

Marthaler, T. M.: Wissenschaftliche Grundlagen für neue Empfehlungen zur Kariesprophylaxe mit Fluoriden. Schweiz. Mschr. Zahnheilk. 92 (1982) 295

Marthaler, T. M.: Das Forschungsprojekt Recall 3+, Stand Ende 1981. Schweiz. Mschr. Zahnheilk. 92 (1982) 597

Marxkors, R.: Psychagogik in der zahnärztlichen Praxis – Das Gespräch mit dem Patienten. In: Freier Verband Deutscher Zahnärzte e. V.: Seine Gesundheit selbst verwalten – Ref. vom VIII. Presseseminar, Bonn (FVDZ) 19, 1983

Mühlemann, H. R.: Zuckerfreie, zahnschonende und nicht-kariogene Bonbons und Süßigkeiten. Schweiz. Mschr. Zahnheilk. 79 (1969) 117

Mühlemann, H. R.: Einführung in die orale Präventivmedizin. Huber, Bern 1974

Mühlemann, H. R.: Psychological and chemical mediators of gingival health. J. prev. Dent. 4 (1977) 6

Netuschil, L., P. Riethe: Kariesprophylaxe mit Fluoriden. Eine wissenschaftliche Standortbestimmung. Oralprophylaxe 7 (1985) 150

Ott, R. W., P. Pröschel: Zur Ätiologie des keilförmigen Defektes. Dtsch. zahnärztl. Z. 40 (1985) 1223

Patz, J., R. Naujoks: Morbidität und Versorgung der Zähne in der Bevölkerung der Bundesrepublik Deutschland. Dtsch. zahnärztl. Z. 35 (1980) 259

Pechtold, J.: Zahngesundheitserziehung in der Schule. Erprobung eines pädagogisch-medizinischen Kooperationsmodells. Oralprophylaxe 7 (1985) 91–96, 184–188

Pieper, K.: Gingivitisprophylaxe bei Kindern und Jugendlichen. Quintessenz-Journal 13 (1983) 351

Pieper, K., P. Kessler: Karies- und Gingivitisprophylaxe bei behinderten Kindern und Jugendlichen. Teil II. Aufbau des Prophylaxeprogramms und Zwischenergebnisse nach einem Jahr. Dtsch. zahnärztl. Z. 39 (1984) 403

Prasuhn-Uphoff, U., U. Seichter: Das Prophylaxeprogramm der Westdeutschen Kieferklinik Düsseldorf. Oralprophylaxe 7 (1985) 180

Quigley, G. A., J. W. Hein: Comperative cleansing efficiency of manual and power brushing. J. Amer. dent. Ass. 65 (1962) 26

Raetzke, P.: Reaktion der marginalen Gingiva auf den Kontakt mit Kronen- und Verblendmaterialien bei Probanden mit exzellenter Mundhygiene. Dtsch. zahnärztl. Z. 40 (1985) 1206

Rateitschak, K.-H., E. M. Rateitschak, H. F. Wolf: Parodontologie. Thieme, Stuttgart 1984

Reich, E.: Chlorhexidin in der Zahn-, Mund- und Kieferheilkunde. Oralprophylaxe 5 (1983) 63

Renggli, H. H.: Plaquehemmung durch Aminfluorid. Dtsch. zahnärztl. Z. 38 Suppl. (1983) 45

Riethe, P.: Die Quintessenz der Mundhygiene. Quintessenz, Berlin 1974

Riethe, P.: Pro et contra Fissurenversiegelung. Kariesprophylaxe 2 (1980) 75

Riethe, P.: Fluoridgaben bei verschiedenen Altersstufen. Oralprophylaxe 5 (1983) 87

Ripa, L. W., G. S. Leske, A. Sposato, A. Varma: Effect of prior toothcleaning on biannual professional APF topical fluoride geltray treatments: Results after two years. Clin. prev. Dent. 5 (1983) 3

Römer, F.: Fluoridprophylaxe in Deutschland – ein Überblick: Oralprophylaxe 7 (1985) 120

Rotgans, J.: Die Quintessenz des Mundgeruchs. Quintessenz, Berlin 1984

Saris, W. H. M., R. A. Binkhorst, A. B. Cramwinckel, W. G. Hegger, K. G. König: The development of a health education program for schoolchildren. Ned. T. soc. Geneesk. 60 (1982) 680

Saxer, U. P., B. Turconi, Ch. Elsässer: Patient motivation with the papillary bleeding index. J. prev. Dent. 4 (1977) 20

Schaeken, M. J. M., H. M. A. M. Keltjens, J. S. van der Hoeven: Effects of sustained released chlorhexidine on the human dental plaque flora. J. dent. Res. 65 (1986) 817

Schicke, R. K.: Sozialmedizinische Aspekte der Zahnheilkunde. Schattauer, Stuttgart 1984

Schmidt, H. F. M.: Zur Indikation verschiedener Methoden der Kariesprophylaxe mit Fluoriden. Oralprophylaxe 7 (1985) 74

Schübel, F.: Zahn-, Mund- und Kieferkrankheiten im Kindesalter (1). Pädiat. Prax. 13 (1973/74) 397

Sebastian, H.: Es genügt nicht mehr, guter Zahnarzt zu sein. Zahnärztl. Mitt. 73 (1983) 2224

Slots, J., G. Dahlén: Subgingival microorganisms and bacterial virulence factors in periodontitis. Scand. J. dent. Res. 93 (1985) 119

Sluiter, J. A., D. J. Purdell-Lewis: Lower fluoride concentrations for topical application. Caries Res. 18 (1984) 56

Smulow, J. B., S. S. Turesky, R. G. Hill: The effect of supragingival plaque removal on anaerobic bacteria in deep periodontal pockets. J. Amer. dent. Ass. 107 (1983) 737

Stecksén-Blicks, C.: Salivary counts of lactobacilli and Streptococcus mutans in caries prediction. Scand. J. dent. Res. 93 (1985) 204

Tan, A. E. S., A. B. Wade: The role of visual feedback by a disclosing agent in plaque control. J. clin. Periodont. 7 (1980) 140

Vissink, A.: Xerostomia. Diss., Groningen 1985

Waerhaug, J.: Effect of toothbrushing on subgingival plaque formation. J. Periodont. 52 (1981) 30

Wei, S. H. Y.: Clinical Uses of Fluorides. Lea & Febiger, Philadelphia 1985

Wetzel, W.-E.: „Zuckertee-Karies" – eine neue Form der Milchzahnkaries bei Kleinkindern. Dtsch. zahnärzt. Z. 36 (1981) 330

Wiedemann, W.: Immunologie und Karies. Oralprophylaxe 7 (1985) 47

Wiedemann, W.: Compliance in der Zahngesundheitsvorsorge. Zahnärztl. Prax. 37 (1986) 52

Wilson, R. F., A. Woods, F. P. Ashley: Darkfield microscopy of dental plaque. Brit. dent. J. 159 (1985) 114

Wolcott, R. B., J. Yager, G. Gordon: Dental sequelae to the binge-purge syndrome (bulimia): report of cases. J. Amer. dent. Ass. 109 (1984) 723

Zickert, I., A.-M. Lindvall, P. Axelsson: Effect on caries and gingivits of a preventive programm based on oral hygiene measures and fluoride application. Community Dent. oral Epidemiol. 10 (1982) 289

Sachverzeichnis